中医本科教材"轻松突破"系列

中医内科学

——听课、记忆与测试

"医行天下"中医学习记忆编委会 编

上海浦江教育出版社

（原上海中医药大学出版社）

图书在版编目(CIP)数据

中医内科学：听课、记忆与测试/"医行天下"中医学习记忆编委会编.--上海：上海浦江教育出版社有限公司,2012.3

ISBN 978-7-81121-211-2

Ⅰ.①中… Ⅱ.①医… Ⅲ.①中医内科学-中医学院-教学参考资料 Ⅳ.①R25

中国版本图书馆 CIP 数据核字(2012)第 006020 号

责任编辑：黄 健
封面设计：赵宏义

中医内科学——听课、记忆与测试

"医行天下"中医学习记忆编委会 编

上海浦江教育出版社(原上海中医药大学出版社)出版发行

(地址：上海市海港大道 1550 号 上海海事大学内 电话：021-38284927

中医药分社地址：上海市蔡伦路 1200 号 上海中医药大学内 021-51322547)

全国新华书店经销 图宇印刷有限公司印刷

开本：787 mm×1092 mm 1/16 印张：21 字数：725.8 千字

版次：2012 年 3 月第 1 版 印次：2012 年 3 月第 1 次印刷

ISBN 978-7-81121-211-2 定价：42.00 元

(本书如有印刷、装订问题,请寄回本社发行科或致电 021-51322547 联系)

"医行天下"中医学习记忆编委会

前　言

有梦想才有希望，有希望才能坚持，有坚持才能成功

本套丛书是配合最新版中医教材帮助学生高效听课记忆与成功应考的一套丛书。该套丛书的构架如下：

【课堂记录——听要点抓考点】　完全按照教材的构架和行文，把该记的重点和考试的要点精练但不遗漏地一一帮助学生记录下来，相当于一个质量非常高的听课笔记或者授课教案，这样学生可以尽量把精力用在老师讲课和消化难点上，因而能大大提高听课的效率。

【记忆处方——重理解活思维】　正如给病人看病一样，记忆处方把难点指出来，使其简单化、生动化，将基础课与临床结合起来，临床课点出其理论基础。这样不但提高了学生的学习效率，也提高了学生对医学的兴趣，还能启发他们在以后的工作中能举一反三、灵活应用，因为病人生病并不完全按照书本上所说的得病，只有把知识领会贯通，才能真正地做一个悬壶济世的好医生。

【考研专题——看未来展宏图】　考研是为了更好地提高自己，本套丛书把历年考研中中医综合试题插入章节内，使读者不但对考研中医综合有所了解，而且在本科阶段就能把应该掌握的考研知识融会贯通，对以后的考研大有裨益。

【课后巩固——练知识增考技】　检验学生学习好坏的标准就是考试，所以大量的练习是应付考试的最好武器。本套丛书配有质量非常高的测试题，因为大部分试题选自全国各中医药大学研究生入学考试与全国执业资格考试，所以不但对目前的学习有帮助，而且对以后的考试也非常有价值。测试题都配有答案。考虑到版面，非选择题的答案都放到了网上（http：//www.pujiangpress.cn），方便学生下载参考。

根据上面的构架，不难看出本套丛书与以往的医学教辅书有着明显突出的特点，概括起来是：

1. 目标明确，紧密配套：每版教材都有明显的不同，严格配套新版教材是本套丛书的宗旨。

2. 听课省时，记忆有方：抓住重点听课，挖掘记忆方法以及顺应记忆规律把课本学会、学活是该系列书的核心。

3. 边学边练，提高考技：取自考研和医师资格考试的习题是帮助学生成功结业的关键。

4. 版式新颖，劳逸结合：注重观赏性和综合美感也是该套丛书的一个亮点。

本套丛书适用于广大中医学生使用，同时也是授课教师的较好参考书。由于成书时间仓促，书中难免有不妥之处，请广大读者和同仁批评指正。

编　者

2011 年 11 月

目 录

上 篇 总 论

第一章 导 言

 课堂记录——听要点抓考点

1. 中医内科学的概念：是运用中医学理论阐述内科所属病证的病因病机及其证治规律，并采用中药治疗为主的一门临床医学。

2. 以脏腑、经络、气血津液等病理生理学说为指导，系统地反映中医辨证论治的特点。

3. 性质：临床医学。

第一节　中医内科学术理论的起源与发展

一、萌芽阶段——殷商时期

1. 殷代甲骨文中，已有"疾首"、"疾腹"、"疾言"、"蛊"等内科疾病的记载。

2. 殷商时代已发明汤液药酒治疗疾病。

3. 西周时期将医学进行分科，有了疾医、疡医、食医、兽医分工不同的医师，其中的疾医可谓最早的内科医师。

二、奠基阶段——春秋战国至秦汉时期

1. 始于战国成书于西汉的《黄帝内经》是一部划时代的医学著作，全面的总结了秦汉以前的医学成就，最显著的特点是体现了整体观念和辨证论治，对内科疾病分别从脏腑、经络、气血津液等生理系统，风、寒、暑、湿、燥、火等病因，以及疾病的临床表现特点来加以认识，为后世内科疾病的分类与命名打下了基础。

2. 东汉张仲景总结前人的经验，并结合自己的临床体会，著成《伤寒杂病论》，创立了包括理、法、方、药在内的六经辨证论治体系和脏腑辨证论治理论体系。

三、充实阶段——魏晋至金元时期

1. 病因学、症状学、治疗学的充实和发展

（1）《肘后方》（葛洪著），记载了许多简便有效方药，如用海藻、昆布治疗瘿病，用槟榔驱寸白虫，用青蒿治疗疟疾，该书对肺痨、天花、麻风等病亦有较深认识。

（2）隋代巢元方的《诸病源候论》是最早的中医病因病理学专著，其中记载的内科疾病一千余种，且对其病因病机多有阐述，形成了病源学说。如提出瘿病的发生与水土和情志有关。

（3）唐代《千金要方》等是大型临床医学全书，析载内科病证的治疗方法是丰富多彩。如温脾汤、苇茎汤、犀

角散则是治疗内科疾病常用的名方良剂。

2. 学术理论的创新：金元四大家：刘完素倡火热而主寒凉；张从正治病力主攻邪，善用汗、吐、下三法；李东垣重视脾胃，首创脾胃内伤学；朱丹溪创"阳常有余，阴常不足"之说，而主养阴。

四、成形阶段——清明时期

1. 明代薛己所著《内科摘要》，是第一部以内科命名的著作。

2. 清代叶天士著《温热论》，创立了温病卫气营血辨证论治理论体系。

3. 吴鞠通的《温热条辨》，则创立了温病的三焦辨证论治理论体系。

4. 近年来，运用现代科学理论和技术对中医内科理论的研究，已从细胞水平向分子水平和宏观的系统论、控制论两个方向发展，为中医现代化做了有益的探索。

第二节　中医内科疾病分类、命名及其特点

一、中医内科疾病的分类

1. 内科疾病的分类主要是以病因为依据，分为外感病和内伤病两大类。

2. 外感病包括伤寒六经病证，温病卫气营血证、三焦病证，分别按六经、卫气营血、三焦的病理变化进行证候归类。

3. 内伤病包括脏腑经络病证、气血津液病证，分别以脏腑、经络、气血津液的病理变化进行证候归类。

分类	主要内容
脏腑病证	将伤寒、温病以外的外感病证和内伤杂病分为肺系病证、心系病证、肝胆病证、肾系病证
气血津液病证	以脏腑分类为主导，将与气血津液的生成、运行、输布失常密切相关的疾病，如郁证、血证、痰饮、消渴等归属此类
肢体经络病证	以脏腑分类为主导，将与肢体经络相关的疾病，如痹证、痿证、痉证等归属此类病证

二、中医内科疾病的命名

1. 命名原则主要是以病因病机、病理产物、病位主症体征为依据。

2. 以病因命名的中风、中暑、虫证等。

3. 以病机命名的郁证、痹证、厥证等。

4. 以病理产物命名的痰饮等。

5. 以病位命名的胸痹、肝着、肾着、肺痈等。

6. 以主症命名的咳嗽、喘证、呕吐、泄泻、眩晕等。

7. 以主要体征命名的黄疸、积聚、水肿、鼓胀等。

三、中医内科疾病的特点

1. 中医内科外感疾病

(1) 病因为六淫、疠气等外邪，发病常与季节有关，起病较急，病邪多由皮毛、口鼻而入，由表传里。

(2) 多具有季节性、传变性，若兼夹疠气、疫毒，则具有传染性、流行性。

2. 中医内科内伤杂病

(1) 多由饮食、劳倦、情志所伤，其特点是多因素相加、多脏腑相关、多病性复合、多病证杂见，其基本病机为脏腑气血阴阳失调。

(2) 在病情演变过程中，往往脏病及脏，脏病及腑，因复感外邪，或多种病理因素的产生，而出现寒热虚实错杂的证候，并可多症重叠。

第二章　中医内科疾病辨证论治纲要

 课堂记录——听要点抓考点

第一节　中医内科疾病辨治原则

一、辨证原则

1. 全面分析病情

2. 掌握病证病机特点

(1) 外感时病主要应按六经、卫气营血和三焦进行证候归类。

(2) 气血津液病证、肢体经络病证应按其寒热虚实、隶属脏腑的不同进行辨证。

内伤杂病
　　1) 肺系病证：主要按肺气失于宣发肃降之病机特点进行辨证论治，以复肺主气、司呼吸的生理功能。

　　2) 脾(胃)系病证：主要按中焦气机升降失常之病机特点进行辨证分析，以复脾(胃)主运化、升清降浊的生理功能。

　　3) 心系病证：应按血脉运行障碍和神明失司之病机特点进行辨证论治，以复主血脉和心主神明的生理功能。

　　4) 肝系病证：主要按肝气疏泄不畅、肝胆升发太过、肝风内动等病机特点进行辨证论治，以复肝主疏泄、藏血、濡筋等生理功能。

　　5) 肾系病证：主要按肾阴、肾阳不足的病机特点进行辨证论治，以复肾主生长、发育、生殖，主骨、生髓等生理功能。

3. 辨证与辨病相结合

(1) 中医内科学对许多疾病的诊断均以证为名，反映了辨证论治的治疗体系和"同病异治"、"异病同治"的基本精神，体现了中医治病的基本指导思想。

(2) 在同一疾病可以有不同的证，称为同病异证。如感冒有风寒证和风热证的不同。

(3) 不同的病又可以有相同的证，称为异病同证。如水肿、腰痛、癃闭等均可出现"肾阳虚弱"。

(4) 证在横的方面涉及到许多中医和西医的病，如咳嗽，就是感冒、哮喘、肺痨、肺胀等许多肺系疾病常见的主证；胃脘痛是消化性溃疡、胃炎、胃痉挛、胃下垂等病的主证。

(5) 辨证论治是中医认识疾病和治疗疾病的根本手段。

(6) 辨病是对中医辨证的必要和有益补充，有利于进一步对疾病性质的认识，有助于掌握不同疾病的特殊性及发展、转归。如肺痨就是一个中医病的概念，虽有肺阴亏虚、阴虚火旺、气阴耗伤等不同证候，但感染痨虫是共同病因，补虚杀虫是治疗肺痨的根本原则，在补虚杀虫的基础上再辨证，分别予以滋阴润肺、滋阴降火、益气养阴诸法，辨病与辨证有机结合，才能取得较好的效果。

(7) 辨病论治是认识和解决某一疾病过程中基本矛盾的手段。

(8) 辨证论治是认识和解决某一疾病过程中主要矛盾的手段。

二、治疗原则

1. 调节整体平衡原则

(1) 人体是以五脏为中心,配合六腑,通过经络系统,结合五体、五官、九窍、四肢百骸而组成的有机联合的整体系统,局部病变是整体病理反应的一部分。

(2) 立法选方既要注意局部更须重视整体,应通过整体调节以促进局部病变的恢复,使阴阳达到相对平衡,这就是调节整体平衡原则

1) 调节整体平衡可以从调整阴阳入手,不外去其有余、补其不足两个方面。

寒盛则寒,阳盛则热,阴盛还可以转化为水湿痰饮,阳盛也可转化为瘀滞燥结。故去其有余,有温、清、利、下等各种具体治法;补其不足即补其阴阳之偏衰,有补阴与补阳之不同。

2) 调节整体平衡,还要求对各种治疗措施和方药的运用都应适可而止,不可矫枉过正,以防机体出现新的不平衡。攻邪时要注意勿伤正,补虚时注意不留邪,清热注意不要伤阳,散寒注意不要伤阴,补脾注意不要碍胃等。

2. 审证求机论治原则。证与病机,都是疾病本质的反映,是疾病的主要矛盾,治疗疾病应遵从审证求机论治的原则,从疾病的本质入手,从根本上加以治疗。

"同病异治"

(1) 是指同一种疾病,由于发生在不同的患者身上,或处在疾病发展的不同阶段,所形成的病理变化不同,所表现的证候不同,因而治法也不同。

(2) 是同中求异辩证法思想的具体应用。

(3) 举列:外感头痛有风寒头痛、风热头痛、风湿头痛的不同。内伤头痛有肝阳上亢头痛、痰浊头痛、血瘀头痛之差别。治疗时应分别予以辛温解表、祛风渗湿、平肝潜阳、化痰熄风、活血通窍等不同治法,才会有较好的疗效。若概施川芎、白芷、吴萸、藁本诸止痛药物,则难取得满意疗效。

"异病同治"

(1) 是指不同的疾病若出现相同的病理变化,即形成相同的证候时,可以采取相同的治法。

(2) 是异中求同辩证法思想的具体应用。

(3) 如癃闭和遗尿虽系两种临床表现截然不同的疾病,但皆可因肾阳亏虚引起,故皆可予金匮肾气丸温肾助阳,癃闭病可用金匮肾气丸恢复膀胱气化功能,遗尿病则用金匮肾气丸恢复肾气的固摄作用。

3. 明辨标本缓急原则:采取"甚者独行,间者并行"。

急则治其标	在疾病的发展过程中如果出现了紧急危重的证候,影响到患者的安危时,就必须先行解决,而后再治疗其本的原则	如鼓胀患者,重度腹水,致呼吸急促,难以平卧,二便不利,若正气尚可,就应攻水利水,以治其标。待水消病缓,再予补脾养肝,以图其本
缓则治其本	病情缓和的情况下,应从根本上治疗疾病。因为标病产生于本病,本病解决了,标病自然随之而解。	如阴虚咯血,则咯血为标,阴虚为本。在咯血量不多,标症不急的情况时,当滋阴润燥以从根本上治疗咯血,阴虚之本得治,则咯血之标自除
标本同治	标本俱急的情况下,须采取标本同治的原则	如水肿见咳喘、胸满、腰痛、小便不利、一身尽肿、恶寒等症,其本为肾虚水泛,标为风寒束肺,乃标本均急之候,必须用温肾助阳、发汗、利小便的治法,温里解表

4. 把握动态变化原则

(1) 把握动态变化治疗原则,在外感方面的应用

初期阶段——邪气正盛,正气未衰,病较轻浅,可急发散祛邪。

中期阶段——病邪深入,病情加重,更为着重祛邪减其病势。

后期阶段——邪气渐衰,正气未复,既要继续祛除余邪,又要扶正以祛邪,使邪去正复。

(2) 把握动态变化治疗原则,在内伤方面的应用

初期阶段——一般不宜用峻猛药物。

中期阶段——大多正气渐虚,治当轻补;或有因气、血、痰、火、郁结而成实须用峻剂而治者,只宜暂用。

末期阶段——久虚成损,则宜调气血,养五脏,兼顾其实。

5．顺应异法方宜原则

（1）因时治宜

　　春夏季节：气候由温渐热，阳气升发，人体腠理疏松开泄，即便此时外感风寒，治疗时一般也不可过用辛凉发散之品，以防开泄太过，耗气伤阴。

　　秋冬季节：气候由凉逐渐变寒，阴盛阳衰，腠理致密，阳气敛藏于内，此时，若非大温大热之证，寒凉之品断当慎用，以防苦寒伤阳。

（2）因地治宜

　　我国西北地区：地势高而寒冷少雨，故其病多燥寒，治宜辛润。如辛温发表药治外感风寒证，在西北地区药量可以稍重。

　　我国东南地区：地势低而温热多雨，故其病多温热，治宜清化。如治外感风寒证，药量则宜稍轻，或改用辛平宣泄之剂。

（3）因人治宜

　　女性患者：由于有月经、怀孕、产后等特殊情况，治疗用药必须加以考虑，慎用或忌用峻下、破血、滑利等药物。

　　老年人：气血衰少，生机减退，患病多虚证或正虚邪实，虚证宜补，而有邪实须攻者应慎用，以免损伤正气。

　　体质方面：由于每个人的先天禀赋和后天调养不同，个人素质有强有弱，还有偏寒偏热以及素有宿痰的不同，所以患者同一疾病，但治疗用药亦应有所区别，阳热之体慎用温补，阴寒之体慎用寒凉等。

6．据证因势利导原则：要求顺其病势，就近祛邪，以获得最佳治疗效果。如饮食积滞，应积极驱除，但须注意食在膈下，若食尚在胃，又当选用探吐或用消食药，才能取得理想的效果，否则反伤正气，贻误病情。

7．先期治疗未病原则

（1）未病先防：对有可能发生疾病的个体和人群，及早提出预防措施。

（2）既病防变：是指医者可根据疾病传变规律，防其传变，对可能受到传变的脏腑和可能受到影响的气血津液，采取预防措施，阻断和防止病变的发展和传变，把病变尽可能控制在较小的范围。

8．重视调摄护理原则

（1）恰当的调护，有利于正气的恢复、邪气的祛除和促进患者早日康复。

（2）忽视调摄护理，会出现"食复"、"劳复"等情况，以致病情反复。

（3）风寒表证在应用解表发汗时，护理上不仅应避免患者再受风寒外袭，而且还要酌加衣被，给予热汤、热粥，促其发汗。

（4）属里实热证，在调护上则要注意多给清凉冷饮，保持室内通风，衣着宜薄，且使大便通畅，或以温浴降温。

第二节　外感六淫病证辨治概要

1．风

（1）风为六淫之首，虽属春令主气，但四季皆有。

（2）一般外感为病，常以风为先驱，其他邪气多依附于风而侵犯人体，《素问·风论》："风者，百病之长也。"

（3）风性轻扬，易于侵犯人体的上部和肌表。

（4）风性善动，其临床表现多见动摇不定，所谓"风胜则动"即风性善行而数变，其症多游走不定，变化迅速。

证　型	风寒	风热	风入经络
症　状	恶寒,发热,无汗,头痛身痛,鼻流清涕,咳嗽,痰稀。舌苔白润,脉浮而紧	发热,微恶风寒,少汗或无汗,头痛,咳嗽,痰黏或痰黄,鼻流浊涕,咽痛口渴。苔薄,舌边尖红,脉浮数	肢体关节游走疼痛,或拘急不利,项强,口眼㖞斜,甚则四肢抽搐,角弓反张,牙关紧闭。舌苔薄白,脉浮弦
病　机	风寒束表,肺卫不宣	风热袭表,肺失清肃	风邪入络,络脉痹阻
治　法	疏风散寒	疏风清热	祛风通络
例　方	荆防达表汤加减	桑菊饮加减	防风汤、牵正散、玉真散

2. 寒
　　(1) 寒为冬令主气,寒邪为冬令常见病因。
　　(2) 寒为阴邪,易伤阳气。
　　(3) 寒主收引,其性凝滞。
　　(4) 所谓"收引",是指寒邪入侵经络关节而致筋脉拘急挛缩,伸屈困难。

证　型	寒邪侵表	中寒
症　状	恶寒,发热,无汗,头痛项强,身痛或骨节疼痛,痛处不移,得热痛减,遇冷痛剧,筋脉拘急不利。舌苔薄白脉浮紧	恶寒战栗,肢体麻木,四肢冰冷挛痛,面青,咬牙,神志迟钝,昏迷僵直,呼吸缓慢,口鼻气冷,皮肤隐紫。舌苔白滑,脉象沉伏
病　机	寒邪伤表,肺卫不宣	寒邪直中,伤及阳气
治　法	辛温发汗,散寒解表	助阳破阴,温里祛寒
例　方	麻黄汤加减	四逆汤加味

3. 暑
　　(1) 暑为夏令主气,系火热所化,暑邪致病有明显的季节性,暑病多发于夏季。
　　(2) 暑为阳邪,其性炎热,善发散。
　　(3) 暑气通心。
　　(4) 暑多夹湿。

证　型	中暑	暑热	暑湿
症　状	头昏胀痛,胸闷,恶心欲吐,身热烦渴,短气,四肢无力,或皮肤干燥,色红而热,少汗,或汗多肤冷,尿短赤,甚则突然昏倒,谵语,抽搐。舌干少津,脉细数无力。每发生于盛暑,或高温作业。又称中热、中暍	入夏时常发热,肌肤灼热,汗少,或午后热甚,口渴引饮,食少,倦怠无力,舌苔薄白或薄黄,舌质微红,脉细数	身热不扬,恶热少汗,胸闷腹胀,恶心,纳少,口苦黏或淡,大便溏薄,肢体酸困。舌苔腻,脉濡数
病　机	暑热蒙心,气阴两伤	暑热亢盛,耗气伤津	暑邪夹湿,郁于肌表
治　法	清暑生津	清暑益气,养阴生津	清暑化湿
例　方	人参白虎汤加减	王氏清暑益气汤加减	藿香正气散加减

(1) 湿是长夏(夏秋之交)的主气。

(2) 湿为阴邪,黏滞而固着,不易速去。

(3) 湿性重浊,"重"即沉重、重着。

4. 湿 (4) 湿邪困遏,阻滞气机的升降出入,清阳不升,"浊"即秽浊。

(5) 湿邪伤阳,气化不利,易出现水湿浊秽的病证。

(6) 湿性趋下,《素问·太阴阳明论》:"伤于湿者,下先受之。"

(7) 湿邪侵犯人体,最易伤害脾胃。

证 型	湿困卫表	湿滞经络	湿毒浸淫
症 状	身热不甚,迁延缠绵,微恶风寒,汗少而黏,头痛如裹,肢体酸重疼痛,或兼见胸膈闷胀,脘痞泛恶,口中黏腻,大便稀溏,面色淡黄。舌苔白腻,脉浮濡	关节酸痛重着,固定不移,或腿膝关节漫肿,转侧屈伸不利,或下肢肿胀。舌苔白滑或白腻,脉濡缓	皮肤疥癣、疮疖、疱疹,脚生湿气,局部瘙痒,流黄水,或见尿浊,女子带下腥臭。舌苔黄腻,脉滑数
病 机	湿邪困表,卫气被郁	湿邪袭络,留着关节	湿毒郁表,浸淫肌肤
治 法	芳香化湿	祛湿通络	化湿解毒
例 方	藿朴夏苓汤加减	薏苡仁汤加减	二妙丸加味

(1) 燥为秋令主气,故燥邪为病,多发生于秋季。

5. 燥 (2) 外感燥邪有温燥和凉燥之别。

(3) 外感燥邪,既具有外感病临床表现的一般特征,又有燥邪上犯上焦肺经,耗伤津液的症状,正如《素问·阴阳应象大论》所云:"燥胜则干。"

证 型	温燥	凉燥
症 状	头痛发热,微恶风寒,咳嗽少痰,咯痰不畅或痰中带血,口渴喜饮,唇干咽燥,心烦,大便干结。舌红少苔,脉细数	头痛鼻塞,恶寒,发热,无汗,咽干唇燥,干咳痰少,痰质清稀。舌干苔薄,脉象浮弦
病 机	燥邪袭肺,肺津受伤	凉燥束表,肺气不利
治 法	清宣凉润	宣肺达表,化痰润燥
例 方	桑杏汤加减	杏苏散加减

(1) 外感之火由直接感受温热邪气所致,火邪甚于温热,两者性质相似,有"温为热之渐,火乃热之极"的说法。

(2) 而风、寒、暑、湿、燥入里皆可化火,称为"五气化火"。

6. 火 (3) 火为阳邪,发病急骤,变化较多,病势较重,表现为热证、实证,且最易耗伤阴津,火性阳热,易生风动血。

(4) 火性躁动,可扰乱神明。

证 型	火 热 炽 盛
症 状	高热烦躁,面红目赤,气粗,口渴饮冷,口臭,便秘,溲赤,或斑疹吐衄,或神昏谵语,直视,痉厥。舌尖红绛,舌苔黄腻,或燥黄起刺,脉滑数或滑实
病 机	火毒壅盛,充斥三焦
治 法	泻火解毒
例 方	黄连解毒汤加减

7. 临证备要

（1）外感风邪的治疗原则为疏风解表,但由于风邪往往兼夹其他外邪而致病,故应针对兼夹的病邪采取不同的治疗方法,卫气通于肺,治疗风邪感冒,配合宣肺达表,可以提高疗效。

（2）寒邪 {
1）治疗用药的原则是辛热散寒。
2）寒在表者,宜发汗解表,寒邪直中于里者,宜温中散寒。
3）因寒邪伤及阳气,故还应注意回阳救逆。
}

（3）暑邪 {
1）主要由外感受,发病有明显的季节性。
2）暑邪伤人,常易耗气伤津,故在清解暑热的同时,须顾护津气,宜合用芳香化湿之品,否则暑热难解。
}

（4）外湿致病当分清湿在卫表还是在经络,在卫表者宜芳香化湿解表,并注意配伍宣达气机药,使气行湿化;湿在经络关节者,往往兼夹风邪,注意配合使用祛风胜湿药。

（5）湿无定体,每因与寒、热相合而异性。

（6）外燥重在辛散宣肺。其中温燥重在辛凉,适当加用沙参、梨皮等养阴生津药;凉燥重在辛散透表,不宜多用甘寒养阴药。

（7）外感六淫之火多为火毒相并,充斥三焦,治宜泻火解毒,兼清三焦之火,配合通腑泄热药,则可导热下行。

（8）火毒之邪传变迅速,易于内闭心包,入血动血,故当密切注意病情演变转化,及早使用清心凉血开窍药物。

第三节　内生五气病证辨治概要

1. 内风 {
（1）内风主要是肝经病变的一类证候表现,肝为风木之脏,主藏血,主筋。
（2）肝病则风从内生,称为肝风内动。
（3）肝风常夹痰火为患,若风、痰、火相互搏结,随气上逆,轻则头晕目眩,四肢麻木,抽搐或震颤,重则突然昏倒,不省人事,口眼㖞斜,半身不遂等。
（4）《素问·调经论》云:"血之与气,并走于上,则为大厥。"即是指此证候而言。
（5）内风的病理属性当分虚、实两端。
（6）属虚者为阴虚血少,筋脉失养,或水不涵木,以致虚风内动;属实者为肝阳化风,或热极生风。
（7）虚实每多兼夹,因阳亢与阴虚可以互为因果,引动内风。
}

证　型	肝阳化风	热极生风	阴虚风动
症　状	头晕目眩,肢体麻木,肌肉瞤动,震颤,或头痛如掣,言语不利,步履不实,面赤,甚则突然昏仆,口眼㖞斜,不省人事。舌红苔薄,脉弦	壮热如焚,头痛,两目上视,手足抽搐,项强,甚则角弓反张,神志不清。舌红,苔黄,脉弦数有力	颜面潮红,精神疲倦,手足心热,肌肉颤动,口干舌燥,舌红绛,少苔,脉大无力
病　机	肝阳上亢,阳亢化风	邪热亢盛,伤及营血,内陷心肝,煽动内风	阴血不足,筋脉失养,虚风内动
治　法	平肝熄风潜阳	清热凉肝熄风	滋阴养血,柔肝熄风
例　方	天麻钩藤饮、镇肝熄风汤加减	羚羊钩藤汤加减	大定风珠、补肝汤加减

2. 内寒 {
（1）内寒是机体阳气不足,寒从内生的一种表现,由脾肾阳虚而生,属虚证,故又称为虚寒。
（2）其中尤其以肾阳虚衰为主,故《素问·至真要大论》云:"诸寒收引,皆属于肾。"
（3）脾主运化水谷精微,其运化功能的发挥,主要依赖肾阳的温煦。
（4）若肾阳亏虚,命门之火衰微,则"釜底无薪",脾阳亦不能健运,表现为脾肾阳虚的证候。
}

证 型	阴寒内盛	脾肾阳虚
症 状	形寒怕冷,四末不温,甚则四肢逆冷,呕吐清水,或腹中冷痛,下利清谷,或呼吸缓慢,口鼻气冷,或神志迟钝,面肢水肿。舌淡,苔白滑,脉沉细	面色苍白,腰膝酸冷,或呕恶频作,脘腹冷痛,畏寒喜暖,或五更泄泻,小便清长。舌淡胖,边有齿印,脉沉细无力
病 机	阴寒内盛,阳气虚衰	脾肾阳虚,阴寒凝结
治 法	助阳祛寒	温补脾肾
例 方	四逆汤加减	附子理中汤加减

3. 内湿
(1) 内湿系指内生之湿,与脾有密切关系,故有"脾虚生湿"及"湿困脾运"等说。
(2) 内湿的形成,多因素体肥胖,痰湿过盛;或因饮食失节,恣食生冷,过食肥甘,纵饮酗酒;或饥饱不节,内伤脾胃,以致脾的运化、输布津液的功能障碍,聚而成湿,且可随病因及体质的不同,而有寒化、热化之分。故《素问·至真要大论》说:"诸湿肿满,皆属于脾。"
(3) 内湿既是病理产物,又是致病因素。
(4) 内湿与外湿在病理特点方面具有相同之处,如黏滞而胶着,不易除去,湿性重浊、趋下等。
(5) 内湿黏腻,更易阻滞气机,导致中焦气机不利,脾胃升降失常。

证 型	寒湿中阻	湿热内蕴	脾虚湿困
症 状	脘腹痞满作胀,或恶心欲吐,不思饮食,或头重如裹,身重或肿,或腹痛,肠鸣,泄泻。苔白腻,脉濡缓	发热,倦怠,脘腹痞闷,呕恶厌食,胁痛,口苦,口黏,口渴而不欲饮水,大便泻利,小便短赤,频急,疼痛,或见目睛、肌肤黄染,周身瘙痒。舌苔黄腻,脉濡数	面色萎黄不华,神疲乏力,脘腹胀满,纳谷欠香,多食则胀,大便溏薄,甚或泄泻,肢体困重。舌质淡胖,或边有齿痕,舌苔白腻,脉濡细
病 机	寒湿内郁,困遏脾运	湿热蕴中,脾胃气滞	脾虚不运,湿邪内停
治 法	温中化湿	清热化湿	健脾化湿
例 方	胃苓汤、实脾饮加减	甘露消毒丹加减	香砂六君汤加减

4. 内燥
(1) 内燥是津液耗伤的一种表现,多由热盛津伤,或汗、吐、下后伤亡津液,或失血过多,或久病精血内夺等原因引起。
(2) 主要病机是津液耗伤,阴血亏耗,病变可涉及肺、胃、肝、肾。
(3) 临床表现以口咽干燥、皮肤干涩粗糙、毛发干枯不荣、肌肉消瘦、大便干结等津伤血少的症状为主,故又称为津亏或血燥。

证 型	肺胃津伤	肝肾阴亏
症 状	时发低热,干咳无痰,口渴欲饮,大便干结,小便短少。舌红少苔,脉细而数	口干咽燥,头晕目眩,或耳鸣耳聋,或五心烦热,或腰脊酸软,盗汗遗精,或骨蒸潮热。舌红少苔,脉沉细而数
病 机	燥伤肺胃,津液亏耗	肝肾不足,阴虚内热
治 法	滋养肺胃,生津润燥	滋补肝肾,养阴润燥
例 方	沙参麦冬汤加减	六味地黄丸加减

5. 内火 {
(1) 内火多由情志抑郁,劳欲过度,导致脏腑阴阳失调,内热炽盛而引起,称为五志之火。
(2) 内火有虚实之分,实火多属心肝气郁化火,或胃热火盛,有火旺的一系列症状;虚火多为肺肾阴虚火旺,表现阴虚特点。
}

证　型	实火	虚火
症　状	头痛,面红目赤,心烦躁怒,不寐,口苦口干,口舌生疮,齿龈肿痛,吐衄出血,尿赤便秘。舌苔黄腻,舌质红,脉数或弦数	五心烦热,潮热骨蒸,颧红,盗汗,口干咽燥,头晕目涩,腰膝酸软,干咳痰少带血,形体消瘦。舌红少苔或花剥,脉细数
病　机	心肝火旺,胃热火盛	肺肾阴虚,虚火内灼
治　法	清热泻火	滋阴降火
例　方	泻心汤、龙胆泻肝汤加减	百合固金汤、知柏地黄丸加减

第四节　脏腑病证辨治概要

一、肺

(一)概说

1. 肺居胸中,其位最高,对其他脏腑有覆盖、保护作用,所谓"肺为五脏华盖"。

2. 肺叶娇嫩,其性情虚而喜煦润,喜润恶燥,易受内外之邪侵袭而致病,又称娇脏。

(二)藏象与功能

1. 主气:肺主一身之气,为生气之源,与人体元气的生成密切相关。

元气、真气,是肺吸入的清气,与谷气相并而成的"宗气",再结合肾中之精气组成,具气贯血脉而充养全身。

(1) 司呼吸,开窍于鼻。

(2) 司声音。

(3) 合皮毛而卫外。

2. 通调水道。

3. 主治节。肺气能辅佐心脏,治理调节血脉的营运,百脉皆朝会于肺。

(三)辨证原则

1. 肺系疾病的辨证应分虚实。

2. 虚证有阴虚、气虚、气阴两虚;实证有风、寒、热、痰、饮、瘀等证。

(四)辨主症

辨咳嗽	由于邪阻于肺,肺失宣肃,肺气上逆而作。据其病程的久暂,可分为暴咳与久咳两类。暴咳:病程短,外感所致,每多夹有表证。一般可分风寒、风热、风燥等不同证型。久咳:病程长,内伤所致,多伴他脏形证,常因感受外邪发作或加重。一般可分为痰湿、气火、阴虚、气虚等不同证型
辨喘	以呼吸喘促,甚则张口抬肩为特征。主要病机为肺气升降出入失常。临床辨证可分为虚实两大类。实喘:由外邪、痰浊壅肺,肺气失于宣降所致。多呈急性发作,呼吸深长有力,气粗声高,脉数有力。虚喘:由于久病体虚,精气亏损,肺不主气,肾不纳气所致。病程迁延不已,病情时轻时重,呼吸短浅难续,气怯声低,脉来微弱
辨痰	此指有形之痰液。由于肺气失于敷布,津液停聚而成。可从痰的色、质、量、气味等,辨其病理性质。外感时邪所成之痰,病程短,多伴表证,有风寒、风热、痰热、风燥等不同。内伤之痰,多属久病,反复缠绵,有肝火、脾湿、寒饮、气虚、阴虚之别
辨咳血	多为火盛伤络,络损血溢,或阴虚火旺,灼伤肺络所致。常分虚实两类。属实热证者,咳痰带血,血色深红,或咯血量多。属于虚者,常为阴虚所致,症见干咳痰少,痰中带血,血色鲜红,时作时止
辨失音	语声嘶哑,或喑而不能出声为失音。临床失音可分可虚实两类。实证,属外感时邪壅遏肺气,会厌开合不利所致。多为猝发,亦称为暴喑。常伴有风寒、风热表证。虚证,属内伤,因阴精内耗,咽喉、声道失于滋润,以致发音不利。大多由渐而成,又称为久喑

（五）治疗原则

1. 肺实者，宜疏邪祛痰利气。

2. 偏于寒者宜温宣，偏于热者宜清肃。

3. 肺虚者，应辨其阴虚、气虚而培补之。

4. 阴虚者，滋阴养肺；气虚者，补益肺气；气阴并虚者，治当兼顾。

（六）证治分类

1. 虚证

证　型	肺气亏虚	肺阴亏耗	气阴两虚
症　状	咳嗽气短，痰涎清稀，倦怠懒言，声低气怯，面色㿠白，自汗畏风。舌淡苔白，脉细弱	呛咳气逆，痰少质黏，痰中带血，口干咽痛，发音嘶哑，午后颧红，潮热盗汗，心烦少寐，手足心热。舌红少苔，脉细而数	喘促短气，咳呛痰少，质黏，烦热口干。舌红苔剥，脉细兼数
治　法	补肺益气法。适用于肺虚气弱，升降无权之病证	滋养肺阴法。适用于肺阴不足，虚火内灼之病证	益气养阴润肺
例　方	补肺汤加减	例方：沙参麦冬汤、百合固金汤加减	生脉饮加减

2. 实证

证　型	风寒束肺	风热袭肺	风燥伤肺	痰湿蕴肺
症　状	恶寒发热，无汗，头痛，肢节酸楚，鼻塞流涕，或咳嗽频频，气急喘促，咳痰稀白，痰黏量多。舌苔薄白，脉浮而紧	恶风，发热汗出，鼻流浊涕，咳声洪亮，咯痰黄稠，大便干结，小便黄赤。苔薄黄，脉浮数	咳嗽痰少，或带血丝，咳时胸部隐痛，口干而渴，唇燥咽痛。舌质红，脉细数。多发于秋季	咳嗽反复发作，痰黏色白，稠厚量多，或胸闷气短。舌苔浊腻，脉濡缓或濡滑
治　法	疏风宣肺散寒	疏风清热肃肺	疏风清肺润燥	健脾燥湿化痰
例　方	三拗汤、麻黄汤加减	桑菊饮、银翘散加减	清燥救肺汤加减	二陈汤加减

证　型	痰热郁肺	肝火犯肺	寒饮伏肺	痰瘀阻肺
症　状	咳嗽气粗，痰黄质稠量多，咯吐不爽，或有腥味，或吐血痰，胸胁胀满，咳时痛著，或有身热，口干欲饮。舌苔薄黄而腻，脉滑数	咳呛气逆，咳甚咯血，面赤咽干，常感痰滞咽喉，咯之难出，胸胁胀痛，口干且苦。舌苔薄黄少津，脉来弦数	咳嗽气喘，喉中痰鸣，咳痰稀薄多沫，胸闷气短，形寒怕冷。舌苔白滑，脉沉弦或沉紧	咳嗽痰多，色白或黄，质稠，喉间痰鸣，喘息不能平卧，胸部膨满，憋闷如塞，面色灰白而暗，心悸不宁，唇甲发绀。舌质暗，或暗紫，苔腻或浊腻，脉结滑
治　法	清热化痰肃肺	清肺降火平肝	温肺化饮。适用于寒饮停肺，肺气不利之病证	涤痰祛瘀，泻肺平喘
例　方	清金化痰汤加减	泻白散加减。常用药：桑白皮润肺清热	小青龙汤加减	千金苇茎汤合桃仁红花煎加减

3. 兼证

证　型	肺脾气虚	肺肾阴虚
症　状	咳嗽日久，气短，痰多稀白，面色㿠白，倦怠无力，食少腹胀，大便溏，甚则面浮足肿。舌苔淡白，脉细软	咳嗽气逆，动则气促，反复咯血，失音，口干，潮热，盗汗，遗精，腰酸腿软，形瘦。舌质红，脉细数
治　法	补肺健脾益气	滋养肺肾，清降虚热
例　方	参苓白术散加减	百合固金汤

二、心

（一）概说

1. 心居胸中，心包围护其外，为五脏六腑之大主，人体生命活动的中心。

2. 主血脉，藏神，心不受邪，外邪入侵，多为心包所受，而本脏之病，多起于内伤。

3. 心包络是外邪侵犯心脏的外卫防线，犹如心脏的屏障。

4.《灵枢·邪客》云："诸邪之在于上者，皆在于心包络。"

（二）藏象与功能

1. 主血脉。

2. 藏神。

3. 开窍于舌。

（三）辨证原则

1. 心病的辨证应分虚实。

2. 虚证有阳虚（包括气虚）和阴虚（包括血虚）两类，亦可阴阳两虚并见。

3. 实证为痰、火、水饮、瘀血等病邪的阻滞，也可相兼为病。

（四）辨主症

1. 辨心悸、怔忡

（1）两者均指心慌、心中悸动的症状，是"心脏之气不得其正"。

（2）虚证由气血阴阳亏虚，不能濡养心脏，而致心神失宁。

（3）实证多因痰火、水饮、血瘀等邪导致心神不安。

2. 辨真心痛

（1）《灵枢·厥病》云："真心痛，手足青至节，心痛甚，旦发夕死。"说明真心痛是一个严重的病证。

（2）此证由气血瘀滞，心脉痹阻不通所致。

（3）病理性质多属本虚标实，但以实证为主。

（4）临床应辨清寒邪、痰浊、瘀滞、阳虚的不同。

3. 辨昏迷、虚脱

（1）昏迷是指意识消失，神志不清的症状，多属邪实闭证，可见于温热病、真心痛等疾患的严重阶段，临床应辨清热闭、痰闭、寒闭。

（2）虚脱表现为神志烦躁不安而意识尚清，面色苍白，四肢逆冷，大汗淋漓，呼吸短促，甚者神志昏昧不清，脉细微欲绝，多为阴阳衰竭，尤以亡阳为主。

4. 辨水肿：由于心阳不振，而致脾失转输，肾失蒸化，气不化水，水液内停而为饮，或泛溢于肢体形成水肿，其肿以下肢为甚，并可延及腹部，甚至全身皆肿，面唇发绀，颈脉动，胸闷心慌，短气不足以息。

5. 辨失眠、健忘：常相兼见，多因心脾两虚，心肾不交，或痰热上扰，导致阳不能人于阴。

（五）治疗原则

1. 虚证分别用温阳、补气、滋阴、养血法。

2. 实证宜予清火、涤痰、化饮、行瘀法。

3. 热陷心包者，当清心开窍。

4. 心神不安者,宜镇心安神。

5. 虚实夹杂者,又需兼顾调治。

(六) 证治分类

1. 虚证

证 型	心气虚	心阳虚	心血虚	心阴虚
症 状	心悸气短,动则为甚,自汗,面色㿠白,神疲乏力,胸部闷痛。舌淡红,苔薄白,脉细弱	心悸而有空虚感,惕然而动,喘促阵发,面浮肢肿,形寒肢冷,或心痛暴作,脉来迟弱或结代。若阳虚欲脱,则可出现面色苍白,唇青肢厥,甚或汗出,脉沉微细欲绝等危候	心悸怔忡,虽静卧亦不减轻,健忘,失眠多梦,面色㿠白无华,头昏目眩,神疲乏力。舌质淡红,脉细弱或结代	悸烦不宁,寐少梦多,惊惕不安,口干舌燥,或舌疮频发,面赤升火,手足心热,盗汗。舌红少苔,脉来细数
治 法	益气养心	温补心阳	养血宁心	滋养心阴
例 方	保元汤合甘麦大枣汤加减	当归四逆汤合苏合香丸加减	养心汤合归脾汤加减	天王补心丹加减

2. 实证

证 型	心火炽盛	痰浊闭阻	痰迷心窍
症 状	心悸阵作,烦热躁动不安,寐多恶梦,面赤目红,口干苦,喜凉饮,口舌糜烂肿痛,小便黄赤灼热。舌尖红绛,苔黄或起芒刺,脉数有力	胸中窒闷而痛,或胸痛放射至肩背,咳喘,痰多,气短,形体偏胖。苔浊腻,脉滑	神志呆钝,表性淡漠,或神识失常,胡言乱语,哭笑无常,或呈现一时性昏厥,甚或昏迷。舌苔腻或黄腻,脉弦滑
治 法	清心泻火	通阳泄浊,豁痰开窍	豁痰开窍
例 方	朱砂安神丸、导赤散加减	瓜蒌薤白半夏汤加味	温胆汤加减

证 型	心血瘀阻	水饮凌心	热陷心包
症 状	心悸,胸闷而痛,多为钝痛或绞痛,痛引肩背及臂臑内侧,口唇及指甲发绀。舌质暗红,或见紫斑点,脉细涩,或三五不调,或促结	心悸,眩晕,胸闷,肢冷,尿少,下肢水肿,咳喘,恶心吐涎。舌苔白滑,脉弦滑	高热烦躁,神昏谵语,直视狂乱,面赤,斑疹,口渴。舌质红绛,苔黄,脉数
治 法	活血通脉	化饮(利水)宁心	清心开窍
例 方	血府逐瘀汤加减	苓桂术甘汤加味	安宫牛黄丸

3. 兼证

证 型	心脾两虚	心肾不交
症 状	心悸气短,头昏目眩,睡眠不熟或失眠,面色萎黄,精神疲倦,饮食减少,大便或溏,妇女月经不调。舌苔薄白,质淡红,脉细	心悸健忘,虚烦少寐,颧红面赤,头晕目花,耳鸣,梦遗,腰腿酸软,口干。舌质红,脉细数
治 法	补益心脾	交通心肾
例 方	归脾汤加减	交泰丸加味

三、脾

(一)概说

脾为后天之本,气血津液生化之源,其特性是喜燥恶湿,脾病运化不健,则湿蕴不化,故脾病多与湿有关。

(二)藏象与功能

1. 脾主运化

(1)"运化",是指脾有转输和消化吸收的功能。分为运化水谷和运化水湿两个方面。

(2)运化水谷:指对饮食物的消化和吸收。

(3)饮食入胃必须依赖脾的运化,将水谷精微转化为气血津液,转输供养全身。

(4)运化水湿:又称运化水液,指脾将水谷中多余的水分转输到肺肾,通过肺肾的气化功能,化为汗和尿而排泄于体外。

2. 脾主升清。"升"指上升,是脾气运动的特点;"清"是水谷精微和营养物质。

所谓"升清",是指脾能将水谷精微营养物质吸收后上输心肺,濡养脏腑经脉、四肢百骸。

3. 脾统血。脾有统摄血液的功能,能使血行脉道之中。

4. 脾合肌肉,主四肢。脾为气血生化之源。

人体的肌肉组织、四肢都要依靠气血的濡养,才能使肌肉丰满,四肢活动有力,身体健壮。

5. 脾开窍于口,其华在唇。脾的功能正常,则口味正常,食欲旺盛;反之,脾虚气弱,则口中乏味,食欲减退,甚或不思谷味。若脾经湿热交蒸,则口舌生疮,或口甜口黏。

其华在唇者,脾气旺盛,气血充足,唇色红润;反之,则唇淡无华。

(三)辨证原则

1. 虚证,主要有脾气虚、脾阳虚;实证有寒湿困脾、湿热蕴脾等。

2. 脾与湿的关系非常密切,脾虚可以生湿,湿盛可以导致脾虚,而为本虚标实之证。

(四)辨主症

1. 辨泄泻
- (1)症见大便次数增多,粪质稀薄,甚或泻如水状。
- (2)病机为脾运不健,肠腑传导失常。
- (3)病程有久暴之分,性质有虚实之别。
- (4)急性暴泻多因湿盛伤脾,或食滞内停,伤及脾胃,水谷清浊难分,病属实证。
- (5)慢性久泻多为脾虚生湿,健运无权,或在脾虚基础亡肝气乘脾,或肾阳虚不能暖脾,难以腐熟水谷,病属虚证,或虚实夹杂。

2. 辨脘腹痛
- (1)腹痛虽有虚实两类,但总以实证居多。
- (2)实证病因为寒邪、湿热、积滞,导致腑气通降不利,气血运行受阻,腹痛来势急剧,痛时拒按。
- (3)虚证则以脏气虚寒,气血不能温养所致,腹部绵绵作痛,痛时喜按。

3. 辨便秘
- (1)便秘由脾胃肠腑功能失常引起。
- (2)应区别其病机为脾胃燥热内结,或气滞不行,或因气虚传送无力,或因血虚肠道失濡,或因脾阳虚而阴寒凝结等。

(五)治疗原则

虚证可用温中祛寒、补中益气法;实证宜用清化湿热或温化寒湿法;若虚实夹杂,又当祛邪与补脾兼顾。

(六)证治分类

1. 虚证

证　型	脾阳虚衰	脾气不足
症　状	面色苍白,畏寒肢凉,腹胀有冷感,或泛吐清水,胃纳不佳,或纳后不易消化,喜热饮,大便溏薄,小便清长。舌淡苔白,脉来沉细	面色萎黄,少气懒言,纳少便溏,久泻脱肛,四肢乏力,肌肉瘦瘦,脘腹腰胯坠胀,或齿衄、吐血、便血,妇女月经过多,白带清稀,小便淋漓不尽,或尿混浊如米泔水。舌质淡,脉濡弱等
治　法	温中健脾	补中益气
例　方	理中汤加减	补中益气汤加减

2. 实证

证　型	寒湿困脾	湿热蕴脾
症　状	胸闷口黏,纳谷不馨,脘腹痞胀,头昏身倦,泛恶呕吐,大便溏薄,皮肤晦暗发黄,四肢水肿,小便短少。苔薄腻,脉濡滑等	肌肤黄染如橘色,两胁及脘腹作胀,食少厌油,恶心呕吐,口干苦,大便秘结,或便溏不爽,小便黄赤短少,或有发热。舌红,苔黄腻,脉濡数等
治　法	燥湿运脾	清利湿热
例　方	胃苓汤加减	茵陈蒿汤合四苓散加减

3. 兼证

证　型	脾肾阳虚	肝脾不和	脾胃不和
症　状	面色苍白,神倦,少气懒言,形寒肢冷,喜温,大便溏泻或黎明即泻,腹痛,下肢水肿,或有腹水。舌苔淡白,脉沉迟而细	胁胀或痛,纳少,嗳气,腹部胀满,肠鸣,泄泻,矢气多,性情急躁。苔薄白,脉弦细	胃脘部饱闷发胀,隐痛,食少,食后不易消化,嗳气,甚则呕吐,腹胀,大便溏薄。舌苔薄白,脉细
治　法	温补脾肾	疏肝健脾	健脾和胃
例　方	附子理中汤加减	逍遥散加减	香砂六君子汤加减

四、肝

（一）概说

1. 肝为刚脏,体阴用阳,喜条达而恶抑郁,郁则化火、生风,故肝病以阳亢为多见。

2. 其性易动而难静,病即延及他脏,故有“肝为五脏之贼”一说,为病最杂而治法最广。

（二）藏象与功能

1. 肝主疏泄 ⎰ (1) 肝具有调畅气机的功能。
　　　　　　⎨ (2) 肝有疏土助运的功能。
　　　　　　⎱ (3) 肝有调节情志活动的功能。

2. 肝藏血,主筋 ⎰ (1) 肝有储藏血液和调节血量的功能。
　　　　　　　　⎱ (2) 肝主筋,是指筋脉有赖肝血的濡养才能主持全身关节的屈伸转侧活动,故筋与肝密切相关。

3. 开窍于目:肝的经脉上连目系,故目的视力有赖于肝的疏泄和肝血的濡养。

4. 肝藏魂,主谋虑。

（三）辨证原则

1. 实证有肝气郁结,肝火上炎,肝风内动。

2. 虚证有肝阴(血)不足,血燥生风等证;兼证有肝肾阴虚,心肝火旺,肝胃不和等。

（四）辨主症

1. 辨头痛 ⎧ (1) 肝病头痛多系内伤,但有虚实之分。
　　　　　⎪ (2) 实证头痛,多为情志所伤,肝阳亢盛,风阳痰火上扰头目,清阳失展所致。
　　　　　⎨ (3) 可见头部筋脉跳动,抽掣胀痛,面颧红赤,或伴头眩等症。
　　　　　⎪ (4) 虚证头痛(或为本虚标实)多为阴血不足,肝失所养,虚阳上扰所致。
　　　　　⎩ (5) 可见头痛隐隐,缠绵不已,常伴眩晕,目涩畏光,舌红口干等。

2. 辨眩晕 ⎧ (1) 眩晕与头痛常相兼见。
　　　　　⎪ (2) 头痛的病因有外感和内伤,而眩晕则以内伤为主。
　　　　　⎨ (3) 属实者,病程短,呈发作性,易因情志过激而诱发。
　　　　　⎩ (4) 属虚者,病程长,反复持续发作,烦劳加剧,头昏眩晕,两目干涩,视物模糊。

3. 辨痉、抽搐
（1）痉是以项背强急，四肢抽搐，甚至角弓反张为主症；抽搐，亦称瘛疭，指肢体抽动。
（2）瘛为筋脉拘急，疭为筋脉弛纵。
（3）抽搐既可单独为病，亦可为痉证症状之一，两者有一定的联系。
（4）实证多为热动肝风所致，可见高热神昏，颈项强直，肢体抽动，甚则角弓反张，摇头掣疭等。
（5）虚证多为阴虚风动，时时发痉，手足抽搐，四肢麻木。

4. 辨麻木
（1）麻指皮肤感觉异常，非痛非痒，如虫蚁行，按之不止，搔之愈甚；木指皮肤感觉迟钝或消失，不痛不痒，按之不知，掐之不觉。
（2）一般而言，麻属气血不运，木为顽痰死血。
（3）若肝血不足，不能濡养筋脉，则肢体麻木；肝风夹痰瘀阻于经脉，则肢体木而不仁。

5. 辨昏厥
（1）昏厥是指卒然昏倒，不省人事的病证。
（2）实证多因气血上逆或痰随气升所致。
（3）虚证多为气血亏虚不能上承所致。

6. 辨黄疸
（1）黄疸是以面目及全身皮肤发黄为特征，因湿邪阻滞肝胆，胆汁外溢，泛于肌肤所致。
（2）阳黄湿热证，肤目鲜黄如橘子色，伴小便黄赤，身热，苔黄腻，脉象濡数。
（3）阴黄寒湿证，面目肌肤晦黄如烟熏，身热不著，伴便溏，苔白腻，脉濡缓。

7. 辨胁痛
（1）两胁为肝之分野，故胁痛多属于肝。
（2）一般偏于实证为多，有气滞、血瘀、肝火等。
（3）虚证则为肝阴不足。

8. 辨癥瘕、积聚
（1）癥瘕、积聚是指腹内结块，有形可征，或胀或痛，固定不移的病证。
（2）病在血分，皆因气滞、血瘀所致。
（3）辨证有湿热、寒湿、痰瘀之不同。

9. 辨鼓胀
（1）鼓胀是以腹大胀满，绷急如鼓，皮色苍黄，脉络显露为特征。
（2）多属本虚标实，虚实错杂，标实者当辨气、血、水的偏盛，本虚当辨阴虚与阳虚之不同。

（五）治疗原则

1. 实证治宜疏肝理气、清肝泻火、平肝熄风。
2. 虚证治宜用滋阴潜阳、养血柔肝、养血祛风等法。
3. 兼见他脏症状时，分别标本主次，兼顾治疗。

（六）证治分类

1. 实证

证　型	肝气郁结	肝火上炎	肝风内动
症　状	情绪抑郁不畅，胁肋胀痛，甚则涉及腰背肩胛脊处，或胸闷，咽部有异物感，嗳气泛恶，纳食减少，或乳房胀痛有核，少腹痛等。舌苔薄白，脉细弦	头痛眩晕，额部跳痛，耳鸣，面红目赤，急躁多怒，口干口苦，胁痛如灼，吐吐黄苦水，甚或吐血、出血，大便干结或秘。舌苔黄，脉弦数	头痛眩晕，痛如抽掣，甚或口眼喝斜，肢麻震颤，或舌强，舌体偏斜抖动，言语不清，甚则猝然昏倒，手足抽搐或拘急。舌红苔薄，脉弦
治　法	疏肝理气	清肝泻火	平肝潜阳
例　方	柴胡疏肝饮加减	龙胆泻肝汤加减	天麻钩藤饮加减

2. 虚证

证　型	肝阴（血）不足	血燥生风
症　状	头痛眩晕，面部烘热，两目干涩，雀目夜盲，肢麻肉瞤，虚烦不寐，口干。舌红少苔，脉细弦	皮肤干燥，瘙痒脱屑，瘾疹时发，肢体麻木，甚则爪甲枯槁，毛发脱落
治　法	养血柔肝	养血祛风
例　方	归芍地黄汤加减	当归饮子加减

3. 兼证

证　型	肝肾阴虚	心肝火旺	肝胃不和	土败木贼
症　状	眩晕耳鸣,两目干涩,颧红咽干,五心烦热,盗汗,腰膝酸软,或男子梦遗,女子月经不调。舌红少苔,脉细弦数	头痛,面红目赤,胁痛,性情急躁易怒,惊悸少寐,甚则精神失常,狂躁不安,语无伦次。舌尖红,苔黄,脉弦数	胁肋胀痛,脘腹满闷隐痛,纳少,嗳气吞酸,呕吐或嘈杂,吐苦水,舌苔薄黄,脉弦	腹大胀满,形如蛙腹,撑胀不甚,胸闷纳呆,胁下胀痛,小便短少,大便易溏,或见下肢水肿。舌质淡,苔白腻,脉沉细弦
治　法	滋养肝肾	清心泻肝	疏肝和胃理气	补脾柔肝,行气利水
例　方	杞菊地黄汤加减	龙胆泻肝汤、泻心汤加减	四逆散合左金丸	归芍六君汤、五苓散加减

五、肾

(一) 概说

1. 肾为先天之本,肾阴肾阳是其他脏腑阴阳的根本,为生命活动之根。

2. 人之生长、发育、生殖、衰老,均关系到肾,因此肾病本质多属于虚。

(二) 藏象与功能

1. 藏精。

2. 主水。人体水液的代谢与肺、脾、肾、三焦、膀胱等脏腑密切相关,但肾为水脏,主津液,是调节水液代谢的主要脏器。

3. 主骨,生髓,充脑。

4. 主纳气。

5. 开窍于耳。耳的听觉灵敏与否,与肾的精气盈亏密切相关。

(三) 辨证原则

1. 肾为先天之本,藏真阴而寓元阳,故肾病有虚证和本虚标实证之分。

2. 虚证辨证应辨别阴虚还是阳虚,阳虚包括肾气虚弱、肾阳不振、肾不纳气,阴虚为肾阴(精)亏虚。

3. 本虚标实证则有肾虚水泛、阴虚火旺等。

(四) 辨主症

1. 辨腰膝酸痛。

2. 辨耳鸣、耳聋、眩晕。

3. 辨阳痿、遗精、月经失常。

4. 辨淋浊、尿血。

5. 辨小便异常 { (1) 肾司二便,尿量的多少以及排尿的畅通与否,均由肾的气化功能调节主持。
(2) 肾阳主开,肾阴主合,阴阳开合协调,则排尿正常。

6. 辨水肿。水液潴留,泛溢肌肤,引起头面全身水肿者,称为水肿。

(五) 治疗原则

1. 一般来说,肾病以虚证为多,按照"虚者补之"的原则,当以补肾为主。

2. 必要时可以泻实为主。

(六) 证治分类

1. 虚证

证　型	肾气虚弱	肾阳不振	肾不纳气	肾阴(精)亏虚
症　状	腰膝酸软,耳鸣重听,眩晕健忘,溺有余沥,小便频数或失禁,遗精,女子带下稀白,面色㿠白,气短乏力。舌质淡胖,有齿印,苔薄白,脉细弱	腰膝酸冷,尿少,肢体水肿,或夜尿频多色清,畏寒肢冷,面色㿠白,头昏耳鸣,阳痿滑精,黎明腹泻,便溏。舌淡胖嫩,苔白润,脉沉细	少气不足以息,动则喘甚,或喘而汗出,小便不禁,或见胸闷心悸。舌苔淡白,脉虚弱	形体羸瘦,头昏健忘,失眠,梦遗,耳鸣耳聋,腰腿酸软,男子精少,女子经闭,低热虚烦,尿浊或尿多如脂。舌红少苔,脉来细数

（续表）

证　型	肾气虚弱	肾阳不振	肾不纳气	肾阴(精)亏虚
治　法	补肾益气	温补肾阳	补肾纳气	滋养肾阴
例　方	大补元煎加减	金匮肾气丸、右归丸加减	人参胡桃汤、参蛤散加减	六味地黄丸、左归丸加减

2. 本虚标实证

证　型	肾虚水泛	肾虚火旺
症　状	全身水肿，下肢尤甚，脐腹胀满，小便短少，或咳嗽气喘，痰多清稀，心悸目眩，畏寒肢冷。舌淡苔白，脉象沉滑	潮热盗汗，五心烦热，虚烦少寐，头晕目眩，颧红唇赤，腰膝酸痛，口干咽燥，阳兴即遗，尿赤便秘。舌红苔少，脉来细数
治　法	温肾利水	滋肾(阴)降火
例　方	真武汤、济生肾气丸加减	知柏八味丸、大补阴丸加减

六、胆

（一）概说

1. 胆附于肝，其经脉属胆络肝，两者相为表里。

2. 主要生理功能是主决断，贮藏和传送胆汁，泄注于胃肠，协助水谷的消化。

（二）辨治原则

1. 胆病的辨证治疗须分虚实。

2. 虚证为胆气虚怯，治以补益；实证以湿热为主，治以清利。

3. 虚实相兼者，分别主次，兼顾治疗。

（三）证治分类

证　型	胆虚	胆实
症　状	胆怯易惊，精神恍惚，眩晕呕吐，口苦，胸闷，痰多。舌苔白滑，脉小弦或细滑	胁痛时发，或突发剧痛，胸脘烦闷，呕恶频频，泛吐酸苦黄水，口干苦，伴寒热往来，目黄，身黄，尿黄，黄色鲜明。舌红，苔黄腻，脉濡滑而数
治　法	清胆化痰	清泄胆热
例　方	安神定志丸合温胆汤加减	蒿芩清胆汤加减

七、胃

（一）概说

1. 胃的主要功能是主受纳，腐熟水谷。

2. 其性宜降，喜润恶燥。

（二）辨治原则

1. 胃病的辨证，首辨胃痛、痞满、呕吐、呃逆等主症，分别寒、热、虚、实的不同。

2. 以理气和胃，滋润胃阴(与脾相对而言)，和降胃气为主。

（三）证治分类

证　型	胃热	胃寒	胃实
症　状	胃脘阵痛，痛势急迫，心中烦热，嘈杂易饥，吞酸呕吐，甚或食入即吐，或伴呕血、口渴、喜冷饮，或口臭、牙龈肿痛糜烂和便秘。舌苔黄，脉数	胃痛绵绵，泛吐清水，或脘胀疼痛，持续不已，感寒或饮冷后加重，怕冷喜热，得温稍舒，或见呃逆。舌苔薄白而滑，脉来沉弦	脘腹胀痛拒按，呕吐酸腐，嗳气反酸，或口臭龈肿，大便不爽，厌食。舌苔厚腻，脉濡而滑

证　型	胃热证	胃寒证	胃实证
治　法	清胃泻火	温胃散寒	消食导滞
例　方	清胃散加减	温胃饮加减	保和丸加减

证　型	胃虚	
	胃气虚寒	胃阴不足
症　状	胃脘隐痛,饥饿时明显,食后减轻,喜温喜按,多食则不易消化,泛吐清水,大便溏薄。舌淡苔白,脉细软无力	脘部灼痛,嘈杂似饥,或不思饮食,稍食即胀,干呕恶心,口干咽燥,大便干结,形体消瘦。舌淡红少苔,脉细数
治　法	温胃建中	滋养胃阴
例　方	黄芪建中汤加减	沙参麦冬汤加减

八、大肠、小肠

(一)概说

1. 小肠的功能,一为受盛、化物;二为分清泌浊。

2. 大肠的功能是传导糟粕,排出体外。

(二)辨治原则

1. 小肠、大肠病证的辨证,以虚实为纲。

2. 实证多属寒、热、气、瘀;虚证以虚寒为主。

3. 治疗分别采用温通、清热、理气、通瘀、泻下通腑、固肠、润燥等法。

(三)证治分类

1. 实证

证型	湿热滞留	腑实热结	瘀热阻滞	寒邪内蕴	小肠实热	小肠气滞
症状	腹痛,腹泻,大便溏黏,有热臭气味,或便下赤白脓血,里急后重,肛门灼热,或伴发热。舌苔黄腻,脉滑数	大便干结不通,小便短赤,身热心烦,甚或谵语,腹胀腹满而痛,口干、口臭。舌红,苔黄燥,脉沉实有力	腹痛拒按,或局限于右下腹,便秘或腹泻,或有发热。苔黄腻,脉滑数或弦数	肠鸣辘辘,脐腹冷痛且胀,得温则舒,大便溏泻,小便清长。舌苔白滑,脉缓或迟	心烦失眠,口舌生疮,小便灼热刺痛,或见尿血。舌红苔黄,脉滑数	小腹疼痛如绞,腹胀肠鸣,得矢气稍舒,或疼痛连及睾丸、腰胯等处,坠重不舒,行走不便,或在胯腹部(腹股沟)有软的肿块突起,甚则一侧阴囊肿胀,或睾丸偏坠,形寒怯冷。舌苔白滑,脉沉弦
治法	清化湿热	通腑泻热	清热化瘀通腑	温肠散寒	清心导热	行气散结
例方	葛根芩连汤加减	调胃承气汤、麻子仁丸加减	大黄牡丹皮汤加减	香砂平胃散加减	导赤散加减	天台乌药散加减

2. 虚证

证　型	虚寒滑脱	津枯肠燥
症　状	久泻久痢,滑脱不禁,延久不已,甚则脱肛,小腹隐痛,肠鸣,喜按喜温,四肢不温,倦怠乏力	大便秘结干燥,艰于排出,数日一行,或口臭、咽燥、头昏、腹胀。舌红少津,苔黄燥,脉细

（续表）

证 型	虚寒滑脱	津枯肠燥
治 法	涩肠固脱	润肠通便
例 方	真人养脏汤加减	润肠丸加减

九、膀胱

（一）概说

1. 膀胱位于小腹，其经脉络肾，与肾相通，互为表里。

2. 主要生理功能为贮藏尿液和排出小便，而这些功能有赖肾的气化作用，故膀胱病变每与肾脏密切相关。

（二）辨治原则

1. 实证多由于湿热，治宜清利湿热为主。

2. 虚证常见寒象，每与肾虚并见，治宜温肾固摄。

3. 若肾虚而膀胱有热者，则属虚实夹杂，治当益肾清利，分别主次，虚实同治。

（三）证治分类

证 型	膀胱实（湿）热	膀胱虚寒
症 状	尿频尿急，尿道灼热涩痛，小腹胀满，小溲不利，或点滴不畅，甚则癃闭不通，尿色深黄、混浊，或伴脓血、沙石。舌苔黄腻，脉数	小便频数清长，或不禁，尿有余沥，遗尿，尿浊，甚或小便不爽，排出无力。舌润苔白，脉沉细
治 法	清利湿热	温肾固摄
例 方	八正散加减	桑螵蛸散加减

第五节 气血津液病证辨治概要

概说：①气的含义有二：一是指构成人体和维持人体生命活动的精微物质；二是指脏腑组织的生理功能，其功用概括起来有五：即推动作用、温煦作用、防御作用、气化作用和固摄作用。②血循行于脉道，是人体基本物质之一。③血的主要功能是充养全身，使脏腑、四肢、九窍能各司其职。④气对血有温煦、化生、推动、统摄的作用；血对气有濡养和运载的功能。⑤津的作用是温养肌肉、充润皮肤；液的作用是滑润关节、补益脑髓、濡濡耳目口鼻。⑥津无固定之所，液有固定之所，津在表，质清而稀；液在里，质浊而稠。⑦津液的代谢失常主要表现为津液的亏损不足和津液的输布障碍、停滞贮留体内两大方面。⑧津液不足属于燥证范畴，而津液输布障碍则形成痰证与饮证。⑨气血津液的相互关系主要表现为气能生津，津能化气，气能摄津，津能化血，血含津液，故有津血同源之说。

一、气病

虚证为气虚、气陷、气脱；实证为气滞、气逆。虚者治以补气、升提、固脱；实者治以理气、降逆。

证 型	气虚	气陷	气脱	气滞	气逆
症 状	神疲乏力，少气懒言，头晕目眩，不思饮食，大便溏薄，舌淡胖有齿痕，脉虚无力	倦怠乏力，少气懒言，头目昏眩，脘腹坠胀，纳谷不香，或内脏下垂，或久泻久利，或脱肛、阴挺，或月经量多，或带下绵绵不断，舌淡苔薄，脉细弱无力	气息微弱，神志淡漠，面色灰白，大汗淋漓，四肢厥冷，舌质白润，脉微欲绝	脘胁胀痛，攻窜不定，时轻时重，嗳气，或腹痛腹胀，矢气则胀满减轻，其病情常随情绪波动而增减，苔薄，脉弦	肺气不降则咳嗽喘逆；胃失和降而嗳气呃逆，呕吐恶心；肝气升发太过而头痛，眩晕，咳呛胁痛，咽中如窒

(续表)

证 型	气虚	气陷	气脱	气滞	气逆
病 机	饮食劳倦,久病失养,或年老体衰,或素体禀赋不足,脏腑功能衰退,元气亏虚而致	脏腑虚损,中气下陷,升举无力	脏腑衰极,阴竭阳亡,元气欲脱	肝失条达,气机郁滞	或痰壅于肺,肺气不降;或病邪犯胃,胃气上逆;或肝失条达,肝气上逆
治 法	益气补中	益气升提	益气固脱,回阳救逆	行气止痛	属肺者,降气化痰;属胃者,降逆和胃;属肝者,镇逆平肝
例 方	四君子汤加味	补中益气汤加减	参附龙牡汤加减	柴胡疏肝散加减	肺气上逆者,用苏子降气汤。胃气上逆者,用旋覆代赭汤。肝气上逆者,用五磨饮子、四七汤

二、血病

除血虚外,血热、血寒、血瘀属实,血溢有虚有实。虚者当补血养血,实者当凉血、散寒、化瘀。

证 型	血虚	血热	血寒	血瘀	血溢
症 状	头晕目花,心悸少寐,四肢发麻,唇爪无华,面色苍白或萎黄,舌淡,脉细无力	身热,神昏谵语,烦扰不安,口渴,吐、衄、下血,斑疹紫黑,面红目赤,舌红绛起刺,脉细数	手足厥冷,口唇皮肤青紫,筋脉拘急,肢体麻木,腹中冷痛,面色苍白,舌苔淡白,脉沉紧	痛处固定不移,或刺痛拒按,或血瘀积而不散,结成肿块(如肝脾肿大、腹腔肿块、肠覃、石瘕等),面色黧黑,肌肤甲错,或有紫斑,或红痣赤缕等。如瘀血乘心,扰乱心神,又可出现谵语、发狂等。舌质青紫或有瘀点,脉细涩	凡血溢脉外,即谓血溢。阳络伤的临床表现为咳血、吐血、鼻出血、齿衄和肌衄之类。阴络伤的表现为便血、尿血、月经量多等
病 机	血虚不荣脏腑经络,四肢百骸失养	火热炽盛,入营动血	血为寒凝,运行不畅	血行不畅,停滞为瘀	火热迫血妄行,或阴虚火旺,灼伤血络,络伤而溢,或气虚不能摄血,溢出脉外
治 法	补血养血	凉血清热	温经散寒,养血通脉	活血化瘀	总的法则,出血者宜止血,但应辨证求因。血热妄行者,宜清热凉血;阴虚火旺者,则滋阴降火而宁血;气不摄血者,宜补气摄血
例 方	四物汤加味	犀角地黄汤加味	当归四逆汤或温经汤	桃核承气汤或抵当汤	属于火热迫血妄行者,宜清热泻火,可用三黄泻心汤加味。属于阴虚火旺者,宜用茜根散。属于气虚失摄者,宜用归脾汤

三、气血合病

气血合病的辨证,应分清虚实。虚证有气血亏虚,气不摄血,气随血脱;实证有气滞血瘀等。

证 型	气血亏虚	气随血脱	气滞血瘀
症 状	短气懒言,四肢倦怠,自汗少寐,心悸怔忡,面色苍白或萎黄无华,纳谷较差,舌淡或胖,边有齿印,苔薄白,脉细弱无力	出血量多,面色㿠白,大汗淋漓,四肢厥冷,神情淡漠,甚则昏厥,脉微细欲绝,或见芤脉	胸胁胀满疼痛,或头痛、腹痛,其痛如刺,痛处固定,疼痛持续,或腹部有痞块,刺痛拒按,舌暗红,色偏紫或有瘀斑,脉细涩

(续表)

证　型	气血亏虚	气随血脱	气滞血瘀
病　机	多因久病气血耗伤,或慢性失血而致气血双亏,脏腑失养	血脱而气无所依,随血欲脱	情志不畅,肝气郁结,气滞血瘀
治　法	补气养血	补气固脱	理气活血
例　方	八珍汤。本方补益气血,治气血两虚所致的病证	独参汤	血府逐瘀汤。本方功能理气活血通络,治气滞血瘀而致胸胁疼痛,痛如针刺等症

四、痰病

证　型	痰阻于肺	痰蒙心窍	痰蕴脾胃	痰郁于肝
症　状	咳嗽痰多色白,易于咯出,或伴有气急喘促,喉间痰鸣有呀呷之声,或伴有恶寒发热,苔薄白,脉浮或濡	神识昏糊,或昏倒于地,不省人事,咽喉痰鸣,或胸闷心痛,苔白腻,脉缓	脘痞纳少,纳谷欠香,伴恶心呕吐,倦怠无力,苔白腻,舌质胖淡,脉濡缓	咽中似有物阻,吞之不下,吐之不出,胸胁隐痛,嗳气频频,易怒善郁,苔薄腻,脉弦滑
病　机	肺失宣肃,聚津为痰	痰蒙心窍,神明失用	脾失健运,痰浊内生	肝肺气郁,痰气阻滞
治　法	利肺化痰	开窍化痰	健脾化痰	解郁化痰
例　方	止嗽散。本方止咳化痰,治外感咳嗽,咯痰不爽者	导痰汤合苏合香丸。前方功亏化痰,治痰浊内壅,头昏目眩,胸膈痞塞,喘嗽痰多等症;后方功专温通开窍,治寒痰内闭心窍,神志不清等症	六君子汤。本方健脾醒胃,化痰和中	四七汤。本方理气解郁,化痰开结,治痰气交阻,胸闷咽塞等症

证　型	痰动于肾	痰留胸胁	痰阻骨节、经络	痰气互结
症　状	喘逆气短,咳唾痰沫,或遍身水肿,形体畏寒,腰膝冷痛,尿频,五更泄泻,舌淡无华,脉沉细。或头晕耳鸣,腰膝酸软,口干,舌红少苔,脉象弦数	胸闷如窒,痛引后背,咳嗽气逆,痰多黏腻色白,苔浊腻,脉濡缓	骨节酸痛,关节肿胀,肢体麻木不仁,苔白腻,脉弦滑	颈部肿块,按之坚硬,历久不消,或伴有胸胁胀痛,急躁易怒,苔薄腻,脉弦滑
病　机	肾虚水泛为痰,或阴虚虚火灼津为痰	痰浊壅塞,胸阳痹阻	痰浊流窜,气机阻滞	气机郁滞,聚而成痰
治　法	补肾化痰	通阳泄浊,豁痰降逆	燥湿行气,消解顽痰	理气化痰,软坚散结
例　方	阳虚用济生肾气丸。阴虚用金水六君煎	栝蒌薤白半夏汤。本方功能豁痰开痹散结,治胸痹证之痰浊痹阻胸阳者	指迷茯苓丸。本方燥湿行气,化痰软坚,治顽痰入络,臂痛麻木	四海舒郁丸、海藻玉壶汤。前方重在理气解郁化痰;后方以化痰软坚散结为主

五、饮病

1. 饮是指脏腑功能失调,水液输布运化失常,停积于体内某些部位的病理产物,并常可转为致病因素。

2. 肺气不及输布,水津停滞,积而成饮;中阳被遏,脾失健运,津液停聚而为痰饮;脾肾阳虚,水津失于输化,停而为饮。

证　型	水饮壅盛	脾肾阳虚
症　状	脘腹坚满胀痛，水走肠间沥沥有声，咳唾胸胁引痛，或喘咳不能平卧，舌苔白或腻，脉沉弦或弦滑	喘促，动则为甚，气短，或咳而气怯，痰多，胸闷，胃部痞痛，呕吐清水，背寒，大便或溏，头昏，心慌，足跗水肿，舌苔白滑，舌体胖大，脉沉细而滑
病　机	饮留肠胃，饮停胸胁	脾阳不运，肾阳衰微，阳虚饮停
治　法	攻逐水饮	温阳化饮
方　药	已椒苈黄丸、十枣汤加减。两方均可逐水祛饮。前方用于水饮在肠，饮郁化热，水走肠间沥沥有声，腹满、便秘；后方用于饮停胸胁，咳唾引痛，胸闷气急	金匮肾气丸、苓桂术甘汤加减。两方均能温阳化饮，但前方补肾，后方温脾，主治有异

 课后巩固——练知识增考技

一、名词解释

1. 七伤　　　　　　　　　　2. 扶正培本

二、选择题

单选题

1. 奠定了中医内科学辨证论治基础的著作是

　　A.《内经》　　　　B.《难经》　　　　C.《类经》　　　　D.《伤寒杂病论》

多选题

2. 气的病一般可概括为

　　A. 气虚　　　　B. 气乱　　　　C. 气逆　　　　D. 气陷　　　　E. 气滞

3. 解表法的适用范围包括

　　A. 解表　　　　B. 透疹　　　　C. 祛湿　　　　D. 退黄　　　　E. 消肿

（选择题答案：1. D　2. ACDE　3. ABCE）

三、填空题

1. 逆治法或称_____，是最常用的治法。从治法或称_____，是在特殊情况下所采用的治法。

2. 中医内科病证范围广泛，可分为_____和_____两大类。主要以_____、_____、_____的病理变化指导辨证论治。

3. 脾胃病证的治法应遵循"_____宜_____则健，_____宜_____则和"的原则。

4. "寒者温之，热者寒之"属中医_____治法。

5. 中国医学认为外邪之所以侵入人体发病，是_____，_____。

四、问答题

1. 请谈气、血、阴、阳虚之主症。

2. 试述肝病传脾的理论依据和肝病实脾的临床意义。

3. 试述下列治法的含义：①忌刚用柔；②治肝八法。

下 篇 各 论

第一章 肺系病证

课堂记录——听要点抓考点

第一节 感 冒

一、概说

1. 感冒是感受风邪，邪犯卫表而导致的外感疾病，以鼻塞、流涕、喷嚏、咳嗽、头痛、恶寒、发热、全身不适、脉浮为其特征。

2. 四季均可发生，尤以春冬两季为多。

3. 轻者多为感受当令之气，称为伤风、冒风、冒寒；病情重者多为感受非时之邪，称为重伤风。

4. 在一个时期内广泛流行、病情类似者，称为时行感冒。

二、历史沿革

1. 早在《黄帝内经》即已有外感风邪引起感冒的论述，如《素问·骨空论》云："风者百病之始也……风从外入，令人振寒，汗出头痛，身重恶寒。"《素问·风论》还云："风之伤人也，或为寒热。"汉代张仲景《伤寒论·辨太阳病脉证并治》篇论述太阳病时，以桂枝汤治表虚证，以麻黄汤治表实证，提示感冒风寒有轻重的不同，为感冒的辨证治疗奠定了基础。

2. 元代朱丹溪《丹溪心法·中寒二》提出："伤风属肺者多，宜辛温或辛凉之剂散之。"明确本病病位在肺，治疗应分辛温、辛凉两大法则。

三、讨论范围

凡普通感冒（伤风）、流行性感冒（时行感冒）及其他上呼吸道感染而表现感冒特征者。

四、病因病机

感冒是因六淫、时行之邪，侵袭肺卫，以致卫表不和，肺失宣肃而为病。

（一）病因

1. 感冒是由于六淫、时行病毒侵袭人体而致病。

2. 以风邪为主因，因风为六淫之首，流动于四时之中，故外感为病，常以风为先导。

3. 在不同季节，每与当令之气相合伤人，而表现为不同证候，如秋冬寒冷之季，风与寒合，多为风寒证；春夏温暖之时，风与热合，多见风热证；夏秋之交，暑多夹湿，每又表现为风暑夹湿证候。

4. 一般以风寒、风热为多见，夏令暑湿之邪亦常杂感为病。

（二）病机

1. 外邪侵袭人体是否发病，关键在于卫气之强弱，同时与感邪的轻重有关。

2. 若卫外功能减弱，肺卫调节疏懈，外邪乘袭卫表，即可致病。

3. 外邪侵犯肺卫的途径有二，或从口鼻而入，或从皮毛内侵。

4. 风性轻扬，为病多犯上焦。

5. 肺处胸中，位于上焦，主呼吸，气道为出入升降的通路，喉为其系，开窍于鼻，外合皮毛，职司卫外，为人身之藩篱。

6. 外邪从口鼻、皮毛入侵，肺卫首当其冲，感邪之后，随即出现卫表不和及上焦肺系症状。

7. 因病邪在外、在表，故尤以卫表不和为主。

8. 由于四时六气不同，以及体质的差异，故临床表现有风寒、风热、暑湿三证。

9. 感受风寒湿邪，则皮毛闭塞，邪郁于肺，肺气失宣；感受风热暑燥，则皮毛疏泄不畅，邪热犯肺，肺失清肃。

10. 感冒预后多良好，病程较短而易愈，如因感冒诱发其他宿疾而使病情恶化者，其预后又当别论。

11. 对老年、婴幼儿、体弱患者以及时感重症，必须加以重视，防止发生传变。

五、诊查要点

（一）诊断依据

1. 临证以卫表及鼻咽症状为主，可见鼻塞、流涕、多嚏、咽痒、咽痛、周身酸楚不适、恶风或恶寒，或有发热等。

2. 时行感冒多呈流行性，在同一时期发患者数剧增，且病证相似，多突然起病，恶寒、发热（多为高热）、周身酸痛、疲乏无力，病情一般较普通感冒为重。

3. 病程一般 3～7 日，普通感冒一般不传变，时行感冒少数可传变入里，变生它病。

4. 四季皆可发病，以冬、春两季为多。

（二）病证鉴别

1. 感冒与风温

（1）与诸多温病早期症状相类似，尤其是风热感冒与风温初起颇相似，但风温病势急骤，寒战发热甚至高热，汗出后热虽暂降，但脉数不静，身热旋即复起，咳嗽胸痛，头痛较剧，甚至出现神志昏迷、惊厥、谵妄等传变入里的证候。

（2）感冒发热一般不高或不发热，病势轻，不传变，服解表药后，多能汗出热退，脉静身凉，病程短，预后良好。

2. 普通感冒与时行感冒

（1）普通感冒病情较轻，全身症状不重，少有传变。

（2）在气候变化时发病率可以升高，但无明显流行特点。

（3）若感冒 1 周以上不愈，发热不退或反见加重，应考虑感冒继发它病，传变入里。

（4）时行感冒病情较重，发病急，全身症状显著，可以发生传变，化热入里，继发或合并它病，具有广泛的传染性、流行性。

（三）相关检查

1. 部分患者可见白细胞总数及中性粒细胞升高或降低。

2. 有咳嗽、痰多等呼吸道症状者，胸部 X 线摄片可见肺纹理增粗。

六、辨证论治

（一）辨证要点

本病邪在肺卫，辨证属表实证，但应区别风寒、风热和暑湿兼夹之证，还需注意虚体感冒者的特殊性。

（二）治疗原则

1. 感冒的病位在卫表肺系，应因势利导，从表而解，遵《素问·阴阳应象大论》"其在皮者，汗而发之"之义，采用解表达邪的治疗原则。

2. 风寒证治以辛温发汗；风热证治以辛凉清解；暑湿杂感者，又当清暑祛湿解表。

（三）证治分类

证　型	风寒束表	风热犯表	暑湿伤表
症　状	恶寒重，发热轻，无汗，头痛，肢节酸疼，鼻塞声重，或鼻痒喷嚏，时流清涕，咽痒，咳嗽，痰吐稀薄色白，口不渴或渴喜热饮，舌苔薄白而润，脉浮或浮紧	身热较著，微恶风，汗泄不畅，头胀痛，面赤，咳嗽，痰黏或黄，咽燥，或咽喉乳蛾红肿疼痛，鼻塞，流黄浊涕，口干欲饮，舌苔薄白微黄，舌边尖红，脉浮数	身热，微恶风，汗少，肢体酸重或疼痛，头昏重胀痛，咳嗽痰黏，鼻流浊涕，心烦口渴，或口中黏腻，渴不多饮，胸闷脘痞，泛恶，腹胀，大便或溏，小便短赤，舌苔薄黄而腻，脉濡数
证　机	风寒外束，卫阳被郁，腠理闭塞，肺气不宣	风热犯表，热郁肌腠，卫表失和，肺失清肃	暑湿遏表，湿热伤中，表卫不和，肺气不清
治　法	辛温解表	辛凉解表	清暑祛湿解表
代表方	荆防达表汤或荆防败毒散加减。两方均为辛温解表剂，前方疏风散寒，用于风寒感冒轻证；后方辛温发汗，疏风祛湿，用于时行感冒，风寒夹湿证	银翘散或葱豉桔梗汤加减。两方均有辛凉解表，轻宣肺气功能，但前者长于清热解毒，适用于风热表证热毒重者，后者重在清宣解表，适用于风热袭表，肺气不宣者	新加香薷饮加减。本方功能清暑化湿，用于夏月暑湿感冒，身热心烦，有汗不畅，胸闷等症
常用药	荆芥、防风、苏叶、豆豉、葱白、生姜等解表散寒；杏仁、前胡、桔梗、甘草、橘红宣通肺气。若表寒重，头痛身痛，憎寒发热，无汗者，配麻黄、桂枝以增强发表散寒之功用；表湿较重，肢体酸痛，头重头胀，身热不扬者，加羌活、独活祛风除湿，或用羌活胜湿汤加减；湿邪蕴中，脘痞食少，或有便溏，苔白腻，加苍术、厚朴、半夏化湿和中；头痛甚，配白芷、川芎散寒止痛；身热较著，加柴胡、薄荷疏表解肌	金银花、连翘、黑山栀、豆豉、薄荷、荆芥辛凉解表，疏风清热；竹叶、芦根清热生津；牛蒡子、桔梗、甘草宣利肺气，化痰利咽。若风热上壅，头胀痛较甚，加桑叶、菊花以清利头目；痰阻于肺，咳嗽痰多，加贝母、前胡、杏仁化痰止咳；痰热较盛，咯痰黄稠，加黄芩、知母、瓜蒌皮；气分热盛，身热较著，恶风不显，口渴多饮，尿黄，加石膏、鸭跖草清肺泄热；热毒壅阻咽喉，乳蛾红肿疼痛，加一枝黄花、土牛膝、玄参清热解毒利咽；时行感冒热毒较盛，壮热恶寒，头痛身痛，咽喉肿痛，咳嗽气粗，配大青叶、蒲公英、草河车等清热解毒；若风寒外束，入里化热，热为寒遏，烦热恶寒，少汗，咳嗽气急，痰稠，声哑，苔黄白相兼，可用石膏合麻黄内清肺热，外散表寒；风热化燥伤津，或秋令感受温燥之邪，伴有呛咳痰少，口、咽、唇、鼻干燥，苔薄，舌红少津等燥象者，可酌配南沙参、天花粉、梨皮清肺润燥，不宜再伍辛温之品	金银花、连翘、鲜荷叶、鲜芦根清暑解热；香薷发汗解表；厚朴、扁豆化湿和中。若暑热偏盛，可加黄连、山栀、黄芩、青蒿清暑泄热；湿困卫表，肢体酸重疼痛较甚，加豆卷、藿香、佩兰等芳化宣表；里湿偏盛，口中黏腻，胸闷脘痞，泛恶，腹胀，便溏，加苍术、白蔻仁、半夏、陈皮和中化湿；小便短赤加滑石、甘草、赤茯苓清热利湿

4. 虚体感冒

（1）体虚之人，卫外不固，感受外邪，常缠绵难愈，或反复不已。

（2）其病邪属性仍不外四时六淫。

（3）但阳气虚者，感邪多从寒化，且易感受风寒之邪；阴血虚者，感邪多从热化、燥化，且易感受燥热之邪。

（4）临床表现肺卫不和与正虚症状并见。

（5）治疗不可过于辛散，单纯祛邪，强发其汗，重伤正气，当扶正达邪，在疏散药中酌加补正之品。

证　型	气虚感冒	阴虚感冒
症　状	恶寒较甚，发热，无汗，头痛身楚，咳嗽，痰白，咯痰无力，平素神疲体弱，气短懒言，反复易感，舌淡苔白，脉浮而无力	身热，微恶风寒，少汗，头昏，心烦，口干，干咳少痰，舌红少苔，脉细数

（续表）

证 型	气虚感冒	阴虚感冒
证 机	表虚卫弱,风寒乘袭,气虚无力达邪	阴亏津少,外受风热,表卫失和,津液不能作汗
治 法	益气解表	滋阴解表
代表方	参苏饮加减。本方益气解表,化痰止咳。主治气虚外感风寒,内有痰湿,畏寒发热,无汗,头痛,咳嗽,气短,脉弱等症	加减葳蕤汤化裁。本方滋阴解表,适用于体虚感冒,头痛身热,微恶风寒,汗少,咳嗽咽干,舌红,脉数等症
常用药	党参、甘草、茯苓补气扶正以祛邪;苏叶、葛根、前胡疏风解表;半夏、陈皮、枳壳、桔梗宣肺化痰止咳。若表虚自汗,易伤风邪者,可常服玉屏风散益气固表,以防感冒;若见恶寒重,发热轻,四肢欠温,语音低微,舌质淡胖,脉沉细无力,为阳虚外感,当助阳解表,用再造散加减。药用党参、黄芪、桂枝、附子、炙甘草温阳益气;细辛、防风、羌活解表散寒	玉竹滋阴,以资汗源;甘草、大枣甘润和中;豆豉、薄荷、葱白、桔梗疏表散邪;白薇清热和阴。阴伤较重,口渴,咽干明显,加沙参、麦门冬以养阴生津;血虚,面色无华,唇甲色淡,脉细,加地黄、当归,滋阴养血

七、预防调护

1. 在流行季节须积极预防。

2. 生活上应慎起居,适寒温,在冬春季节尤当注意防寒保暖,盛夏亦不可贪凉露宿。

3. 注意锻炼,增强体质,以御外邪。

4. 常易患感冒者,可坚持每天按摩迎香穴,并服用防治药物。

5. 如时邪毒胜,流行广泛,可用贯众、板蓝根、生甘草煎服。

6. 在流行季节,应少去人口密集的公共场所,防止交叉感染。

7. 室内可用食醋熏蒸,作空气消毒,以预防感染。

8. 汤剂煎沸后5~10分钟即可,过煮则降低药效。

9. 趁温热服,服后覆被避风取汗,或进热粥、米汤以助药力。

10. 出汗后尤应避风。

八、临证备要

1. 临床当辨清病邪之性质

（1）若风寒之证误用辛凉,汗不易出,病邪难以外达,甚或发生变证;而风热之证误用辛温,则有助热燥液动血之弊,或引起传变。

（2）除虚体感冒兼顾扶正补虚外,一般均忌用补敛之品,以免留邪。

2. 感冒轻证,或初起偏寒偏热俱不明显,仅稍有恶风、微热、头胀、鼻塞者,可予辛平轻剂,疏风解表,药用桑叶、薄荷、防风、荆芥等微辛轻清透邪。咽痒咳嗽者,酌配前胡、牛蒡子、贝母、橘红、桔梗、甘草等清宣肺气。

3. 若风寒外感,表尚未解,内郁化热,或肺有蕴热,复感风寒之证,可取温清并施,辛温与辛凉合用之法,解表清里,宣肺清热。并须根据寒热的主次及其演变,适当配伍,如麻杏石甘汤、大青龙汤,即属此类方剂。

4. 感冒病在卫表,一般无传变,但老人、婴幼儿、体弱或感受时邪较重者,可见化热入里犯肺,逆传心包(如并发肺炎,流感的肺炎型、中毒型)的传变过程,当以温病辨治原则处理。

5. 小儿感冒易夹惊、夹食。夹惊者酌配钩藤、薄荷、蝉蜕、僵蚕、石决明等熄风止痉;夹食者加神曲、山楂、莱菔子、谷麦芽等消导之品。

6. 一般而言,感冒属轻浅之疾,只要能及时而恰当地治疗,可以较快痊愈。

7. 风寒易随汗解;风热得汗,未必即愈,须热清方解;暑湿感冒较为缠绵;而虚体感冒则可迁延或易复感。

> **记忆处方——重理解活思维**
>
> ### 感 冒
>
> 1. 是临床常见的外感疾病,主症为鼻塞、流涕、喷嚏、咳嗽、头疼、恶寒发热、全身不适等。
>
> 2. 病因为外感六淫,时行病毒,在人体卫外功能减弱,不能调节应变之时,从皮毛口鼻入侵,邪犯肺卫,卫表不和而致病。
>
> 3. 辨证属于表实,但必须根据证情,求其病邪的性质,区别风寒、风热和暑湿兼夹之症。
>
> 4. 治疗以解表发汗为主,风寒宜予辛温,风热当用辛凉,暑湿当清暑、祛湿。

考研专题——看未来展宏图

1. 治疗感冒暑湿伤表证,应首选 (69/2009)

　　A. 荆防败毒散　　　B. 银翘散　　　　　C. 新加香薷饮　　　D. 参苏饮

答案:C。暑湿伤表证证机:暑湿伤表,表卫不和,肺气不清。治法:清暑祛湿解表。方药:新加香薷饮。

2. "感冒"之名,始见于何书 (62/1997)

　　A.《黄帝内经》　　B.《伤寒论》　　　　C.《仁斋直指方》　　D.《温病条辨》　　E.《诸病源候论》

答案:C。感冒在北宋《仁斋直指方·诸风》篇即有记载。

3. 患者久病体弱,面色白,汗出畏寒,动则益甚,平时极易感冒,苔薄白,脉细弱,宜用何方调治 (72/1993)

　　A. 补中益气汤　　B. 参苏饮　　　　　C. 麻黄附子细辛汤　　D. 保真汤　　　E. 玉屏风散

答案:E。用玉屏风散益气固表,以防感冒。

4. 下列哪项不是感冒的特征 (55/1994)

　　A. 恶寒发热　　　B. 呈流行性　　　　C. 头身疼痛　　　　D. 鼻塞流涕　　　E. 喷嚏频作

答案:B。感冒不具有流行性。

5. 身热,微恶风,汗少,肢体痠重,头昏重胀痛,鼻流浊涕,胸闷,泛恶,小便短赤,舌苔薄白而腻,脉濡。其证候是 (57/2006)

　　A. 风寒证　　　　B. 风热证　　　　　C. 暑湿证　　　　　D. 暑热证　　　E. 寒湿证

答案:C。可诊断为外感表证之感冒并有热象,通过兼次证、舌脉象可知感受湿邪较重,可判断为感冒暑湿证。

6. 将感冒与伤风互称,始于何时 (55/1995)

　　A. 汉唐以前　　B. 汉唐以后　　　C. 金元　　　　　　C. 明清　　　　　E. 清以后

答案:D。

7. 风寒感冒出现恶寒、发热的病理为 (55/1999)

　　A. 热淫肌肤　　B. 邪热入里　　　C. 卫阳被遏　　　　D. 卫气不固　　　E. 卫表失和

答案:C。风寒之邪外束肌表,卫阳被郁,见恶寒、发热、无汗。

8. 由感冒诱发或者传变的病证有 (160/1993)

　　A. 肺痈　　　　　B. 肺痿　　　　　　C. 肺痨　　　　　　D. 肺胀

答案:AD。感冒本属轻浅之疾,若失治、误治可转为肺痈和肺胀。

9. 时行感冒的特点是 (157/1992,154/1996)

　　A. 广泛流行　　　B. 传染力强　　　　C. 症状重　　　　　D. 证以风热多见

答案:ABCD。时行感冒传染力强,多呈流行性,症状重,辨证以风热为多见。

10. 夏令暑湿感冒宜用何方 (151/1992)

　　A. 清暑益气汤　　B. 六一散　　　　　C. 藿香正气散　　　D. 新加香薷饮

答案：CD。暑湿感冒治当清暑祛湿解表。新加香薷饮清暑化湿,藿香正气散解表散寒,芳香化湿。

11. 治疗感冒风寒束表证,宜选 (171/2008)

    A. 荆防败毒散   B. 葱豉桔梗汤   C. 荆防达表汤   D. 小青龙汤

答案：AC。风寒外束,卫阳被郁,腠理内闭,肺气不宣是风寒束表证的基本病机,治法是辛温解表,方选荆防达表汤或荆防败毒散。

课后巩固——练知识增考技

一、选择题

单项题

1. 下列哪项不是时行感冒的特点

    A. 起病急   B. 全身症状重   C. 多呈流行性

    D. 易化热入里,变生他病   E. 常见痰热郁肺症状

多项题

2. 感冒病的主症有

    A. 恶寒   B. 发热   C. 咳嗽,痰多   D. 鼻塞流涕   E. 头痛

3. 由感冒诱发或传变的有:

    A. 肺痈   B. 肺痿   C. 肺痨   D. 肺胀

4. 时行感冒的特点是

    A. 广泛流行   B. 传染力强   C. 症状重   D. 辨证属风热者较多

(选择题答案：1. E 2. ABDE 3. AD 4. ABCD)

二、填空题

1. 感冒的主要病机是_____,治疗当以_____为原则。

2. 感冒的基本治疗原则是_____,_____,兼顾兼证。

三、问答题

感冒的病机关键是什么? 怎样与肺系温病早期相鉴别?

第二节 咳 嗽

一、概说

1. 咳嗽是指肺失宣降,肺气上逆作声,咯吐痰液而言,为肺系疾病的主要证候之一。

2. 有声无痰为咳,有痰无声为嗽。

二、历史沿革

1. 咳嗽病名最早见于《黄帝内经》,《素问·宣明五气》篇云:"五气所病……肺为咳。"

2. 对咳嗽病因的认识,《素问·咳论》篇指出咳嗽系由"皮毛先受邪气,邪气以从其合也";"五脏六腑,皆令人咳,非独肺也","五脏六腑之咳皆属于胃,关于肺"。认为五脏之咳,日久不愈,则以脏腑表里关系相传于六腑,从而确立了以脏腑分类的方法,为后世医家对咳嗽病证的研究奠定了理论基础。

3. 明代张介宾执简驭繁,将咳嗽分为外感、内伤两大类。《景岳全书·咳嗽》篇指出:"咳嗽一证,窃见诸家立论太繁,皆不得其要,多致后人临证莫知所从,所以治难得效。以余观之,则咳嗽之要,止惟二证。何为二证? 一曰外感,一曰内伤而尽之矣……但于二者之中当辨阴阳,当分虚实耳。"

4. 咳嗽的治法方药历代均有论述,如汉代张仲景治虚火咳逆的麦门冬汤,至今仍为临床应用。

5.《景岳全书·咳嗽》指出:"外感之邪多有余,若实中有虚,则宜兼补以散之。内伤之病多不足,若虚中夹实,亦当兼清以润之",提出外感咳嗽宜"辛温"发散为主,内伤咳嗽宜"甘平养阴"为主的治疗原则。

6. 虞抟《医学正传》中强调治咳必须重视调畅气机,认为"欲治咳嗽者,当以治痰为先。治痰者,必以顺气为主,是以南星、半夏胜其痰,而咳嗽自愈;枳壳、橘红利其气,而痰饮自降",补充了咳嗽的治疗内容。

7. 清代喻昌《医门法律》论述了燥的病机及其伤肺为病而致咳嗽的证治,创立温润、凉润治咳之法;针对新久咳嗽治疗中常见的问题,提出"凡邪盛咳频,断不可用劫涩药。咳久势衰,其势不锐,方可涩之"等六条治咳之禁。

8. 叶天士《临证指南医案·咳嗽》指出:"若因于风者,辛平解之。因于寒者,辛温散之。因于暑者,为薰蒸之气,清肃必伤,当与徽辛徽凉,苦降甘淡……若因于湿者,有兼风、兼寒、兼热之不同,大抵以理肺治胃为主。若因秋燥,则嘉言喻氏之议最精。若因于火者,即温热之邪,亦以甘寒为主……至于内因为病,不可不遂一分之。有刚亢之威,木叩而金鸣者,当清金制木,佐以柔肝和络。若土虚而不生金,真气无所禀摄者,有甘凉、甘温二法,合乎阴土阳土以配刚柔为用也。又因水虚痰泛,元海竭而诸气上冲者,则有金水双收,阴阳并补之治,或大剂滋填镇摄,保固先天一气元精。"

三、讨论范围

咳嗽既是独立性的病证,又是肺系多种疾病的一个症状。

四、病因病机

(一)病因

1. 外感六淫

(1)外感咳嗽为六淫之邪,从口鼻或皮毛而入,侵袭肺系,或因吸入烟尘、异味气体,肺气被郁,肺失宣降。

(2)多因起居不慎,寒温失宜,或过度疲劳,肺的卫外功能减退或失调,以致在天气冷热失常,气候突变的情况下,外邪入客于肺导致咳嗽。

(3)风为六淫之首,其他外邪多随风邪侵袭人体,所以外感咳嗽常以风为先导,或夹寒,或夹热,或夹燥,表现为风寒、风热、风燥相合为病。

(4)张景岳曾倡"六气皆令人咳,风寒为主",认为以风邪夹寒者居多。

2. 内邪干肺

(1)内伤咳嗽总由脏腑功能失调、内邪干肺所致,可分其他脏腑病变涉及于肺和肺脏自病两端。

(2)他脏及肺由于饮食不调者,可因嗜烟好酒,烟酒辛温燥烈,薰灼肺胃;或因过食肥甘辛辣炙烤,酿湿生痰;或因平素脾运不健,饮食精微不归正化,变生痰浊,肺脉连胃,痰邪上干,乃生咳嗽;或由情志不遂,郁怒伤肝,肝失条达,气机不畅,日久气郁化火,因肝脉布胁而上注于肺,故气火循经犯肺,发为咳嗽。

(3)肺脏自病者,常因肺系疾病迁延不愈,阴伤气耗,肺的主气功能失常,以致肃降无权,肺气上逆作咳。

(二)病机

1. 咳嗽的病变主脏在肺,与肝、脾有关,久则及肾。

2. 主要病机为邪犯于肺,肺气上逆。

3. 因肺主气,司呼吸,上连气道、喉咙,开窍于鼻,外合皮毛,内为五脏华盖,其气贯百脉而通他脏,不耐寒热,称为"娇脏",易受内外之邪侵袭而致宣肃失司。

4. 肺脏为了祛除病邪外达,以致肺气上逆,气冲声门而发为咳嗽。提示咳嗽是内外病邪犯肺,肺脏祛邪外达的一种病理反应。

5. 外感咳嗽属于邪实,为六淫外邪犯肺,肺气壅遏不畅所致。

6. 因于风寒者,肺气失宣,津液凝滞;因于风热者,肺气不清,热蒸液聚为痰;因于风燥者,燥邪灼津生痰,肺气失于润降,则发为咳嗽。

7. 若外邪未能及时解散,还可发生演变转化,如风寒久郁化热,风热灼津化燥,肺热蒸液成痰等。

8. 内伤咳嗽,病理因素主要为"痰"与"火"。而痰有寒热之别,火有虚实之分。痰、火可互为因果,痰可郁而化火(热),火能炼液灼津为痰。

9. 多由脏腑功能失调,内邪上干于肺所致。

10. 常反复发作,迁延日久,脏气多虚,故属邪实与正虚并见。

11. 虚实之间尚有先后主次的不同。他脏有病而及肺者,多因实致虚。

12. 肝火犯肺者,每见气火炼液为痰,灼伤肺津。

13. 痰湿犯肺者,多因湿困中焦,水谷不能化为精微上输以养肺,反而聚生痰浊,上干于肺,久延则肺脾气虚,气不化津,痰浊更易滋生,此即"脾为生痰之源,肺为贮痰之器"的道理。甚则病及于肾,以致肺虚不能主气,肾虚不能纳气,由咳致喘。

14. 如痰湿蕴肺,遇外感引触,痰从热化,则易耗伤肺阴。

15. 肺脏自病者,多因虚致实。如肺阴不足每致阴虚火炎,灼津为痰;肺气亏虚,气不化津,津聚成痰,甚则痰从寒化为饮。

16. 外感咳嗽与内伤咳嗽可相互为病。

17. 一般而言,外感咳嗽其病尚浅而易治,但燥与湿二者较为缠绵。

18. 因湿邪困脾,久则脾虚而致积湿生痰,转为内伤之痰湿咳嗽。

19. 燥伤肺津,久则肺阴亏耗,成为内伤阴虚肺燥之咳嗽,故方书有"燥咳每成痨"之说。

20. 内伤咳嗽多呈慢性反复发作过程,其病较深,治疗难取速效。

21. 痰湿咳嗽之部分老年患者,由于反复病久,肺脾两伤,可出现痰从寒化为饮,病延及肾的转归,表现为"寒饮伏肺"或"肺气虚寒"证候,成为痰饮咳喘。

22. 部分患者病情逐渐加重,甚至累及于心,最终导致肺、脾、肾诸脏皆虚,痰浊、水饮、气滞、血瘀互结而演变成为肺胀。

五、诊查要点

(一)诊断依据

1. 临床以咳嗽、咯痰为主要表现。

2. 应询查病史的新久,起病的缓急,是否兼有表证,判断外感和内伤。

(二)病证鉴别

1. 咳嗽特点的鉴别

(1)咳嗽时作,白天多于夜间,咳而急剧,声重,或咽痒则咳作者,多为外感风寒、风热、或风燥引起。

(2)咳声嘶哑,病势急而病程短者,为外感风寒、风热或风燥,病势缓而病程长者为阴虚或气虚。

(3)咳声粗浊者多为风热或痰热伤津所致。

(4)早晨咳嗽,阵发加剧,咳嗽连声重浊,痰出咳减者,多为痰湿或痰热咳嗽。

(5)午后、黄昏咳嗽加重,或夜间有单声咳嗽,咳声轻微短促者,多属肺燥阴虚。

(6)夜卧咳嗽较剧,持续不已,少气或伴气喘者,为久咳致喘的虚寒证。

(7)咳而声低气怯者属虚,洪亮有力者属实。

(8)饮食肥甘、生冷加重者多属痰湿;情志郁怒加重者因于气火;劳累、受凉后加重者多为痰湿、虚寒。

2. 咯痰特点的鉴别

(1)咳而少痰的多属燥热、气火、阴虚;痰多的常属湿痰、痰热、虚寒。

(2)痰白而稀薄的属风、属寒。

(3)痰黄而稠者属热。

(4)痰白质黏者属阴虚、燥热。

(5)痰白清稀,透明呈泡沫样的属虚、属寒。

(6)咯吐血痰,多为肺热或阴虚。

(7)脓血相兼的,为痰热瘀结成痈之候。

(8)咳嗽,咯吐粉红色泡沫痰,咳而气喘,呼吸困难者,多属心肺阳虚,气不主血。

(9)咳痰有热腥味或腥臭气的为痰热,味甜者属痰湿,味咸者属肾。

3. 咳嗽与咳喘的鉴别:咳嗽仅以咳嗽为主要临床表现,不伴喘证;咳喘则咳而伴喘,常因咳嗽反复发作,由咳致喘,临床以咳喘并作为特点。

六、辨证论治

(一)辨证要点

1. 辨外感内伤

(1)外感咳嗽,多为新病,起病急,病程短,常伴恶寒、发热、头痛等肺卫表证。

(2)内伤咳嗽,多为久病,常反复发作,病程长,可伴他脏见证。

2. 辨证候虚实

(1)外感咳嗽以风寒、风热、风燥为主,一般均属邪实。

（2）内伤咳嗽多为虚实夹杂，本虚标实，其中痰湿、痰热、肝火多为邪实正虚；肺阴亏耗则属正虚，或虚中夹实。

（二）治疗原则

1. 外感咳嗽，多为实证，应祛邪利肺，按病邪性质分风寒、风热、风燥论治。

2. 内伤咳嗽，多属邪实正虚。

3. 标实为主者，治以祛邪止咳。

4. 本虚为主者，治以扶正补虚。

（三）治证分类

1. 外感咳嗽

证　型	风寒袭肺	风热犯肺	风燥伤肺
症　状	咳嗽声重，气急，咽痒，咯痰稀薄色白，常伴鼻塞，流清涕，头痛，肢体酸楚，或见恶寒发热，无汗等表证，舌苔薄白，脉浮或浮紧	咳嗽频剧，气粗或咳声嘶哑，喉燥咽痛，咯痰不爽，痰黏稠或黄，咳时汗出，常伴鼻流黄涕，口渴，头痛，身楚，或见恶风，身热等表证，舌苔薄黄，脉浮数或浮滑	干咳，连声作呛，喉痒，咽喉干痛，唇鼻干燥，无痰或痰少而黏，不易咯出，或痰中带有血丝，口干，初起或伴鼻塞，头痛，微寒，身热等表证，舌质红干而少津，苔薄白或薄黄，脉浮数或小数
证　机	风寒袭肺，肺气失宣	风热犯肺，肺失清肃	风燥伤肺，肺失清润
治　法	疏风散寒，宣肺止咳	疏风清热，宣肺止咳	疏风清肺，润燥止咳
代表方	三拗汤合止嗽散加减。两方均能宣肺止咳化痰，但前方以宣肺散寒为主，用于风寒闭肺；后方以疏风润肺为主，用于咳嗽迁延不愈或愈而复发者	桑菊饮加减。本方功能疏风清热，宣肺止咳。用于咳嗽痰黏，咽干，微有身热者	桑杏汤加减。本方清宣凉润，用于风燥伤津，干咳少痰，外有表证者
常用药	麻黄宣肺散寒；杏仁、桔梗、前胡、甘草、陈皮、金沸草等宣肺利气，化痰止咳。胸闷、气急等肺气闭实之象不著，而外有恶寒发热、无汗等表证者，可用麻黄之性温辛散、平喘，加荆芥、苏叶、生姜以疏风解表；若夹痰湿，咳而痰黏，胸闷，苔腻，加半夏、川朴、茯苓以燥湿化痰；咳嗽迁延不已，加紫菀、百部温润降逆，避免过于温燥辛散伤肺；表寒未解，里有郁热，热为寒遏，咳嗽音哑，气急似喘，痰黏稠，口渴，心烦，或有身热，加生石膏、桑白皮、黄芩以解表清里	桑叶、菊花、薄荷、连翘疏风清热；前胡、牛蒡子、杏仁、桔梗、大贝母、枇杷叶清肃肺气，化痰止咳。肺热内盛，身热较著，恶风不显，口渴喜饮，加黄芩、知母清肺泄热；邪热上壅，咽痛，加射干、山豆根、挂金灯、赤芍药清热利咽；热伤肺津，咽燥口干，舌质红，加南沙参、天花粉、芦根清热生津；夏令挟暑加六一散、鲜荷叶清解暑热	桑叶、薄荷、豆豉疏风解表；杏仁、前胡、牛蒡子肃肺止咳；南沙参、大贝母、天花粉、梨皮、芦根生津润燥。津伤较甚，干咳，咯痰不多，舌干红少苔，配麦门冬、北沙参滋养肺阴；热重不恶寒，心烦口渴，酌加石膏、知母、黑山栀清肺泄热；肺络受损，痰中夹血，配白茅根清热止血。另有凉燥证，乃燥证与风寒并见，表现干咳少痰或无痰，咽干鼻燥，兼有恶寒发热，头痛无汗，舌苔薄白而干少症。用药当以温而不燥，润而不凉为原则，方取杏苏散加减。药用苏叶、杏仁、前胡辛以宣散；紫菀、款冬花、百部、甘草温润止咳。若恶寒甚，无汗，可配荆芥、防风以解表发汗
加减	胸闷、气急等肺气闭实之象不显著者，而外有表证者，可去麻黄之辛散，加荆芥、苏叶、生姜以疏风解表；如夹痰湿，咳而痰黏，胸闷，苔腻，加半夏、川朴、茯苓以燥湿化痰；咳嗽迁延不已，加紫菀、百部温润降逆，避免过于温燥辛散伤肺；表寒未解，里有郁热，热为寒遏，咳嗽声哑，气急似喘，痰黏、口渴、心烦、身热，加生石膏、桑皮、黄芩以解表清里	肺热内盛，身热较显著者，恶风不明显，口渴喜饮，加黄芩、知母清肺泄热；热邪上壅，咽痛，加射干、山豆根、挂金灯、赤芍药清热利咽；热伤肺津，咽燥口干，舌红，加南沙参、天花粉、芦根清热生津；夏令挟暑加六一散、鲜荷叶清解暑热	津份较甚，干咳，咳痰不多，舌干红少苔，配麦门冬、北沙参滋养肺阴；热重不恶寒，心烦口渴，酌加石膏、知母、黑山栀清肺泄热；肺络受损，痰中夹血，配白茅根清热止血。燥证与风寒并见的凉燥证，表现为干咳、少痰或无痰，咽干鼻燥，兼有恶寒发热，头痛无汗，苔薄白而干，用药当以温而不燥，润而不凉，方取杏苏散加减，药用苏叶、可仁、前胡辛以宣散；紫菀、款冬花、百部、甘草温润止咳，如恶寒，无汗，配荆芥、防风以解表发汗

2. 内伤咳嗽

证 型	痰湿蕴肺	痰热郁肺
症 状	咳嗽反复发作,咳声重浊,痰多,因痰而嗽,痰出咳平,痰黏腻或稠厚成块,色白或带灰色,每于早晨或食后则咳甚痰多,进甘甜油腻食物加重,胸闷,脘痞,呕恶,食少,体倦,大便时溏,舌苔白腻,脉象濡滑	咳嗽,气息粗促,或喉中有痰声,痰多质黏厚或稠黄,咯吐不爽,或有热腥味,或咯血痰,胸胁胀满,咳时引痛,面赤,或有身热,口干而黏,欲饮水,舌质红,舌苔薄黄腻,脉数滑
证 机	脾湿生痰,上渍于肺,壅遏肺气	痰热壅肺,肺失肃降
治 法	燥湿化痰,理气止咳	清热肃肺,豁痰止咳。
代表方	二陈平胃散合三子养亲汤加减。二陈平胃散燥湿化痰,理气和中,用于咳而痰多,痰质稠厚,胸闷脘痞,苔腻者。三子养亲汤降气化痰,用于痰浊壅肺,咳逆气涌,胸满气急,苔浊腻者。两方同治痰湿,前者重点在胃,痰多脘痞者适用;后者重点在肺,痰涌气急者较宜	清金化痰汤加减。本方功在清热化痰,用于咳嗽气急、胸满、痰稠色黄者
常用药	法半夏、陈皮、茯苓、苍术、川朴燥湿化痰;杏仁、佛耳草、紫菀、款冬花温肺降气。咳逆气急,痰多胸闷,加白前、苏子、莱菔子化痰降气;寒痰较重,痰黏白如沫,怯寒背冷,加干姜、细辛、白芥子温肺化痰;久病脾虚,神疲,加党参、白术、炙甘草。症状平稳后可服六君子丸以资调理,或合杏苏二陈丸标本兼顾	黄芩、山栀、知母、桑白皮清泄肺热;杏仁、贝母、瓜蒌、海蛤壳、竹沥、半夏、射干清肺化痰。痰热郁蒸,痰黄如脓或有热腥味,加鱼腥草、金荞麦根、象贝母、冬瓜子、薏苡仁等清热化痰;痰热壅盛,腑气不通,胸满咳逆,痰涌,便秘,配葶苈子、大黄、风化硝泻肺通腑逐痰;痰热伤津,口干,舌红少津,配北沙参、天门冬、天花粉养阴生津
加减	咳逆气急,痰多胸闷,加白前、苏子、莱菔子化痰降气;寒痰较重,痰黏如白沫,怯寒背冷,加干姜、细辛、白芥子温肺化痰;久病脾虚神疲,加党参、白术、炙甘草。症状平稳后可服六君子丸以资调理,或合杏苏二陈丸标本兼顾	痰热郁蒸,痰黄如脓或有热腥味,加鱼腥草、金荞麦根、浙贝母、冬瓜子、薏苡仁等清热化痰;痰热壅盛,腑气不通,痰涌、便秘者,配葶苈子、大黄、风化、硝泻肺通腑逐痰;痰热伤津,口干,舌红少津,配北沙参、天门冬、天花粉等养阴生津

证 型	肝火犯肺	肺阴亏耗
症 状	上气咳逆阵作,咳时面赤,咽干口苦,常感痰滞咽喉而咯之难出,量少质黏,或如絮条,胸胁胀痛,咳时引痛,症状可随情绪波动而增减,舌红或舌边红,舌苔薄黄少津,脉弦数	干咳,咳声短促,痰少黏白,或痰中带血丝,或声音逐渐嘶哑,口干、咽燥,或午后潮热、颧红、盗汗、日渐消瘦、神疲,舌质红少苔,脉细数
证 机	肝郁化火,上逆侮肺	肺阴亏虚,虚热内灼,肺失润降
治 法	清肺泻肝,顺气降火	滋阴润肺,化痰止咳。
代表方	黛蛤散合加减泻白散加减。黛蛤散清肝化痰,加减泻白散顺气降火,清肺化痰,二方相合,使气火下降,肺气得以清肃,咳逆自平	沙参麦冬汤加减。本方有甘寒养阴、润燥生津之功,可用于阴虚肺燥,干咳少痰
常用药	桑白皮、地骨皮、黄芩清肺热;山栀、牡丹皮泻肝火;青黛、海蛤壳化痰热;粳米、甘草和胃气,使泻肺而不伤脾胃;苏子、竹茹、枇杷叶降逆气。肺气郁滞,胸闷气逆,加瓜蒌、桔梗、枳壳、旋覆花利气降逆;胸痛,配郁金、丝瓜络理气和络;痰黏难咯,加海浮石、知母、贝母清热豁痰;火郁伤津,咽燥口干,咳嗽日久不减,酌加北沙参、麦门冬、天花粉、诃子养阴生津敛肺	沙参、麦门冬、花粉、玉竹、百合滋养肺阴;甘草甘缓和中;贝母、甜杏仁润肺化痰;桑白皮、地骨皮清肺泻热。肺气不敛,咳而气促,加五味子、诃子以敛肺气;阴虚潮热,酌加功劳叶、银柴胡、青蒿、鳖甲、胡黄连以清虚热;阴虚盗汗,加乌梅、瘪桃干、浮小麦收敛止涩;肺热灼津,咯吐黄痰,加海蛤粉、知母、黄芩清热化痰;热伤血络,痰中带血,加牡丹皮、山栀、藕节清热止血

（续表）

	肝火犯肺	肺阴亏耗
加　减	肺气郁滞,胸闷气逆,加瓜蒌、桔梗、枳壳、旋覆花利气降逆;胸痛,加郁金、丝瓜络理气和络;痰黏难咯,加海浮石、知母、贝母清热豁痰;火郁伤津,咽燥口干,咳嗽日久不减,酌加北沙参、麦门冬、天花粉、诃子养肺生津敛肺	肺气不敛,咳而气促,加五味子、诃子以敛肺气;阴虚潮热,酌加功劳叶、银紫胡、青蒿、鳖甲、胡黄连以清虚热;阴虚盗汗,加乌梅、瘪桃干、浮小麦收敛止涩;肺热灼津,咯吐黄痰,加海蛤粉、知母、黄芩清热化痰;热伤血络,痰中带血,加牡丹皮、山栀、藕节清热止血

七、预防调护

1. 预防的重点在于提高机体卫外功能,增强皮毛腠理御寒抗病能力。

2. 若久咳自汗出者,可酌选玉屏风散、生脉饮服用。

3. 对于咳嗽的预防,首应注意气候变化,防寒保暖,饮食不宜肥甘、辛辣及过咸,嗜酒及吸烟等不良习惯尤当戒除,避免刺激性气体伤肺。

4. 平素易于感冒者,配合防感冒保健操,面部迎香穴按摩,夜间足三里艾熏。

5. 外感咳嗽,如发热等全身症状明显者,应适当休息。

6. 内伤咳嗽多呈慢性反复发作,尤其应当注意起居饮食调护,可根据病情适当选食梨、莱菔、山药、百合、荸荠、枇杷等。

7. 缓解期应坚持"缓则治本"的原则,补虚固本以图根治。

八、临证备要

1. 外邪犯肺发生演变转化者应随证变法

(1) 风寒客肺化热,而表未解,见外寒内热者,应解表清里(内有痰热而兼风寒表证者,也可用此法)。

(2) 风寒化热者,转用清法。

(3) 风热化燥者,用润法。

2. 内伤咳嗽邪实正虚者须妥善处理

(1) 气火咳嗽每易耗伤肺津,应适当配合清养肺阴之品。

(2) 痰湿咳嗽,常易伤及肺脾之气,应配合补脾益肺之品,以免久延导致肺气虚寒,寒饮伏肺的咳喘。

(3) 肺阴亏耗咳嗽,每致阴虚火炎,灼津为痰,必要时还当兼以清火化痰。

3. 注意外感咳嗽与内伤咳嗽的关系

(1) 外感咳嗽反复不愈可成内伤咳嗽,其中夹湿夹燥者较为缠绵,应彻底治疗,以杜其迁延转化。

(2) 内伤咳嗽每易感受外邪使发作加重,治疗应权衡标本的主次缓急,或先后分治,或标本兼顾。

4. 治疗禁忌

(1) 外感忌用敛肺、收涩的镇咳药。误用则致肺气郁遏不得宣畅,不能达邪外出,邪恋不去,反而久咳伤正。必须采用宣肃肺气,疏散外邪治法,因势利导,肺气宣畅则咳嗽自止。

(2) 内伤忌用宣肺散邪法。误用每致耗损阴液,伤及肺气,正气愈虚。必须注意调护正气,即使虚实夹杂,亦当标本兼顾。

5. 注意审证求因,切勿见咳止咳。

6. 病有治上、治中、治下的区分

(1) 治上:指治肺,主要是温宣、清肃两法,是直接针对咳嗽主病之脏施治。

(2) 治中:指治脾,即健脾化痰和补脾养肺等法。健脾化痰法适用于痰湿偏盛,标实为主,咳嗽痰多者;补脾养肺法适用于脾虚肺弱,肺脾两虚,咳嗽,神疲食少者。

(3) 治下:指治肾,咳嗽日久,咳而气短,则可考虑用治肾(益肾)的方法。

记忆处方——重理解活思维

咳 嗽

(1) 是肺系疾病的主要证候之一,病因有外感、内伤之分。

(2) 外感咳嗽为六淫外邪犯肺,有风寒、风热、风燥等不同。

(3) 内伤咳嗽为脏腑功能失调,有肝火、痰湿、痰热、肺虚等区别。

(4) 病机为邪气干肺,肺失宣降,肺气上逆,发为咳嗽。

(5) 病位在肺,与肝、脾、肾等脏器有关。

(6) 辨证当辨外感与内伤。

(7) 外感新病多属邪实,治当祛邪利肺;内伤多属邪实正虚,治当祛邪止咳,扶正补虚,分别主次处理。

(8) 治疗,除直接治肺外,还应该注意治脾、治肝、治肾等整体治疗。

考研专题——看未来展宏图

1. 治疗痰湿蕴肺所致咳嗽,宜选的方剂是 (162/2010)

  A. 杏苏散合止嗽散   B. 六君子丸合杏苏二陈丸

  C. 桑白皮汤合涤痰汤   D. 二陈平胃散合三子养亲汤

答案:BD。痰湿蕴肺证咳嗽治法:健脾燥湿,化痰止咳。代表方:平胃散、二陈汤、三子养亲汤加减。①若痰湿转从寒化,气不布津,停而为饮,表现为本虚标实之"寒饮伏肺"证,可用小青龙汤治疗;②病情平稳后可服六君子丸以资调理。

2. 首先提出将咳嗽分为外感、内伤两大类的医家是 (70/2009)

  A. 巢元方   B. 张介宾   C. 虞抟   D. 喻昌

答案:B。咳嗽是指肺失宣降,肺气上逆,发出咳声,或咳吐痰液为主要表现的一种病证。①《素问·咳论》篇强调外邪犯肺或脏腑功能失调,病及于肺,均能导致咳嗽。②明代张景岳(介宾)执简驭繁地归纳为外感、内伤两大类。③《医学心悟》亦指出:肺体属金,譬若钟然,钟非叩不鸣,风、寒、暑、湿、燥、火六淫之邪,自外击之则鸣,劳欲情志,饮食肥甘厚味自内攻之则鸣,提示咳嗽是内、外病邪犯肺,肺脏为了祛邪外达所产生的一种病理反应。

3. 明确将咳嗽分为外感、内伤两大类的是哪一部书 (55/2001)

  A.《景岳全书》   B.《诸病源候论》   C.《医学心悟》   D.《金匮要略》   E.《千金要方》

答案:A。

4. 哪部著作指出"肺体属金,譬若钟然。钟非叩不鸣,风、寒、暑、湿、燥、火六淫之邪,若外击之则鸣;劳欲情志,饮食炙煿之火自内攻之则亦鸣" (56/1998)

  A.《景岳全书》   B.《河间六书》   C.《内外伤辨惑论》   D.《医学心悟》   E.《医宗必读》

答案:D。

5. 男,23岁,咳嗽少痰,咽干、鼻燥,兼见恶寒、发热,头痛、无汗,舌苔薄白,脉浮。当按何病证处理 (56/1995)

  A. 风寒咳嗽   B. 风热咳嗽   C. 风燥咳嗽   D. 凉燥咳嗽   E. 阴虚咳嗽

答案:D。

6. 咳嗽痰少,口干鼻燥,恶寒发热,头痛无汗,舌苔薄。此属 (56/1999)

  A. 风寒咳嗽   B. 风热咳嗽   C. 阴伤咳嗽   D. 温燥咳嗽   E. 凉燥咳嗽

答案:E。

7. A. 清热肃肺,润燥止咳   B. 宣肺清热,平肝化痰   C. 清热化痰,滋阴润肺

  D. 肃肺化痰,化瘀通络   E. 疏风清热,肃肺化痰

(1) 咳嗽频剧,咯痰不爽,痰黏稠,常伴有鼻流黄涕、口渴、头痛、恶风、身热、舌苔薄黄,脉浮数。其治法是 (89/2001)

(2) 干咳,连声作呛,痰少而黏,不易咳出,口干咽燥,初起鼻塞、头痛、微寒、身热,舌红少津,苔薄黄,脉浮数。其治法是　(90/2001)

答案:(1) E;(2) A。前者为风热犯肺咳嗽;后者为风燥伤肺之温燥证。

8. 内伤咳嗽,治以调理脏腑为主是指　(146/1991,152/1992)

　　A. 补肾　　　　　　B. 健脾　　　　　　C. 养肺　　　　　　D. 清肝

答案:ABCD。咳嗽的治疗,除直接治肺外,还应注意治脾、肝、肾等整体疗法。

9. 内伤咳嗽的病理,与下列哪些脏腑有关　(151/2000)

　　A. 肺　　　　　　　B. 肝　　　　　　　C. 脾　　　　　　　D. 肾

答案:ABCD。肺失宣降,肝火犯肺,脾虚生痰,肾经不足,子病犯母,都可导致咳嗽。

 课后巩固——练知识增考技

一、选择题

单选题

1. 久咳气逆,阵阵发作,痰少质黏,咳引胸胁疼痛,口干咽干,舌苔薄黄少津,脉象弦数。其治法宜用

　　A. 养阴清肝,化痰止咳　　　　B. 清肺化痰,宣肃肺气　　　　C. 清肺润燥,化痰止咳

　　D. 清肺平肝,顺气降火　　　　E. 滋阴润肺,清肝止咳

2. 某女,32 岁,病起一日,咳嗽声重,咯痰稀白,恶寒无汗,苔薄白,脉浮紧。其病机应为

　　A. 风寒束肺,肺气不宣　　　　B. 风寒袭肺,肺气不降　　　　C. 风热犯肺,肺气不宣

　　D. 风热犯肺,肺失清肃　　　　E. 风燥伤肺,肺失清润

3. 肝火犯肺型咳嗽的治法为

　　A. 滋阴润肺,止咳化痰　　　　B. 清肺平肝,顺气降火　　　　C. 健脾燥湿,化痰止咳

　　D. 疏风清热,宣肺化痰　　　　E. 疏风清肺,润燥止咳

多选题

4. 内伤咳嗽用药宜

　　A. 药不宜静　　　B. 药不宜动　　　C. 忌辛苦燥热　　　D. 可用收敛之品　　E. 不忌苦寒之品

5. 风热犯肺证咳嗽宜选药

　　A. 桑叶、菊花　　B. 薄荷、连翘　　C. 荆芥、防风　　D. 杏仁、甘草　　E. 桔梗、芦根

6. 咳嗽的治疗除直接治肺外,还应注意

　　A. 治脾　　　　　B. 治心　　　　　C. 治胃　　　　　D. 治肝　　　　　E. 治肾

(选择题答案:1. D　2. A　3. B　4. BCDE　5. ABDE　6. ADE)

二、填空题

1. 内伤咳嗽的病理因素为_____与_____。

2. "五脏六腑皆令人咳,非独肺也"。出自《_____》一书。《_____》提出:"咳嗽虽多,无非肺病。"

3. 外感咳嗽一般均忌_____,内伤咳嗽治疗应防_____。

4. 痰湿咳嗽之部分老年患者,由于反复病久,肺脾两伤,可发展成为痰饮、咳喘,在病理演变上在两方面的转归:(1)_____;(2)_____。

5. 治疗外感咳嗽,应当_____则咳嗽自已,一般均忌_____,内伤咳嗽,须从_____着眼,应防_____。

6. _____和_____是咳嗽的主要症状。

三、问答题

1. 杏苏散是治疗何种病证的方剂？并列出这一病证的临床表现及方剂组成。
2. 简述咳嗽的病位及病理因素,其临床辨证应掌握哪些要点？
3. 如何对咳嗽进行分证论治？
4. 结合咳嗽的病因病机,如何理解《素问·咳论》之"五脏皆令人咳,非独肺也"？

第三节 哮 病

一、概说

1. 哮病是一种发作性的痰鸣气喘疾患。
2. 发时喉中有哮鸣声,呼吸气促困难,甚则喘息不能平卧。

二、历史沿革

1. 元代朱丹溪首创哮喘病名,《丹溪心法》一书中作为专篇论述,并认为"哮喘必用薄滋味,专主于痰",提出"未发以扶正气为主,既发以攻邪气为急"的治疗原则。
2. 汉代张仲景《金匮要略·肺痿肺痈咳嗽上气病脉证并治》篇曰:"咳而上气,喉中水鸡声,射于麻黄汤主之。"明确指出了哮病发作时的特征及治疗,并从病理上将其归属于痰饮病中的"伏饮"证。
3. 明代虞抟《医学正传》进一步对哮与喘作了明确的区别,指出"哮以声响言,喘以气息言"。
4. 鉴于"哮必兼喘",故一般统称"哮喘",而简名"哮证"、"哮病"。如《临证指南医案·哮》说:"若夫哮证,亦由初感外邪,失于表散,邪伏于里,留于肺俞。"

三、讨论范围

1. 为一种发作性疾病,属于痰饮病的"伏饮"证。
2. 若因肺系历或其他多种疾病引起的痰鸣气喘症状,则属于喘证、肺胀等病证范围。

四、病因病机

（一）病因

1. 外邪侵袭:外感风寒或风热之邪,未能及时表散,邪蕴于肺,壅阻肺气,气不布津,聚液生痰。
2. 饮食不当:过食生冷,寒饮内停,或嗜食酸咸甘肥,积痰蒸热,或进食海膻发物,以致脾失健运,痰浊内生,上干于肺,壅塞气道,而致诱发。
3. 体虚病后:素质不强,则易受邪浸。如幼儿哮病往往由于禀赋不足所致,故有称"幼稚天哮"者。多以肾虚为主。若病后体弱,如幼年患麻疹、顿咳,或反复感冒、咳嗽日久等导致肺虚。
4. 肺气不足,阳虚阴盛,气不化津,痰饮内生,或阴虚阳盛,热蒸液聚,痰热胶固。

（二）病机

1. 病理因素以痰为主,痰为"夙根",主要在于脏腑阴阳失调,素体偏盛偏虚,对津液的运化失常,肺不能布散津液,脾不能输化水精,肾不能蒸化水液,而致凝聚成痰,伏藏于肺成为发病的潜在"夙根",因各种诱因如气候、饮食、情志、劳累等诱发,这些诱因每多错杂相关,其中尤以气候变化为主。
2. 发作时的基本病理变化:"伏痰"遇感引触,痰随气升,气因痰阻,相互搏结,壅塞气道,肺管狭窄,通畅不利,肺气宣降失常,引动停积之痰,而致痰鸣如吼,气息喘促。
3. 病位主要在于肺系,以邪实为主。
4. 发作时的病理环节:痰阻气闭,以邪实为主
（1）若病因于寒,素体阳虚,痰从寒化,属寒痰为患,则发为冷哮。
（2）病因于热,素体阳盛,痰从热化,属痰热为患,则发为热哮。
（3）如"痰热内郁,风寒外束"引起发作者,可以表现为外寒内热的寒包热哮。
（4）痰浊伏肺,肺气壅实,风邪触发者则表现为风痰哮。
（5）反复发作,正气耗伤或素体肺肾不足者,可表现为虚哮。
5. 间歇期以脏气虚弱为主——肺、脾、肾虚:若长期反复发作,寒痰伤及脾肾之阳,痰热耗灼肺肾之阴,则可从实转虚
（1）肺虚不能主气,气不化津,则痰浊内蕴,肃降无权,并因卫外不固,而更易受外邪的侵袭诱发。
（2）脾虚不能化水谷为精微,上输养肺,反而积湿生痰,上贮于肺,则影响肺气的升降。
（3）肾虚精气亏乏,摄纳失常,则阳虚水泛为痰,或阴虚虚火灼津成痰,上贮于肺,加重肺气之升降失常。

（4）由于三脏之间的相互影响，可致同病，表现肺脾气虚或肺肾两虚之象。

（5）在平时亦觉短气，疲乏，并有轻度喘哮，难以全部消失。一旦大发作时，每易持续不解，邪实与正虚错综并见。

（6）肺肾两虚而痰浊又复壅盛，严重者肺不能治理调节心血的运行，肾虚命门之火不能上济于心，则心阳亦同时受累，甚至发生喘脱危候。

6. 哮病是一种反复发作，缠绵难愈的疾病。

7. 如长期不愈，反复发作，病由肺脏影响及脾、肾、心，可导致肺气胀满，不能敛降之肺胀重证。

五、诊查要点

（一）诊断依据

1. 多与先天禀赋有关，家族中可有哮病史。常由气候突变、饮食不当、情志失调、劳累等诱发。

2. 呈反复发作性。

3. 发时常多突然，可见鼻痒、喷嚏、咳嗽、胸闷等先兆。喉中有明显哮鸣声，呼吸困难，不能平卧，甚至面色苍白，唇甲青紫，约数分钟、数小时后缓解。

（二）病证鉴别

1. 哮病与喘证

（1）哮病和喘证都有呼吸急促、困难的表现。

（2）哮必兼喘，但喘未必兼哮。

（3）哮指声响言，喉中哮鸣有声，是一种反复发作的独立性疾病。

（4）喘指气息言，为呼吸气促困难，是多种肺系急慢性疾病的一个症状。

2. 哮病与支饮

（1）支饮亦可表现痰鸣气喘的症状，但大多由于慢性咳嗽经久不愈，逐渐加重而成咳喘，病情时轻时重，发作与间歇的界限不清，以咳嗽和气喘为主。

（2）哮病为间歇发作，突然起病，迅速缓解，喉中哮鸣有声，轻度咳嗽或不咳，此与支饮有明显的差别。

六、辨证论治

（一）辨证要点

1. 哮病总属邪实正虚之证。

2. 发时以邪实为主，当分寒、热、寒包热、风痰、虚哮五类，注意是否兼有表证。

3. 而未发时以正虚为主，应辨阴阳之偏虚，肺、脾、肾三脏之所属。

（二）治疗原则

1. 当宗丹溪"未发以扶正气为主，既发以攻邪气为急"之说，以"发时治标，平时治本"为基本原则。

2. 发作期治标：祛痰利气，寒痰宜温化宣肺，热痰当清化肃肺，寒热错杂者，当温清并施，表证明显者兼以解表，属风痰为患者又当祛风涤痰。

3. 反复日久，正虚邪实者，又当兼顾，不可单纯拘泥于祛邪。

4. 若发生喘脱危候，当急予扶正救脱。

5. 缓解期扶正治本：阳气虚者应予温补，阴虚者则予滋养，分别采取补肺、健脾、益肾等法，以减少或控制其发作。

（三）证治分类

1. 发作期

证　型	冷哮	热哮	寒包热哮	风痰哮
症　状	喉中哮鸣如水鸡声，呼吸急促，喘憋气逆，胸膈满闷如塞，咳不甚，痰少咯吐不爽，色白而多泡沫，口不渴或渴喜热饮，形寒怕冷，天冷或受寒易发，面色青晦，舌苔白滑，脉弦紧或浮紧	喉中痰鸣如吼，喘而气粗息涌，胸高胁胀，咳呛阵作，咯痰色黄或白，黏浊稠厚，排吐不利，口苦，口渴喜饮，汗出，面赤，或有身热，甚至有好发于夏季者，舌苔黄腻，质红，脉滑数或弦滑	喉中哮鸣有声，胸膈烦闷，呼吸急促，喘咳气逆，咯痰不爽，痰黏色黄，或黄白相兼，烦躁，发热，恶寒，无汗，身痛，口干欲饮，大便偏干，舌苔白腻罩黄，舌尖边红，脉弦紧	喉中痰涎壅盛，声如拽锯，或鸣声如吹哨笛，喘急胸满，但坐不得卧，咯痰黏腻难出，或为白色泡沫痰液，无明显寒热倾向，面色青黯，起病多急，常倏忽来去，发前自觉鼻、咽、眼、耳发痒，喷嚏、鼻塞、流涕、胸部憋塞，随之迅即发作，舌苔厚浊，脉滑实

（续表）

证　型	冷哮	热哮	寒包热哮	风痰哮
证　机	寒痰伏肺,遇感触发,痰升气阻,肺失宣畅	痰热蕴肺,壅阻气道,肺失清肃	痰热壅肺,复感风寒,客寒包火,肺失宣降	痰浊伏肺,风邪引触,肺气郁闭,升降失司
治　法	宣肺散寒,化痰平喘	清热宣肺,化痰定喘	解表散寒,清化痰热	祛风涤痰,降气平喘
代表方	射干麻黄汤或小青龙汤加减。两方皆能温肺化饮,止哮平喘。前者长于降逆平哮,用于哮鸣喘咳,表证不著者;后方解表散寒力强,用于表寒里饮,寒象较重者	定喘汤或越婢加半夏汤加减。两方皆能清热宣肺,化痰平喘。前者长于清化痰热,用于痰热郁肺,表证不著者;后者偏于宣肺泄热,用于肺热内郁,外有表证者	小青龙加石膏汤或厚朴麻黄汤加减。前方用于外感风寒,饮邪内郁化热,而以表寒为主,喘咳烦躁者;后方用于饮邪迫肺,夹有郁热,咳逆喘满,烦躁而表寒不显者	三子养亲汤加味。本方涤痰利窍,降气平喘,用于痰壅气实,咳逆息涌,痰稠黏量多,胸闷,苔浊腻者
常用药	麻黄、射干宣肺平喘,化痰利咽;干姜、细辛、半夏温肺化饮降逆;紫菀、款冬化痰止咳;五味子收敛肺气;大枣、甘草和中	麻黄宣肺平喘;黄芩、桑白皮清热肃肺;杏仁、半夏、款冬、苏子化痰降逆;白果敛肺,并防麻黄过于耗散;甘草调和诸药	麻黄散寒解表,宣肺平喘,石膏清泄肺热,二药相合,辛凉配伍,外散风寒,内清里热;厚朴、杏仁平喘止咳;生姜、半夏化痰降逆;甘草、大枣调和诸药	白芥子温肺利气涤痰;苏子降气化痰,止咳平喘;莱菔子行气祛痰;麻黄宣肺平喘;杏仁、僵蚕祛风化痰;厚朴、半夏、陈皮降气化痰;茯苓健脾化痰。如见喘急痰涌、胸满不能平卧、咯痰黏腻、舌苔厚浊者,属以痰为主,当用三子养亲加厚朴、杏仁、葶苈子、猪牙皂等
加　减	表寒明显,寒热身痛,配桂枝、生姜辛散风寒;痰涌气逆、不得平卧,加葶苈子、苏子泻肺降逆,并酌加杏仁、白前、陈皮等化痰利气;咳逆上气,汗多,加白芍药以敛肺	若表寒外束,肺热内郁,加石膏配麻黄解表清里;肺气壅实,痰鸣息喘,不得平卧,加葶苈子、广地龙泻肺平喘;肺热壅盛,痰吐稠黄,加海蛤壳、射干、知母、鱼腥草以清热化痰;兼有大便秘结者,可用大黄、芒硝、全瓜蒌、枳实通腑以利肺;病久热盛伤阴,气急难续,痰少质黏,口咽干燥,舌红少苔,脉细数者,当养阴清热化痰,加沙参、知母、天花粉	表寒重者加桂枝、细辛;喘哮,痰鸣气逆,加射干、葶苈子、苏子祛痰降气平喘;痰吐稠黄胶黏加黄芩、前胡、瓜蒌皮等清化痰热	

证　型	虚哮	喘脱危
症　状	喉中哮鸣如鼾,声低,气短息促,动则喘甚,发作频,甚则持续喘哮,唇、爪甲青紫,咯痰无力,痰涎清稀或质黏起沫,面色苍白或颧红唇紫,口不渴或咽干口渴,形寒肢冷或烦热,舌质淡或偏红或紫黯,脉沉细或细数	哮病反复久发,喘息鼻翕,张口抬肩,气短息促,烦躁,昏蒙,面青,四肢厥冷,汗出如油,脉细数不清,或浮大无根,舌质青黯,苔腻或滑
证　机	哮病久发,痰气瘀阻,肺肾两虚,摄纳失常	痰浊壅盛,上蒙清窍,肺肾两亏,气阴耗伤,心肾阳衰
治　法	补肺纳肾,降气化痰	补肺纳肾,扶正固脱
代表方	平喘固本汤加减。本方补益肺肾,降气平喘,适用于肺肾两虚,痰气交阻,摄纳失常之喘哮	回阳急救汤合生脉饮加减。前者长于回阳救逆,后者重在益气养阴

（续表）

	虚哮	附：喘脱危症
常用药	党参、黄芪补益肺气；胡桃肉、沉香、坎炁、冬虫夏草、五味子补肾纳气；苏子、半夏、款冬、陈皮降气化痰	人参、附子、甘草益气回阳；山茱萸、五味子、麦冬固阴救脱；龙骨、牡蛎敛汗固脱；冬虫夏草、蛤蚧纳气归肾
加　减	肾阳虚加附子、鹿角片、补骨脂、钟乳石；肺肾阴虚，配沙参、麦门冬、生地、当归；痰气瘀阻，口唇青紫，加桃仁、苏木；气逆于上，动则气喘，加紫石英、磁石镇纳肾气	如喘急面青，躁烦不安，汗出肢冷，舌淡紫，脉细，另吞黑锡丹镇纳虚阳，温肾平喘固脱，每次服用3～4.5克，温水送下。阳虚甚，气息微弱，汗出肢冷，舌淡，脉沉细加肉桂、干姜回阳固脱；气息急促，心烦内热，汗出粘手，口干舌红，脉沉细数加生地黄、玉竹养阴救脱，人参改用西洋参，临床上可以予参麦注射液或参附注射液静脉滴注。临证须注意寒证与热证的互相兼夹与转化。寒痰冷哮久郁也可化热，尤其在感受外邪引发时，更易如此。小儿、青少年阳气偏盛者，多见热哮，但久延而至成年、老年，阳气渐衰，每可转从寒化，表现冷哮。虚实之间也可在一定条件下互相转化。一般而言，新病多实，发时邪实，久病多虚，平时正虚，但实证与虚证可以因果错杂为患。实证包括寒热两证在内，如寒痰日久耗伤肺、脾、肾的阳气，可以转化为气虚、阳虚证；痰热久郁耗伤肺肾阴液，则可转化为阴虚证。虚证属于阳气虚的，因肺、脾、肾不能温化津液，而致津液停积为饮，兼有寒痰标实现象；属于阴虚的，因肺肾阴虚火炎，灼津成痰，兼有痰热标实现象。兼腑实者，又当泻肺通腑，以恢复肺之肃降功能。因肝气侮肺，肺气上逆而致者，治当疏利肝气，清肝肃肺

2. 缓解期

证　型	肺脾气虚	肺肾两虚
症　状	气短声低，喉中时有轻度哮鸣，痰多质稀，色白，自汗，怕风，常易感冒，倦怠无力，食少便溏，舌质淡，苔白，脉细弱	短气息促，动则为甚，吸气不利，咯痰质黏起沫，脑转耳鸣，腰酸腿软，心慌，不耐劳累。或五心烦热，颧红，口干，舌质红少苔，脉细数；或畏寒肢冷，面色苍白，舌苔淡白，质胖，脉沉细
证　机	哮病日久，肺虚不能主气，脾虚健运无权，气不化津，痰饮蕴肺，肺气上逆	哮病久发，精气亏乏，肺肾摄纳失常，气不归原，津凝为痰
治　法	健脾益气，补土生金	补肺益肾
代表方	六君子汤加减。本方补脾化痰，用于脾虚食少，痰多脘痞，倦怠乏力，大便不实证	生脉地黄汤合金水六君煎加减。两者都可用于久哮肺肾两虚，但前者以益气养阴为主，适用于肺肾气阴两伤，后者以补肾化痰为主，适用于肾虚阴伤痰多
常用药	党参、白术健脾益气；山药、薏苡仁、茯苓甘淡补脾；法半夏、陈皮燥湿化痰；五味子敛肺气；甘草补气调中	熟地黄、山茱萸、胡桃肉补肾纳气；人参、麦门冬、五味子补益肺之气阴；茯苓、甘草益气健脾；半夏、陈皮理气化痰
加　减	表虚自汗，畏风，易感冒，可予玉屏风散加味。可加黄芪、浮小麦、大枣；怕冷、畏风，易感冒，可加桂枝、白芍药、附片；痰多者加前胡、杏仁	肺气阴两虚为主者加黄芪、沙参、百合；肾阳虚为主者，酌加补骨脂、淫羊藿、鹿角片、制附片、肉桂；肾阴虚为主者加生地、冬虫夏草。另可常服紫河车粉补益肾精

（四）中成药

1. 华山参滴丸功效：止咳、平喘、祛痰。

2. 海珠喘息定片功效：平喘、止咳、化痰、安神。

3. 百令胶囊功效：补益肺肾，益气平喘。用于哮喘缓解期，肺肾两虚者。

（五）外治法

1. 刺络拔罐疗法：适于哮喘发作期，痰热壅盛者。

2. 穴位：肺腧、风门，常规消毒局部皮肤，以三棱针点刺二穴，使其出血，然后以闪火法，在出血部位拔罐，10分钟后起罐，每日一次。

七、预防调护

1. 注意保暖，防止感冒，避免因寒冷空气的刺激而诱发。

2. 根据身体情况，作适当的体育锻炼，以逐步增强体质，提高抗病能力。

3. 饮食宜清淡，忌肥甘油腻，辛辣甘甜，防止生痰生火，避免海膻发物。

4. 避免烟尘、异味。

八、临证备要

1. 寒痰冷哮久郁也可化热，尤其在感受外邪引发时，更易如此。

2. 临证所见，发作之时，虽以邪实为多，亦有正虚为主者，缓解期常以正虚为主，但其痰饮留伏的病理因素仍然存在，因此对于哮病的治疗发时未必全从标治，当治标顾本，平时亦未必全恃扶正，当治本顾标。

3. 风邪致病者，为痰伏于肺，外感风邪触发，具有起病多快、病情多变等风邪"善行而数变"的特性，治当祛风解痉，药用麻黄、苏叶、防风、苍耳草等，特别是虫类祛风药尤擅长于入络搜邪，如僵蚕、蝉蜕、地龙、露蜂房等，均为临床习用治哮之药，可选择应用。如见喘急痰涌，胸满不能平卧，咯痰黏腻，舌苔厚浊者，又属以痰为主，当用三子养亲加厚朴、杏仁、葶苈子、猪牙皂等。

4. 瘀血是在痰气交阻这一病理基础上继发的病理因素，在发病环节上并不占有突出的主导地位，同时还必须以"久病入络"为前提，若属新病即从瘀治，未必符合实际，持血瘀致哮论，倡用活血化瘀法者，其处方用药亦并未撤开化痰降气法，表明痰气瘀阻是其病机病证特点。与多种慢性肺系疾患发展至肺胀，表现"痰挟瘀血碍气而病"（《丹溪心法》）的病理主次地位并不等同。

记忆处方——重理解活思维

哮 病

（1）是一种发作性的痰鸣气喘疾患，以喉中哮鸣有声，呼吸急促困难为特征。

（2）病理因素以痰为主，痰伏于肺，遇感诱发。

（3）发病机理为痰气搏结，壅阻气道，肺失宣降。

（4）发时以邪实为主，治当祛痰利气，攻邪治标。

（5）寒痰者温化宣肺，热痰者清化肃肺，寒热错杂者，当温清并施，表证明显者兼以解表，属风痰为患者又当祛风涤痰。

（6）反复发作，则由实转虚，且虚实之间常常互为因果，邪实与正虚错杂为患，而见痰气瘀阻，肺肾两虚，摄纳失常之虚哮，治当补正祛邪兼施。

（7）若发生喘脱危证，又当以扶正固脱为主。

（8）平时以正虚为主者，当区别肺脾气虚和肺肾两虚，分别予以补肺健脾或补肺益肾。

考研专题——看未来展宏图

1. 哮证缓解期，属脾虚者，治疗宜用　（59/2005）

　　A. 人参蛤蚧散　　　B. 平喘固本汤　　　C. 补中益气汤　　　D. 苏子降气汤　　　E. 六君子汤

答案：E。哮证反复频发，正气必虚，故在平日缓解期，应当培补正气，从本调治。根据体质和脏器的不同虚候，分别从肺、脾、肾着手。哮证缓解期属脾虚者，选用健脾化痰的六君子汤治疗。而人参蛤蚧散治疗肾虚不能纳气者；平喘固本汤具有补肺纳肾、降气化痰作用，治疗肺肾气虚、喘咳有痰者；苏子降气汤有化痰降气、温肾纳气作用，治疗上实下虚的喘证；补中益气汤具有益气升陷作用，治疗中气下陷证。

2. 患者因受寒而哮喘发作,呼吸急促,喉中哮鸣如水鸡声,咳嗽,胸膈满闷,痰少咯吐不爽,形寒怕冷,渴喜热饮,舌苔白滑,脉象浮紧,主方选　(67/1993)

　　A. 射干麻黄汤　　B. 三子养亲汤　　C. 苏子降气汤　　D. 小青龙汤　　E. 以上皆非

答案:A。属寒哮,用射干麻黄汤。

3. 患者哮证日久,反复发作,发时喉中痰鸣如鼾、声低、气短不足以息、咳痰清稀、面色苍白、汗出肢冷,舌淡白,脉沉细者,治宜选用　(57/2003)

　　A. 苏子降气汤　　B. 金匮肾气丸　　C. 射干麻黄汤　　D. 七味都气丸　　E. 三子养亲汤

答案:A。为寒哮阴盛阳虚。当标本同治,温阳补虚,降气化痰,用苏子降气汤化裁。

4. 关于哮证的治疗,古代医学家中谁提出未发以扶正为主,既发以攻为急的原则　(58/1994)

　　A. 张仲景　　B. 张景岳　　C. 李东垣　　D. 朱丹溪　　E. 张子和

答案:D。朱丹溪首创哮喘之名,提出未发以扶正气为主,既发以攻邪气为急的治疗原则。

5. A. 射干麻黄汤　　B. 小青龙汤　　C. 两者均是　　D. 两者均非

(1) 治疗冷哮可以选　(119/1995,115/1997)

(2) 治疗寒饮伏肺的咳喘,选用　(20/1995,116/1997)

答案:(1) C;(2) B。寒饮伏肺的咳喘治疗,仅宜选用小青龙汤。冷哮的治疗方用射干麻黄汤、小青龙汤都可。

6. 哮证的病因是　(151/2002)

　　A. 宿痰内伏　　B. 外邪侵邪　　C. 饮食不当　　D. 情志失调

答案:ABCD。哮证的发生,为宿痰内伏于肺,加外感、饮食、情志、劳倦等因素,以致痰阻气道,肺气上逆。

7. 哮与喘的主要鉴别点是　(139/2003)

　　A. 哮必兼喘　　B. 哮有宿根　　C. 频发频止　　D. 哮有声响

答案:ABCD。哮证是发作性的痰鸣气喘疾患,发时喉中哮鸣有声,哮证的发生为宿痰内伏于肺遇感引触。

8. A.生脉散合补肺汤　B. 金水六君煎　　C. 六君子汤　　D. 保真汤

(1) 治疗肺脾气虚所致哮病,应首选　(107/2008)

(2) 治疗肺气虚耗所致喘证,应首选　(108/2008)

答案:(1) C;(2) A。哮病日久,肺虚不能主气,脾虚健运无权,气不化津,痰饮蕴肺,肺气上逆,是哮病(肺脾气虚型)的病机,治疗选用六君子汤,健脾益气,补土生金。肺气亏虚,气失所主,或肺阴虚,虚火上炎,肺失清肃,是肺气虚耗,喘证的病机机理,宜补肺益气养阴,用生脉散合补肺汤。

课后巩固——练知识增考技

一、选择题

单选题

1. 哮证发作期的病理关键是

　　A. 宿痰内伏于肺　　　　　B. 外邪侵袭,触动伏痰　　　C. 痰气相搏,气道被阻

　　D. 邪客于肺,肺气不利　　E. 痰瘀互结,肺失宣降

2. 患者因受寒而哮喘发作,呼吸急促,喉中哮鸣,如水鸡声,咳嗽胸膈满闷,痰少咯吐不爽,形寒怕冷,渴喜热饮,舌苔白滑,脉象浮紧。主方选

　　A. 射干麻黄汤　　B. 三子养亲汤　　C. 苏子降气汤　　D. 小青龙汤　　E. 以上皆非

3. 治疗寒哮的主方是

　　A. 小青龙汤　　B. 射干麻黄汤　　C. 定喘汤　　D. 三子养亲汤　　E. 苏子降气汤

4. 患者气粗息涌,喉中痰鸣如吼,胸高胁胀,咳呛阵作,咳痰色黄或白,黏浊稠厚,咳吐不利,烦闷不安,汗出、面赤、口苦、口渴喜饮、不恶寒,舌红苔厚腻,脉滑数。治宜选用

　　A. 小青龙加石膏汤　B. 桑白皮汤　　C. 清金化痰汤　　D. 麻杏石甘汤　　E. 定喘汤

5. 哮证发作的夙根是

　　A. 痰伏于肺　　　　　B. 痰气交阻　　　　　C. 寒饮伏肺　　　　　D. 痰热蕴肺　　　　　E. 肺肾亏虚

（选择题答案：1. C　2. A　3. B　4. E　5. A）

二、名词解释

1. 哮证　　　　　　　　　2. 夙根　　　　　　　　　3. 呷嗽

三、问答题

1. 简要准确地回答哮病的病机关键。

2. 哮病与喘证如何鉴别？

3. 哮证的治疗原则是什么？发作期如何辨证？并分别叙述其症状、治法、代表方，并说明平时为什么要重视治本。

4. 试述哮证的先兆症状，发作症状及如何缓解。并说明哮证发作期的基本病理变化是什么？

5. 试述哮病的辨证要点？

第四节　喘　　证

一、概说

1. 临床表现以呼吸困难，甚至张口抬肩，鼻翼翕动，不能平卧为特征者谓之喘证。

2. 严重者，喘促持续不解，烦躁不安，面青唇紫，肢冷，汗出如珠，脉浮大无根，甚则发为喘脱。

二、历史沿革

1. 喘证的名称、症状表现和病因病机最早见于《黄帝内经》。

《灵枢·五阅五使》篇说："肺病者，喘息鼻张。"

《灵枢·本脏》篇云："肺高则上气肩息咳。"提出肺为主病之脏，并描述了喘证的症状表现。

《素问·五邪》篇云："邪在肺，则病皮肤痛，寒热，上气喘，汗出，喘动肩背。"《素问·举痛论》又云："劳则喘息汗出。"指出喘证病因既有外感，也有内伤，病机亦有虚实之别。

2. 喘证虽以肺为主，亦涉及他脏。

《素问·痹论》云："心痹者，脉不通，烦则心下鼓，暴上气而喘。"《素问·经脉别论》云："有所坠恐，喘出于肝。"

3. 辨证分虚实两大类，并列其治疗。

刘河间论喘因于火热，他说："病寒则气衰而息微，病热则气甚而息粗……故寒则息迟气微，热则息数气粗而为喘也。"元代朱丹溪认识到七情、饱食、体虚等皆可成为内伤致喘之因，在《丹溪心法·喘》说："六淫七情之所感伤，饱食动作，脏气不和，呼吸之息，不得宣畅而为喘急。亦有脾肾俱虚，体弱之人，皆能发喘。"

明代张景岳把喘证归纳成虚实两大证。如《景岳全书·喘促》说："实喘者有邪，邪气实也。虚喘者无邪，元气虚也。"指出了喘证的辨证纲领。

清代叶天士《临证指南医案·喘》说："在肺为实，在肾为虚。"

林珮琴《类证治裁·喘证》："喘由外感者治肺，由内伤者治肾。"

三、讨论范围

喘证虽是一个独立的病证，但可见于多种急慢性疾病过程中。

四、病因病机

（一）病因

1. 外邪侵袭

（1）常因重感风寒，邪袭于肺，外闭皮毛，内遏肺气，肺卫为邪所伤，肺气不得宣畅，气机壅阻，上逆作喘。若表邪未解，内已化热，或肺热素盛，寒邪外束，热不得泄，则热为寒郁，肺失宣降，亦气逆作喘。

（2）因风热外袭，内犯于肺，肺气壅实，清肃失司；或热蒸液聚成痰，痰热壅阻肺气，升降失常，发为喘逆。

2. 饮食不当

（1）过食生冷、肥甘，或因嗜酒伤中，脾运失健，水谷不归正化，反而聚湿生痰。

（2）痰浊上干，壅阻肺气，升降不利，发为喘促。

（3）如复加外感诱发，可见痰浊与风寒、邪热等内外合邪的错杂证候。

(4) 痰浊又有从寒化、热化之不同。

若痰湿久郁化热，或肺火素盛，痰受热蒸，则痰火交阻于肺，痰壅火迫，肺气不降，上逆为喘。此为热化。

若湿痰转从寒化，可见寒饮伏肺，常因外邪袭表犯肺，引动伏饮，壅阻气道，发为喘促。

3. 情志所伤：情志不遂，忧思气结，肺气痹阻，气机不利，或郁怒伤肝，肝气上逆于肺，肺气不得肃降，升多降少，气逆而喘。

4. 劳欲久病

肺　虚	久病肺虚，气失所主，气阴亏耗，不能下荫于肾，肾元亏耗，肾不纳气。而发短气喘促。肺气不足，血行不畅，可致气虚血瘀，使喘促加重
肾　虚	久病不愈，由肺及肾，或劳欲伤肾，精气内夺，肾之真元伤损，根本不固，不能助肺纳气，气失摄纳，上出于肺，出多入少，逆气上奔为喘。若肾阳衰弱，肾不主水，水邪泛滥，袭肺凌心，肺气上逆，心阳不振，亦可致喘，表现虚中夹实之候

（二）病机

1. 喘证的发病机理

(1) 主要在肺和肾，涉及肝脾。

(2) 如肺虚，气失所主，亦可少气不足以息，而为喘。

(3) 肾为气之根，与肺同司气体之出纳，故肾元不固，摄纳失常则气不归原，阴阳不相接续，亦可气逆于肺而为喘。

(4) 如脾经痰浊上干，以及中气虚弱，土不生金，肺气不足；或肝气上逆乘肺，升多降少，均可致肺气上逆而为喘。

2. 喘证的病理性质

(1) 实喘在肺，为外邪、痰浊、肝郁气逆，邪壅肺气，宣降不利所致。

(2) 虚喘责之肺、肾两脏，因阳气不足，阴精亏耗，而致肺肾出纳失常，且尤以气虚为主。

(3) 实喘病久伤正，由肺及肾。

(4) 或虚喘复感外邪，或夹痰浊，则病情虚实错杂，每多表现为邪气壅阻于上，肾气亏虚于下的上盛下虚证候。

(5) 喘证的严重阶段，不但肺肾俱虚，在孤阳欲脱之时，每多影响到心。

(6) 因心脉上通于肺，肺气治理调节心血的运行，宗气贯心肺而行呼吸，肾脉上络于心，心肾相互既济，心阳根于命门之火，心脏阳气的盛衰，与先天肾气及后天呼吸之气皆有密切关系。

(7) 故肺肾俱虚，亦可导致心气、心阳衰惫，鼓动血脉无力，血行瘀滞，面色、唇舌、指甲青紫，甚至出现喘汗致脱，亡阴、亡阳的危重局面。

3. 一般而论，实喘易治，虚喘难疗。

五、诊查要点

（一）诊断依据

1. 以喘促短气，呼吸困难，甚至张口抬肩，鼻翼翕动，不能平卧，口唇发绀为特征。

2. 多有慢性咳嗽、哮病、肺痨、心悸等病史，每遇外感及劳累而诱发。

（二）病证鉴别

1. 喘证与气短：两者同为呼吸异常

(1) 喘证：呼吸困难，张口抬肩，摇身撷肚，实证气粗声高，虚证气弱声低。

(2) 短气：亦即少气，主要表现呼吸浅促，或短气不足以息，似喘而无声，亦不抬肩撷肚。

(3) 气短不若喘证呼吸困难之甚。但气短进一步加重，亦可呈虚喘表现。

2. 喘证与哮病

(1) 喘指气息而言，为呼吸气促困难，甚则张口抬肩，摇身撷肚。

(2) 哮指声响而言，必见喉中哮鸣有声，有时亦伴有呼吸困难。

六、辨证论治

（一）辨证要点

1. 实喘者呼吸深长有余，呼出为快，气粗声高，伴有痰鸣咳嗽，脉数有力，病势多急。

2. 实喘又当辨外感内伤

1) 外感起病急,病程短,多有表证。

2) 内伤病程久,反复发作,无表证。

3. 虚喘者呼吸短促难续,深吸为快,气怯声低,少有痰鸣咳嗽,脉象微弱或浮大中空,病势徐缓,时轻时重,遇劳则甚。

4. 虚喘应辨病变脏器

1) 肺虚者劳作后气短不足以息,喘息较轻,常伴有面色㿠白,自汗,易感冒。

2) 肾虚者静息时亦有气喘,动则更甚,伴有面色苍白、颧红、怕冷、腰酸膝软。

3) 心气、心阳衰弱时,喘息持续不已,伴有发绀、心悸、水肿、脉结代。

（二）治疗原则

1. 实喘治肺,以祛邪利气为主,区别寒、热、痰、气的不同,分别采用温化宣肺、清化肃肺、化痰理气的方法。

2. 虚喘以培补摄纳为主,或补肺,或健脾,或补肾,阳虚则温补之,阴虚则滋养之。

3. 虚实夹杂,寒热互见者,当根据具体情况分清主次,权衡标本,辨证选方用药。

（三）证治分类

1. 实喘

证 型	风寒壅肺	表寒肺热	痰热郁肺	痰浊阻肺	肺气郁痹
症 状	喘息咳逆,呼吸急促,胸部胀闷,痰多稀薄而带泡沫,色白质黏,常有头痛,恶寒,或有发热,口不渴,无汗,苔薄白而滑,脉浮紧	喘逆上气,胸胀或痛,息粗,鼻翕,咳而不爽,吐痰稠黏,伴形寒,身热,烦闷,身痛,有汗或无汗,口渴,苔薄白或燥黄,舌边红,脉浮数或滑	喘咳气涌,胸部胀痛,痰多质黏色黄,或夹有血色,伴胸中烦闷,身热,有汗,口渴而喜冷饮,面赤,咽干,小便赤涩,大便或秘,舌质红,舌苔薄黄或腻,脉滑数	喘而胸满闷塞,甚则胸盈仰息,咳嗽,痰多黏腻色白,咯吐不利,兼有呕恶,食少,口黏不渴,舌苔白腻,脉象滑或濡	每遇情志刺激而诱发,发时突然呼吸短促,息粗气憋,胸闷胸痛,咽中如窒,但喉中痰鸣不著,或无痰声。平素常多忧思抑郁,失眠,心悸。苔薄,脉弦
证 机	风寒上受,内舍于肺,邪实气壅,肺气不宣	寒邪束表,热郁于肺,肺气上逆	邪热蕴肺,蒸液成痰,痰热壅滞,肺失清肃	中阳不运,积湿生痰,痰浊壅肺,肺失肃降	肝郁气逆,上冲犯肺,肺气不降
治 法	宣肺散寒	解表清里,化痰平喘	清热化痰,宣肺平喘	祛痰降逆,宣肺平喘	开郁降气平喘
代表方	麻黄汤合华盖散加减。麻黄汤宣肺平喘,散寒解表,用于咳喘,寒热身痛者;华盖散功能宣肺化痰,用于喘咳胸闷,痰气不利者。两方比较,前者解表散寒力强,后方降气化痰功著	麻杏石甘汤加减。本方有宣肺泄热,降气平喘的功效,适用于外有表证,肺热内郁,咳逆上气,目胀睛突,恶寒发热,脉浮大者	桑白皮汤加减。本方有清热肃肺化痰之功,适用于喘息,胸胁烦闷,痰吐黄浊	二陈汤合三子养亲汤加减。二陈汤燥湿化痰,理气和中,用于咳而痰多,痰质稠厚,胸闷脘痞,苔腻者。三子养亲汤降气化痰,用于痰浊壅肺,咳逆痰涌,胸满气急,苔滑腻者。两方同治痰湿,前者重点在胃,痰多脘痞者适用;后者重点在肺,痰涌气急者较宜	五磨饮子加减。本方可行气开郁降逆,适用于肝气郁结之胸闷气憋,呼吸短促
常用药	麻黄、紫苏温肺散寒;半夏、橘红、杏仁、苏子、紫菀、白前化痰利气	麻黄宣肺解表;黄芩、桑白皮、石膏清泄里热;苏子、杏仁、半夏、款冬花降气化痰	桑白皮、黄芩清泄肺热;知母、贝母、射干、瓜蒌皮、前胡、地龙清化痰热定喘	法半夏、陈皮、茯苓化痰;苏子、白芥子、莱菔子化痰下气平喘;杏仁、紫菀、旋覆花肃肺化痰降逆	沉香、木香、川朴花、枳壳行气解郁;苏子、金沸草、代赭石、杏仁降逆平喘

（续表）

证型	风寒壅肺	表寒肺热	痰热郁肺	痰浊阻肺	肺气郁痹
加减	若表证明显,寒热无汗,头身疼痛,加桂枝配麻黄解表散寒;寒痰较重,痰白清稀,量多起沫,加细辛、生姜温肺化痰;若咳喘重,胸满气逆者,加射干、前胡、厚朴、紫菀宣肺降气化痰。如寒饮伏肺,复感客寒而引发者,可用小青龙汤发表温里	表寒重加桂枝解表散寒;痰热重,痰黄黏稠量多,加瓜蒌、贝母清化痰热;痰鸣息涌加葶苈子、射干泻肺消痰	如身热重,可加石膏辛寒清气;如喘甚痰多,黏稠色黄,可加葶苈子、海蛤壳、鱼腥草、冬瓜仁、薏苡仁,清热泻肺,化痰泄浊;腑气不通,痰涌便秘,加瓜蒌仁、大黄或风化硝,通腑清肺泻壅	痰湿较重,舌苔厚腻,可加苍术、厚朴燥湿理气,以助化痰定喘;脾虚,纳少,神疲,便溏,加党参、白术健脾益气;痰从寒化,色白清稀,畏寒,加干姜、细辛;痰浊郁而化热,按痰热证治疗	肝郁气滞较著,可加用柴胡、郁金、青皮等疏理肝气之品以增强解郁之力;若有心悸、失眠者加百合、合欢皮、酸枣仁、远志等宁心;若气滞腹胀,大便秘结,可加用大黄以降气通腑,即六磨汤之意

2. 虚喘

证型	肺气虚耗	肾虚不纳	正虚喘脱
症状	喘促短气,气怯声低,喉有鼾声,咳声低弱,痰吐稀薄,自汗畏风,或见咳呛,痰少质黏,烦热而渴,咽喉不利,面颧潮红,舌质淡红或有苔剥,脉软弱或细数	喘促日久,动则喘甚,呼多吸少,呼则难升,吸则难降,气不得续,形瘦神惫,跗肿,汗出肢冷,面青唇紫,舌淡苔白或黑而润滑,脉微细或沉弱;或见喘咳,面红烦躁,口咽干燥,足冷,汗出如油,舌红少津,脉细数	喘逆剧甚,张口抬肩,鼻翕气促,端坐不能平卧,稍动则喘咳欲绝,或有痰鸣,心慌动悸,烦躁不安,面青唇紫,汗出如珠,肢冷,脉浮大无根,或见歇止,或模糊不清
证机	肺气亏虚,气失所主。或肺阴亦虚,虚火上炎,肺失清肃	肺病及肾,肺肾俱虚,气失摄纳	肺气欲绝,心肾阳衰
治法	补肺益气养阴	补肾纳气	扶阳固脱,镇摄肾气
代表方	生脉散合补肺汤加减。生脉散益气养阴,以气阴不足者为宜。补肺汤重在补肺益肾,适用于喘咳乏力,短气不足以息等肺肾气虚之证	金匮肾气丸合参蛤散加减。前方温补肾阳,用于喘息短气,形寒肢冷,跗肿。后方用人参、蛤蚧补肾纳肾,用于咳喘乏力,动则为甚,吸气难降。前者偏于温阳,后者长于益气;前方用于久喘而势缓者,后方适于喘重而势急者	参附汤送服黑锡丹,配合蛤蚧粉。前方扶阳固脱,后方用以镇摄肾气,而蛤蚧可温肾阳,散阴寒,降逆气,定虚喘
常用药	党参、黄芪、冬虫夏草、五味子、炙甘草补益肺气	附子、肉桂、山茱萸、冬虫夏草、胡桃肉、紫河车等温肾纳气;配熟地黄、当归滋阴助阳	人参、黄芪、炙甘草补益肺气;山茱萸、冬虫夏草、五味子、蛤蚧(粉)摄纳肾气;龙骨、牡蛎敛汗固脱
加减	若咳逆,咯痰稀薄者,合紫菀、款冬花、苏子、钟乳石等温肺止咳定喘;偏阴虚者加补肺养阴之品,如沙参、麦门冬、玉竹、百合、诃子;咳痰稠黏,合川贝母、百部、桑白皮化痰肃肺。病重时常兼肾虚,喘促不已,动则尤甚,加山茱萸、胡桃肉、脐带等补肾纳气。兼中气虚弱,肺脾同病,清气下陷,食少便溏,腹中坠者,配合补中益气汤,补脾养肺,益气升陷	若脐下筑筑跳动,气从少腹上冲胸咽,为肾失潜纳,加紫石英、磁石、沉香等镇纳之;喘剧气怯,不能稍动,加人参、五味子、蛤蚧以益气纳肾。若因阳虚饮停,上凌心肺,泛滥肌肤,而见喘咳心悸,胸闷,咯痰清稀,肢体水肿,尿少,舌质淡胖,脉沉细。治当温肾益气行水,用真武汤加桂枝、黄芪、防己、葶苈子、万年青根等。若痰饮凌心,心阳不振,血脉瘀阻,致面、唇、爪甲、舌质青紫,脉结代者,可加用活血化瘀之丹参、桃仁、红花、川芎、泽兰等。肾阴虚者,不宜辛燥,宜用七味都气丸合生脉散加减以滋阴纳气。药用生地、天门冬、麦门冬、龟版胶、当归养阴;五味子、诃子敛肺纳气。若喘息渐平,善后调理可常服紫河车、胡桃肉以补肾固本纳气	若阳虚甚,气息微弱,汗出肢冷,舌淡,脉沉细,加附子、干姜;或静脉滴注参附注射液以回阳固脱。阴虚甚,气息急促,心烦内热,汗出粘手,口干舌红,脉沉细数,加麦门冬、玉竹,人参改用西洋参;神昧不清,加丹参、远志、石菖蒲安神祛痰开窍;水肿用茯苓、炙蟾皮、万年青根强心利水。临证时要注意掌握虚实的错杂。本病在反复发作过程中,每见邪气尚实而正气已虚,表现肺实肾虚的"下虚上实"证。因痰浊壅肺,见咳嗽痰多,气急,胸闷,苔腻;肾虚于下,见腰酸,下肢欠温,脉沉细或兼喘。治疗宜化痰降逆,温肾纳气,以苏子降气汤为代表方,并根据上盛下虚的主次分别处理。上盛为主加用杏仁、白芥子、莱菔子;下虚为主加用补骨脂、胡桃肉、紫石英

（四）中成药

1. 咳喘 5 号丸：功效：清肺化痰，止咳平喘，适于痰热实证。

2. 百令胶囊：功效：补益肺肾，益气平喘，适于肺肾虚弱的虚喘证。

七、预防调护

1. 时要慎风寒，适寒温，节饮食，少食黏腻和辛热刺激之品，以免助湿生痰动火。

2. 已病则应注意早期治疗，力求根治，尤需防寒保暖，防止受邪而诱发，忌烟酒，远房事，调情志，饮食清淡而富有营养。

3. 加强体育锻炼，增强体质，提高机体的抗病能力，但不宜过度疲劳。

八、临证备要

1. 注意寒热转化、互见。

2. 掌握虚实的错杂。

3. 虚喘尤当重视治肾。

4. 补虚需辨阴阳。

5. 注意喘脱的危重证候

（1）喘促不解，汗出肢冷，面青肢肿，烦躁昏昧，心阳欲脱者为危候，需及时抢救处理。

（2）实喘上气，身热不得卧，脉急数者重。

（3）虚喘见有足冷头汗，如油如珠，喘急鼻翕，摇身撷肚，张口抬肩，胸前高起，面赤燥扰，直视便溏，脉浮大急促无根者，为下虚上盛，阴阳离决，孤阳浮越，冲气上逆之危脱证候，必须及时救治，慎加处理。

记忆处方——重理解活思维

喘 证

（1）以呼吸困难，甚则张口抬肩，鼻翼翕动，不能平卧为其临床特征，严重者可致喘脱。

（2）病因外感六淫，内伤饮食，情志不舒以及久病体虚所致。

（3）病变主要在肺和肾，而与肝、脾、心有关。

（4）实喘在肺，为邪气壅盛，气失宣降。

（5）虚喘主要在肾，为精气不足，肺肾出纳失常。

（6）实喘有邪，其治在肺，当祛邪利肺，分别邪气的不同，予以温宣、清泄、化痰、降气。

（7）虚喘正虚，其治主要在肾，当培补摄纳，须辨所病脏器，予以补肺纳肾，或兼养心健脾。

（8）喘脱危症应予急救，当扶正固脱，镇摄潜纳。

 考研专题——看未来展宏图

1. 治疗肾虚不纳所致喘证，宜选的方剂是 （164/2010）

    A. 金匮肾气丸合参蛤散　　　　　　B. 生脉散合补肺汤

    C. 保真汤合百合固金汤　　　　　　D. 七味都气丸合生脉散

答案：AD。肾虚不纳证致喘证，治法：补肾纳气。代表方：金匮肾气丸合参蛤散加减。肾阴虚明显者，可用七味都气丸合生脉散以滋阴纳气。

2. 治疗喘证痰热郁肺证，应首选 （64/2009）

    A. 麻杏石甘汤　　　　　　　　　　B. 三子养亲汤

    C. 定喘汤　　　　　　　　　　　　D. 桑白皮汤

答案：D。痰热郁肺证证机：邪热蕴肺，蒸液成痰，痰热壅肺，肺失清肃。治法：清热化痰，宣肺平喘。方药：桑白皮汤。

3. 由肾虚引起的病证是 （151/1993）

　　A. 喘证　　　　　　　B. 泄泻　　　　　　　C. 眩晕　　　　　　　D. 便秘

答案：ABCD。肾虚之喘证,肾阳虚衰之泄泻、便秘,肾精不足之眩晕都由肾虚引起。

4. 虚喘发生的病机是　(143/2003)

　　A. 肺气虚弱　　　　　B. 肝阴不足　　　　　C. 肺肾阴虚　　　　　D. 肾阳衰弱

答案：ACD。虚喘当责之肺、肾,因精气不足,气阴亏耗而致肺肾出纳失常。

5. 喘脱的病机主要为　(151/1998)

　　肺气欲竭　　　　　　B. 脾虚痰盛　　　　　C. 心肾阳衰　　　　　D. 阳虚水泛

答案：AC。喘脱危象为肺气欲竭,为心肾阳衰所导致。

6. 喘证严重者,出现面色、唇舌、指甲青紫,表明病已波及　(157/2007)

　　A. 心　　　　　　　　B. 肝　　　　　　　　C. 脾　　　　　　　　D. 肾

答案：A。肺肾俱虚,亦可导致心气、心阳衰惫,鼓动血脉无力,血行瘀滞,面色、唇舌、指甲青紫,甚则出现喘汗致脱,亡阳、亡阴等。

7. 喘而胸满闷窒,甚则胸盈仰息,咳嗽痰多,黏腻色白,咯吐不利,兼有呕恶,纳呆,舌苔白腻,脉滑。其治法是　(58/2007)

　　A. 化痰健脾　　　　　B. 化痰行气　　　　　C. 化痰降气　　　　　D. 燥湿化痰

答案：C。喘证痰浊阻肺型,治法化痰降气,方药二陈汤合三子养亲汤。

8. 喘咳胸满,但坐不得卧,喉中痰鸣,咯痰黏腻难出,舌苔厚浊,脉滑实。其治法是　(59/2007)

　　A. 化痰健脾,降气平喘　　　　　　　　B. 温肺散寒,化痰平喘

　　C. 化痰降逆,和胃平喘　　　　　　　　D. 涤痰利窍,降气平喘

答案：D。此症状乃为喘证之表现,是中焦痰浊壅滞型,治痰重在健脾化痰,分析症状选治法涤痰利窍,降气平喘。

9. A. 定喘汤　　　　　B. 桑白皮汤　　　　　C. 清金化痰汤　　　　　D. 导痰汤

(1) 治疗喘证痰热郁肺者,应首选　(109/2008)

(2) 治疗肺胀痰热郁肺者,应首选　(110/2008)

答案：(1) B;(2) B。痰热郁肺的喘为实喘,邪热蕴肺,蒸液成痰,痰热郁肺,肺气不利,肺失清肃是其发病的基本病机,宜清热化痰,宣肺平喘。方选桑白皮汤。肺胀多时久病体虚,复加感受外邪而诱发,病位在肺,累及脾、肾,后期及心。痰热郁肺证是肺胀早期表现,以痰浊为基本病理因素,痰浊内蕴,郁而化热,痰热郁肺,故治疗宜清肺化痰,降逆平喘,可选用桑白皮汤治疗。

 课后巩固——练知识增考技

一、选择题

单选题

1. 患者呼吸浅短难续,声低气怯,甚则张口抬肩,倚息不能平卧,咳嗽,咯痰不利,胸闷心悸,舌淡,脉沉细数无力。治法宜选

　　A. 补肾纳气,化痰平喘　　　B. 健脾益肺,化痰降气　　　C. 益肾纳气,化饮平喘

　　D. 补肺纳肾,降气平喘　　　E. 补肾摄纳,益气养阴

2. 患者喘促,不能平卧,心悸尿少,肢体水肿,舌质淡胖,脉沉细。宜用何方治疗

　　A. 苓桂术甘汤　　　B. 五苓散　　　C. 苏子降气汤　　　D. 真武汤　　　E. 以上均不是

3. 患者喘促持续不解,渐而加剧,张口抬肩,气粗,不能平卧,面青唇紫,心悸烦躁,肢冷汗出,脉浮大无根者,其病机是

　　A. 肺虚及肾,痰浊壅盛　　　B. 肾气亏损,痰气壅肺　　　C. 肺肾两虚,气失摄纳

　　D. 阳虚水泛,上凌心肺　　　E. 肺气欲竭,心肾阳衰

4. 张某某,男性,78岁,喘促日久,动则喘甚,呼多吸少,气不得续,形瘦神疲,跗肿,汗出肢冷,面青唇紫,舌淡苔白,脉沉弱。此时选方宜

A. 六味地黄丸　　　B. 右归丸　　　　　C. 左归丸　　　　　D. 金匮肾气丸　　　E. 十金大补丸

5.《素问·至真要大论》云:"诸气膹郁,皆属于_____。"

A. 肺　　　　　B. 心　　　　　C. 脾　　　　　D. 肝　　　　　E. 肾

多选题

6. 补中益气汤常用于下列哪些病证

A. 肺脾气虚之喘证　　　　　B. 中气大亏之呃逆　　　　　C. 脾气亏虚,中气下陷之尿血

D. 中气不足之眩晕　　　　　E. 脾胃亏虚,中气不足之痿证

(选择题答案:1. D　2. D　3. E　4. D　5. A　6. ABCDE)

二、名词解释

气高

三、填空题

1. 喘证的治疗原则,实喘治予_____,虚喘治予_____。

2. 喘证肺气郁痹证的治法是_____,主方为_____。

3.《类证治裁》云:"喘由外感者治_____,由内伤者治_____"

四、论述题

试述咳、喘、哮病的病机的异同点及其病机演变过程。

第五节 肺 痈

一、概说

1. 肺痈是肺叶生疮,形成脓疡的一种病证,属内痈之一。

2. 临床以咳嗽、胸痛、发热、咯吐腥臭浊痰,甚则脓血相兼为主要特征。

二、历史沿革

1. 肺痈病名首见于汉代张仲景《金匮要略·肺痿肺痈咳嗽上气病脉证治》,该篇有"咳而胸满振寒,脉数,咽干不渴,时出浊唾腥臭,久久吐脓如米粥者,为肺痈"的记载。

2. 病因病机:是"风中于卫,呼气不入,热过于营,吸而不出;风伤皮毛,热伤血脉……热之所过,血为之凝滞,蓄结痈脓"。

隋代巢元方《诸病源候论》强调正虚是发病的重要内因。

《医宗金鉴·外科心法要诀》即曾指出:"此症系肺脏蓄热,复伤风邪,郁久成痈。"《寿世保元·肺痈》说:"盖因调理失宜,劳伤血气,风寒得以乘之。寒生热,风亦生热,壅积不散,遂成肺痈。"《医门法律·肺痿肺痈门》亦谓:"肺痈属在有形之血。"

《柳选四家医案·环溪草堂医案》指出"瘀热"的病理概念:"肺痈之病,皆因邪瘀阻于肺络,久蕴生热,蒸化成脓。"

3. 预后:《张氏医通·肺痈》曾说:"肺痈溃后,脓痰渐稀,气息渐减,忽然臭痰复甚,此余邪未尽,内气复发……但虽屡发,而势渐轻,可许收功,若屡发而痰秽转甚,脉形转疾者,终成不起也。"

4. 治疗:未成脓时,治以泻肺去壅,用葶苈大枣泻肺汤,已成脓者,治以排脓解毒,用桔梗汤,唐代孙思邈《备急千金要方》创用苇茎汤以清热排脓、活血消痈,成为后世治疗本病之要方。

明代陈实功《外科正宗》根据病机演变及证候表现,提出初起在表者宜散风清肺,已有里热者宜降火抑阴,成脓者宜平肺排脓,脓溃正虚者宜补肺健脾等治疗原则,对后世分期论治影响较大。

三、讨论范围

根据肺痈的临床表现,与西医学所称肺脓肿基本相同。

四、病因病机

(一)病因

1. 感受风热。

2. 痰热素盛。

（二）病机

1. 病位在肺。

2. 总属邪热郁肺，蒸液成痰，邪阻肺络，血滞为瘀，而致痰热与瘀血互结，蕴酿成痈，血败肉腐化脓，肺损络伤，脓疡溃破外泄。

3. 其病理主要表现为邪盛的实热证候，脓疡溃后方见阴伤气耗之象。

4. 成痈化脓的病理基础，主要在于血瘀。

5. 血瘀则热聚，血败肉腐酿脓。

6. 肺痈的病理演变过程，可以随着病情的发展、邪正的消长，表现为初（表证）期、成痈期、溃脓期、恢复期等不同阶段。

初期（表证期）：因风热（寒）之邪侵袭卫表，内郁于肺，或内外合邪，肺卫同病，蓄热内蒸，热伤肺气，肺失清肃，出现恶寒、发热、咳嗽等肺卫表证。

成痈期：为邪热壅肺，蒸液成痰，气分热毒浸淫及血，热伤血脉，血为之凝滞，热壅血瘀，蕴酿成痈，表现高热、振寒、咳嗽、气急、胸痛等痰瘀热毒蕴肺的证候。

溃脓期：痰热与瘀血壅阻肺络，肉腐血败化脓，继则肺损络伤，脓疡内溃外泄，排出大量腥臭脓痰或脓血痰。溃脓期是病情顺与逆的转折点：①顺证：溃后声音清朗，脓血稀而渐少，腥臭味转淡，饮食知味，胸胁稍痛，身体不热，坐卧如常，脉象缓滑。②逆证：溃后音嗄无力，脓血如败卤，腥臭异常，气喘、鼻翕、胸痛、坐卧不安、饮食少进、身热不退、颧红、爪甲青紫带弯、脉短涩或弦急，为肺叶腐败之恶候。

恢复期：脓疡溃后，邪毒渐尽，病情趋向好转，但因肺体损伤，故可见邪去正虚，阴伤气耗的病理过程。

五、诊查要点

（一）诊断依据

1. 临床表现

（1）发病多急，常突然寒战高热，咳嗽胸痛，咯吐黏浊痰，经旬日左右，咯吐大量腥臭脓痰，或脓血相兼，身热遂降，症情好转，经数周逐渐恢复。

（2）如脓毒不净，持续咳嗽，咯吐脓血臭痰，低热，消瘦，则为转成慢性。

2. 验痰法：咳吐的脓血浊痰腥臭，吐在水中，沉者是痈脓，浮者是痰。

3. 验口味：肺痈患者吃生黄豆或生豆汁不觉其腥。

4. 体征：可见舌下生细粒，迁延之慢性患者，还可见指甲紫而带弯，指端形如鼓槌（杵状指），脓肿接近胸壁部位者，叩诊可呈浊音，听诊呼吸音减弱，或闻及湿啰音。

（二）病证鉴别

1. 肺痈与痰热蕴肺证

（1）肺系其他疾患表现痰热蕴肺，热伤血络证候时，亦可见发热、咳嗽、胸痛、咯痰带血等症状，但一般痰热证病情较轻，若痰热蕴肺迁延失治，邪热进一步瘀阻肺络，也可发展形成肺痈。

（2）肺痈则为瘀热蕴结成痈酿脓溃破，病情较重。

（3）在病理表现上有血热与血瘀的区别，临床特征亦有不同，前者咳吐黄稠脓痰、量多，夹有血色。

（4）肺痈则咯吐大量腥臭脓血浊痰。

2. 肺痈与风温

（1）肺痈初期与风温极为类似，风温起病多急，以发热、咳嗽、烦渴或伴气急胸痛为特征。

（2）肺痈之振寒，咯吐浊痰明显，喉中有腥味是其特点，如果是风温经正确及时治疗后，多在气分而解，如经一周身热不退，或退而复升，咯吐浊痰，应进一步考虑肺痈之可能。

（三）相关检查

1. 血液白细胞计数及中性粒细胞均显著增加。

2. 痰液涂片革兰染色检查，痰培养有助于确定病原体。

3. 胸部 X 线检查可见肺野大片浓密阴影，其中有脓腔及液平面，或见两肺多发性小脓肿。

六、辨证论治

（一）辨证要点

1. 其辨证总属实热之证。
2. 初起及成痈阶段，为热毒瘀结在肺，邪盛证实。
3. 溃脓期，大量腥臭脓痰排出后，因痰热久蕴，肺之气阴耗伤，表现虚实夹杂之候。
4. 恢复期，则以阴伤气耗为主，兼有余毒不净。

（二）治疗原则

1. 治疗当以祛邪为原则，采用清热解毒、化瘀排脓的治法，脓未成应着重清肺消痈，脓已成需排脓解毒。
2. 按照有脓必排的要求，尤以排脓为首要措施。
3. 初期风热侵犯肺卫，宜清肺散邪。
4. 成痈期热壅血瘀，宜清热解毒，化瘀消痈。
5. 溃脓期血败肉腐，宜排脓解毒。
6. 恢复期阴伤气耗，宜养阴益气。
7. 若久病邪恋正虚者，则应扶正祛邪。

（三）证治分类

病 程	初期	成痈期	溃脓期	恢复期
症 状	恶寒发热，咳嗽，咯白色黏痰，痰量日渐增多，胸痛，咳则痛甚，呼吸不利，口干鼻燥，舌苔薄黄，脉浮数而滑	身热转甚，时时振寒，继则壮热，汗出烦躁，咳嗽气急，胸满作痛，转侧不利，咳吐浊痰，呈黄绿色，自觉喉间有腥味，口干咽燥，舌苔黄腻，脉滑数	咳吐大量脓痰，或如米粥，或痰血相兼，腥臭异常，有时咯血，胸中烦满而痛，甚则气喘不能卧，身热面赤，烦渴喜饮，舌苔黄腻，舌质红，脉滑数或数实	身热渐退，咳嗽减轻，咯吐脓痰渐少，臭味亦淡，痰液转为清稀，精神渐振，食纳好转。或有胸胁隐痛，难以平卧，气短，自汗盗汗，低烧，午后潮热，心烦，口燥咽干，面色无华，形体消瘦，精神萎靡，舌质红或淡红，苔薄，脉细或细数无力。或见咳嗽，咯吐脓血痰日久不净，或痰液一度清稀而复转臭浊，病情时轻时重，迁延不愈
证 机	感受外邪，痰热内盛	热壅血瘀成痈	痰热壅滞肺络，脓毒尚盛	邪衰正虚
治 法	疏风散热，清肺化痰	清肺解毒，化瘀消痈	排脓解毒	清养补肺
代表方	用银翘散加减。重用金银花、连翘，除了有清热解毒之外，二药还有清香、质轻、透邪外出。在肺痈初期用轻清解表剂是温病学家的特色。温热之邪多挟秽浊不正之气，银翘君药具有芳香、辟秽之功，体现了清解为主的辛凉解表制方旨意	用千金苇茎汤合如金解毒散加减。前方重在化痰泄热，通瘀散结消痈；后方则以降火解毒，清肺消痈为长	加味桔梗汤加减。本方清肺化痰，排脓泄壅，用于咳嗽气急，胸部阿痛，痰吐脓浊腥臭者	沙参清肺汤或桔梗杏仁煎加减。前者益气养阴，清肺化痰，为肺痈恢复期调治之良方。后者益气养阴，排脓解毒，用于正虚邪恋者较宜
常用药	金银花、连翘、芦根、竹叶疏风清热解毒；桔梗、贝母、牛蒡子、前胡、甘草利肺化痰	薏苡仁、冬瓜仁、桃仁、桔梗化浊行瘀散结；黄芩、金银花、鱼腥草、红藤、蒲公英、紫花地丁、甘草、芦根清肺解毒消痈	桔梗、薏苡仁、冬瓜仁排脓散结化浊；鱼腥草、金荞麦根、败酱草清热解毒排脓；金银花、黄芩、芦根以清肺热	沙参、麦门冬、百合、玉竹滋阴润肺；党参、太子参、黄芪益气生肌；当归养血和营；贝母、冬瓜仁清肺化痰

（续表）

病　程	初期	成痈期	溃脓期	恢复期
加　减	表证重者加薄荷、豆豉疏表清热；热势较甚者，加鱼腥草、黄芩清肺泄热；咳甚痰多者，加杏仁、桑白皮、冬瓜子、枇杷叶肃肺化痰；胸痛加郁金、桃仁活血通络	肺热壅盛，壮热、心烦、口渴，汗多，尿赤，脉洪数有力，苔黄腻，配石膏、知母、黄连、山栀清火泄热；热壅络瘀，胸痛，加乳香、没药、郁金、赤芍药以通瘀和络；痰热郁肺，咯痰黄稠，配桑白皮、瓜蒌、射干、海蛤壳以清化痰热；（痰浊阻肺，咳而喘满，咯痰脓浊量多，不得平卧，配葶苈子、大黄泻肺通腑泄浊；热毒瘀结，咯脓浊痰，有腥臭味，可合用犀黄丸，以解毒化瘀	络伤血溢，咯血，加牡丹皮、山栀、藕节、白茅根，另服三七、白及粉以凉血止血；痰热内盛，烦渴，痰稠，加石膏、知母、天花粉清热化痰；津伤明显，口干，舌质红，加沙参、麦门冬养阴生津；气虚不能托脓，气短，自汗，脓出不爽，加生黄芪益气托毒排脓	阴虚发热，低烧不退，加功劳叶、青蒿、白薇、地骨皮以清虚热；脾虚，食纳不佳，便溏，配白术、山药、茯苓以培土生金；肺络损伤，咳吐血痰，加白及、白蔹、合欢皮、阿胶以敛补疮口；若邪恋正虚，咯吐腥臭脓浊痰，当扶正祛邪，治以益气养阴，排脓解毒，加鱼腥草、金荞麦根、败酱草、桔梗等

七、预防调护

1. 注意寒温适度，起居有节。

2. 禁烟酒及辛辣食物。

3. 及早治疗，力求在未成脓前得到消散，或减轻病情。

4. 对于肺痈患者的护理，应做到安静卧床休息，每天观察体温、脉象和咳嗽情况，以及咯痰的色、质、量、味。

5. 做好防寒保暖。

6. 在溃脓后可根据肺部病位，予以体位引流。

7. 饮食宜清淡，忌油腻厚味。

8. 高热者可予半流质饮食。

9. 多吃水果，如橘子、梨、枇杷、萝卜，均有润肺生津化痰之作用。

10. 每天可用薏苡仁煨粥食之，并取鲜芦根煎汤代茶。

11. 禁食一切其他刺激及海腥发物，如辣椒、葱、韭菜、黄鱼、鸭蛋、虾子、螃蟹等。

12. 戒烟酒。

八、临证备要

1. 在痈脓破溃时，蓄结之脓毒尚盛，邪气仍实决不能忽视脓毒的清除

（1）脓液是否能畅利排出，是治疗成败的关键，当选桔梗为排脓的主药，且用量宜大。

（2）脓毒去则正自易复，不可早予补敛，即使见有虚象，亦当分清主次，酌情兼顾。

（3）恢复期虽属邪衰正虚，应以清养补肺为主，扶正以托邪，但仍需防其余毒不净，适当佐以排脓之品。

（4）若溃后脓痰一度清稀而复转臭浊，或腥臭脓血迁延日久不尽，时轻时重，提示邪毒复燃或转为慢性，更须重视解毒排脓之法。

2. 防止发生大咯血。

3. 本病不可滥用温补保肺药，尤忌发汗损伤肺气；还应注意保持大便通畅，以利于肺气肃降，使邪热易解。

4. 痈脓流入胸腔者重。

（1）表现为持续高热，咳嗽困难，气促胸痛，面色㿠白，脉细而数，其预后较差。

（2）当予大剂清热解毒排脓，正虚者酌配扶正药。

记忆处方——重理解活思维

肺 痈

1. 临床特征为咳吐大量腥臭脓血浊痰。

2. 病因为风热犯肺,或痰热素盛,以致热伤肺气,蒸液成痰,热壅血瘀,血败肉腐,成痈化脓。

3. 病变部位主要在肺,属于实热证候。

4. 根据病理演变过程,可分初期、成痈期、溃脓期、恢复期。

5. 如邪恋正虚,则转成慢性。

6. 治疗应以清热消痈,解毒排脓为主。

7. 针对不同病期,分别采取相应治法。

8. 未成脓前应予大剂清热消痈之品,以力求消散。

9. 已成脓者,按照"有脓必排"的原则,解毒排脓,尤以排脓为首要措施。

10. 脓毒消除后,再予补虚养肺。

考研专题——看未来展宏图

1. 肺痈初期,风热侵犯肺卫,其治法是 (65/2009)

　　A. 养阴益气　　　　B. 排脓解毒　　　　C. 化瘀消痈　　　　D. 清肺散邪

答案:D。肺痈初期。病因病机:风热外袭,卫表不和,邪热壅肺,肺失清肃。症状:恶寒发热,咳嗽,咯白色黏痰,痰量日渐增多,胸痛,咳则痛甚;呼吸不利,口干鼻燥;舌苔薄黄,脉浮数而滑。治法:疏风散热,清肺化痰。方药:银翘散。

2. 身热面赤,咳吐大量脓血痰,腥臭异常,胸中烦满而痛,甚则喘不能卧,舌红,苔黄腻,脉滑数者,治疗应选何方 (55/1996)

　　A. 千金苇茎汤　　B. 如意金黄散　　C. 加味桔梗汤　　　D. 桔梗杏仁散　　E. 桔梗白散

答案:C。属肺痈溃脓期,当排脓解毒,应用加味桔梗汤治疗。

3. 肺痈之溃脓期,治疗方法应选用 (57/1995)

　　A. 清肺、化痰、排脓　　　　　　B. 清热、解表、排脓　　　　C. 清热、解毒、排脓

　　D. 排脓、解毒　　　　　　　　　E. 以上都不是

答案:D。肺痈溃脓期的治法为排脓解毒。

4. 患者身热转甚,振寒,壮热,汗出烦躁,咳嗽气急,胸满作痛,转侧不利,咳吐浊痰,喉中有腥味,口干咽燥,舌苔黄腻,脉滑数。其治法是 (58/2004)

　　A. 清肺化瘀消痈　　　　　　　B. 宣肺清热化痰　　　　　C. 清热化痰理气

　　D. 清肺解毒排脓　　　　　　　E. 肃肺化痰行气

答案:A。为肺痈成痈期,治法是清肺化瘀消痈。

5. 肺痈成痈期的最佳治法是 (56/1997)

　　A. 清热解毒,化瘀散结　　　　B. 清热解毒,宣肺化痰　　　C. 清肺化痰散结

　　D. 清肺化瘀消痈　　　　　　　E. 清肺散结排脓

答案:D。肺痈成痈期宜清肺化瘀消痈。

6. 肺痈溃脓期,病情顺逆的转化,应观察哪些方面 (141/2003)

　　A. 热势的盛衰　　B. 痰血的消长　　C. 饮食的增减　　D. 胸痛的轻重

答案:ABCD。肺痈溃脓期,可从热势的盛衰,痰血的消长,饮食的增减,胸痛的轻重判断为顺证、逆证。

7. 肺痈初期的治法是 （62/2007）
　　A. 宣肺化痰　　　　　　　　　　B. 清肺化痰
　　C. 解表清肺　　　　　　　　　　D. 清肺消痈

答案：C。肺痈初期治法清肺解表，方药银翘散。

8. 治疗肺痈恢复期，宜选 （172/2008）
　　A. 加味桔梗汤　　　　　　　　　B. 沙参清肺汤
　　C. 桔梗白散　　　　　　　　　　D. 桔梗杏仁煎

答案：BD。肺痈恢复期，邪毒渐去，肺体损伤，阴伤气耗，或有邪恋正虚，治疗重在清养补肺，选用沙参清肺汤，桔梗杏仁煎。

课后巩固——练知识增考技

一、名词解释

1. 肺痈　　　　　　　　2. 内痈　　　　　　　　3. 肺叶生疮

二、选择题

【A 型题】

1. 引起肺痈的外邪主要是
　　A. 风热外感　　　　　　B. 燥热之邪　　　　　　C. 风寒束肺
　　D. 暑湿疫毒　　　　　　E. 风湿热邪

2. 肺痈恢复期的病机是
　　A. 痰热与瘀血壅阻肺络，肉腐血败　　　B. 热壅血瘀，蕴酿成痈
　　C. 风热犯表，内郁于肺　　　　　　　　D. 邪去正虚，阴伤气耗
　　E. 痰热阻肺，肺气上逆

3. 最早创用苇茎汤治疗肺痈的是
　　A.《金匮要略》　　　　　　B.《杂病源流犀烛》　　　　　　C.《备急千金要方》
　　D.《张氏医通》　　　　　　　　　　　E.《外科正宗》

4. 肺痈病情顺与逆的转折点是
　　A. 初期　　　　　　　　B. 成痈期　　　　　　　　C. 溃脓期
　　D. 恢复期　　　　　　　E. 潜伏期

【B 型题】

　　A. 益气养阴，排脓解毒　　　B. 清肺解毒，化瘀消痈　　　C. 益气养阴，排脓解毒
　　D. 辛凉解表，清肺散邪　　　E. 清热解毒，排脓消痈

5. 肺痈成痈期，当用何治法

6. 肺痈溃脓期，当用何治法

7. 肺痈邪恋正虚期，当用何治法
　　A. 千金苇茎汤合如金解毒散　　　B. 银翘散　　　　　　C. 葶苈大枣泻肺汤
　　D. 沙参麦冬汤或桔梗杏仁煎　　　E. 加味桔梗汤

8. 肺痈初期应选

9. 肺痈成痈期应选

10. 肺痈恢复期应选

【X 型题】

11. 肺痈的发病原因是
　　A. 感受风湿　　　　　　B. 情志所伤　　　　　　C. 感受风热
　　D. 正气内虚　　　　　　E. 痰热素盛

12. 下列哪些是肺痈溃脓期的主症

    A. 胸中烦满而痛　　　　　B. 咳吐脓血痰　　　　　　C. 烦渴多饮

    D. 身热面赤　　　　　　　E. 舌红苔黄腻,脉滑数

13. 肺痈成痈期的治疗,宜选用下列哪些方剂

    A. 银翘散　　　　　　　　B. 加味桔梗汤　　　　　　C. 千金苇茎汤

    D. 如金解毒散　　　　　　E. 桔梗杏仁煎

14. 肺痈恢复期表现邪恋正虚者的治法包括

    A. 养阴　　　　B. 清肺　　　　C. 补气　　　　D. 解毒　　　　E. 排脓

(选择题答案:2. A 3. D 3. C 4. C 5. B 6. E 7. C 8. B 9. A 10. D 11. CE 12. ABCDE
13. CD 14. ACDE)

三、填空题

1. 肺痈是_____的一种病证,治疗以_____为法。

2. 肺痈溃脓期的治法是_____。

3. 肺痈的治疗,脓未成者应着重_____;脓已成需_____。

4.《医灯续焰·肺痈脉证》说:"凡人觉胸中隐隐痛,咳嗽有臭痰,吐在水中,沉者是_____,浮者是_____。"

5. 肺痈的病理演变过程,可以随着病情的发展,表现为_____、_____、_____、_____期。

6. 肺痈与一般痰热蕴肺证在病理表现上的区别主要在于_____与_____之不同。

7. 肺痈成痈化脓的病理基础,主要在于_____。

8. 肺痈恢复期的治法是_____,方用_____或_____加减。

9. 肺痈的_____期为病情顺逆的转折点,其关键在于_____能否顺畅排出。

10. 在痈脓甫溃时,脓液是否能畅利排出,是治疗成败的关键,当选_____为排脓主药。

四、问答题

1. 试述肺痈的临床特征及辨证施治要点。

2. 肺痈的主要证型有哪些? 其治法、方药如何?

3. 如何理解肺痈与其他肺系疾病"痰热证"在病理方面的异同点?

第六节 肺 痨

一、概说

肺痨是具有传染性的慢性虚弱疾患,以咳嗽、咯血、潮热、盗汗及身体逐渐消瘦为主要临床特征。

二、历史沿革

1.《内经》认为本病属于"虚劳"范围的慢性虚损性疾病。

2. 汉代张仲景《金匮要略·虚劳病脉证并治》篇叙述了本病及其合并症。

3. 华佗《中藏经·传尸》已认识到本病具有传染的特点,认为"人之血气衰弱,脏腑虚羸……或因酒食而遇,或问病吊丧而得……中此病死之气,染而为疾。"

4. 唐代王焘《外台秘要·传尸》则进一步说明了本病的危害:"传尸之候……莫问老少男女,皆有斯疾……不解疗者,乃至灭门。"

5. 唐代孙思邈《千金要方》把"尸注"列入肺脏病篇,明确病位主要在肺。

6. 宋代许叔微《普济本事方·诸虫尸鬼注》提出本病是由"肺虫"引起,说:"肺虫居肺叶之内,蚀人肺系,故成瘵疾,咯血声嘶。"

7. 元代朱丹溪倡"痨瘵主乎阴虚"之说,确立了滋阴降火的治疗大法。

8. 葛可久《十药神书》收载十方,为治疗肺痨我国现存的第一部专著。

9. 明代虞抟《医学正传·劳极》则提出"杀虫"和"补虚"的两大治疗原则。

三、讨论范围

与西医学的肺结核基本相同。

四、病因病机

（一）病因

1. 感染痨虫

（1）与患者直接接触，致痨虫侵入人体为害。

（2）举凡酒食、问病、看护，或与患者朝夕相处，都是导致感染的条件。

（3）本病有致病的特殊因子，在病原学说上，提出痨虫感染是形成本病的病因。

2. 正气虚弱：禀赋不足；酒色劳倦；病后失调；营养不良。

（二）病机

1. 从"痨虫"侵犯的病变部位而言，则主要在肺。

2. 由于肺主呼吸，受气于天，吸清呼浊，若肺脏本体虚弱，卫外功能不强，或因其他脏器病变耗伤肺气，导致肺虚，则"痨虫"极易犯肺，侵蚀肺体，而致发病。

3. 由于脏腑之间有互相资生、制约的关系，因此在病理情况下，肺脏局部病变，也必然会影响到其他脏器和整体，故有"其邪辗转，乘于五脏"之说，其中与脾肾两脏的关系最为密切，同时也可涉及心肝。

4. 肺肾相生，肾为肺之子，肺虚肾失滋生之源，或肾虚相火灼金，上耗母气，可致肺肾两虚。

5. 在肺阴亏损的基础上，伴见骨蒸、潮热、男子遗精、女子月经不调等肾虚症状。

6. 若肺虚不能制肝，肾虚不能养肝，肝火偏旺，上逆侮肺，可见性急善怒，胸胁掣痛等症。

7. 如肺虚心火乘之，肾虚水不济火，还可伴见虚烦不寐、盗汗等症。

8. 脾为肺之母。肺虚子盗母气则脾亦虚，脾虚不能化水谷精微，上输以养肺，则肺亦虚，终致肺脾同病，土不生金，肺阴虚与脾气虚两候同时出现，伴见疲乏、食少、便溏等脾虚症状。

9. 肺痨久延而病重者，因精血亏损可以发展到肺、脾、肾三脏交亏。或因肺病及肾，肾虚不能助肺纳气。或因脾病及肾，脾不能化精以资肾，由后天而损及先天。

10. 甚则肺虚不能佐心治节血脉之运行，而致气虚血瘀，出现气短、喘息、心慌、唇紫、水肿、肢冷等重症。

11. 病理性质主要在阴虚，并可导致气阴两虚，甚则阴损及阳。

12. 肺喜润而恶燥，痨虫犯肺，侵蚀肺叶，肺体受病，阴分先伤，故见阴虚肺燥之候。

13. 由于病情有轻重之分，病变发展阶段不同，病理也随之演变转化

（1）初起肺体受损，肺阴耗伤，肺失滋润，故见肺阴亏损之候。

（2）继则阴虚生内热，而致阴虚火旺。

（3）或因阴伤气耗，阴虚不能化气，导致气阴两虚，甚则阴损及阳，而见阴阳两虚之候。

14. 少数患者可呈急性发病，出现剧烈咳嗽，喘促倚息，咳吐大量鲜血，寒热如疟等严重症状，俗称"急痨"、"百日痨"，预后较差。

五、诊查要点

1. 有与肺痨患者的长期密切接触史。

2. 以咳嗽、咯血、潮热、盗汗及形体明显消瘦为主要临床表现。

3. 初期患者仅感疲劳乏力、干咳、食欲不振，形体逐渐消瘦。

六、辨证论治

（一）辨证要点

1. 对于本病的辨证，当辨病变脏器及病理性质。

2. 其病变脏器主要在肺，以肺阴虚为主。

3. 久则损及脾肾两脏，肺损及脾，以气阴两伤为主。

4. 肺肾两伤，元阴受损，则表现阴虚火旺之象。

5. 甚则由气虚而致阳虚，表现阴阳两虚之候。

6. 注意四大主症的主次轻重及其病理特点，结合其他兼症，辨其证候所属。

（二）治疗原则

当以补虚培元和抗痨杀虫为原则。

（三）证治分类

证　型	肺阴亏损	虚火灼肺	气阴耗伤	阴阳虚损
症　状	干咳，咳声短促，或咯少量黏痰，或痰中带有血丝，色鲜红，胸部隐隐闷痛，午后自觉手足心热，或见少量盗汗，皮肤干灼，口干咽燥，疲倦乏力，纳食不香，苔薄白、边尖红，脉细数	呛咳气急，痰少质黏，或吐痰黄稠量多，时时咯血，血色鲜红，混有泡沫痰涎，午后潮热，骨蒸，五心烦热，颧红，盗汗量多，口渴心烦，失眠，性情急躁易怒，或胸胁掣痛，男子可见遗精，女子月经不调，形体日益消瘦，舌干而红，苔薄黄而剥，脉细数	咳嗽无力，气短声低，咳痰清稀色白，量较多，偶或夹血，或咯血，血色淡红，午后潮热，伴有畏风，怕冷，自汗与盗汗可并见，纳少神疲，便溏，面色㿠白，颧红，舌质光淡，边有齿印，苔薄，脉细弱而数	咳逆喘息，少气，咯痰色白有沫，或夹血丝，血色暗淡，潮热，自汗，盗汗，声嘶或失音，面浮肢肿，心慌，唇紫，肢冷，形寒，或见五更泄泻，口舌生糜，大肉尽脱，男子遗精阳痿，女子经闭，苔黄而剥，舌质光淡紫紫，少津，脉微细而数，或虚大无力
证　机	阴虚肺燥，肺失滋润，肺伤络损	肺肾阴伤，水亏火旺，燥热内灼，络损血溢	阴伤气耗，肺脾两虚，肺气不清，脾虚不健	阴伤及阳，精气虚竭，肺、脾、肾三脏俱损
治　法	滋阴润肺	滋阴降火	益气养阴	滋阴补阳
代表方	月华丸加减。本方具有补虚抗痨、滋阴镇咳、化痰止血之功	百合固金汤合秦艽鳖甲散加减。重在滋养阴火降火	保真汤或参苓白术散加减。糕点肺益脾，培土生金。益气养阴	补天大造丸加减。阴阳俱补
常用药	北沙参、麦门冬、天门冬、生地黄、熟地黄滋阴润肺；百部、獭肝、川贝润肺止嗽兼杀虫；桑叶、白菊花清肺止咳；阿胶三七止血和营，茯苓、山药健脾补气，以资生化之源	百合、麦门冬、玄参、生地黄、熟地黄滋阴润肺生津，当归、芍药柔润养血；桔梗、贝母、甘草清热止咳；鳖甲、知母滋阴清热；百部、白及补肺止血，抗痨杀虫；龟版、阿胶、五味子、冬虫甘草滋养肺肾之阴。骨蒸劳热过久，可选秦艽鳖甲散	党参、黄茯、白术、茯苓、甘草补肺益脾，培土生金；天门冬、麦门冬、生地黄、熟地黄、当归、白芍育阴养荣，填补精血；地骨皮、黄柏、知母、柴胡、莲心滋阴清热；厚朴、陈皮以理气运脾	党参、黄芪、白术、山芍、茯苓以补肺脾之气，白芍、地黄、当归、枸起、龟版培补阴精，滋养精血；鹿角腱、紫河车助真阳填精髓；枣仁、远志敛阴止汗，宁心止悸
加　减	咳频，痰少质黏者，合加川贝母、甜杏仁以润肺化痰止咳；痰中带血，加白及、仙鹤草和络止白；低热不退可加银柴胡、地骨皮、功劳叶、青蒿、胡黄连等清热除蒸	火旺较盛，可加胡黄连、黄芩、黄柏等苦寒泻火坚阴痰热蕴肺，痰黄稠，加桑白皮、知母、金荞麦根、鱼腥草清化痰热；咯血加黑山栀、紫珠草、大黄炭、地榆炭等凉血止血；血出紫黯伴胸痛者，可加三七、茜草炭、花蕊石等化瘀和络止血；盗汗加乌梅、煅牡蛎、麻黄根、浮小麦敛营止汗；声嘶失音加诃子、木蝴蝶、凤凰衣、胡桃肉等以润肺肾而通声音	补肺杀虫可加白及、百部；咳嗽痰稀加紫菀、款冬花、苏子温润止嗽；夹有痰湿加半夏燥湿化痰；咯血量多加花蕊石、蒽黄、仙鹤草、三七以止血摄血；纳少腹胀、大便胖泄明显者，加扁豆、薏苡仁、莲子肉、山药等甘淡健脾。忌用地黄、阿胶、麦门冬滋腻碍脾之品	肾虚气逆喘息者，加胡桃肉、冬虫夏草、蛤蚧、五味子等摄纳肾气以定喘；阴虚血瘀水停者，可用真武汤合五苓散加泽兰、红花、北五加温阳化瘀行水；五更泄泻者配用煨肉豆蔻，补骨脂补火暖土。忌用地黄、阿胶、当归等滋腻润肠之品

七、预防调护

应注意言防重于治，要求在接触患者时，身佩安息香，或用雄黄擦鼻，同时须要饮食适宜，不可饥饿，若体虚者，可服补药。

八、临证备要

1. 辨主症治疗

（1）咳嗽：用润肺宁嗽法。

（2）咳血、咯血：一般常用补络止血法。

（3）潮热、骨蒸：一般患者多为阴虚，当用清热除蒸法。

（4）盗汗、自汗：用和营敛汗法。

（5）泄泻：一般当用培土生金法。

（6）遗精、月经不调：当用滋肾保肺法以滋化源。

2. 重视补脾助肺，"培土生金"的治疗措施。

3. 掌握虚中夹实的特殊性。本病虽属慢性虚弱疾病，但因感染"瘵虫"致病，属于"外损"范围，故治疗不可拘泥于补虚，要根据补虚不忘治实的原则。

4. 忌苦寒太过伤阴败胃。当以甘寒养阴为主，适当佐以清火，不宜单独使用。

5. 在辨证基础上配合抗痨杀虫药物。

考研专题——看未来展宏图

1. 治疗肺痨阴阳俱虚证，应首选的方剂是　（63/2010）

　　A. 月华丸　　　　B. 金匮肾气丸　　　C. 三才封髓丹　　　D. 补天大造丸

答案：D。

2. 我国现存治疗肺痨的第一部专著是　（57/1996，57/2002）

　　A.《太平圣惠方》　B.《中藏经》　　　C.《普济本事方》　　D.《十药神书》　　E.《肘后方》

答案：D。葛可久著《十药神书》，为治疗肺痨我国现存的第一部专著。

3. 患者咳呛咯血，劳热骨蒸，盗汗遗精，声嘶失音，形体虚弱，形寒畏冷，自汗，喘息气短，面浮肢肿，饮食少进，大便溏薄，舌淡胖有齿痕，脉象微细，治宜选用　（72/1992）

　　A. 百合固金汤　　B. 补肺阿胶汤　　C. 保真汤　　　　D. 月华丸　　　E. 人参养荣丸

答案：C。为气阴两虚之肺痨，用保真汤。

4. 咳嗽无力，气短声低，痰中偶或夹血，血色淡红，午后潮热，面色㿠白，颧红，舌质嫩红，边有齿印，苔薄白，脉细弱而数。其证候是　（60/2006）

　　A. 肺阴亏损　　　B. 阴虚火旺　　　C. 气阴两虚　　　D. 阴阳两虚　　　E. 气虚血瘀

答案：C。诊断为肺痨，通过兼次证，并结合舌脉象可知已气阴两虚，其证候是气阴两虚。

5. 下列哪一项不是肺痨的主证　（71/1997）

　　A. 咳嗽　　　　　B. 咳血　　　　　C. 盗汗　　　　　D. 胸闷胁胀　　　E. 消瘦

答案：D。

6. 患者咳嗽无力，气短声低，痰中偶夹血，血色淡红，午后潮热，热势不剧，两颧发红，舌质嫩红，边有齿印，苔薄，脉细弱而数。治疗宜选　（59/2003）

　　A. 月华丸　　　　B. 补肺汤　　　　C. 保真汤　　　　D. 生脉散　　　　E. 十灰散

答案：C。为气阴两虚之肺痨，用保真汤。

7. A. 月华丸　　　　B. 清燥救肺汤　　　C. 百合固金汤　　　D. 沙参麦冬汤　　　E. 补肺汤

（1）治疗肺阴亏损肺痨，宜选用　（100/2005）

（2）治疗肺阴亏损虚劳，宜选用　（101/2005）

答案：（1）A；（2）D。阴虚肺燥，肺失濡润，肺损络伤，而导致的肺阴亏损肺痨，应选用月华丸以滋阴润肺；肺阴亏损虚劳，宜用沙参麦冬汤养阴清肺。

课后巩固——练知识增考技

一、名词解释

1. 肺痨　　　　　　　2. 痨瘵　　　　　　　3. 尸注

二、选择题

【A型题】

1. 肺痨之病理属性以何为主

　　A. 阴虚　　　　　B. 阳虚　　　　　C. 气虚　　　　　D. 血虚　　　　　E. 阴虚火旺

2. 肺痨日久可以进一步影响其他脏腑,其中关系最密切的是
    A. 心肺   B. 脾肾   C. 心肝   D. 肝肾   E. 肝脾

3. 治疗虚火灼肺型肺痨应首选
    A. 百合固金汤   B. 月华丸   C. 保真汤   D. 补肺汤   E. 知柏地黄丸

4. 补天大造丸治疗肺痨的证型是
    A. 肺阴亏虚   B. 阴阳虚损   C. 虚火灼肺   D. 气阴耗伤   E. 肺肾两虚

5. 虚劳与肺痨的鉴别要点主要在于
    A. 有无咳血、盗汗   B. 有无肺虚见证   C. 有无五脏虚损证候   D. 有无传染性   E. 有无干咳

6. 肺痨虚火灼肺,咳血较著者,在辨证方中宜加入
    A. 当归、三七   B. 泽兰、红花   C. 黑山栀、紫珠草   D. 冬虫夏草、蛤蚧   E. 木蝴蝶、诃子

7. 滋阴降火,杀虫治痨是哪一型肺痨的治法
    A. 肺阴亏虚   B. 虚火灼肺   C. 气阴耗伤   D. 阴阳虚损   E. 气血不足

8. 某患者肺痨迁延年余,咳嗽痰白质稀、声低气怯、午后潮红、面颧红赤、神疲、纳少、大便溏薄、自汗、盗汗,偶有痰中带血,面色少华,舌光,边有齿印,脉细弱。方选何方为宜
    A. 百合固金汤   B. 参苓白术散   C. 月华丸   D. 补天大造丸   E. 秦艽鳖甲散

【B型题】
    A. 滋阴止咳   B. 滋阴降火   C. 益气养阴   D. 滋阴补阳   E. 滋阴润肺

9. 气阴耗伤型肺痨的治法是

10. 肺阴亏虚型肺痨的治法是

11. 阴阳虚损型肺痨的治法是
    A. 阴虚   B. 标实本虚   C. 肺气上逆   D. 属热属实   E. 伏痰遇感引触

12. 肺痨的病理性质主要属

13. 肺痈的病理性质

14. 肺胀的病理性质多

【X型题】

15. 肺痨的常见证型有
    A. 肺阴亏损   B. 虚火灼肺   C. 肝火犯肺   D. 气阴耗伤   E. 阴阳两虚

16. 治疗肺痨的基本原则
    A. 补肾健脾   B. 清肺化痰   C. 补虚培元   D. 益气养阴   E. 抗痨杀虫

17. 肺痨出现骨蒸劳热日久不退,可选用
    A. 知柏地黄丸   B. 犀角地黄汤   C. 清骨散   D. 沙参麦冬汤   E. 秦艽鳖甲散

18. 肺痨病所具有的特点
    A. 传染性   B. 反复发作性   C. 慢性   D. 急性   E. 消耗性

19. 与肺痨预后好坏关系密切的有
    A. 体质强弱   B. 劳逸适度与否   C. 病情轻重   D. 个性   E. 治疗迟早

(选择题答案:1. A 2. B 3. A 4. B 5. D 6. C 7. B 8. B 9. C 10. E 11. D 12. A 13. D 14. B 15. ABDE 16. CE 17. CE 18. ACE 19. ACE)

三、填空题

1. 肺痨的治疗当以＿＿＿＿＿＿和＿＿＿＿＿＿为原则。

2. 肺痨的致病因素,主要有两个方面:一为＿＿＿＿＿＿,一为＿＿＿＿＿＿。

3. 治疗肺痨过程中,补虚重在＿＿＿＿＿＿,并注意脏腑整体关系,同时补益＿＿＿＿＿＿。

4. 肺痨的病理性质以＿＿＿＿＿＿为主,并可导致气阴两虚,甚则阴损及阳。

5. 肺痨发病,＿＿＿＿＿＿是致病的外因,＿＿＿＿＿＿是发病的基础。

6. 补虚培元,＿＿＿＿＿＿为治疗肺痨的基本原则。

7. 肺痨患者,声音嘶哑或失音,可在辨证方中加诃子、木蝴蝶、凤凰衣、胡桃肉等以＿＿＿＿＿＿而通

声音。

8. 古代医家根据痨虫伏于内脏，接连传注，而形成五脏俱损的痨病，又将肺痨称之为＿＿＿＿＿＿＿＿＿＿＿。

9. ＿＿＿＿＿＿＿＿＿＿为肺痨古代名称之一，说明肺痨具有严重的传染性，"死后复传之旁人，乃至灭门"。

四、问答题

1. 肺痨肺阴亏损证和虚火灼肺证的病机、治疗大法有何异同？并分别举出常用代表方药。

2. 试述肺痿与肺痨的区别。

3. 肺痨的治疗原则是什么？临证应当如何理解掌握？

第七节　肺　胀

一、概念

1. 肺胀是多种慢性肺系疾患反复发作，迁延不愈，导致肺气胀满，不能敛降的一种病证。

2. 表现为胸部膨满，憋闷如塞，喘息上气，咳嗽痰多，烦躁，心悸，面色晦暗，或唇甲发绀，脘腹胀满，肢体水肿等。

二、历史沿革

1. 病名：早在《内经》就有关于肺胀病名的记载，如《灵枢·胀论》篇说："肺胀者，虚满而喘咳。"此外在《痰饮咳嗽病脉证并治》篇中所述之支饮，症见"咳逆倚息，短气不得卧，其形如肿"，当亦属于肺胀范畴。

2. 病因病机：隋代巢元方《诸病源候论·咳逆短气候》认为"肺虚为微寒所伤则咳嗽，嗽则气还于肺间则肺胀，肺胀则气逆，而肺本虚，气为不足，复为邪所乘，壅痞不能宣畅，故咳逆，短之气也"。

元代朱丹溪《丹溪心法·咳嗽》篇说："肺胀而咳，或左或右不得眠，此痰夹瘀血碍气而病。"

清代张璐《张氏医通》认为肺胀以"实证居多"。

3. 治疗：汉代张仲景《金匮要略·肺痿肺痈咳嗽上气病脉证治》，书中所载治疗肺胀之越婢加半夏汤、小青龙加石膏汤等方至今仍被临床所沿用。

清代李用粹《证治汇补·咳嗽》认为"又有气散而胀者，宜补肺，气逆而胀者，宜降气，当参虚实而施治"。

三、讨论范围

与西医学中慢性支气管炎合并肺气肿、肺源性心脏病相类似。

四、病因病机

（一）病因

1. 久病肺虚：如内伤久咳、支饮、喘哮、肺痨等肺系慢性疾患，迁延失治，痰浊潴留，壅阻肺气，气之出纳失常，还于肺间，日久导致肺虚，成为发病的基础。

2. 感受外邪：肺虚久病，卫外不固，六淫外邪每易乘袭，诱使本病发作，病情日益加重。

（二）病机

1. 病变首先在肺，继则影响脾、肾，后期病及于心。

（1）肺：因外邪从口鼻、皮毛入侵，每多首先犯肺，以致肺之宣降功能不利，气逆于上而为咳，升降失常则为喘。久则肺虚，肺之主气功能失常，肺气壅滞，还于肺间，导致肺气胀满。

（2）脾：若肺病及脾，子盗母气，脾失健运，则可导致肺脾两虚。

（3）肾：肺为气之主，肾为气之根，若久病肺虚及肾，金不生水，致肾气衰惫，肺不主气，肾不纳气，则气喘日益加重，呼吸短促难续，吸气尤为困难，动则更甚。

（4）心：心脉上通于肺，肺气辅佐心脏治理、调节心血的运行，心阳根于命门真火，故肺虚治节失职，或肾虚命门火衰，均可病及于心，使心气、心阳衰竭，甚则可以出现喘脱等危候。

2. 病理因素主要为痰浊、水饮与血瘀互为影响，兼见同病。

3. 病初由肺气郁滞至脾失健运，津液不归正化而成。

4. 渐因肺虚不能化津→脾虚不能转输→肾虚不能蒸化，痰浊愈益潴留→喘咳持续难已。

5. 久延阳虚阴盛，气不化津，痰从阴化为饮为水。

6. 痰浊潴肺，病久势深，肺虚不能治理调节心血的运行，"心主"营运过劳，无力推动血脉，则血行涩滞。

7. 心主血而肝藏血，肝主疏泄，为调血之脏，心脉不利，肝脏疏调失职，血郁于肝，瘀结胁下，则致癥积。

8. 痰浊、水饮、血瘀三者之间又互相影响和转化

（1）痰从寒化则成饮。

（2）饮溢肌表则为水。

（3）痰浊久留，肺气郁滞，心脉失畅则血郁为瘀。

（4）瘀阻血脉，"血不利则为水"。

（5）一般早期以痰浊为主，渐而痰瘀并见，终至痰浊、血瘀、水饮错杂为患。

五、诊查要点

（一）诊断依据

1. 有慢性肺系疾患病史多年，反复发作。多见于老年人。

2. 常因外感而诱发。劳倦过度、情志刺激等也可诱发。

3. 临床表现：咳逆上气，痰多，胸中憋闷如塞，胸部膨满，喘息，动则加剧，甚则鼻翕气促，张口抬肩，目胀如脱，烦躁不安。抽搐，或因动血而致出血。

4. 日久可见心慌动悸，面唇发绀，脘腹胀满，肢体水肿，严重者可出现喘脱，或并发悬饮、鼓胀、症积、神昏、谵语、痉厥、出血等证。

（二）病证鉴别

1. 肺胀是多种慢性肺系疾病日久积渐而成，除咳喘外，尚有心悸，唇甲发绀，胸腹胀满，肢体水肿等症状。

2. 哮是呈反复发作性的一个病种，以喉中哮鸣有声为特征。

3. 喘是多种急慢性疾病的一个症状，以呼吸气促困难为主要表现。

从三者的相互关系来看，肺胀可以隶属于喘证的范畴，哮与喘病久不愈又可发展成为肺胀。

六、辨证论治

（一）辨证要点

1. 辨证总属标实本虚，因此应分清其标本虚实的主次。

2. 一般感邪时偏于邪实，平时偏于本虚偏实者须分清痰浊、水饮、血瘀的偏盛。

3. 早期以痰浊为主，渐而痰瘀并重，并可兼见气滞、水饮错杂为患。

4. 后期痰瘀壅盛，正气虚衰，本虚与标实并重。

5. 偏虚者当区别气（阳）虚、阴虚的性质，肺、心、肾、脾病变的主次。

6. 早期以气虚为主，或为气阴两虚，病在肺、脾、肾。

7. 后期气虚及阳，甚则可见阴阳两虚，病变以肺、肾、心为主。

（二）治疗原则

1. 标实者，分别采取祛邪宣肺（辛温或辛凉），降气化痰（温化、清化），温阳利水（通阳、淡渗），甚或开窍、熄风、止血等法。

2. 本虚者，当以补养心肺、益肾健脾为主，或气阴兼调，或阴阳两顾。

（三）证治分类

证 型	痰浊壅肺	痰热郁肺	痰蒙神窍	阳虚水泛	肺肾气虚
症 状	胸膺满闷，短气喘息，稍劳即著，咳嗽痰多，色白黏腻或呈泡沫，畏风易汗，脘痞纳少，倦怠乏力，舌暗，苔薄腻或浊腻，脉小滑	咳逆，喘息气粗，胸满，烦躁，目胀睛突，痰黄或白，黏稠难咯，或伴身热，微恶寒，有汗不多，口渴欲饮，溲赤，便干，舌边尖红，苔黄或黄腻，脉数或滑	神志恍惚，表情淡漠，谵妄，烦躁不安，撮空理线，嗜睡，甚则昏迷，或伴肢体瞤动，抽搐，咳逆喘促，咯痰不爽，苔白腻或黄腻，舌质暗红或淡紫，脉细滑数	心悸，喘咳，咯痰清稀，面浮，下肢水肿，甚则一身悉肿，腹部胀满有水，脘痞，纳差，尿少，怕冷，面唇青紫，苔白滑，舌胖质黯，脉沉细	呼吸浅短难续，声低气怯，甚则张口抬肩，倚息不能平卧，咳嗽，痰白如沫，咯吐不利，胸闷心慌，形寒汗出，或腰膝酸软，小便清长，或尿有余沥，舌淡或黯紫，脉沉细数无力，或有结代

（续表）

证　型	痰浊壅肺	痰热郁肺	痰蒙神窍	阳虚水泛	肺肾气虚
证　机	肺虚脾弱,痰浊内生,上逆于肺,肺失宣降	痰浊内蕴,郁而化热,痰热壅肺,清肃失司	痰蒙神窍,引动肝风	心肾阳虚,水饮内停	肺肾两虚,气失摄纳
治　法	化痰降气,健脾益肺	清肺化痰,降逆平喘	涤痰,开窍,熄风	温肾健脾,化饮利水	补肺纳肾,降气平喘
代表方	苏子降气汤合三子养亲汤加减。以降气平喘,祛痰止咳。	越婢加半夏汤或桑白皮汤加减。以宣肺泄热,降逆平喘。	涤痰汤加减。以涤痰熄风,清热开窍化痰。	真武汤合五苓散加减。以温阳化饮利水。	平喘固本汤合补肺汤加减。以补肺纳肾,降气平喘。
常用药	苏子、前胡、白芥子化痰降逆平喘;半夏、厚朴、陈皮燥湿化痰,行气降逆;白术、茯苓、甘草运脾和中	麻黄宣肺平喘;黄芩、石膏、桑白皮清泄肺中郁热;杏仁、半夏、苏子化痰降气平喘	半夏、茯苓、橘红、胆星涤痰熄风;竹茹、枳实清热化痰利膈;石菖蒲、远志、郁金开窍化痰降浊。另可配服至宝丹或安宫牛黄丸以清心开窍		党参(人参)、黄芪、炙甘草补肺;冬虫夏草、熟地黄、胡桃肉、坎炁益肾;五味子收敛肺气;灵磁石、沉香纳气归原;紫菀、款冬、苏子、法半夏、橘红化痰降气
加　减	①痰多,胸满不能平卧,加葶苈子、莱菔子泻肺祛痰平喘。②肺脾气虚,易出汗,短气乏力,痰量不多,酌加党参、黄芪、防风健脾益气,补肺固表。③表寒里饮证者,宗小青龙汤意加麻黄、桂枝、细辛、干姜散寒化饮。④饮郁化热,烦躁而喘,脉浮,用小青龙加石膏汤兼清郁热。⑤若痰浊夹瘀,唇甲紫暗,舌苔浊腻者,或用涤痰汤加丹参、地龙、桃仁、红花、赤芍、水蛭等	①痰热内盛,胸满气逆,痰质黏稠不易咯吐者,加鱼腥草、金荞麦、瓜蒌皮、海蛤粉、大贝母、风化硝清热化痰滑利。②痰鸣喘息,不得平卧,加射干、葶苈子泻肺平喘。③痰热伤津,口干舌燥,加天花粉、知母、芦根以生津润燥。④痰热壅肺,腑气不通,胸满喘逆,大便秘结者,加大黄、芒硝通腑泄热以降肺平喘。⑤阴伤而痰量已少者,酌减苦寒之味,加沙参、麦门冬等养阴	①若痰热内盛,身热,烦躁,谵语,神昏,苔黄舌红者,加葶苈子、天竺黄、竹沥。②肝风内动,抽搐,加钩藤、全蝎,另服羚羊角粉。③血瘀明显,唇甲发绀,加丹参、红花、桃仁活血通脉。④如皮肤黏膜出血,咯血,便血色鲜者,配清热凉血止血药,如水牛角、生地黄、牡丹皮、紫珠草等	①若水肿势剧,上凌心肺,心悸喘满,倚息不得卧者,加沉香、黑白丑、川椒目、葶苈子、万年青根行气逐水。②血瘀甚,发绀明显,加泽兰、红花、丹参、益母草、北五加皮化瘀行水。待水饮消除后,可参照肺肾气虚证论治	①肺虚有寒,怕冷,舌质淡,加肉桂、干姜、钟乳石温肺散寒。②兼有阴伤,低热,舌红苔少,加麦冬、玉竹、生地黄养阴清热。③气虚瘀阻,颈脉动甚,面唇发绀明显,加当归、丹参、苏木活血通脉。④如见喘脱危象者,急用参附汤送服蛤蚧粉或黑锡丹补气纳肾,回阳固脱。病情稳定阶段,可常服皱肺丸

七、预防调护

1. 防止经常感冒、内伤咳嗽迁延发展成为慢性咳喘,是预防形成本病的关键。

2. 平时常服扶正固本方药增强正气,提高抗病能力,禁忌烟酒及恣食辛辣、生冷、咸、甜之品。

3. 有水肿者应进低盐或无盐饮食。

 考研专题——看未来展宏图

1. 肺胀痰热郁肺证的治法是　（66/2009）

　　A. 化痰降气,健脾益肺　　　　B. 清肺化痰,降逆平喘

　　C. 涤痰、开窍、熄风　　　　　D. 温肾健脾,化饮利水

　　答案：B。痰热郁肺证病机：痰浊内蕴,郁而化热,痰热壅肺,清肃失司。治法：清肺化痰,降逆平喘。方药：越婢加半夏汤、桑白皮汤。

2. 记载"肺胀而咳,或左或右不得眠,此痰夹瘀血碍气而病"者,是哪一书 (47/1991)

    A.《灵枢·胀病》   B.《金匮要略·肺痿肺痈咳嗽上气病》

    C.《金匮要略·痰饮咳嗽病》   D.《诸病源候论·咳逆短气候》

    E.《丹溪心法·咳嗽》

答案:E。

3. 患者呼吸浅短难续,声低气怯,甚则张口抬肩,倚息不能平卧,咳嗽,咯痰不利,胸闷心悸,舌淡,脉沉细数无力。治法宜选 (58/2003)

    A. 补肾纳气,化痰平喘   B. 健脾益肺,化痰降气   C. 益肾纳气,化饮平喘

    D. 补肺纳肾,降气平喘   E. 补肾摄纳,益气养阴

答案:D。属肺肾气虚之肺胀,宜补肺纳肾,降气平喘。

4. 喘咳久病,神志恍惚,谵语,烦躁不安,肢体抽搐,咳逆喘促,咳痰不爽,舌质暗红,苔黄腻,脉细滑数。其治法是 (62/2006)

    A. 涤痰、开窍、熄风   B. 清肺化痰,降逆平喘   C. 清肺平肝,化痰开窍

    D. 清肝熄风,化痰开窍   E. 豁痰开窍,降逆平喘

答案:A。诊断为肺胀痰蒙神窍,根据兼次证、舌脉象可知痰热蕴肺、肝风内动,应急宜涤痰、开窍、熄风。选项 E 中虽提到豁痰、开窍,但无息风止痉,本证为痰热内盛,痰迷心窍、肝风内动所致,不够全面。

5. 肺胀的病理因素,主要责之于 (58/1995)

    A. 肺肾两虚,气失摄纳   B. 心肾阳虚,水气凌心

    C. 痰浊水饮与血瘀互为影响,兼见同病   D. 痰气交阻,伤及肺脾肾,本虚标实

    E. 阴盛阳微,本虚标实

答案:C。

6. 患者神志恍惚、谵语、烦躁不安、咳逆喘促、咯痰不爽、继则嗜睡、昏迷、抽搐、舌质暗红,苔腻,脉细滑数。其治法是 (59/2004)

    A. 豁痰息风定   B. 息风通络镇痉   C. 清热化痰开窍

    D. 开窍熄风   E. 豁痰顺气平肝

答案:D。属痰蒙神窍之肺胀,宜涤痰、开窍、熄风。

 课后巩固——练知识增考技

一、名词解释

1. 肺胀   2. 喘脱

二、选择题

【A 型题】

1. 痰热郁肺证肺胀的治法是

    A. 宣肺化痰,止咳定喘   B. 清热解毒,止咳化痰   C. 宣肺泄热,降逆平喘

    D. 辛凉解表,止咳化痰   E. 养阴清肺,化痰降气

2. 小青龙汤治疗肺胀哪一型

    A. 外寒内饮   B. 痰热郁肺   C. 痰蒙神窍   D. 肺肾气虚   E. 阳虚水泛

3. 肺胀之阳虚水泛证当选下列何法治疗

    A. 温肺散寒,降逆涤痰   B. 清肺泄热,降逆平喘   C. 涤痰祛瘀,泻肺平喘

    D. 补肺纳肾,降气平喘   E. 温阳化饮,宣肺平喘

4. 证见咳嗽痰多,白色泡沫痰,喘息不能平卧,胸部膨满,憋闷如塞,面色紫黯,唇甲发绀,舌质暗,舌下青筋明显,苔白腻,脉弦滑,属肺胀何种证型

    A. 痰热郁肺   B. 痰瘀阻肺   C. 痰蒙神窍   D. 肺肾气虚   E. 阳虚水泛

5. 患者咳嗽,胸痛,发热,咯吐腥臭浊痰及脓血,应诊断
    A. 肺痿   B. 咳嗽   C. 肺痨   D. 肺痈   E. 肺胀

6. 肺胀见呼吸浅短难续,咳声低怯,胸满短气,倚息不能平卧,咳嗽,痰白如沫,咳吐不利,心悸,形寒汗出,面色晦暗,舌黯紫,脉沉细无力,当用何法治疗
    A. 温肺散寒,降逆涤痰   B. 清肺泄热,降逆平喘   C. 涤痰祛瘀,泻肺平喘
    D. 补肺纳肾,降气平喘   E. 温阳化饮,宣肺平喘

【B 型题】
    A. 阴虚   B. 标实本虚   C. 肺气上逆
    D. 属热属实   E. 伏痰遇感引触

7. 肺痨的病理性质主要属

8. 肺痈的病理性质

9. 肺胀的病理性质多
    A. 阳虚水泛证   B. 痰蒙神窍证   C. 痰浊壅肺证
    D. 肺肾气虚证   E. 外寒内饮证

10. 肺胀宜用真武汤合五苓散治疗的证候是

11. 肺胀宜用苏子降气汤合三子养亲汤治疗的证候是

12. 肺胀宜用涤痰汤治疗的证候是

13. 肺胀宜用平喘固本汤治疗的证候是

【X 型题】
14. 肺胀后期常见的变证有
    A. 气不摄血   B. 痰迷心窍   C. 肝风内动
    D. 阴阳消亡   E. 阳虚水泛

15. 肺胀的病理因素主要为
    A. 外邪   B. 情志   C. 痰浊、水饮
    D. 血瘀   E. 饮食

16. 肺胀出现正气欲脱时则应
    A. 开窍、熄风、止血   B. 祛邪宣肺,降气化痰   C. 补养心肺,益肾健脾
    D. 扶正固脱   E. 补阴回阳

17. 肺胀的病变部位首先在肺,进一步发展可影响何脏腑
    A. 脾   B. 肝   C. 心   D. 肾   E. 大肠

18. 痰瘀阻肺型肺胀可选用何方治疗
    A. 小青龙汤   B. 越婢加半夏汤   C. 小青龙加石膏汤
    D. 葶苈大枣泻肺汤   E. 桂枝茯苓丸

19. 肺胀后期可出现以下变证
    A. 痰迷心窍   B. 肝风内动   C. 气不摄血
    D. 喘脱   E. 胸部胀闷如塞

20. 肺胀典型的临床表现有
    A. 胸部膨满   B. 胀闷如塞   C. 咳喘上气
    D. 发热恶寒   E. 痰多、烦躁、心悸

(选择题答案:1. C 2. A 3. E 4. B 5. D 6. D 7. A 8. D 9. B 10. A 11. C 12. B 13. D 14. ABCDE 15. CD 16. DE 17. ABCD 18. DE 19. ABCD 20. ABCE)

三、填空题

1. 肺胀的病理因素主要为_____、_____、_____。

2. 肺胀的病因以_____为主,由于_____而使病情进行性加重。

3. 肺胀阳虚水泛证的治法是_____,_____,方用_____和_____加减。

4. 肺胀的病理性质多属_____，且多以_____为急。感邪则偏于_____，平时偏于_____。

5. 肺胀的病变首先在_____，继则影响_____、_____，后期病及于_____、_____。

6. 肺胀的辨证要点是辨_____，辨_____。

7. 肺胀典型的临床表现是_____，胀闷如窒，喘咳上气，痰多及烦躁、心悸等。

8. 《灵枢·胀论》说："肺胀者，_____。"

四、问答题

1. 试述肺胀病变首先在肺，继则影响脾、肾，后期病及于心的病复过程。

2. 如何理解肺胀的标本虚实？

3. 试述肺胀的治疗原则，如何具体运用？

4. 肺胀发生喘脱危象时如何救治？

第八节 肺 痿

一、概说

肺痿指肺叶痿弱不用，临床以咳吐浊唾涎沫为主症，为肺脏的慢性虚损性疾患。

二、历史沿革

1. 肺痿病名，最早见于张仲景的《金匮要略》。该书将肺痿列为专篇。

2. 陈实功《外科正宗·肺痈论》中说："久嗽劳伤，咳吐痰血，寒热往来，形体消削，咯吐痰脓，声哑咽痛，其候传为肺痿。"指出肺痈溃后，热毒不净，伤阴耗气，可以转为肺痿。

3. 清代张璐在《张氏医通·肺痿》将其治疗要点概括为"缓而图之，生胃津，润肺燥，下逆气，开积痰，止浊唾，补真气……散火热"七个方面，旨在"以通肺之小管"，"以复肺之清肃。"理义精深。

4. 沈金鳌《杂病源流犀烛·肺病源流》进一步对肺痿的用药忌宜等作了补充，说："其症之发，必寒热往来，自汗，气急，烦闷多唾，或带红线脓血，宜急治之，切忌升散辛燥温热。大约此症总以养肺、养气、养血、清金、降火为主。"可谓要言不烦。

三、讨论范围

凡某些慢性肺实质性病变如肺纤维化，肺硬变、肺不张等，临床表现肺痿特征者，均可参照本病。

四、病因病机

1. 病因

(1) 久病损肺：如痰热久嗽，热灼阴伤，或肺痨久嗽，虚热内灼，耗伤阴津，或肺痈余毒未清，灼伤肺阴，或消渴津液耗伤，或热病之后，邪热伤津，津液大亏，以致热壅上焦，消灼肺津，变生涎沫，肺燥阴竭，日渐枯萎。

(2) 误治津伤：医者误治，滥用汗、吐、下等治法，重亡津液，肺津大亏，肺失濡养，发为肺痿。

2. 病机

(1) 发病机理总缘肺脏虚损，津气严重耗伤，以致肺叶枯萎。

(2) 因津伤则燥，燥盛则干，肺叶弱而不用则痿。

(3) 病理性质有肺燥津伤、肺气虚冷之分。病理表现有虚热、虚寒两类。

1) 虚热肺痿：一为本脏自病所转归，一由失治误治或他脏之病导致。因热在上焦，消亡津液，阴虚生内热，津枯则肺燥，肺燥且热，清肃之令不行，脾胃上输之津液转从热化，煎熬而成涎沫。或因脾阴胃液耗伤，不能上输于肺，肺失濡养，遂致肺叶枯萎。火逆上气则喘咳气促，虚火灼津炼液而成浊唾涎沫。

2) 虚寒肺痿：肺气虚冷，不能温化、固摄津液，由气虚导致津亏；或阴伤及阳，气不化津，以致肺失濡养，渐致肺叶枯萎不用。

(4) 肺气虚冷，不能温化、布散脾胃上输之津液则反而聚为涎沫。

(5) 肺气失于治节，"上虚不能制下"，膀胱失于约束，则小便频数，或遗尿失禁。

(6) 本病总由肺虚，津气大伤，失于濡养，以致肺叶枯萎。

(7) 其病位在肺，但与脾、胃、肾等脏密切相关：脾虚气弱，无以生化、布散津液，或胃阴耗伤，胃津不能上输养肺，土不生金，均可致肺燥津枯，肺失濡养。久病及肾，肾气不足，气不化津，或因肾阴亏耗，肺失濡养，亦可发为肺痿。

五、诊查要点

1. 诊断依据：临床以咳吐浊唾涎沫为主症。唾呈细沫稠黏，或白如雪，或带白丝，咳嗽，或竟不咳，气息短，或动则气喘。

2. 病证鉴别

(1) 肺痿与肺痈：肺痿以咳吐浊唾涎沫为主症，而肺痈以咳则胸痛，吐痰腥臭，甚则咳吐脓血为主症。虽然多为肺中有热，但肺痈属实，肺痿属虚，肺痈失治久延，可以转为肺痿。

(2) 肺痿与肺痨：肺痨主症为咳嗽、咳血、潮热、盗汗等，与肺痿有别。肺痨后期可以转为肺痿重症。

六、辨证论治

1. 辨证要点

(1) 虚热证易火逆上气，常伴咳逆喘息。

(2) 虚寒证常见上不制下，小便频数或遗尿。

2. 治疗原则

(1) 治疗总以补肺生津为原则。

(2) 虚热证，治当生津清热，以润其枯。

(3) 虚寒证，治当温肺益气而摄涎沫。

(4) 治疗应时刻注意保护津液，重视调理脾肾。

3. 证治分类

证　型	虚热	虚寒
症　状	咳吐浊唾涎沫，其质较黏稠，或咳痰带血，咳声不扬，甚则音嗄，气急喘促，口渴咽燥，午后潮热，形体消瘦，皮毛干枯，舌红而干，脉虚数	咯吐涎沫，其质清稀量多，不渴，短气不足以息，头眩，神疲乏力，食少，形寒，小便数，或遗尿，舌质淡，脉虚弱
证　机	肺阴亏耗，虚火内炽，灼津为痰	肺气虚寒，气不化津，津反为涎
治　法	滋阴清热，润肺生津	温肺益气
代表方	麦门冬汤合清燥救肺汤加减。前方润肺生津，降逆下气，用于咳嗽气逆，咽喉干燥不利，咯痰黏浊不爽。后方养阴润燥，清金降火，用于阴虚燥火内盛，干咳痰少，咽痒气逆	甘草干姜汤或生姜甘草汤加减，前方甘辛合用，甘以滋液，辛以散寒。后方则以补脾助肺，益气生津为主
常用药	太子参、甘草、大枣、粳米益气生津，甘缓补中；桑叶、石膏清泄肺经燥热；阿胶、麦门冬、胡麻仁滋肺养阴；杏仁、枇杷叶、半夏化痰止咳，下气降逆	甘草、干姜温肺脾；人参、大枣、白术、茯苓甘温补脾，益气生津
加　减	如火盛，出现虚烦、咳呛；呕逆者，则去大枣、加竹茹、竹叶清热和胃降逆；如咳吐浊黏痰，口干欲饮，则可加天花粉、知母、川贝母清热化痰；津伤甚者加沙参、玉竹以养肺津；潮热加银柴胡、地骨皮以清虚热，退骨蒸	肺虚失约，唾沫多而尿频者加煨益智；肾虚不能纳气，喘息、短气者，可配钟乳石、五味子，另吞蛤蚧粉

七、预防调护

预防的重点在于积极治疗咳喘等肺部疾患，防止其向肺痿转变。

八、临证备要

1. 重视调补脾胃。

2. 不可妄投燥热，亦忌苦寒滋腻。

3. 慎用驱痰峻剂。

记忆处方——重理解活思维

肺　痿

（1）是指肺叶痿弱不用的病证，为肺脏的慢性虚损性疾患，临床以咳吐浊唾涎沫为主症。

（2）系多种慢性肺系疾病后期发展而成。

（3）发病机理主要为热在上焦，肺燥津伤，或肺气虚冷，气不化津，以致津气亏损，肺失濡养，肺叶枯痿。

（4）病位在肺，但与脾、胃、肾等脏密切相关。

（5）辨证有肺脏虚热和肺气虚冷两大类，以虚热证较为多见。

（6）治疗以补肺生津为原则。

（7）虚热证，润肺生津，清金降火。

（8）虚寒证，温肺益气。

（9）但虚热久延伤气，亦可转为虚寒证，治疗上也要法随证转。

（10）肺痿属内伤虚证，病情较重而迁延难愈，如治疗对症，调理适宜，病症稳定改善，可带病延年，或可获愈。

（11）如治疗不当，或不注意调摄，则使病情恶化，以至不治。

（12）若见张口短气，喉哑，声嘶，咯血，皮肤干枯，脉沉涩而急或细数无神者，预后多不良。

考研专题——看未来展宏图

1. A. 虚实　　　　B. 寒热　　　　C. 两者皆是　　　　D. 两者皆非

（1）治疗肺痈应首先辨别　（115/1993）

（2）治疗肺痿应首先辨别　（116/1993）

答案：（1）D；（2）B。肺痈总属实热证候，辨证当分初期、成痈期、溃脓期、恢复期，肺痿原因为肺燥津伤，肺气虚冷，辨证有虚热、虚寒之分，当首辨寒热。

2. A. 阴阳　　　　B. 气血　　　　C. 两者均是　　　　D. 两者均非

（1）虚劳当辨别　（115/1994）

（2）肺痿当辨别　（116/1994）

答案：（1）C；（2）A。对虚劳的辨证应以气、血、阴、阳为纲，五脏虚候为目。肺痿的辨证有虚热、虚寒之分，虚热属阳，虚寒属阴。

3. A. 虚热　　　　B. 虚寒　　　　C. 两者均有　　　　D. 两者均无

（1）肺痿的主要病理为　（115/2000）

（2）肺痨的主要病理为　（116/2000）

答案：（1）C；（2）A。肺痿病因有肺燥津伤，肺气虚冷的不同而有虚热、虚寒之分。肺痨在病理性质方面以阴虚为主，表现为虚热。

课后巩固——练知识增考技

一、名词解释

1. 肺痿　　　　　　　　2. 培土生金

二、选择题

【A 型题】

1. 提出"肺痿者,肺气萎而不振也"的医家是

　　A. 张仲景　　　　B. 张子和　　　　C. 张景岳　　　　D. 喻嘉言　　　　E. 尤在泾

2. 肺痿虚热证的治疗主方是

　　A. 沙参麦冬汤　　B. 百合固金汤　　C. 麦门冬汤　　　D. 月华丸　　　　E. 桑杏汤

【B 型题】

　　A. 麦门冬汤　　　B. 沙参麦冬汤　　C. 秦艽鳖甲散　　D. 百合固金汤　　E. 月华丸

3. 咳嗽肺阴亏虚证的代表方首选

4. 肺痨肺阴亏虚证的代表方首选

5. 肺痿肺阴亏虚证的代表方首选

【X 型题】

6. 下列哪些病证迁延日久可转化成肺痿

　　A. 久嗽　　　　　B. 肺痈　　　　　C. 肺痨　　　　　D. 喘证　　　　　E. 哮证

7. 虚寒肺痿的治疗主方有

　　A. 麦门冬汤　　　B. 生姜甘草汤　　C. 甘草干姜汤　　D. 参苓白术散　　E. 桑杏汤

(选择题答案:1. D　2. C　3. B　4. E　5. A　6. ABCDE　7. BC)

三、填空题

1. 肺痿以＿＿＿＿＿＿＿＿＿为主症。

2. 痿的发病机理,总缘＿＿＿＿＿＿＿＿＿＿＿＿＿＿＿＿＿＿。

3. 痿治疗总以＿＿＿＿＿＿＿＿＿＿为原则。

四、问答题

1. 试述肺痿的治疗原则,临证时在治疗上要注意什么?

2. 试述肺痿虚热证和虚寒证的临床表现。

第二章　心　系　病　证

 课堂记录——听要点抓考点

第一节　心　悸

一、概说

　1. 心悸是患者自觉心中悸动,惊惕不安,甚则不能自主的一种病证,临床一般多呈发作性,每因情志波动或劳累过度发作,且常伴胸闷、气短、失眠、健忘、眩晕、耳鸣等症。

　2. 病情较重者为怔忡,可呈持续性。

二、历史沿革

1.《内经》虽无心悸或惊悸、怔忡之名,但已认识到心悸的病因有宗气外泄,心脉不通,突受惊恐,复感外邪等。

2.《素问·平人气象论》曰:"……左乳下,其动应衣,宗气外泄也。"

3.《素问·举痛论》云:"惊则心无所依,神无所归,虑无所定,故气乱矣。"

4.《素问·痹论》亦云:"脉痹不已,复感于邪,内舍于心","心痹者,脉不通,烦则心下鼓。"并对心悸脉象的变

化有深刻认识,记载脉律不齐是本病的表现。

5.《素问·三部九候论》云:"三五不调者病。"《素问·平人气象论》云:"脉绝不至者曰死,乍疏乍数者死。"这是认识到心悸时严重脉律失常与疾病预后关系的最早记载。

6. 心悸的病名,首见于汉代张仲景的《金匮要略》和《伤寒论》,称之为"心动悸"、"心下悸"、"心中悸"及"惊悸"等,并认为其主要病因有惊扰、水饮,虚劳及汗后受邪等,如在《金匮要略·惊悸吐衄下血胸满瘀血病脉证治》篇有"寸口脉动而弱,动则为惊"的论述,并记载了心悸时表现的结、代、促脉及其区别,提出了基本治则,并以炙甘草汤等为治疗心悸的常用方剂。

7. 成无己《伤寒明理论·悸》提出心悸病因不外气虚、痰饮两端。曰:"其气虚者,由阳气虚弱,心下空虚,内动而为悸也;其停饮者,由水停心下,心主火而恶水,水既内停,心自不安,则为悸也。"

8.《丹溪心法·惊悸怔忡》云:"惊悸者血虚,惊悸有时,从朱砂安神丸";"怔忡者血虚,怔忡无时,血少者梦多,有思虑便动属虚,时作时止,痰因火动。"

9. 明代《医学正传·惊悸怔忡健忘症》对惊悸、怔忡的区别与联系有详尽的描述,曰:"怔忡者,心中惕惕然动摇而不得安静,无时而作者是也;惊悸者,蓦然而跳跃而动,而有欲厥之状,有时而作者是也。"

10.《景岳全书·怔忡惊恐》认为怔忡由"阴虚劳损所致,且微动亦危,虚甚动亦甚"。

11. 清代《医林改错》重视瘀血内阻导致心悸怔忡,记载了用血府逐瘀汤每多获效。

三、讨论范围

各种原因引起的心律失常

四、病因病机

心悸的发生多因体质虚弱、饮食劳倦、七情所伤、感受外邪及药食不当等,以致气血阴阳亏损,心神失养,心主不安,或痰、饮、火、瘀阻滞心脉,扰乱心神。

(一)病因

1. 体虚劳倦。

2. 七情所伤。

3. 感受外邪

(1)风、寒、湿三气杂至,合而为痹。

(2)痹证日久,复感外邪,内舍于心,痹阻心脉,血行受阻,发为心悸。

(3)或风寒湿热之邪,由血脉内侵于心,耗伤心气心阴,亦可引起心悸。

4. 药食不当

(1)嗜食醇酒厚味、煎炸炙煿、蕴热化火生痰,痰火上扰心神则为悸。

(2)药物过量或毒性较剧,耗伤心气,损伤心阴,引起心悸。如中药附子、乌头、雄黄、蟾酥、麻黄等,西药锑剂、洋地黄、奎尼丁、阿托品、肾上腺素等,或补液过快、过多等。

(二)病机

1. 心悸的病因虽有上述诸端,然神机不外气血阴阳亏虚,心失所养,或邪扰心神,心神不宁。

2. 病位在心,而与肝、脾、肾、肺四脏密切相关。

3. 心之气血不足,心失滋养,搏动紊乱。

4. 心阳虚衰,血脉瘀滞,心神失养。

5. 肾阴不足,不能上制心火,水火失济,心肾不交。

6. 肾阳亏虚,心阳失于温煦,阴寒凝滞血脉。

7. 肝失疏泄,气滞血瘀,心气失畅。

8. 脾胃虚弱,气血乏源,宗气不行,血脉凝留。

9. 脾失健运,痰湿内生,扰动心神。

10. 热毒犯肺,肺失宣肃,内舍于心,血运失常。

11. 肺气亏虚,不能助心治节,心脉运行不畅,均可发为心悸。

12. 虚者为气血阴阳亏损,是心失滋养,而致心悸。

13. 实者多为痰火扰心,水饮上凌或心血瘀阻,气血运行不畅所致。

14. 临床上阴虚者常兼火盛或痰热。

15. 阳虚者易夹水饮、痰湿。

16. 气血不足者易兼气血瘀滞。

17. 心悸初起以心气虚为常见,可表现为心气不足,心血不足,心脾两虚,心虚胆怯。气阴两虚等证。

18. 病久阳虚者则表现为心阳不振,脾肾阳虚,甚或水饮凌心之证。

19. 若阴损及阳,或阳损及阴,可出现阴阳俱损之候。

20. 若病情恶化,心阳暴脱,可出现厥脱等危候。

五、诊查要点

(一)诊断依据

1. 自觉心搏异常。

2. 伴有胸闷不舒,易激动,心烦寐差,颤抖乏力,头晕等症。

3. 可见数、促、结、代、缓、沉、迟等脉象。

4. 常由神志刺激如惊恐、紧张、及劳倦、饮酒、饱食等因素而诱发。

(二)病证鉴别

1. 惊悸与怔忡

(1) 大凡惊悸发病者,多与情绪因素有关,可由骤遇惊恐,忧思恼怒,悲哀过极或过度紧张诱发,多为阵发性,病来虽速,病情较轻,实证居多,可自行缓解,不发时如常人。

(2) 怔忡多由久病体虚,心脏受损所致,无精神等因素亦可发生,常持续心悸,心中惕惕,不能自控,活动后加重,多属虚证,或虚中夹实。

2. 心悸与奔豚

(1) 奔豚发作之时,亦觉心胸躁动不安。

(2)《难经·五十六难》谓"发于小腹,上至心下,若豚状,或上或下无时",称之为肾积。

(3) 故本病与心悸的鉴别要点为:心悸为心中剧烈跳动,发自于心。

(4) 奔豚乃上下冲逆,发自少腹。

3. 心悸与卑慄

(1)《证治要诀·怔忡》描述卑慄症状为:"痞塞不欲食,心中常有所歉,爱处暗室,或倚门后,见人则惊避,似失志状。"

(2) 其病因在于"心血不足"。

(3) 卑慄之胸中不适由于痞塞,心悸则源于心跳,有时坐卧不安,但不避人,无情志异常。

(4) 卑慄为一种神志异常为主的病证,一般无促、结、代、疾、迟等脉象出现。

六、辨证论治

(一)辨证要点

1. 心悸的辨证应分虚实,虚者指脏腑气血阴阳亏虚,实者多指痰饮、俞穴、火邪上扰。

2. 心悸的病位在心,心脏病变可以导致其他脏腑功能失调或亏损,"心动则五脏六腑皆摇"。(《灵枢·口问》)

3. 其他脏腑病变亦可直接或间接影响及心。

(二)治疗原则

1. 虚证分别予以补气、养血、滋阴、温阳。

2. 实证则以祛痰、化饮、清火、行瘀。

(三)证治分类

证　型	心虚胆怯	心血不足	阴虚火旺	心阳不振
症　状	心悸不宁,善惊易恐,坐卧不安,不寐多梦而易惊醒,恶闻声响,食少纳呆,苔薄白,脉细略数或细弦	心悸气短,头晕目眩,失眠健忘,面色无华,倦怠乏力,纳呆食少,舌淡红,脉细弱	心悸易惊,心烦失眠,五心烦热,口干,盗汗,思虑劳心则症状加重,伴耳鸣腰酸,头晕目眩,急躁易怒,舌红少津,苔少或无,脉象细数	心悸不安,胸闷气短,动则尤甚,面色苍白,形寒肢冷,舌淡苔白,脉象虚弱或沉细无力

证 型	心虚胆怯	心血不足	阴虚火旺	心阳不振
证 机	气血亏损，心虚胆怯，心神失养，神摇不安	心血亏耗，心失所养，心神不宁	肝肾阴虚，水不济火，心火内动，扰动心神	心阳虚衰，无以温养心神
治 法	镇惊定志，养心安神	补血养心，益气安神	滋阴降火，养心安神	温补心阳，安神定悸
代表方	安神定志丸加减。本方益气养心，镇惊安神，用于心悸不宁，善惊易恐，少寐多梦，食少、纳呆者	归脾汤加减。本方有益气补血，健脾养心的作用，重在益气，意在生血，适用于心悸征忡，健忘失眠，头晕目眩之症	天王补心丹合朱砂安神丸加减。前方滋阴养血，补心安神，适用于阴虚血少，心悸不安，虚烦神疲，手足心热之症；后方清心降火，重镇安神，适用于阴血不足，虚火亢盛，惊悸征忡，心神烦乱，失眠多梦等症	桂枝甘草龙骨牡蛎汤合参附汤加减。前方温补心阳，安神定悸适用于心悸不安、自汗盗汗等症，后方益心气，温心阳，适用于胸闷气短、形寒肢冷等症
常用药	龙齿、琥珀镇惊安神；酸枣仁、远志、茯神养心安神；人参、茯苓、山药益气壮胆；天门冬、生地黄、熟地黄滋养心血；配伍少量肉桂，有鼓舞气血生长之效；五味子收敛心气	黄芪、人参、白术、炙甘草益气健脾，以资气血生化之源；熟地黄、当归、龙眼肉补养心血；茯神、远志、酸枣仁宁心安神；木香理气醒脾，使补而不滞	生地黄、玄参、麦门冬、天门冬滋阴清热；当归、丹参补血养心；人参、炙甘草补益心气；黄连清热泻火；朱砂、茯苓、远志、枣仁、柏子仁安养心神；五味子收敛耗散之心气；桔梗引药上行，以通心气	桂枝、附子温镇心阳；人参、黄芪益气助阳；麦门冬、枸杞滋阴，取"阳得阴助而生化无穷"之意；炙甘草益气养心；龙骨、牡蛎重镇安神定悸
加减	气短乏力，头晕目眩，动则为甚，静则悸缓，为心气虚损明显，重用人参，加黄芪以加强益气之功；兼见心阳不振，用肉桂易桂枝，加附子，以温通心阳；兼心血不足，加阿胶、首乌、龙眼肉以滋养心血；兼心气郁结，心悸烦闷，精神抑郁，加柴胡、郁金、合欢皮、绿萼梅以疏肝解郁；气虚加湿，加泽泻，重用白术、茯苓；气虚挟瘀，加丹参、川芎、红花、郁金	五心烦热，自汗盗汗，胸闷心烦，舌淡红少津，苔少或无，脉细数或结代，为气阴两虚，治以益气养血，滋阴安神，用炙甘草汤加减以益气滋阴，补血复脉。见阳虚而汗出肢冷，加附子、黄芪、煅龙骨、煅牡蛎；兼阴虚，重用麦门冬、地黄、阿胶，加沙参、玉竹、石斛；纳呆腹胀，加陈皮、谷芽、麦芽、神曲、山楂、鸡内金、枳壳健脾助运；失眠多梦，加合欢皮、夜交藤、五味子、柏子仁、莲子心等养心安神。若热病后期损及心阴而心悸者，以生脉散加减，有益气养阴补心之功	肾阴亏虚，虚火妄动，遗精腰酸者，加龟版、熟地黄、知母、黄柏，或加服知柏地黄丸；若阴虚而火热不明显者，可单用天王补心丹；若阴虚兼有瘀热者，加赤芍药、牡丹皮、桃仁、红花、郁金等清热凉血，活血化瘀	形寒肢冷者，重用人参、黄芪、附子、肉桂温阳散寒；大汗出者重用人参、黄芪、煅龙骨、煅牡蛎、山茱萸益气敛汗，或用独参汤煎服；兼见水饮内停者，加葶苈子、五加皮、车前子、泽泻等利水化饮；夹瘀血者，用丹参、赤芍药、川芎、桃仁、红花；兼见阴伤者，加麦门冬、枸杞、玉竹、五味子；若心阳不振，以致心动过缓者，酌加炙麻黄、补骨脂，重用桂枝以温通心阳

证 型	水饮凌心	瘀阻心脉	痰火扰心
症 状	心悸眩晕，胸闷痞满，渴不欲饮，小便短少，或下肢水肿，形寒肢冷，伴恶心，欲吐，流涎，舌淡胖，苔白滑，脉象弦滑或沉细而滑	心悸不安，胸闷不舒，心痛时作，痛如针刺，唇甲青紫，舌质紫暗或有瘀斑，脉涩或结代	心悸时发时止，受惊始作，胸闷烦躁，失眠多梦，口干苦，大便秘结，小便短赤，舌红，苔黄腻，脉弦滑
证 机	脾肾阳虚，水饮内停，上凌于心，扰乱心神	血瘀气滞，心脉瘀阻，心阳被遏，心失所养	痰浊停聚，郁久化火，痰火扰心，心神不安
治 法	振奋心阳，化气行水，宁心安神	活血化瘀，理气通络	清热化痰，宁心安神

（续表）

证　型	水饮凌心	瘀阻心脉	痰火扰心
代表方	苓桂术甘汤加减。本方通阳利水，适用于痰饮为患，胸胁支满，心悸、目眩等症	桃仁红花煎合桂枝甘草龙骨牡蛎汤。前方养血活血，理气通脉止痛，适用心悸伴阵发性心痛、胸闷不舒，舌质紫暗等症；后方温通心阳，镇心安神，用于胸闷不舒、少寐多梦等症	黄连温胆汤加减。本方清心降火，化痰安中，用于痰热扰心而见心悸时作，胸闷烦躁，尿赤便结，失眠多梦等症状者
常用药	泽泻、猪苓、车前子、茯苓淡渗利水；桂枝、炙甘草通阳化气；人参、白术、黄芪健脾益气助阳；远志、茯神、酸枣仁宁心安神	桃仁、红花、丹参、赤芍药、川芎活血化瘀；延胡索、香附、青皮理气通脉止痛；生地黄、当归养血活血；桂枝、甘草以通心阳；龙骨、牡蛎以镇心神	黄连、山栀苦寒泻火，清心除烦；竹茹、半夏、胆南星、全瓜蒌、陈皮清化痰热，和胃降逆；生姜、枳实下气行痰；远志、石菖蒲、酸枣仁、生龙骨、生牡蛎宁心安神
加　减	兼见恶心呕吐，加半夏、陈皮、生姜以和胃降逆；兼见肺气不宣，肺有水湿者，咳喘，胸闷，加杏仁、前胡、桔梗以宣肺，葶苈子、五加皮、防己以泻肺利水；兼见瘀血者，加当归、川芎、刘寄奴、泽兰叶、益母草；若见心心功能不全而致水肿、尿少、阵发性夜间咳喘或端坐呼吸者，当重用温阳利水之品，如真武汤	气滞血瘀，加用柴胡、枳壳；兼气虚加黄芪、党参、黄精；兼血虚加何首乌、枸杞子、熟地黄；兼阴虚加麦门冬、玉竹、女贞子；兼阳虚加附子、肉桂、淫羊藿；络脉痹阻，胸部窒闷，加沉香、檀香、降香；夹痰浊，胸闷疼痛，苔浊腻，加瓜蒌、薤白、半夏、陈皮；胸痛甚者，加乳香、没药、五灵脂、蒲黄、三七粉等祛瘀止痛	痰热互结，大便秘结者，加生大黄；心悸重者，加珍珠母、石决明、磁石重镇安神；火郁伤阴，加麦门冬、玉竹、天门冬、生地黄养阴清热；兼见脾虚者加党参、白术、谷麦芽、砂仁益气醒脾

七、预防调护

1. 保持心情愉快，精神乐观，情绪稳定，避免情志为害，减少发病。
2. 饮食有节。
3. 生活规律。
4. 心悸病势缠绵，应坚持长期治疗。

八、临证备要

1. 中医脉象变化与辨证的关系

（1）脉率快速型心悸，可有一息六至之数脉、一息七至之疾脉、一息八至之极脉、一息九至之脱脉、一息十至以上之浮合脉。

（2）脉率过缓型心悸，可见一息四至之缓脉、一息三至之迟脉、一息二至之损脉、一息一至之败脉、二息一至之奇精脉。

（3）脉率不整型心悸，脉象可见有数时一止、止无定数之促脉。

（4）缓时一止，止无定数之结脉。

（5）脉来更代，几至一止，止有定数之代脉。

（6）脉来乍疏乍数，忽强忽弱之雀啄脉。

（7）临床应结合病史、症状，决定脉证从舍。

（8）一般认为，凡久病体虚而脉象弦滑搏指者为逆，病情重笃，而脉象散乱模糊者为病危之象。

2. 中医脉象变化与心律失常的关系

（1）迟脉，是一种脉率在 40～50 次/分之间的脉律基本规整的脉象，见于窦性心动过缓、完全性房室传导阻滞。

（2）结脉，指脉率缓慢而伴有不规则歇止的脉象，见于Ⅱ度以上窦房、房室传导阻滞、室内传导阻滞，及过早搏动。

（3）代脉，指脉率不快而伴有规则歇止的脉象，多见于Ⅱ度窦房、房室传导阻滞，及二联律、三联律等。

（4）以上迟脉、结脉、代脉多见于气血阴阳不足，如《伤寒论·辨脉法》云："阴盛则结"，《素问·脉要精微论》：

"代则气衰。"

(5) 数脉,是指脉率规整而脉率在 100～150 次/分之间的一种脉象,见于窦性心动过速。

(6) 疾脉,指脉来疾速,脉率在 150 次/分以上而脉率较整齐的一种脉象,见于阵发性及非阵发性室上性心动过速、房扑或房颤伴 2∶1 房室传导等。

(7) 促脉,指脉率快速而兼有不规则歇止的一种脉象,多见于过早搏动。

(8) 数脉,促脉多见于正虚邪实之证,故有"阳盛则促","数则阳热"之说,邪实多见于阳盛实热或邪实阻滞之证。

(9) 促脉则多见于真阴重决,阳亢无制。

(10) 对以上三脉,古人有"实宜凉清虚温补"之训。

3. 心悸不可以方一概治之。

4. 心悸应辨病辨证相结合

(1) 功能性心律失常多由自主神经功能失常所致,临床以快速型多见。

(2) 辨证多为气阴两虚,心神不安,以益气养阴,重镇安神为法,每见效验。

(3) 器质性心律失常,临床以风心病、冠心病、病毒性心肌炎为多见。

(4) 冠心病伴心律失常者以气虚血瘀为主,常用益气活血之法,兼有痰瘀者,配以豁痰化瘀之剂。

(5) 风心病伴心律失常者,以"通"为主要治则,常配以桂枝配赤芍加活血化瘀通络之品。桂枝为通心脉要药,赤芍活血通络,意在各展其长而又相得益彰。

(6) 病毒性心肌炎伴心律失常者,治疗不可忽视"病毒"因素,在益气养阴、活血通阳基础上加用清热解毒之剂,如大青叶、地丁草、苦参、黄连等。

(7) 缓慢型心律失常病机主要为心气虚弱,推动气血运行无力。

(8) 肾阳不足,不能助心阳搏动。治疗应以补心气、温肾阳为法,方以麻黄附子细辛汤、保元汤合生脉散为主。

(9) 取炙黄芪、党参、制附子益气补阳,细辛、麻黄、桂枝温通心阳,配以活血通脉、滋阴敛气之品,遵张景岳"善补阳者,必阴中求阳,则阳得阴助而生化无穷"之训。

记忆处方——重理解活思维

心　悸

1. 多因体虚劳倦(久病失养或劳伤过度),情志内伤,外邪侵袭等,导致心神失宁而发病。

2. 其病位在心,根据病证的临床表现,应分辨病变有无涉及肝脾肾,是病及一脏,抑或病及多脏。

3. 心悸病机有虚实之分,虚为气血阴阳亏损,心神失养,实为气滞、血瘀、痰浊、火郁、水饮扰动心神,两者常相互夹杂。虚证之中,常兼痰浊、水饮或血瘀为患;实证之中,则多有脏腑气弱的表现。

4. 治疗上,其虚证者,或补气血之不足,或调阴阳之盛衰,以求气血调和,阴平阳秘,心神得养;其实证者,或行气祛瘀,或清心泻火,或化痰逐饮,使邪去正安,心神得宁。

5. 因心中动悸不安为本病的临床特点,故可配合安神之品。

6. 因虚者,常配以养血安神之品;因实者,则多配用重镇安神之品。

 考研专题——看未来展宏图

1. 心悸时发时止,胸闷烦躁,失眠多梦,口干口苦,小便短赤,大便秘结,舌红苔黄腻,脉弦滑者,其治法是

(61/2010)

  A. 清热泻火,安神定悸　　　　　　　B. 清热化湿,养心安神

  C. 清肝泻胃,安神定志　　　　　　　D. 清热化痰,宁心安神

答案:D。为心悸之痰火扰心。治法:清热化痰,宁心安神。方药:黄连温胆汤。

2. 心悸而烦,善惊梦多,食少泛恶,舌苔黄腻,脉滑数者,宜选用何方 (58/1996)

  A. 安神定志丸　　　B. 朱砂安神丸　　　C. 黄连温胆汤　　　D. 香砂六君子丸　　　E. 以上均不是

答案:C。为痰热内扰,胃失和降,心神不安之心悸,治以黄连温胆汤清痰热。

3. 心血瘀阻所致之心悸,治宜选用 (59/2001)

  A. 丹参饮　　　B. 桃仁红花煎　　　C. 血府逐瘀汤　　　D. 桃红四物汤　　　E. 通幽汤

答案:B。心血瘀阻引起的心悸,以桃仁红花煎活血化瘀,理气通络。

4. 下列何项不是惊悸或怔忡的鉴别要点 (69/1999)

  A. 外因或内因引起　　　　　　B. 常与惊恐、恼怒或劳累有关　　C. 全身情况较好或较差

  D. 病情较重或较轻　　　　　　E. 病位在肝或在心

答案:E。怔忡每由内因引起,全身情况差,病情较为深重,病性属虚,惊悸则相反。

5. 心悸,善惊易恐,坐卧不安,少寐多梦,舌苔薄白,脉弦者,治疗宜首选 (67/2006)

  A. 人参归脾丸　　　　　　　　B. 安神定志丸　　　　　　C. 黄连温胆汤

  D. 炙甘草汤　　　　　　　　　E. 桂枝甘草龙骨牡蛎汤

答案:B。为心虚胆怯型心悸,治宜镇惊定志、养心安神,方选安神定志丸。

6. 下列除哪项外,均为心血不足型心悸的主症 (57/1992)

  A. 善惊易恐　　　B. 心悸头晕　　　C. 面色不华　　　D. 倦怠无力　　　E. 脉结代而心动悸

答案:A。善惊易恐是心虚胆怯型心悸的主证。

7. "脉痹不已,复感于邪,内舍于心"引起心悸的病机是 (73/2005)

  A. 水饮凌心　　　B. 痰热扰心　　　C. 瘀血阻络　　　D. 阴虚火旺　　　E. 心阳不足

答案:C。出自《素问·痹论》。风寒湿邪搏于血脉,内犯于心,以致心脉痹阻,营血运行不畅,引起心悸。

8. 患者心悸,头晕乏力,面色无华,神疲倦怠,舌质淡红,脉象细弱,治疗最佳方剂为 (66/1998)

  A. 天王补心丹　　　　　　　　B. 安神定志丸　　　　　　C. 归脾汤

  D. 桂枝甘草龙骨牡蛎汤加味　　E. 人参养荣汤

答案:C。属心血不足之心悸,以归脾汤补血养心,益气安神。

9. 患者平素体健,三日前突受惊吓,现心悸易惊,坐卧不宁,少寐多梦,舌苔薄白,脉弦。治疗宜用 (61/2005)

  A. 朱砂安神丸　　　　　　　　B. 归脾汤　　　　　　　　C. 安神定志丸加琥珀

  D. 天王补心丹　　　　　　　　E. 桂枝甘草龙骨牡蛎汤

答案:C。心悸在临床上常见有心虚胆怯,心血不足,阴虚火旺,心阳不振,水饮凌心,瘀血阻络等证候。惊则气乱,心神不能自主,故发为心悸;心不藏神,心中惕惕,则善惊易恐,坐卧不安,少寐多梦,脉弦,故选用镇惊定志,以安心神的安神定志丸加琥珀治疗。而滋阴清心、养心安神的朱砂安神丸治疗阴虚火旺的心悸;归脾汤具有补血养心、益气安神的作用,治疗气血两虚的心悸;天王补心丹治疗阴虚而火不旺之失眠;桂枝甘草龙骨牡蛎汤具有温补心阳、安神定悸作用,治疗心阳不振的心悸。

 课后巩固——练知识增考技

一、名词解释

1. 惊悸　　　　　　　　2. 怔忡　　　　　　　　3. 心痹

二、选择题

【A型题】

1. 心悸本虚初起最常表现为

A. 气阴虚   B. 气虚   C. 气血虚   D. 阴虚   E. 阳虚

2. 关于怔忡的描述下面哪项是错误的
   A. 每由精神因素诱发   B. 持续心悸   C. 病情较重
   D. 活动后加重   E. 心中惕惕不能自控

3. 心悸与卑喋鉴别要点为
   A. 胸闷不适   B. 惊慌不安   C. 精神因素诱发   D. 神志异常   E. 气血不足

4. 心悸实证的治疗原则下面哪项是错误的
   A. 祛痰   B. 行瘀   C. 理气   D. 化饮   E. 清火

5. 炙甘草治疗心悸气血不足证伴有
   A. 阳虚   B. 阴虚   C. 虚火   D. 痰火   E. 瘀血

6. 心悸不安,胸闷气短,动则尤甚,面色苍白,形寒肢冷,舌淡苔白,脉象虚弱或沉细无力。证机概要
   A. 气血亏损,心虚胆怯,心神失养,神摇不安   B. 心血亏耗,心失所养,心神不宁
   C. 肝肾阴虚,水不济火,心火内动,扰动心神   D. 心阳虚衰,无以温养心神
   E. 脾肾阳虚,水饮内停,上凌于心,扰乱心神

7. 心悸心阳不振证的治法
   A. 镇惊定志,养心安神   B. 补血养心,益气安神   C. 滋阴清火,养心安神
   D. 温补心阳,安神定悸   E. 振奋心阳,宁心安神

8. 心悸心阳不振证的代表方是
   A. 安神定志丸   B. 归脾汤   C. 天王补心丹合朱砂安神丸
   D. 桂枝甘草龙骨牡蛎场合参附汤   E. 黄连温胆汤

【B型题】

A. 平补镇心丹   B. 黄连温胆汤   C. 天王补心丹合朱砂安神丸
D. 归脾汤   E. 桂枝甘草龙骨牡蛎场合参附汤

9. 心悸心虚胆怯证的代表方宜首选

10. 心悸心血不足证的代表方宜首选

11. 心悸阴虚火旺证的代表方宜首选
    A. 天王补心丹合朱砂安神丸   B. 桂枝甘草龙骨牡蛎场合参附汤
    C. 真武汤   D. 黄连温胆汤   E. 苓桂术甘汤

12. 心悸心阳不振证的代表方宜首选

13. 心悸水饮凌心证的代表方宜首选

14. 心悸痰火扰心证的代表方宜首选

【X型题】

15. 成无己《伤寒明理论悸》提出心悸病因不外为
    A. 气虚   B. 血虚   C. 阳虚   D. 痰饮   E. 血瘀

16. 《丹溪心法》认为心悸的发病应责之
    A. 气   B. 血   C. 虚   D. 痰   E. 火

17. 心悸的发生多因
    A. 体质虚弱   B. 饮食劳倦   C. 七情所伤   D. 感受外邪   E. 药食不当

18. 心悸的虚证应分别予以
    A. 补气   B. 养血   C. 生津   D. 滋阴   E. 温阳

19. 心悸的实证应予以
    A. 祛痰   B. 除湿   C. 化饮   D. 清火   E. 行瘀

(选择题答案:1. B 2. A 3. D 4. C 5. B 6. D 7. D 8. D 9. A 10. D 11. C 12. B 13. E
14. D 15. AD 16. CD 17. ABCDE 18. ABDE 19. ACDE)

三、填空题

1.《素问·举痛论》云:"惊则_____,_____,_____,故气乱矣。"

2.《素问·痹论》篇指出:"脉痹不已,_____,_____。"

3. 心悸的病机不外于_____,_____,或_____,_____。

4. 心悸的辨证应分虚实,虚者系指_____,实者多指_____、_____、_____。

5. 心悸的治疗应分虚实。虚证分别予以_____、_____、_____、_____;实证则应_____、_____、_____、_____。

6. 由于心悸以_____为其病理特点,故应酌情配合_____之法。

7. 心悸心虚胆怯证的治法是_____。方用_____加减。

8. 心悸阴虚火旺证的治法是_____。方用_____加减。

四、问答题

1. 简述肾、肝、脾、肺引起心悸的病理机制。

2. 为什么心悸临床多表现为虚多实少?

3. 为什么心悸的治疗要酌情配入安神法?常用的安神法有哪些?各举三味药物说明。

第二节　胸　痹

一、概说

胸痹是指以胸部闷痛,甚则胸痛彻背,喘息不得卧为主的一种疾病。

二、历史沿革

1. 胸痹的临床表现最早见于《内经》。

《灵枢·五邪》篇指出:"邪在心,则病心痛。"

《素问·脏气法时论》亦说:"心病者,胸中痛,胁支满,胁下痛,膺背肩胛间痛,两臂内侧痛。"

《素问·刺论》又有"卒心痛"、"厥心痛"之称。

《素问·厥论》把心痛严重,并迅速造成死亡者,称为"真心痛",谓"真心痛,手足青至节,心痛甚,且发夕死,夕发旦死"。

2. 汉代张仲景《金匮要略》正式提出"胸痹"的名称,并进行了专门的论述。

(1)《胸痹心痛短气病脉证治》篇说:"胸痹之病,喘息咳唾,胸背痛,短气,寸口脉沉而迟,关上小紧数。""胸痹不得卧,心痛彻背。"

(2) 把病因病机归纳为"阳微阴弦",即上焦阳气不足,下焦阴寒气盛,认为乃本虚标实之证。

(3) 在治疗上,根据不同证候,制定了瓜蒌薤白白酒汤等9张方剂,以取温通散寒,宣痹化湿之效,体现了辨证论治的特点。

3. 宋金元时代有关胸痹的论述更多,治疗方法也十分丰富。

(1)《圣济总录·胸痹门》有"胸痹者,胸痹痛之类也……胸脊两乳间刺痛,甚则引背胛,或彻背膂"的症状记载。

(2)《太平圣惠方》将心痛、胸痹并列。在《治卒心痛诸方》、《治久心痛方》等篇中,收集治疗本病的方剂甚丰,观其制方,芳香、温通、辛散之品,每与益气、养血、滋阴、温阳之品互为用,标本兼顾,丰富了胸痹的治疗内容。

4. 至明清时期,对胸痹的认识有了进一步的提高,如《玉机微义·心痛》中揭示胸痹不仅有实证,亦有虚证,补前人之未备。尤为突出的是,对心痛与胃脘痛进行了明确的鉴别。

5. 后世医家提出了活血化瘀的治疗方法,如《证治准绳·诸痛门》提出了用大剂量桃仁、红花、降香、失笑散等治疗死血心痛,《时方歌括》以丹参饮治心腹诸痛,《医林改错》以血府逐瘀汤治胸痹心痛等,至今沿用不衰,为治疗胸痹开辟了广阔的途径。

三、讨论范围

主要与西医学所指的冠状动脉粥样硬化性心脏病(心绞痛、心肌梗死)关系密切。

四、病因病机

(一)病因

1. 寒邪内侵

(1) 寒主收引,既可抑遏阳气,所谓暴寒折阳,又可使血行瘀滞,发为本病。

（2）《素问·调经论》曰："寒气积于胸中而不泻,不泻则温气去,寒独留,则血凝泣,凝则脉不通。"

（3）《医学正传·胃脘痛》："有真心痛者,大寒触犯心君。"

（4）素体阳衰,胸阳不足,阴寒之邪乘虚侵袭,寒凝气滞,痹阻胸阳,而成胸痹。

2. 饮食失调

（1）饮食不节,如过食肥甘厚味,或嗜烟酒而成癖,以致脾胃损伤,运化失养,聚湿生痰,上犯心胸清旷之区,阻遏心阳,胸阳失调,气机不畅,心脉闭阻,而成胸痹。

（2）痰浊留恋日久,痰阻血瘀,亦成本病证。

3. 情志失节

（1）忧思伤脾,脾运失健,津液不布,遂聚为痰。

（2）郁怒伤肝,肝失疏泄,肝郁气滞,甚则气郁化火,灼津成痰。

（3）无论气滞或痰阻,均可使血行失畅,脉络不利,而致气血瘀滞,或痰瘀交阻,胸阳不振,心脉痹阻,不通则痛,而发胸痹。

4. 劳倦内伤

（1）劳倦伤脾,脾虚转输失能,气血生化乏源,无以濡养心脉,拘急而痛。

（2）劳倦伤阳,心肾阳微,鼓动无力,胸阳失展,阴寒内侵,血行涩滞,而发胸痹。

5. 年迈体虚。

（二）病机

1. 胸痹的主要病机为心脉痹阻,病位在心,涉及肝、脾、肾等脏。

2. 心主血脉,肺主治节,两者相互协调,气血运行自畅。

3. 心病不能推动血脉,肺气治节失调,则血行瘀滞。

4. 肝病疏泄失职,气郁血滞,脾失健运,聚生痰浊,气血乏源。

5. 肾阴亏损,心血失养,肾阳虚衰,君火失用,均可引致心脉痹阻,胸阳失旷而发胸痹。

6. 其临床表现为本虚标实,虚实夹杂。

7. 本虚有气虚、气阴两虚及阳气虚衰。

8. 标实有血瘀、寒凝、气滞,且可相兼为病,如气滞血瘀、寒凝气滞、痰瘀交阻等。

五、诊查要点

（一）诊断依据

1. 膻中或心前区憋闷疼痛,甚则痛彻左肩背、咽喉、胃脘部、左上臂内侧等部位,呈反复发作性或持续不解,常伴有心悸、气短、自汗、甚则喘息不能平卧。

2. 胸闷胸痛一般几秒到几十分钟可缓解。严重者可见疼痛剧烈,持续不解,汗出肢冷,面色苍白,唇甲青紫,心跳加快,或心律失常等危候,可发生猝死。

3. 多见于中年以上,常因操劳过度,抑郁恼怒或多饮多食,感受寒冷而诱发。

（二）类证鉴别

1. 胸痹与悬饮

（1）悬饮、胸痹均有胸痛,但胸痹为当胸闷痛,并可向左肩内侧等部位放射,常因受寒、饱餐、情绪激动、劳累而突然发作,历时短暂,休息或用药后得以缓解。

（2）悬饮为胸胁胀痛,持续不解,多伴有咳唾,转侧、呼吸时疼痛加重,胁间饱满,并有咯痰等肺系证候。

2. 胃脘痛

（1）心在脘上,脘在心下,故有胃脘当心而痛之称,以其部位相近。

（2）胸痹之不典型者,其疼痛可在胃脘部,极易混淆。

（3）但胸痹以胸痛为主,为时极短,虽与饮食有关,但休息、服药常可缓解。

（4）胃脘痛与饮食相关,以胀痛为主,局部有压痛,持续时间较长,常伴有泛酸、嘈杂、嗳气、呃逆等胃脘部症状。

3. 胸痹与真心痛：

（1）真心痛乃胸痹的进一步发展。

（2）症见心痛剧烈,甚则持续不解,伴有汗出、肢冷、面白、唇紫、心电图检查,根据足青至节,脉微或结代等危重急症。

六、辨证论治

（一）辨证要点

1. 辨标本虚实

（1）胸痹总属本虚标实之证，辨证首先先辨虚实，分清标本。

（2）标实应区别气滞、痰浊、血瘀、寒凝的不同，本虚又应区别阴阳气血亏虚的不同。

（3）标实者：闷重而痛轻，兼见胸胁胀满，善太息，憋气，苔薄白，脉弦者，多属气滞。

（4）胸部窒闷而痛，伴唾吐痰涎，苔腻，脉弦滑或弦数者，多属痰浊。

（5）胸痛如绞，遇寒则发，或得冷加剧，伴畏寒肢冷，舌淡苔白，脉细，为寒凝心脉所致。

（6）刺痛固定不移，痛有定处，夜间多发，舌紫暗或有瘀斑，脉结代或涩，由心脉瘀滞所致。

（7）本虚者：心胸隐痛而闷，因劳累而发，伴心慌，气短，乏力，舌淡胖嫩，边有齿痕，脉沉细或结代者，多属心气不足。

（8）若绞痛兼见胸闷气短，四肢厥冷，神倦自汗，脉沉细，则为心阳不振。

（9）隐痛时作时止，缠绵不休，动则多发，伴口干，舌淡红而少苔，脉沉细而数，则属气阴两虚表现。

2. 辨病情轻重：

（1）若持续数小时甚至数日不休者常为重证或危候。

（2）疼痛遇劳发作，休息或服药后能缓解者为顺症。

（3）服药后难以缓解者常为危候。

（4）一般疼痛发作次数多少与轻重程度呈正比，但亦有发作次数不多而病情较重的情况，尤其在安静或睡眠或睡眠时发作疼痛者病情较重，必须结合临床表现，具体分析判断。

（二）治疗原则

1. 基于本病病机为本虚标实，虚实夹杂，发作期以标实为主，缓解期以本虚为主的特点，其治疗原则应先治其标，后治其本，先从祛邪入手，然后再扶正，必要时可根据虚实标本的主次，兼顾同治。

2. 标实当泻，针对气滞、血瘀、寒凝、痰浊而疏理气机，活血化瘀，辛温通阳，泄泻豁痰，尤重活血通脉治法。

3. 本虚宜补，权衡心脏阴阳气血之不足，有无兼见肺、肝、脾、肾等脏之亏虚，补气温阳，滋阴益肾，纠正脏腑之偏衰，尤其重视补益心气之不足，在胸痹的治疗中，尤其对真心痛的诊治，必须辨清证候之重危顺逆，一旦发现脱证之先兆，必须尽早投用益气固脱之品。

（三）证治分类

证 型	心血瘀阻	气滞心胸	痰浊闭阻	寒凝心脉
症 状	心胸疼痛，如刺如绞，痛有定处，入夜为甚，甚则心痛彻背，背痛彻心，或痛引肩背，伴有胸闷，日久不愈，可因暴怒、劳累而加愈，舌质紫暗，有瘀斑，苔薄，脉弦涩	心胸满闷，隐痛阵发，痛有定处，时欲太息，遇情志不遂时容易诱发或加重，或兼有胸脘满闷，得嗳气或矢气则舒，苔薄或薄腻，脉细弦	胸闷重而心痛微，痰多气短，肢体沉重，形体肥胖，遇阴天而易发作或加重，伴有倦怠乏力，纳呆便溏，咯吐痰涎，舌体胖大且边有齿痕，苔浊腻或白滑，脉滑	卒然心痛如绞，心痛彻背，喘不得卧，多因气候骤冷或骤感风寒而发病或加重，伴形寒，甚则手足不温，冷汗自出，胸闷气短，心悸，面色苍白，苔薄白，脉沉紧或沉细
证 机	血行瘀滞，胸阳痹阻，心脉不畅	肝失疏泄，气机瘀滞，心脉不和	通阳泄浊，豁痰宣痹	素体阳虚，阴寒凝滞，气血痹阻，心阳不振
治 法	活血化瘀，通脉止痛	疏肝理气，活血通络	瓜蒌薤白半夏汤和涤痰汤加减。两方均能温通豁痰，前方偏于通阳行气，用于痰阻气滞，胸阳痹阻者，后方偏于健脾益气，豁痰开窍，用于脾虚失运，痰阻心窍者	辛温散寒，宣通心阳

证型	心血瘀阻	气滞心胸	痰浊闭阻	寒凝心脉
代表方	血府逐瘀汤加减。本方祛瘀通脉，行气止痛，用于胸中瘀阻，血行不畅，心胸疼痛，痛有定处，胸闷心悸之胸痹	柴胡疏肝散加减。本方疏肝理气，适用于肝气抑郁，气滞中焦，胸阳失展，血脉失和之胸胁疼痛等		枳实薤白桂枝汤合当归四逆汤加减。两方皆能辛温散寒，助阳通脉。前方重在通阳理气，用于胸痹阴寒证，见心中痞满，胸闷气短者；后方以温经散寒为主，用于血虚寒厥证，见胸痛如绞，手足不温，冷汗自出，脉沉细者
常用药	当归、川芎、桃仁、红花、赤芍、紫胡、桔梗、枳壳、牛膝	枳壳、香附、川芎、陈皮、白芍	瓜蒌、薤白、半夏、厚朴、枳实、桂枝、茯苓、甘草、干姜、细辛	桂枝、细辛、当归、白芍、通草、大枣
加减	若瘀血重症，胸痛剧烈，加乳香、没药、郁金、延胡索赤、降香、丹参等加强活血理气胸痛甚加沉香、檀香、荜茇、三七等理气辛香止痛药物；如伴畏寒肢冷，可加细辛、桂枝、肉桂、高良姜等	如有脘胀、嗳气、纳少，可用逍遥散行气、理脾和血；苔腻质暗，合丹参饮，用丹参、檀香调气行瘀，砂仁化湿和中，如心烦、口干、便秘伴舌红苔黄，用丹栀逍遥散，便秘严重用当归芦荟丸以泻郁火；胸闷心痛明显，合用失笑散增强活血行瘀、散络止痛作用	如痰黏、色黄、大便干，苔黄腻，用黄连温胆汤加郁金，用半夏、茯苓、橘红、甘草化痰理气，黄连、竹茹、枳实清泄痰热；心胸灼痛、心烦、口干、大便干结、苔黄腻，以黄连温胆汤＋海浮石、海蛤壳化痰火胶结，加生地黄、麦门冬；沙参浮痰火之伤津，大便干结加生大黄或礞石滚痰丸。如偏瘫、麻木、颤抖，以温胆汤加胆星、石菖蒲化痰、熄风、通窍；如胸闷如窒，绞痛陈发，可用桃红四物汤活血化瘀及苏合香丸通脉止痛	如胸痛剧烈，心痛彻背，伴身寒肢冷为阴寒极盛，胸痹心痛重证，予乌头赤石脂丸，乌头雄烈刚燥，散寒通络止痛，附子、干姜温阳逐寒，蜀椒温经下气开郁，恐方中药物过于辛散，配用赤石脂入心径而固摄收涩心之阳气；若痛剧而四肢不温，冷汗自出，即含化苏合香丸或冠心苏合香丸，芳香化浊，理气温通开窍，有即速止痛功效

证型	气阴两虚	心肾阴虚	心肾阳虚
症状	心胸隐痛，时作时休，心悸气短，动则益甚，伴疲倦乏力，声息低微，面色㿠白，易汗出，舌质淡红，舌体胖且边有齿痕，苔薄白，脉虚细缓或结代	心痛憋闷，心悸盗汗，虚烦不寐，腰酸膝软，头晕耳鸣，口干便秘，舌红少苔，苔薄或剥，脉细数或结代	心悸而痛，胸闷气短，动则更甚，自汗，面色㿠白，神倦怯寒，四肢欠温或肿胀，舌质淡胖，边有齿痕，苔白或腻，脉沉细迟
证机	心气不足，阴血亏耗，血行瘀滞	水不济火，虚热内灼，心失所养，血脉不畅	心阳不振，心肾阳虚，寒凝心脉
治法	益气养阴，活血通脉	滋阴清火，养心活络	温补阳气，振奋心阳
代表方	生脉散合人参养荣汤加减。两者皆能补益心气。生脉散长于益气敛阴，适用于心气不足，心阴亏耗者；人参养荣汤补气养血，安神宁心，适用于胸闷气短，头昏神疲等证	天王补心丹合炙甘草汤加减。两方均为滋阴养心之剂。天王补心丹以养心安神为主，治疗心肾两虚，阴虚血少者；炙甘草汤以养阴复脉见长，主要用于气阴两虚，心动悸，脉结代者	参附汤合右归饮加减。两方均能补益心气，前方大补元气，温补心阳，后方温肾助阳，补益精气
常用药	人参、黄芪、太子参、炙甘草、桂枝、肉桂、五味子、丹参、当归、麦冬、大枣	生地黄、玄参、天门冬、麦门冬、人参、炙甘草、茯苓、柏子仁、酸枣仁、远志、丹参、当归、桔梗	人参、黄芪、附子、炙甘草、熟地黄、山茱萸、淮山药、枸杞子、杜仲、肉桂、白术

（续表）

证　型	气阴两虚	心肾阴虚	心肾阳虚
加　减	如见神疲乏力、纳呆、失眠、多梦，可用养心汤，方以保元汤去生姜来补益心气，以茯苓、茯神、远志、半夏健脾和胃，补心安神，以柏子仁、酸枣仁、五味子，收敛心气、养心安神；当归、川芎行气活血；补心气常用人参、党参、黄芪、太子参，气虚可少加肉桂，也可加麦门冬、玉竹、黄精等益气养阴之品	如虚火内扰心神，心烦不寐、舌红少津者，用酸枣仁汤清热除烦；进一步还可用黄连阿胶汤滋阴清火，宁心安神；如阴虚致心悸怔忡，脉结代，可用炙甘草汤，配以阿胶、麦门冬、火麻仁滋阴补血以养心阴；如阴虚阳亢，加珍珠母、灵磁石、石决明等重镇潜阳之品；如心肾真阴欲竭，宜用大剂量西洋参、鲜生地、霍山石斛、麦门冬、山萸肉等急救真阴，并佐用生牡蛎、乌梅肉、五味子、甘草等酸甘化阴且敛其阴；兼有气滞者，忌用温燥理气之品，可选绿萼梅、玫瑰花、合欢花、川楝子、延胡索、瓜蒌等	如心肾阳虚，可以附子、肉桂补水中之火，用六味地黄丸壮水之主，从阴引阳，合为温补肾阳；如兼见水饮上凌心肺，水肿，喘促、心悸，用真武汤，以附子补阳，与芍药共用能入阳破结，敛阴和阳；水肿以茯苓、白术健脾利水，生姜温散水气；虚阳欲脱者，用四逆汤加人参汤，温阳益气、回阳救逆；寒凝心脉，心痛较剧者，可加鹿角片、川椒、吴茱萸、荜茇、高良姜、细辛、川乌、赤石脂；兼气滞血瘀者，可用薤白、沉香、降香、檀香、香附、鸡血藤、泽兰、川芎、桃仁、红花、延胡索、乳香、没药等温性活血理气药

七、预防调护

1. 注意调摄精神，避免情绪波动。

2. 注意生活起居，寒温适宜。

八、临证备要

1. 胸痹治疗应以通为补，通补结合

（1）胸痹患者临床以胸闷、心痛、气短为其特征，兼有心悸、眩晕、肢麻，疲乏等不舒。

（2）其病机为本虚标实。

（3）临床治疗应以通为补，其"通"法包括芳香温通法，如苏合香丸、冠心苏合丸、速效救心丸、心痛丸、宽胸丸、麝香保心丸等，但不宜过用久服，以免耗伤心气和心阴。

（4）宣痹通阳法、如瓜蒌薤白半夏汤、枳实薤白桂枝汤、瓜蒌片等。

（5）活血化瘀法，如血府逐瘀汤、失笑散、三七粉、复方丹参滴丸、心可舒、地奥心血康及川芎嗪、香丹、葛根素、脉络宁、冠心Ⅱ号等注射液。

（6）临证可加用养血活血药，如鸡血藤、益母草、当归等，活血而不伤正。

（7）"补"法包括补气血，选用八珍汤，当归补血汤等。

（8）温肾阳选加淫羊藿、仙茅、补骨脂。

（9）补肾阴选加首乌延寿丹、左归丸等。

2. 活血化瘀法的应用

（1）活血化瘀法治疗胸痹不失为一个重要途径，但切不可不辨证施治，一味地活血化瘀，若将胸痹的治疗思路，仅仅局限于活血化瘀治法，势必影响疗效的提高和巩固。

（2）胸痹的基本病机是本虚标实，其瘀血的形成，多由正气亏损，气虚阳虚或气阴两虚而致，亦可因寒凝、痰浊、气滞而诱发。

（3）本病具有反复发作，病程日久的特点，属单纯血瘀实证者较少，多表现为气虚血瘀或痰瘀交阻，气滞血瘀等夹杂证候，故临床治疗应注意在活血化瘀中伍以益气、养阴、化痰、理气之品，辨证用药，加强祛瘀疗效。

（4）活血化瘀药物临床上主要选用养血活血之品，如丹参、鸡血藤、当归、赤芍药、郁金、川芎、红花、泽兰、牛膝、桃仁、三七、水蛭、地龙、益母草、山楂、琥珀粉等，但对破血攻伐之品，虽有止痛作用，但易伤及正气，应慎用，若必用，且不可久用、多用，痛止后须扶正养营，方可巩固疗效。同时必须注意有无出血倾向或征象，一旦发现，立即停用，并予相应处理。

3. 芳香温通药的应用

（1）寒邪内闭是导致胸痹发作的重要病机之一，临床以芳香走窜。

（2）温通行气类中药治疗胸痹源远流长，如桂心、干姜、吴茱萸、麝香、细辛、蜀椒、丁香、木香、安息香、苏合香油等芳香温通之品。

（3）心痛舒喷雾剂、苏合香丸、麝香保心丸、麝香苏合丸、速效救心丸等速效、高效、无毒、无不良反应的芳香温通制剂，大多含有挥发油，具有解除冠脉痉挛，增加冠脉流量，减少心肌耗氧量，改善心肌供血，同时对血液流变性、心肌收缩力均有良好的影响。

（4）寒邪容易侵袭阳虚之人，同时耗伤阳气，而阳虚又易感受外寒，产生阴寒之邪，导致阴寒凝滞心脉而发胸痹，临床常伴有阳虚之象，芳香温通药物宜配合温补阳气之剂，以取温阳散寒之功。

（5）芳香温通药物具有辛散走窜之弊，不可一味辛散寒邪，中病而止，以防耗伤阳气之虞。

4. 注意益气化痰

（1）痰浊不仅与胸痹的发病直接有关，而且与其若干易患因素（如肥胖、高脂血症）相关，痰阻心胸证多见于肥胖患者，每因过食肥甘、贪杯好饮、伤及脾胃、健运失司，湿郁痰滞，留踞心胸。

（2）痰性黏腻，易窒阳气，阻滞血运，造成气虚湿浊痰阻为患。

（3）治疗应着重健运脾胃入手，在祛痰的同时，适时应用健脾益气，以取脾健生痰乏源，痰化气行，则血亦行。

（4）临床选温胆汤为基本方，痰浊阻滞明显者可酌加全瓜蒌、胆南星、石菖蒲、郁金等。

（5）气虚明显可酌加党参、黄芪、黄精或西洋参蒸兑服，注意补气之品用量不宜太大，多用反而补滞，不利于豁痰通脉。

5. 治本以补肾为主

（1）胸痹属本虚标实之病证，本虚指心、肝、脾、肾等脏腑功能失调，气血阴阳亏虚。

（2）脏腑亏虚，根本在于肾虚。

（3）肾为先天之本，水火之宅，内藏真阴，"五脏之阴，非此不能滋"，心血依赖肾精而化生。

（4）肾又内寄元阳，为一身阳气之源，"五脏之充阳，非此不能发"。

（5）肾阳隆盛，则心阳振奋，鼓动有力，血行畅通。

（6）临床胸痹好发于中老年人，此时人体肾气逐渐衰退，可见该病的发生与肾虚有着必然的内在关系。

（7）年老肾亏，肾阳不能蒸腾，可致心阳虚衰，行血无力，久而致气滞血瘀。亦可致脾土失温、气血化源不足，营亏血少，脉道不充，血行不畅，皆可发为胸痹。

（8）在临证治疗中，应重视补肾固本，尤其在胸痹缓解期的治疗中尤为重要。

（9）常以何首乌、枸杞子、女贞子、旱莲草、生地黄、当归、白芍药等滋肾阴。

（10）用黄精、菟丝子、山茱萸、杜仲、桑寄生等补肾气。

（11）桂枝、淫羊藿、仙茅、补骨脂等温肾阳。

记忆处方——重理解活思维

胸 痹

1. 临床特征为胸闷痛，甚则胸痛彻背、短气、喘息，不得安卧。

2. 病因与寒邪内侵，饮食失调，情志失节，劳倦内伤，年迈体虚等有关。

3. 病位在心，但与肝、脾、肾有关。

4. 病机总属为本虚标实，发作期以标实为主，缓解期以本虚为主，本虚为阴阳气血的亏虚，标实为瘀血、寒凝、痰浊、气滞交互为患、辨证当分清标本虚实。

5. 补其不足，泻其有余原则，实证宜用活血化瘀，辛温散寒，泄浊豁痰，振通心阳等法。

6. 虚证宜以补养扶正为主，益气通脉，滋阴益肾，益气温阳等法。

7. 但临证所见，多虚实夹杂，故必须严密观察病情，灵活掌握，辨证论治，按虚实主次缓急而兼顾同治，并配合运用有效的中成药，可取得较好的效果。

【附:真心痛】

1. 真心痛是胸痹进一步发展的严重病证,其特点为剧烈而持久的胸骨后疼痛,伴心悸、水肿、肢冷、喘促、汗出、面色苍白等症状,甚至危机生命。

2.《灵枢·厥病》谓:"真心痛,手足青至节,心痛甚,旦发夕死,夕发旦死。"其病因病机和"胸痹"一样,与年老体衰、阳气不足、七情内伤、气滞血瘀、过食肥甘或劳倦伤脾、痰浊化生、寒邪侵袭、血脉凝滞等因素有关。

3. 发病基础是本虚,标实是发病条件。

4. 如寒凝气滞,血瘀痰浊,痹阻心脉,心脉不通,出现心胸疼痛(胸痹),严重者部分心脉突然闭塞,血行运行中断,可见心胸猝然大痛,而发为真心痛(心肌梗死)。

5. 若心气不足,运血无力,心脉闭阻,心血亏虚,气血运行不利,可见心悸,喘促,脉结代。

6. 若心肾阳虚,水邪泛滥,水饮凌心射肺,可出现心悸、水肿、喘促,或亡阳厥脱,亡阴厥脱,或阴阳厥脱,最后导致阴阳离绝。

7. 心痛是真心痛最早出现、最为突出得症状,其疼痛剧烈,难以忍受,且范围广泛,持续时间长久,患者常有恐惧、濒死感。

8. 在发作期必须选用有速效止痛作用的药物,以迅速缓解心痛症状。

9. 疼痛缓解后予以辨证施治,常以补气活血、温阳通脉为主,可与胸痹辨证互参。

10. 心痛发作时间应用宽胸气雾剂给药,或舌下含化复方丹参滴丸,或速效救心丸,或麝香保心丸,缓解疼痛,并合理护理,卧床休息,低流量给氧,保持情绪稳定,大便通畅,必要时采用中西医结合治疗。

证　型	气虚血瘀	寒凝心脉	正虚阳脱
症　状	心胸刺痛,胸部闷窒,动则加重,伴气短乏力,汗出心悸,舌体胖大,边有齿痕,舌质淡或有瘀点瘀斑,舌质薄白,脉弦细无力	胸痛彻背,胸闷气短,心悸不宁,神疲乏力,形寒肢冷,舌质黯淡,舌质白腻,脉沉无力,迟缓或结代	心胸绞痛,胸中憋闷或有窒息感,喘促不宁,心悸,面色苍白,大汗淋漓,烦躁不安或表情淡漠,重则神智昏迷,四肢厥冷,口开目合,手撒尿遗,脉急数无力或脉微欲绝
证　机	心气不足,气滞血瘀	阳虚感外寒,阴寒袭心	阴竭阳亡,脉微欲绝
治　法	益气活血,通脉止血	温补心阳,散寒通脉	回阳救逆,益气回脱
代表方	保元汤合血府逐瘀汤加减	当归补血汤	四逆加人参汤加减。阴竭阳亡,合生脉散
常用药	人参、黄芪、失笑散、桃仁、红花、川芎、赤芍、当归、丹参、柴胡、枳壳、桔梗、甘草	当归、芍药、桂枝、附子、细辛、人参、甘草、通草、三七、丹参	红参、附子、肉桂、山茱萸、龙骨、牡蛎、玉竹、炙甘草
加　减	瘀重刺痛明显,加莪术、延胡索,另吞三七粉;口干、舌红、加麦门冬、生地养阴;舌淡肢冷,加肉桂、淫羊藿温阳;痰热内蕴,加黄连、瓜蒌、制半夏	寒象明显,加干姜、蜀椒、荜茇、高良姜;气滞加白檀香;痛剧急予苏合香丸之类	阴竭阳亡,合生脉散。并可用独参汤灌胃或鼻饲,或参附注射液50毫升,静脉推注;每15分钟1次,直至阳气回复,四肢较暖。心脉阻塞心脏,还可辨病治疗,选用蝮蛇抗栓酶、蚓激酶、丹参注射液,血栓通(三七制剂),毛冬青甲素、川芎嗪等活血中药抗凝溶栓,并可扩张冠状动脉

 考研专题——看未来展宏图

1. A. 归脾汤合左归饮　　　　　　　　B. 天王补心丹合炙甘草汤

　　C. 参附汤合右归饮　　　　　　　D. 金匮肾气丸合桂枝汤

(1) 治疗心肾阴虚所致胸痹,首选的方剂是　(105/2010)

(2) 治疗心肾阳虚所致胸痹,首选的方剂是　(106/2010)

答案:(1) B;(2) C。心肾阴虚证:心痛憋闷,心悸盗汗,虚烦不寐,腰酸膝软,头晕耳鸣,口干便秘,舌红少津,苔薄或剥,脉细数或促代。治法:滋阴清火,养心和络。代表方:天王补心丹、炙甘草汤加减。心肾阳虚证:心悸而痛,胸闷气短,动则更甚,自汗,面色苍白,神倦祛寒,四肢欠温或肿胀,舌质淡胖,边有齿痕,苔白或腻,脉沉细迟。治法:温补阳气,振奋心阳。代表方:参附汤合右归饮。

2. 真心痛的常见发病因素是　(168/2009)

　　A. 气滞　　　　　B. 寒凝　　　　　C. 痰阻　　　　　D. 血瘀

答案:ABCD。胸痹为以胸部闷痛,甚则胸痛彻背,喘息不得卧为主症的一种疾病,轻者仅感胸闷如窒,呼吸欠畅;重者则有胸痛,严重者心痛彻背,背痛彻心为真心痛。病因:与寒邪内侵、饮食无度、情志失节、劳倦内伤、年迈体虚等有关。病位:在心,与脾、肝、肾相关。病机:属胸阳不振,本虚标实;本虚为气虚、阴伤、阳衰,标实为瘀血、阴寒、气滞、痰浊。

3. 下列各病证中,除了哪个病证外,都可以使用麻杏石甘汤　(62/1991,72/1996)

　　A. 感冒属于表寒里热者　　　　　　B. 胸痹属于痰热蕴结兼风热表证者

　　C. 肺痈初起,喘较甚者　　　　　　D. 饮证属于风热犯肺者

　　E. 饮证属于饮犯胸肺,症见热盛有汗,咳喘者

答案:B。胸痹痰热蕴结兼风热表证者治宜疏风清热化痰,不宜用麻杏石甘汤治疗。

4. 患者胸痛反复发作半年,刻下心痛彻背,背痛彻心,疼痛剧烈,身寒肢冷,喘不能卧,舌苔白,脉沉紧,治疗首选　(68/1993)

　　A. 瓜蒌薤白半夏汤　　　　　B. 参附汤　　　　　　C. 丹参饮

　　D. 乌头赤石脂丸合苏合香丸　　E. 生脉散

答案:D。为阴寒极盛胸痹之重证,用乌头赤石脂丸和苏合香丸以芳香温通而止疼痛。

5.《金匮要略》治疗胸痹,强调下列何种治法为主　(64/1996)

　　A. 活血化瘀　　B. 宣痹通阳　　C. 豁痰泄浊　　D. 温阳散寒　　E. 益气温阳

答案:B。

6. 胸痛彻背,感寒痛甚,伴胸闷心悸,舌苔白腻,脉细,治法宜用　(64/2003)

　　A. 理气宽胸,通络止痛　　　　B. 宣痹通阳,行气散寒　　　C. 活血化瘀,温经止痛

　　D. 理气活血,温经散寒　　　　E. 辛温通阳,化湿通络

答案:E。为阴寒凝滞、湿邪内盛之胸痹,治宜辛温通阳,化湿通络。

7. 胸闷隐痛,时作时休,心悸气短,倦怠懒言,面色少华,头晕目眩,遇劳加重,舌淡胖有齿印,脉结代者,治疗选用　(63/1999)

　　A. 生脉散　　　　B. 天王补心丹　　　C. 炙甘草汤　　　D. 人参养荣汤　　　E. 归脾汤

答案:C。为气虚血少,血不养心之胸痹,用炙甘草汤益气养血,滋阴复脉。

8. 最早提出用大剂红花、桃仁、降香及失笑散治疗死血心痛的医家是　(56/1992)

　　A. 孙思邈　　　　B. 危亦林　　　　C. 朱丹溪　　　　D. 王肯堂　　　　E. 林珮琴

答案:D。王肯堂在《证治准绳》提出题干所述。

9. 心悸健忘,失眠多梦,头晕,两目干涩,肢体麻木,月经量少色淡,舌质淡,脉细弱者证属　(69/1998)

　　A. 心脾两虚　　B. 肝阴不足　　C. 心肝血虚　　D. 肝血不足　　E. 心肾不交

答案:C。

10. 胸痛彻背,心悸气促,面色唇甲青紫,大汗淋漓,四肢厥冷,脉沉微欲绝,其病机是　(57/2000)

　　A. 阴津枯竭,阳气欲脱　　　　B. 阳虚水泛,上凌心肺　　　C. 阳气虚衰,水湿内盛

　　D. 阳气虚衰,心阳欲脱　　　　E. 阴津耗竭,虚阳浮越

答案:D。阳气虚衰,心阳欲脱之危候,当回阳救逆固脱。

11. A. 金铃子散　　B. 丹参饮　　　C. 少腹逐瘀汤　　D. 复元活血汤　　E. 桃红四物汤

(1) 腹痛,痛势较剧,痛处不移,舌青紫,脉弦者,治疗选用　(95/1999)
(2) 心腹痛,痛势较轻,郁闷不适,舌暗脉沉者,治疗选用　(96/1999)
答案:(1) C;(2) B。(1)为气滞血瘀以血瘀为主之腹痛,以少腹逐瘀汤活血化瘀;(2)为心血瘀阻血瘀较轻之胸痹,以丹参饮活血化瘀、通络止痛。

 课后巩固——练知识增考技

一、名词解释

1. 胸痹　　　　　　　　　2. 真心痛

二、选择题

【A型题】

1. 胸痹缓解期主要表现为脏腑阴阳气血亏虚,其中以何者最为常见
    A. 脾气虚　　　　B. 心血虚　　　　C. 肾阳虚　　　　D. 肾阴虚　　　　E. 心气虚

2. 胸痛彻背,感寒尤甚,胸闷气短,心悸不适,自汗,肢冷,舌苔薄白,脉沉紧,辨证应属
    A. 寒凝心脉　　　B. 心血瘀阻　　　C. 心阳欲脱　　　D. 痰热壅滞　　　E. 心阳不振

3. 患者既往有"冠心病"病史,正值正月发病,症见心痛如绞,手足不温,冷汗出,心悸气短,舌薄白,脉沉紧。其治法应为
    A. 温经散寒,活血通痹　　　　B. 疏调气机,和血舒脉　　　　C. 通阳泄浊,豁痰开窍
    D. 活血化瘀,通脉止痛　　　　E. 温振心阳,补益心气

4. 心痛心血瘀阻的主证,下列哪项是错误的
    A. 心胸疼痛,如刺如绞　　　　B. 痛有定处　　　　C. 可因暴怒而加重
    D. 遇阴雨天易发或加重　　　　E. 舌脯紫暗

5. 下列哪项为寒凝心脉型胸痛的主要特征
    A. 胸部刺痛,固定不移　　　　B. 胸痛彻背,感寒痛甚　　　　C. 胸痛灼热,烦闷不适
    D. 胸中闷痛,心悸不宁　　　　E. 胸痛咳喘,烦闷发热

6. 左侧胸部刺痛,固定不移,入夜尤甚,心悸不宁,舌质紫黯,脉沉涩,治疗宜选用
    A. 膈下逐瘀汤　　B. 桃仁红花煎　　C. 通窍活血汤　　D. 血府逐瘀汤　　E. 桃红四物

【B型题】

　　A. 疏调气机,和血舒脉　　　B. 滋阴清热,养心安神　　　C. 温经散寒,活血通痹
　　D. 补养心气,鼓动心脉　　　E. 补益阳气,温振心阳

7. 患者心胸疼痛时作,或见灼痛,心悸怔忡,五心烦热,口干盗汗,舌红少津,苔薄,脉细数。治宜

8. 患者心胸满闷不适,隐痛阵发,痛无定处,时欲叹息,遇情志不遂时诱发或加重,或兼见脘腹胀闷,嗳气则舒,苔薄腻,脉细弦。治宜

9. 患者猝然心痛如绞,形寒肢冷,冷汗自出,心悸气短,多因气候骤冷或感寒而发病或加重,苔薄白,脉促。治宜

　　A. 心胸隐痛,痛无定处　　　B. 心痛彻背,背痛彻心　　　C. 心胸隐痛,时作时止
　　D. 心胸灼痛,时作时止　　　E. 胸闷如窒,心痛轻微

10. 寒凝心脉型胸痹心痛的特点是

11. 瘀血闭阻型胸痹心痛的特点是

【X型题】

12. 胸痹心痛可放射到
    A. 肩背　　　　　B. 咽喉　　　　　C. 胃脘部　　　　D. 前臂　　　　　E. 手指

13. 胸痹心痛发作的诱因主要有
    A. 劳累　　　　　B. 饱餐　　　　　C. 寒冷　　　　　D. 情绪激动　　　　E. 工作

14. 胸痹心痛的临床表现包括
 A. 胁肋部疼痛 B. 左胸发作性疼痛 C. 短暂胸部憋闷
 D. 左胸含糊不清的不适感 E. 胸骨后压榨性闷痛

15. 真心痛的临床表现包括
 A. 心胸猝然剧痛 B. 持续时间较长 C. 含硝酸甘油后立即缓解
 D. 四肢厥冷 E. 冷汗淋漓

16. 治疗心气不足型胸痹心痛的优选方是
 A. 参附汤 B. 炙甘草汤 C. 天王补心丹 D. 养心汤 E. 保元汤

（选择题答案：1. E 2. A 3. A 4. D 5. B 6. D 7. B 8. A 9. C 10. B 11. B 12. ABCDE 13. ABCD 14. BCDE 15. ABDE 16. DE）

三、填空题

1. 胸痹心痛的病因有_____、_____、_____、_____。
2. 胸痹心痛的诱发因素多见于_____、_____、_____、_____。
3. 胸痹心痛的主要病机是_____;辨证要点重在辨_____、辨_____、辨_____。
4. 胸痹心痛的病机关键是_____,其病性表现为_____。
5. 胸闷心痛,多唾痰涎,苔腻脉滑,多因_____为患。
6. 胸痹心痛的治疗原则是_____。发作期以_____为主;缓解期以_____为主。
7. 心胸绞痛而见四肢厥冷,冷汗如油,脉细欲绝,为_____危重之象。
8. 胸痹实证的辨证主要区别_____、_____、_____和_____病理因素的不同。
9. 胸痹气滞证的胸痛以_____为特征,寒凝证的胸痛以_____为特征。
10. 胸痹瘀血证常表现为_____、_____、_____、_____。

四、问答题

1. 活血通络法在胸痹的治疗中有何重要意义？
2. 试述治疗胸痹治疗应如何做到"以通为补,通补结合"。

第三节 不 寐

一、概说

不寐是以不能获得正常睡眠为特征的一类病证,主要表现为睡眠时间,深度的不足,轻者入睡困难,或寐而不酣,时寐时醒,或醒后不能再寐,重则彻夜不寐,常影响人们的正常生活,工作、学习和健康。

二、历史沿革

1. 不寐在《内经》称为"不得卧"、"目不瞑"。
2.《素问·逆调论》记载有"胃不和则卧不安"。后世医家引申为凡脾胃不和,痰湿、食滞内扰,以致寐寝不安者均属于此。
3. 汉代张仲景《伤寒论》及《金匮要略》中将其病因分为外感和内伤,提出"虚劳虚烦不得眠"的论述,至今临床仍有应用价值。
4.《景岳全书·不寐》中将不寐病机概括为有邪、无邪两种类型。
5. 后世医家认为不寐的病因与肾阴衰及阳虚有关。

三、讨论范围

相当于现代医学当中的神经官能症、更年期综合征、慢性消化不良、贫血、动脉粥样硬化症等以不寐为主要临床表现的疾病。

四、病因病机

（一）病因

1. 饮食不节

（1）暴饮暴食,宿食停滞,导致脾胃受损,酿生痰热,壅遏于中,从而痰热上扰,胃气失和,而不得安寐,《素问·逆调论》指出:"胃不和则卧不安。"

(2) 饮用浓茶、咖啡、酒之类饮料也是造成不寐的因素。

2. 情志失常

(1) 由情志不遂,暴怒伤肝,肝气郁结,肝郁化火,邪火扰动心神,神不安而不寐。

(2) 由五志过极,心火内炽,扰动心神而不寐。

(3) 由喜笑无度,心神激动,神魂不安而不寐。

(4) 由暴受惊恐,导致心虚胆怯,神魂不安,夜不能寐,如《沈氏尊生书·不寐》云:"心胆俱怯,触事易惊,梦多不祥,虚烦不寐。"

(5) 思虑太过,损伤心脾,心血暗耗,神不守舍,脾虚生化乏源,营血亏虚,不能奉养心神而不寐。

3. 劳逸失调:劳倦太过则伤脾,过逸少动亦致脾虚气弱,运化不健,气血生化乏源,不能上奉于心,以致心神失养而失眠。

4. 病后体虚

(1) 久病血虚,产后失血或年迈血少,引起心血不足,心失所养,心神不安而不寐。

(2) 可因年迈体虚,阴阳亏虚而致不寐。若素体阴虚,兼因房劳过度,肾阴耗伤,阴衰于下,不能上奉于心,水火不济,心火独亢,火盛神动,心肾失交而神志不宁。

(二) 病机

1. 实证属痰热、痰湿、火旺、扰乱心神,心神不宁而失眠。

2. 本病预后一般良好,少数顽固病例采取药物治疗、生活调理等综合措施方能治愈。

3. 极个别患者长期严重失眠,以致逐渐精神神态失常。

五、诊查要点

(一) 诊断依据

1. 轻者入寐困难或寐而易醒,醒后不寐连续三周以上,重者彻夜难眠。

2. 常伴有头痛、头昏、心悸、健忘、神疲乏力、心神不宁、多寐等症。

3. 本病证常有饮食不节,情志失常,劳倦,思虑过度,病后,体虚等病史。

(二) 病证鉴别

1. 不寐是指单纯以失眠为主症,表现为持续的严重的睡眠困难。

2. 若因一时性情志影响或生活环境改变引起的暂时性失眠不属病态。

3. 老年人少寐早醒,多属生理状态。

4. 因其他疾病痛苦引起失眠者应以祛除有关病因为主。

(三) 相关检查

六、辨证论治

(一) 辨证要点

1. 本病辨证分虚实

(1) 虚证多属阴血不足,心神失养,临床特点为体质瘦弱,面色无华,神疲懒言,心悸健忘。

(2) 实证为邪热扰心,临床特点为心烦易怒,口苦咽干,便秘溲赤。

2. 次辨病位,病位主要在心

(1) 由于心神的失养或不安,神不守而不寐,且与肝胆脾胃肾相关。

(2) 急躁易怒而不寐,多为肝火内扰。

(3) 脘闷苔腻而不寐,多为胃腑宿食,痰热内盛。

(4) 心烦心悸,头晕健忘而不寐,多为阴虚火旺,心肾不交。

(5) 面色少华,肢倦神疲而不寐,多属脾虚不运,心神失养。

(6) 心烦不寐,触事易惊,多属心胆气虚等。

(二) 治疗原则

1. 治疗当以补虚泻实,调整脏腑阴阳为原则。

2. 实证泻其有余,如疏肝泻火,清化痰热,消导和中。

3. 虚证补其不足,如益气养血,健脾补肝益肾。

4. 在泻实补虚的基础上安神定志,如养血安神,镇惊安神,清心安神。

（三）证治分类

证　型	肝火扰心	痰热扰心	心脾两虚
症　状	不寐多梦,甚则彻夜不眠,性情急躁,伴头晕头胀,目赤耳鸣,口干而苦,不思饮食,便秘溲赤,舌红苔黄,脉弦而数	心烦不寐,胸闷脘痞,泛恶嗳气,伴口苦,头重,目眩,舌偏红,苔黄腻,脉滑数	不易入睡,多梦易醒,心悸健忘,神疲食少,伴头晕目眩,四肢倦怠,腹胀便溏,面色少华,舌淡苔薄,脉细无力
证　机	本病多因恼怒伤肝,肝失条达,气郁化火,上扰心神	本证多因宿食停滞,积湿生痰,郁痰生热,扰动心神	心主血,脾为生血之源,心脾亏虚,血不养心,心神失养,神不安舍
治　法	疏肝泻火,镇心安神	清化痰热,和中安神	补益心脾,养血安神
代表方	龙胆泻肝汤加减。本方有泻肝胆实火,清下焦湿热之功效,适用于肝郁化火上炎所致的不寐多梦,头晕头胀,目赤耳鸣,口干便秘之诸症	黄连温胆汤加减。本方清心降火,化痰和中,适用于痰热扰心,见虚烦不宁,不寐多梦等症状者	归脾汤加减。本方益气补血,健脾养心,适用于不寐健忘,心悸怔忡,面黄食少等心脾两虚证
常用药	龙胆草,黄芩,栀子清肝泻火;泽泻,车前子清利湿热;当归,生地黄滋阴养血;柴胡疏畅肝胆之气;甘草和中;生龙骨,生牡蛎,灵磁石镇心安神	半夏,陈皮,茯苓,枳实健脾化痰,理气和胃;黄连,竹茹清心降火化痰;龙齿,珍珠母,磁石镇惊安神	人参,白术,甘草益气健脾;当归,黄芪补气生血;远志,酸枣仁,茯神,龙眼肉补心益脾安神;木香醒气疏脾
加　减	加减:胸闷胁胀,善太息者,加香附,郁金,佛手,绿萼梅以疏肝解郁。若头晕目眩,头痛欲裂,不寐躁怒,大便秘结者,可用当归龙荟丸	加减:不寐伴胸闷嗳气,脘腹胀满,大便不爽,苔腻脉滑,加用半夏秫米汤和胃健脾,交通阴阳,和胃降逆;若饮食停滞,胃中不和,嗳腐吞酸,脘腹胀痛,再加神曲,焦山楂,莱菔子以消导和中	加减:心血不足较甚者,加熟地黄,芍药,阿胶以养心血;不寐较重者,加五味子,夜交藤,合欢皮,柏子仁养心安神,或加生龙骨,生牡蛎,琥珀末以镇惊安神;兼见脘闷纳呆,苔腻,重用白术,加苍术,半夏,陈皮,茯苓,厚朴以健脾燥湿,理气化痰。若产后虚烦不寐,或老人夜寐早醒而无虚烦者,多属气血不足,亦可用本方

证　型	心肾不交	心胆气虚
症　状	心烦不寐,入睡困难,心悸多梦,伴头晕而鸣,腰膝酸软,潮热盗汗,五心烦热,咽干少津,男子遗精,女子月经不调,舌红少苔,脉细数	虚烦不寐,触事易惊,终日惕惕,胆怯心悸,伴气短自汗,倦怠乏力,舌淡脉弦细
证　机	肾水亏虚,不能上济于心,心火炽盛,不能下交于肾	心虚见心神不安,胆虚则善惊,心神失养,神魂不安
治　法	滋阴降火,交通心肾	益气镇惊,安神定志
代表方	六味地黄丸和交泰丸加减。前方以滋补肾阴为主,用于头晕耳鸣,腰膝酸软,潮热盗汗等肾阴不足证;后方以清心降火,引火归原,用于心烦不寐,梦遗失精等心火偏亢证	安神定志丸合酸枣仁汤加减。前方重于镇惊安神,用于心悸不寐,气短自汗,倦怠乏力之症;后方偏于养血清热除烦,用于虚烦不寐,终日惕惕,触事易惊诸症
常用药	熟地黄,山茱萸,山药滋补肝肾,填精益髓;泽泻,茯苓,丹皮健脾渗湿,清泄相火;黄连清心降火,肉桂引火归原	人参,茯苓,甘草益心胆之气;茯神,远志,龙齿,石菖蒲化痰宁心,镇惊安神;川芎,酸枣仁调血养心;知母清热除烦
加　减	心阴不足为主者,可用天王补心丹以滋阴养血,补心安神,心烦不寐,彻夜不眠者,加朱砂(研末,0.6克,另吞),磁石,龙骨,龙齿重镇安神	心肝血虚,惊悸汗出者,重用人参,加白芍药,当归,黄芪以补养肝血;肝不疏土,胸闷善太息,纳呆腹胀者,加柴胡,陈皮,山药,白术以疏肝健脾;心悸甚,惊惕不安者,加生龙骨,生牡蛎,朱砂以重镇安神

七、预防调护

1. 积极进行心理情志调整,克服过度紧张,兴奋,焦虑,抑郁,惊恐,愤怒等不良情绪,做到喜怒有节,保持精神舒畅,尽量以放松的,顺其自然的心态对待睡眠,反而能较好地入睡。

2. 睡眠卫生方面,首先帮助患者建立有规律的作息制度,从事适当地体力活动或体育锻炼,增强体质,持之以恒,促进身心健康。其次是养成良好的睡眠习惯。

八、临证备要

1. 治疗不寐应掌握 3 个要领

(1) 注意调整脏腑气血阴阳的平衡:①补益心脾,应佐以少量醒脾运脾药,以防碍脾交通心肾,用引火归原的肉桂,其量宜轻。②益气镇惊,常须健脾,慎用滋阴之剂。③疏肝泻火,注意养肝柔肝,以体现"体阴用阳"之意。④"补其不足,泻其有余,调其虚实",使气血调和,阴平阳秘。

(2) 强调在辨证论治基础上施以安神镇静。

(3) 注意精神治疗的作用。

2. 活血化瘀法的应用:长期顽固性不寐,临床多方治疗效果不佳,伴有心烦,舌质偏暗,有瘀点者,依据古训"顽疾多瘀血"的观点,可从瘀论治,选用血府逐瘀汤,药用桃仁,红花,川芎,当归,赤芍药,丹参活血化瘀,柴胡,枳壳理气疏肝,地龙,路路通活络宁神,生地养阴清心,共起活血化瘀,通络宁神之功。

 考研专题——看未来展宏图

1. 不寐多梦,甚则彻夜不眠,急躁易怒,伴头晕头胀,目赤耳鸣,便秘溲赤,舌红苔黄,脉弦而数。治疗宜选 (169/2009)

    A. 温胆汤 　　　　 B. 龙胆泻肝汤 　　　 C. 柴胡疏肝散 　　　 D. 当归龙荟丸

答案:BD。证属不寐的肝火扰心证,主方为龙胆泻肝汤,但若头晕目眩,头痛欲裂,不寐躁怒,大便秘结者,可选用当归龙荟丸。

2. 患者 2 年来因工作繁忙劳累,时觉心中烦急,夜不能寐,或寐而多梦,常有惊醒,心悸,头晕,健忘,舌淡红,苔薄白,脉弦细,证属血虚阳浮者,治疗当选 (60/1995)

    A. 安神定志丸 　　 B. 酸枣仁汤 　　　 C. 琥珀多寐丸 　　 D. 归脾汤 　　 E. 朱砂安神丸

答案:B。不寐证属血虚阳浮,虚烦不寐者,宜用酸枣仁汤治疗。

3. 某患者,36 岁,平素性情急躁易怒,近日因工作不顺而致失眠,不思饮食,口渴喜饮,口苦目赤,小便短赤,舌红苔黄,脉象弦数。治疗选用 (72/2002)

    A. 柴胡疏肝散 　　 B. 丹栀逍遥散 　　 C. 黄连温胆汤 　　 D. 龙胆泻肝汤加味 E. 滋水清肝饮

答案:D。属肝郁化火之不寐,以龙胆泻肝汤加味疏肝泄热,佐以安神。

4. 不寐多梦,易于惊醒,胆怯心悸,气短倦怠,舌淡脉细者,主方是 (65/1993)

    A. 归脾汤 　　 B. 养心汤 　　 C. 安神定志丸 　　 D. 酸枣仁汤 　　 E. 枕中丹

答案:C。为心胆气虚之不寐,治以安神定志丸益气镇惊,安神定志。

5. 患者平日急躁易怒,近日由于工作不顺而导致失眠,不思饮食,口渴喜饮,口苦目赤,小便黄,大便秘结,舌红苔黄,脉弦数。治疗宜用 (68/2005)

    A. 龙胆泻肝汤 　　 B. 丹栀逍遥散 　　 C. 滋水清肝饮 　　 D. 柴胡疏肝散 　　 E. 黄连温胆汤

答案:A。为肝火扰心、肝火热盛之征治以龙胆泻肝汤。丹栀逍遥散治疗肝郁化热,脾虚血虚的证候;滋水清肝饮治疗阴虚肝火盛的病证;柴胡疏肝散理气疏肝解郁;黄连温胆汤治疗痰热内蕴的病证。

6. 下列哪项不是不寐的主要病因 (66/1999)

    A. 思虑劳倦,伤及心脾 　　 B. 心虚胆怯,心神不安 　　 C. 阴虚火旺,肝火扰心

    D. 阳不交阴,水火不济 　　 E. 瘀血阻络,心失所养

答案:E。思虑劳倦,内伤心脾,阳不交阴,心肾不交,阴虚火旺,肝阳扰动,心胆气虚以及胃中不和等因素,都可影响心神而导致不寐。

7. 选用归脾汤治疗病证有 （160/2000）

　　A. 不寐　　　　　B. 便血　　　　　C. 眩晕　　　　　D. 内伤发热

答案：ABCD。不寐之心脾两虚，眩晕之气血亏虚，内伤发热之血虚发热，都用归脾汤治疗。

8. 多寐主要有如下哪些证候 （152/1994）

　　A. 痰湿　　　　　B. 血虚　　　　　C. 脾虚　　　　　D. 阳虚

答案：ACD。多寐有湿胜、脾虚、阳虚证候。

9. 不寐形成的原因是 （148/2004）

　　A. 阴虚火旺，肝阳扰动　　　　　　　B. 思虑太过，劳伤心脾

　　C. 肝气不舒，气机失调　　　　　　　D. 阳不交阴，心肾不交

答案：ABD。思虑劳倦，内伤心脾，阳不交阴，心肾不交，阴虚火旺，肝阳扰动，心胆气虚以及胃中不和等因素，都影响心神而导致不寐。

 课后巩固——练知识增考技

一、名词解释

1. 不得卧　　　　　　　2. 健忘　　　　　　　3. 多寐

二、选择题

【A 型题】

1. 老人夜寐早醒而无虚烦之症,多属

　　A. 肝肾阴虚　　　B. 气血不足　　　C. 心火炽盛　　　D. 心胆气虚　　　E. 痰热内扰

2. 不寐,多梦,易于惊醒,胆怯心悸,倦怠气短,脉弦细,最佳治疗方剂是

　　A. 黄连阿胶汤　　B. 天王补心丹　　C. 安神定志丸　　D. 归脾汤　　　　E. 柴胡疏肝散

3. 患者,女性,30 岁,症见入寐困难 1 个月,多梦,胸闷胁胀,急噪易怒,伴头昏头胀,口干口苦,小便短赤,舌红苔黄,脉弦数。治疗方剂是

　　A. 泻心汤　　　　B. 滋水清肝饮　　C. 礞石滚痰丸　　D. 当归龙荟丸　　E. 龙胆泻肝汤

4. 患者女性,21 岁,学生,近半年因学业压力较大,精神紧张,经常失眠,伴心烦,心悸不安,头晕,耳鸣,健忘,口干咽燥,手足心热,舌质红,脉细数。其辨证为

　　A. 心胆气虚　　　B. 阴虚火旺　　　C. 肝郁化火　　　D. 心火偏亢　　　E. 痰热内扰

5. 患者女性,17 岁,半年来因学习紧张,思想压力较大,晚上经常难以入眠,或多梦易醒,伴心悸健忘,四肢倦怠,饮食乏味,面色少华,舌质淡,脉细弱。其辨证为

　　A. 心胆气虚　　　B. 心脾两虚　　　C. 阴虚火旺　　　D. 忧郁伤神　　　E. 痰气郁结

【B 型题】

　　A. 入睡困难　　　　　　　B. 醒后不能再睡　　　　　　C. 彻夜不寐

　　D. 醒后不能消除疲劳　　　E. 睡眠多梦

6. 睡眠深度不够常表现为

7. 最严重的睡眠时间不足为

　　A. 礞石滚痰丸　　B. 半夏秫米汤　　C. 琥珀多寐丸　　D. 保和丸　　　　E. 天王补心丸

8. 胸闷泛恶,彻夜不寐,大便秘结者,当用

9. 不寐而脘腹胀满,嗳腐吞酸者,当用

　　A. 朱砂安神丸　　B. 龙胆泻肝汤　　C. 黄连温胆汤　　D. 半夏秫米汤　　E. 归脾汤

10. 不寐,脘腹胀满,胸闷,嗳气,大便不爽,舌苔腻,脉滑,治疗宜选

11. 不寐,心烦胸闷,泛恶,嗳气,头重目眩,口苦,舌红,苔黄腻,脉滑数,治疗宜选

【X 型题】

12. 临床判断失眠的依据是

A. 睡眠深度　　　　　　　B. 睡眠时间　　　　　　　C. 能否消除疲劳

D. 能否恢复体力　　　　　E. 能否恢复精力

13. 引起失眠的病因常见有

A. 情志所伤　　B. 饮食不洁　　C. 病后年迈　　D. 禀赋不足　　E. 心虚胆怯

14. 失眠患者醒后常伴有

A. 头痛头昏　　B. 神疲乏力　　C. 心悸健忘　　D. 视物不清　　E. 心神不宁

15. 患者心悸不安,心烦不寐,腰酸足软,耳鸣头晕,健忘遗精,口干津少,五心烦热,舌红少苔,脉细数。可选用

A. 安神定志丸　　　　　　B. 酸枣仁汤　　　　　　　C. 六味地黄丸

D. 交泰丸　　　　　　　　E. 黄连阿胶汤

16. 内科学所讨论的不寐,包括哪种情况所致失眠

A. 神经衰弱症　　　　　　B. 贫血所致失眠　　　　　C. 改变寝卧地点所致失眠

D. 环境吵闹性所致失眠　　E. 消化不良所致失眠

(选择题答案:1. B　2. C　3. E　4. B　5. B　6. E　7. C　8. A　9. D　10. D　11. C　12. ABCDE
13. ABCDE　14. ABCE　15. CDE　16. ABE)

三、填空题

1. 不寐的辩证过程中重点在于辨_____和辨_____。

2. 不寐病位在_____,由于_____或_____所致,其发病与_____五脏腑关系密切。

3. 不寐的病因常由于_____、_____、_____、_____。

4. 不寐的病机总属_____、_____。阳盛阴衰、阴阳失交。

5. 由营血不足导致的不寐病机总属_____,责之于阴亏;由邪气扰乱导致的不寐病机总属_____,责之于阳盛。

6. 不寐临床症状表现多种,常见_____、_____、_____、_____。

7. 不寐的治疗实证应泻其有余,如_____、_____、_____。

8. 不寐的治疗虚证应补其不足,如_____、_____。

9. 不寐的治疗在泻实补虚的基础上常加用安神定志法,如_____、_____、_____。

10. 不寐肝火扰心证的证机概要为_____,治法宜_____,常用代表方为_____加味。

四、问答题

1. 如何理解"阴阳失交"是不寐的主要病机?

2. 如何对不寐患者进行脏腑辨证?

第四节　癫　狂

一、概说

1. 癫病以精神抑郁,表情淡漠,沉默痴呆,语无伦次,静而多喜为特征。

2. 狂病以精神亢奋,狂躁不安,喧扰不宁,骂詈毁物,动而多怒为特征。

二、历史沿革

1. 癫狂病名出自《内经》,并对其病因病机及治疗均有较系统的描述。

2. 在病因病机方面

(1)《素问·至真要大论》云:"诸躁狂越,皆属于火。"

(2)《素问·脉解》又云:"阳尽在上,而阴气从下,下虚上实,故狂癫疾也。"指出了火邪扰心和阴阳失调可致发病

(3)《灵枢·癫狂》又有"得之忧饥"、"大怒"、"有所大喜"等记载,明确指出多为情志因素致病。

3. 在症状描述方面

(1)《灵枢·癫狂》云:"癫疾始生,先不乐头重病,视举目赤,甚作极,已而烦心";"狂始发,少卧、不饥,自高贤也,自辩智也,自尊贵也,善骂詈,日夜不休。"

(2)《素问·脉要精微论》又云："衣被不敛,言语善恶,不避亲疏者,此神明之乱也。"

4. 在治疗方面:《素问·病能论》云:"……治之奈何? 岐伯曰:夺其食即已……使之服以生铁落为饮。"为了观察病情变化,首创"治癫疾者常与之居"的护理方法,至今也有实用意义。

5.《难经·二十难》提出了"重阴者癫"、"重阳者狂",使癫病与狂病相鉴别。

6. 金元时期《河间六书·狂越》认为:"心火旺,肾水衰,乃失志而狂越。"

7.《丹溪心法·癫狂》篇云:"癫属阴,狂属阳,大率多因疾结于心胸间。"提出了癫狂与"痰"的密切关系,为后世用吐法治疗本病建立了理论基础。

8. 到了明代,王肯堂提出癫与狂之不同,《症治准绳·癫狂病总论》云:"癫者或狂或愚,或歌或笑,或悲或泣,如醉如痴,言语有头无尾,秽洁不知,积年累月不愈。""狂者病之发时猖狂刚暴,如伤寒阳明大实发狂,骂詈不避亲疏,甚则登高而歌,弃衣而走,逾垣上屋,非力所能,或与人语所未尝见之事。"

9. 清代王清任《医林改错·癫狂梦醒汤》指出"癫狂……乃气血凝滞脑气",开创从瘀治疗癫狂之先河。

三、讨论范围

癫与狂是精神失常的疾患。

四、病因病机

1. 癫狂的发生与七情内伤、饮食失节、禀赋不足相关,损及心、脾、肝胆、肾脏腑。

2. 脏腑功能失调和阴阳失于平衡,进而产生气滞、痰结、火郁、瘀血等,蒙蔽心窍或心神被扰,神明逆乱,而引起神志异常。

3. 病理因素以气、痰、火瘀为主,四者有因果兼夹的关系,且多以气郁为先

(1) 肝气郁结,肝失条达,气郁生痰。

(2) 或心脾气结,郁而生痰,痰气互结,则蒙蔽神机。

(3) 如气郁化火,炼液为痰,或痰火蓄结阳明,则扰乱神明。

(4) 病久气滞血瘀,凝滞脑气,又每兼瘀血为患。

4. 癫与狂的病机特点各有不同

(1) 癫为疾气都结,蒙蔽神机。

(2) 狂为痰火上扰,神明失主。

(3) 癫证痰气郁而化火,可转化为狂证。

(4) 狂证日久,郁火宣泄而痰气留结,又可转化癫证,故两者不能截然分开。

(5) 癫证多由痰气郁结,蒙蔽心窍,久则心脾耗伤,气血不足。

(6) 狂证多因痰火上扰,心神不安,久则火盛伤阴,心肾失调。

五、诊查要点

(一)诊断依据

1. 有癫狂的家族史,或脑外伤史。多发于青壮年女性,素日性格内向,近期情志不遂,或突遭变故,惊恐而心绪不宁。

2. 神情抑郁,表情淡漠,静而少动,沉默痴呆,或喃喃自语,语无伦次。

3. 排除药物、中毒、热病原因所致。

4. 头颅 CT、MRI 及其他辅助检查无阳性发现。

(二)鉴别诊断

1. 癫证与郁病

(1) 均与五志过极,七情内伤有关,临床表现有相似之处。

(2) 郁病以心情抑郁、情绪不宁、胸胁胀闷、急躁易怒、心悸失眠、喉中如有异物等自我感觉异常为主,或悲伤欲哭,像如神灵所作,神志清楚,有自制能力,不会自伤或伤及他人。

(3) 癫证亦见喜怒无常,多语或不语等症,但一般已失去自我控制力,神明逆乱,神志不清。

2. 癫证与痴呆:癫证与痴呆症状表现亦有相似之处,然痴呆以智能低下为突出表现,以神志呆滞,愚笨迟钝为主要证候特征,其部分症状可自制。其基本病机是髓减脑衰,神机失调,或痰浊瘀血,阻痹脑脉。

3. 癫证与狂证

(1) 均属性格行为异常的精神疾病。

(2) 癫证属阴,以静而多喜为主,表现为沉静独处,言语支离,畏见主人,或哭或笑,声低气怯,抑郁性精神失常为特征。

(3) 狂症属阳,以动而多怒为主,表现躁动狂乱,气力倍常,呼号詈骂,声音多亢,兴奋性精神失常为特性。

4. 狂证与蓄血发狂:蓄血发狂为瘀热交阻所致,多见于伤寒热病,具有少腹硬满,小便自利,大便黑亮如漆等特征,不同于狂病突然喜怒无常、狂乱奔走为主症。

六、辨证论治

(一) 辨证要点

1. 区分癫证与狂证

(1) 癫证:初期以情感障碍为主,表现情感淡漠,生活懒散,少与人交往,喜静恶动。进一步发展,可出现思维障碍,情绪低下,沉默寡言,学习成绩下降,直至丧失生活和工作能力。再进一步发展,病情更甚者,可出现淡漠不知,喃喃自语,终日闭户,不知饥饱。

(2) 狂证:初期以情绪高涨为主,多见兴奋话多,夜不寐,好外走,喜冷饮,喜动恶静。病情进一步发展,渐至频繁外走,气力倍增,刚暴易怒,登高而歌,自高贤,自尊贵,部分患者亦可出现呼号骂詈,不避水火,不避亲疏的严重症状。

(3) 癫狂至晚期,正气大亏,邪气尤存,临床极为难治。

2. 辨病性虚实

(1) 初病属实,久病则多虚实夹杂。

(2) 癫为气郁、痰阻、血瘀,久延则脾气心血亏耗。

(3) 狂为火郁、痰壅、热瘀,久延心肾阴伤,水不济火,而致阴虚火旺。

(二) 治疗原则

1. 本病特点为标实本虚,虚实夹杂。

2. 初期多以邪实为主,治当理气解郁,畅达神机,降(泄)火豁痰,化瘀通窍。

3. 后期以正虚为主,治当补益心脾,滋阴养血,调整阴阳。

(三) 证治分类

1. 癫证

证 型	痰气郁结	心脾两虚
症 状	精神抑郁,表情淡漠,沉默痴呆,时时太息,言语无序,或喃喃自语,多疑多虑,喜怒无常,秽洁不分,不思饮食,舌红苔腻而白,脉弦滑	神思恍惚,魂梦颠倒,心悸易惊,善悲欲哭,肢体困乏,饮食锐减,言语无序,舌淡,苔薄白,脉沉细无力
证 机	肝气郁滞,脾失健运,痰郁气结,蒙蔽神窍	癫证日久,脾失健运,生化乏源,气血俱衰,心神失养
治 法	理气解郁,化痰醒神	健脾益气,养心安神
代表方	逍遥散合顺气导痰汤加减。前方以疏肝气、解郁结为主,用于肝郁脾虚证;后方涤痰开窍见长,用于痰浊蒙蔽心窍证	养心汤合越鞠丸加减。前方健脾养心安神为主,适用于心悸易惊、健忘失眠,饮食减少等心脾两虚证;后方以行气解郁,调畅气机为主,适用于胸膈痞闷,饮食不消等气、血、火、湿、食、痰六郁之证
常用药	柴胡、白芍药、当归疏肝养血;茯苓、白术、甘草健脾益气;枳实、木香、香附理气解郁;半夏、陈皮、胆星理气化痰;郁金、石菖蒲解郁醒神	人参、黄芪、炙甘草健脾益气;香附、神曲、苍术、茯苓醒脾化湿;当归、川芎养心补血;远志、柏子仁、酸枣仁、五味子宁心安神

（续表）

证　型	痰气郁结	心脾两虚
加　减	痰伏较甚者予控涎丹,临卧姜汤送下,该方虽无芫花逐水,但有甘遂、大戟之峻攻,白芥子善逐皮里膜外之痰涎,故搜剔痰结伏饮功效甚佳,尤其制成丸剂,小量服用,去疾饮而不伤正。若神思迷惘,表情呆钝,言语错乱,目瞪不瞬,舌苔白腻,为痰迷心窍,宜理气豁痰,散结宣窍,先以苏合香丸,芳香开窍,继以四七汤加胆星、郁金、石菖蒲之类,以行气化痰。病久痰气郁结,面黯,舌紫,脉沉涩,酌加桃仁、红花、赤芍药、泽兰等活血化瘀。若不寐易惊,烦躁不安,舌红苔黄,脉滑数者,为痰郁化热,痰热交蒸,干扰心神所致,宜清热化痰,可用温胆汤加黄连合白金丸,取黄连清心火,白金丸为多少阴药,白矾酸咸能软顽痰,郁金苦辛,能去恶血,痰血去则心窍开。若神昏志乱,动手毁物,为火盛欲狂之征,当以狂病论治	心气耗伤,营血内亏,悲伤欲哭,加淮小麦、大枣清心、润燥、安神;气阴两虚加太子参、麦门冬;神气恍惚,心悸易惊,加龙齿、磁石重镇安神;病久脾肾阳虚,反应及动作迟钝,嗜卧,四肢欠温,面色苍白,舌淡,脉沉细,酌加肉桂、附子、巴戟天、仙茅、淫羊藿等温补肾阳

2. 狂证

证　型	痰火扰神	痰热瘀结	火盛阴伤
症　状	起病先有性情急躁,头痛失眠,两目怒视,面红目赤,突发狂乱无知,骂詈号叫,不避亲疏,逾垣上屋,或毁物伤人,气力愈常,不食不眠,舌质红绛,苔多黄腻或黄燥而垢,脉弦大滑数	癫狂日久不愈,面色晦滞而秽,情绪躁扰不安,多言不序,恼怒不休,甚至登高而歌,弃衣而走,妄见妄闻,妄思离奇,头痛,心悸而烦,舌质紫暗,有瘀斑,少苔或薄黄苔干,脉弦细或细涩	癫狂久延,时作时止,势已较缓,妄言妄为,呼之已能自制,但有疲惫之象,寐不安,烦惋焦躁,形瘦,面红而秽,口干便难,舌尖红无苔,有剥裂,脉细数
证　机	五志化火,痰随火升,痰热上扰清窍,神明昏乱	气郁日久,痰结日深,血气凝滞,瘀热互结,神窍被塞	心肝郁火,或阳明腑热久羁,耗津伤液心肾失调,阴虚火旺,神明受扰
治　法	清心泻火,涤痰醒神	豁痰化瘀,调畅气血	育阴潜阳,交通心肾
代表方	生铁落饮加减。本方清心泻火,涤痰醒神,适用于痰热上扰,窍蒙神昏之证	癫狂梦醒汤加减。本方重在调畅气血,豁痰化瘀,适用于气血郁滞,痰热瘀结之证	二阴煎合琥珀养心丹加减。前方重在滋阴降火,安神宁心,适用于心中烦躁,惊悸不寐等阴虚火旺之证;后方偏于滋养肾阴,镇惊安神,适用于悸惕不安,智力迟钝等心肾不足之证
常用药	龙胆草、黄连、连翘清泻心肝实火;胆星、贝母、橘红、竹茹清涤痰浊;石菖蒲、远志、茯神宣窍安神;生铁落、朱砂镇心宁神;玄参、二冬、丹参养心血,固心阴,活瘀血,以防火热伤阴之弊	半夏、胆南星、陈皮理气豁痰;柴胡、香附、青皮疏肝理气;桃仁、赤芍药、丹参活血化瘀	川黄连、黄芩清心泻火,生地黄、麦门冬、玄参、阿胶、生白芍滋阴养血,共奏泻南补北之用;人参、茯神木、酸枣仁、柏子仁、远志、石菖蒲交通心肾,安神定志;生龙齿、琥珀、朱砂镇心安神
加　减	痰火壅盛而舌苔黄垢腻者,同时用礞石滚痰丸逐痰泻火,再用安宫牛黄丸清心开窍。若阳明腑热,大便燥结,舌苔黄燥,脉实大者,可暂用小承气汤,以荡涤秽浊,清泄胃肠实火。烦热渴饮加生石膏、知母、天花粉、生地黄清热生津;久病面色晦滞,狂躁不安,行为乖异,舌质青紫有瘀斑,脉沉弦者,此为瘀热阻窍,可酌加牡丹皮、赤芍药、大黄、桃仁、水蛭。若神志较清,痰热未尽,心烦不寐者,可用温胆汤合朱砂安神丸主之,以化痰安神	蕴热者,加黄连、黄芩以清之;有蓄血内结者,加服大黄䗪虫丸,每服6克,日服3次,以祛瘀生新,攻逐蓄血;不饥不食者,加白金丸,以化顽痰,祛恶血	痰火未平,舌苔黄腻,质红,加胆南星、天竺黄;心火亢盛者,加朱砂安神丸;睡不安稳者,加孔圣枕中丹

七、预防调护

1. 重视精神疗法：移情易性等精神疗法是预防和治疗癫狂的有效方法,如防止环境的恶性刺激,保持光线明亮,这对保持患者智力,活跃情绪,增加社会接触和消除被隔离感有益。

2. 加强护理。

3. 加强妇幼保健工作。

八、临床备要

1. 注意癫狂先兆症状的发现。

2. 掌握吐下逐痰法的应用

(1) 癫狂的基本病理因素为痰,或痰凝气滞,或痰郁化火。

(2) 故初病体实,饮食不衰者,可于吐下劫夺,荡涤痰浊,加大黄、礞石、芒硝、芫花之类。

(3) 若痰浊壅盛,胸膈督闷,日多痰涎,脉滑大有力,形体壮实者,可先用三圣散取吐,劫夺痰涎。

(4) 倘吐后形神俱乏,宜及时饮食调养。

(5) 必要时可用验方龙虎九(牛黄、巴豆霜、辰砂、白矾。米粉),使痰涎吐下而出,临床有经吐下而神清志定者。

3. 活血化瘀法在癫狂病中的应用

(1) 关于血瘀在癫狂病的发病作用,直到清代王清任《医林改错·脑髓说》中方明确指出:"哭笑不休,骂詈歌唱,不避亲疏,许多恶态,乃气血凝滞脑气,与脏腑气不接,如同做梦一样。"并运用癫狂梦醒汤治疗。

(2) 癫狂日久,气滞痰凝,影响血运,形成痰瘀胶结,痰为瘀之基,瘀亦能变生痰浊,痰挟瘀血,形成宿疾,潜伏脏腑经络之中,每因触动而发,遂成灵机逆乱,神志失常。

(3) 为此学者将癫狂责之痰浊血瘀为主而加以辨证论治,选用活血化瘀法治疗,常用的有破血下瘀的桃仁承气汤,理气活血的血府逐瘀汤、癫狂梦醒汤、通窍活血汤等。

4. 开窍法的应用

(1) 癫属痰气为主,可予温开,药用苏合香九。

(2) 狂属痰火上尢,可予凉开,药用安宫牛黄九、至宝丹等。

记忆处方——重理解活思维

癫 狂

(1) 是一种精神失常疾病,系由七情内伤,饮食失节,禀赋不足,致痰气郁结,或痰火暴尢,使脏气不平,阴阳失调,闭塞心窍,神机逆乱。

(2) 其病位在心,与肝、胆、脾关系密切。

(3) 癫证表现精神抑郁,表情淡漠,喃喃自语,语无伦次,静而多喜少动为特征,治以理气解郁,畅达气机为其大法。

(4) 狂证表现精神亢奋,狂躁不安,骂詈毁物,甚至持刀杀人,动而多怒少静为其特征,降(泄)火豁痰以治其标。

(5) 调整阴阳,安神定志恢复神机以治其本是为大法。

(6) 移情易性不但是防病治病的需要,也是防止病情反复或发生意外的措施。

考研专题——看未来展宏图

1. 下列除哪项以外,均为癫证的特点 (62/1996)

   A. 沉默痴呆　　　B. 语无伦次　　　　C. 喧扰不宁　　　　D. 静而多喜　　　　E. 精神抑郁

答案:C。喧扰不宁属狂证而非癫证。

2. 患者病起急骤,先有性情急躁,头痛,两目怒视。面红耳赤,突然狂乱无知,二便不避亲疏,不食不饮,舌绛苔腻,治选 (63/2001)

    A. 礞石滚痰丸   B. 涤痰汤   C. 黄连温胆汤

    D. 龙胆泻肝汤   E. 生铁落饮

答案:E。为痰火上扰之狂证,以生铁落饮镇心涤痰,泻肝清火。

3. 女,40岁。因情志不遂,出现失眠健忘,坐卧不宁,抑郁不乐,渐至神志痴呆,反应迟钝,喃喃自语,问之不答,舌质淡红,舌苔白腻,脉象弦滑。其最佳治法为 (65/1994)

    A. 养心安神,开窍解郁   B. 益气养心,安神定志   C. 化痰清热,和血安神

    D. 清心涤痰,宁神定志   E. 理气解郁,化痰开窍

答案:E。

4. 下列哪项不是癫狂病的主证 (63/1992,72/2001)

    A. 语无伦次   B. 躁狂打骂   C. 喜怒无常

    D. 流涎抽搐   E. 神志痴呆

答案:D。癫证以沉默痴呆,语无伦次,静而多喜为特征;狂证以喧扰不宁,躁妄打骂,动而多怒为特征。流涎抽搐不是主要表现。

5. 因精神抑郁,心悸失眠,渐至不思饮食,寡言少动,表情淡漠,时或独语,舌苔腻,脉弦滑,属何证 (69/1993)

    A. 郁证   B. 心悸   C. 不寐   D. 癫证   E. 脏躁

答案:D。属痰气郁结之癫证。

6. A. 清肝泻火,化痰开窍   B. 涤痰熄风,开窍定   C. 平肝熄风,安神定痛

    D. 疏肝和胃,健脾化痰   E. 清热泻火,顺气豁痰

(1) 风痰闭阻之证的治法是 (93/1997)

(2) 痰火内盛之癫证的治法是 (94/1997)

答案:(1) B;(2) A。风痰闭阻之证治当涤痰息风,开窍定;痰火内盛之癫证治当清热化痰开窍。

7. A. 突然仆倒,昏不知人,口吐涎沫,两目上视,四肢抽搐,醒后头昏乏力

    B. 突然仆倒,昏不知人,呼吸气粗,四肢厥冷,移时苏醒,醒后如常人

    C. 项背强直,角弓反张,四肢抽搐,或见昏迷

    D. 狂乱无知,喧扰不宁,躁妄打骂,不食不眠

    E. 精神抑郁,沉默痴呆,语无伦次,喜怒无常

(1) 痫证的表现为 (97/1998)

(2) 癫证的表现为 (98/1998)

答案:(1) A;(2) E。癫证以沉默痴呆,语无伦次,静而多喜为特征;狂证以喧扰不宁,躁妄打骂,动而多怒为特征。痫证的特征为发作性精神恍惚,甚则突然仆倒,昏不知人,口吐涎沫,两目上视,四肢抽搐,或口中如作猪羊叫声,移时苏醒。

8. A. 沉默痴呆,语无伦次,静而多喜   B. 喧扰不宁,躁妄打骂,动而多怒

    C. 两者均是   D. 两者均非

(1) 癫狂的表现是 (115/2002)

(2) 痫证的表现是 (116/2002)

答案:(1) C;(2) D。

9. 癫证临床分型常见 (149/1991)

    A. 火盛伤阴   B. 痰气郁结   C. 心脾两虚   D. 痰火上扰

答案:BC。癫证临床分型常见痰气郁结,心脾两虚。

10. 癫狂证在初发病时,治疗宜选 (144/2003)

    A. 清热涤痰   B. 疏肝理气   C. 滋阴降火   D. 安神定志

答案:ABD。癫狂证初发病时多属实证,治宜清热涤痰,疏肝理气,安神定志。

课后巩固——练知识增考技

一、名词解释

1. 癫狂　　　　　　　　　2. 癫疾

二、选择题

【A型题】

1. 狂病的病机是

　　A. 痰气郁结,蒙蔽神机　　　　B. 心脾气结,郁而生痰　　　　C. 气郁化火,炼液为痰

　　D. 痰火上扰,神明失主　　　　E. 气郁化火,上扰心神

2. 神思恍惚,魂梦颠倒,心悸易哭,肢体困乏,言语无序,舌淡,苔薄白,脉沉细无力,治宜

　　A. 醒脾化湿,疏肝解郁　　　　B. 健脾益气,重镇安神　　　　C. 理气解郁,化痰醒神

　　D. 理气解郁,豁痰化瘀　　　　E. 健脾益气,养心安神

3. 癫病痰气郁结证的代表方是

　　A. 温胆汤　　　　　　　　　　B. 二陈汤　　　　　　　　　　C. 逍遥散合顺气导痰汤

　　D. 清气化痰丸　　　　　　　　E. 半夏白术天麻汤

4. 癫病的临床共有特征为

　　A. 精神失常　　　B. 精神抑郁　　　C. 独语　　　D. 记忆力差　　　E. 易怒

5. 癫病心脾两虚证的治疗宜用养心汤送服

　　A. 磁朱丸　　　　　　　　　　B. 大补阴丸　　　　　　　　　C. 越鞠丸

　　D. 二至丸　　　　　　　　　　E. 天王补心丹

6. 患者周某,女,30岁,平素性情急躁易怒,突然胡乱叫骂,打人毁物,不食不眠,舌质红绛,苔黄腻,脉弦大滑数,治法为

　　A. 清心泻火,涤痰醒神　　　　B. 补益肝肾,化痰宁神　　　　C. 清热泻火,开窍醒神

　　D. 清泄肝火,化痰开窍　　　　E. 清热解毒,化痰开窍

7. 癫狂的诊断依据不包括

　　A. 多有家族史　　　　　　　　B. 可有脑外伤史　　　　　　　C. 多发于青壮年男性

　　D. 排除药物、中毒、热病所致　　E. 头颅CT、MRI及其他辅助检查列阳性发现

【B型题】

　　A. 生铁落饮　　　　　　　　　B. 癫狂梦醒汤　　　　　　　　C. 顺气导痰汤

　　D. 二阴煎合琥珀养心丹　　　　E. 天王补心丹

8. 狂病痰火扰神证的代表方是

9. 狂病痰热瘀结证的代表方是

10. 狂病火盛阴伤证的代表方是

　　A. 癫病痰气郁结证　　　　　　B. 癫病心脾两虚证　　　　　　C. 狂病痰火扰神证

　　D. 狂病痰热瘀结证　　　　　　E. 狂病火盛阴伤证

11. 精神抑郁,表情淡漠,沉默痴呆,时时太息,言语无序,或喃喃自语,多疑多虑,喜怒无常,秽洁不分,不思饮食,舌红苔腻而白,脉弦滑。证型为

12. 素有性情急躁,头痛失眠,两目怒视,面红目赤,不避亲疏,逾垣上屋,或毁物伤人,气力愈常,不食不眠。舌质红绛,苔多黄腻或黄燥而垢,脉弦大滑数。证型为

13. 癫狂久延,时作时止,有疲惫之象,形瘦,面红而秽,口干便艰,舌尖红无苔,有剥裂,脉细数。证型为

【X型题】

14. 癫病的临床特征有

　　A. 沉默痴呆　　　B. 语无论次　　　C. 静而多喜　　　D. 精神抑郁　　　E. 狂乱无知

15. 狂病的临床特征有
    A. 精神亢奋
    B. 狂躁不安
    C. 表情淡漠
    D. 喧扰不宁
    E. 动而多怒

16. 与神机受累关系密切的病证有
    A. 痴呆
    B. 狂病
    C. 癫病
    D. 痫病
    E. 鼓胀

17. 癫病的病机
    A. 痰火上扰
    B. 痰气郁结
    C. 气血不足
    D. 蒙蔽神机
    E. 神明失主

18. 狂病的病机
    A. 痰火上扰
    B. 痰气郁结
    C. 气血不足
    D. 蒙蔽神机
    E. 神明失主

19. 癫狂的病理因素有
    A. 气郁
    B. 痰凝
    C. 火邪
    D. 血瘀
    E. 湿滞

（选择题答案：1. D 2. E 3. C 4. B 5. C 6. A 7. C 8. A 9. B 10. D 11. A 12. C 13. E 14. ABCD 15. ABDE 16. ABCD 17. BD 18. AE 19. ABCD）

三、填空题

1. 癫狂的病变脏腑,主要在_____,涉及_____,久而伤_____。

2. 癫狂的病理因素以气、痰、火、瘀为主,四者有因果兼夹的关系,且多以_____为先。

3. 癫病的病机是_____,_____。

4. 狂病的病机是_____,_____。

5. 狂病常见_____、_____和_____三种证型。

6. 癫病痰气郁结证的治法是_____,_____。

7. 癫病心脾两虚证的代表方是_____。

8. 狂病痰火扰神证的代表方是_____。

9. _____等精神疗法是预防和治疗癫狂的有效方法。

四、问答题

1. 试述癫狂与痴呆、狂病与蓄血发狂的区别。

2. 治疗癫狂为什么要重视活血化瘀法? 临床应如何运用?

3. 如何运用吐下法治疗癫狂? 临证有哪些注意事项?

第五节 痫 病

一、概说

1. 痫病是一种反复发作性神志异常的病证,亦名"癫痫",俗称"羊痫风"。

2. 临床以突然意识丧失,甚则仆倒,不省人事,强直抽搐,口吐涎沫,两目上视或口中怪叫,移时苏醒一如常人为特征。

二、历史沿革

1. 痫病首见于《内经》,不仅提出"胎病"、"癫疾"的病名,并指出发病与先天因素有关。

2. 巢元方《诸病源候论·癫狂候》指出:"癫者,卒发仆也,吐涎沫,口喎,目急,手足缭戾,无所觉知,良久乃苏。"巢氏还论述了不同病因所引起的痫病,并将其分为风痫、惊痫、食痫、疾痫等。

3. 《诸病源候论·痫》篇又说:"痫病……醒后又复发,有连日发者,有一日五三发者。"宋金时代,对本病的发病机理阐述较深刻。

4. 陈无择《三因极一病证方论·癫痫方论》指出:"癫痫病,皆由惊动,使脏气不平,郁而生涎,闭塞诸经,厥而乃成。或在母胎中受惊,或少小感风寒暑湿,或饮食不节,逆于脏气。"指出多种因素导致脏气不平,阴阳失调,神乱而病。

5. 朱丹溪《丹溪心法·痫》云:"无非痰涎壅塞,迷闷心窍。"强调痰迷心窍引发。

6. 《古今医鉴·五痫》提出痫病的特点:"发则卒然倒仆,口眼相引,手足搐搦,脊背强直,口吐涎沫,声类畜叫,食顷乃苏。"对于本病的治疗,龚商年则从虚实论治。

7.《临证指南医案·癫痫》按语中说:"痫之实者,用五痫丸以攻风,控涎丸以劫痰,龙荟丸以泻火;虚者,当补助气血,调摄阴阳,养营汤、河车丸之类主之。"王清任则认为痫病的发生与元气虚,"不能上转入脑髓",和脑髓瘀血有关,并创龙马自来丹、黄芪赤风场治之。

三、讨论范围

虽以癫痫大发作的证治为主,但对小发作等类型的辨治亦可通用。

四、病因病机

(一)病因

1. 七情失调

(1) 主要责之于惊恐。

(2)《素问·举痛论》云:"恐则气下","惊则气乱。"

(3) 小儿脏腑娇嫩,元气未充,神气怯弱,或素蕴风痰,更易因惊恐而发生本病。

2. 先天因素

(1) 痫病之始于幼年者多见,与先天因素有密切关系,所谓'病从胎气而得之'。

(2) 前贤多责之于"在母腹中时,其母有所大惊"所致。

(3) 若母体突受惊恐,一则导致气机逆乱,一则导致精伤而肾亏,所谓"恐则精却"。

(4) 母体精气之耗伤,必使胎儿发育异常,出生后,遂易发生痫病。

(5) 而妊娠期间,母体多病,服药不当,损及胎儿,尤易成为发病的潜在因素。

3. 脑部外伤。

(二)病机

1. 痫之为病,病理因素总以痰为主,每由风、火触动,痰瘀内阻,蒙蔽清窍而发病。

2. 以心脑神机失用为本,风、火、痰、瘀致病为标。

3. 其中痰浊内阻,脏气不平,阴阳偏胜,神机受累,元神失控是病机的关键所在。

4. 而痫病之痰,具有随风气而聚散和胶固难化两大特点,因而痫病之所以久发难愈,反复不止,正是由于胶固于心胸的"顽痰"所致。

5. 至于发作时间的久暂,间歇期的长短,则与气机顺逆和痰浊内聚程度有密切关系。

6. 痫病与五脏均有关联,但主要责之于心肝,顽痰闭阻心窍,肝经风火内动是痫病的主要病机特点。

7. 久发耗伤精气,可致心肾亏虚,气血不足,可见心脾两虚。

8. 发病初期,痰瘀阻窍,肝郁化火生风,风痰闭阻,或痰火炽盛等以实证为主,因正气尚足,痰浊尚浅,易于康复。

9. 若日久不愈,损伤正气,首伤心脾,继损肝肾,加以痰瘀凝结胶固,表现虚实夹杂,则治愈较难,甚至神情呆滞,智力减退。

五、诊查要点

(一)诊断依据

1. 任何年龄、性别均可发病,但多在儿童期、青春期或青年期发病,可有家族史,每因惊恐、劳累、情志过极等诱发。

2. 典型发作时突然昏倒,不省人事,两目上视,四肢抽搐,口吐涎沫,或有异常叫声等,或仅有突然呆笨,两眼瞪视,呼之不应,或头部下垂,肢软无力,面色苍白等。

3. 局限性发作可见多种形式;多数在数秒至数分钟即止。

4. 发作前可有眩晕、胸闷等先兆症状。

5. 发作突然,醒后如常人,醒后对发作时情况不知,反复发作。

6. 脑电图在发作期描记到对称性同步化棘波或棘—慢波等阳性表现。

(二)病证鉴别

1. 痫病与中风病:典型发作痫病与中风病均有突然仆倒,昏不知人等,但痫病有反复发作史,发时口吐涎沫,两目上视,四肢抽搐,或作怪叫声,可自行苏醒,无半身不遂、口舌歪斜等症,而中病则仆地无声,昏迷持续时间长,醒后常有半身不遂等后遗症。

2. 痫病与厥证：厥证除见突然仆倒，昏不知人主症外，还有面色苍白，四肢厥冷，或见口噤，握拳，手指拘急，而无口吐涎沫，两目上视，四肢抽搐和病作怪叫之见症，临床上不难区别。

3. 痫病与痉证：都具有四肢抽搐等症状，但痫病仅见于发作之时，兼有口吐涎沫，病作怪叫，醒后如常人。而痉证多见持续发作，伴有角弓反张，身体强直，经治疗恢复后，或仍有原发疾病的存在。

（三）相关检查

典型发作期脑电图描记到对称性同步化棘波或棘-慢波等，可考虑为原发性痫病。

六、辨证论治

（一）辨证要点

1. 确定病性：来势急骤神昏猝倒，不省人事，口噤牙紧，颈项强直，四肢抽搐者，病性属风。

（1）发作时口吐涎沫，气粗痰鸣，呆木无知，发作后或有情志错乱，幻听、错觉，或有梦游者，病情属痰。

（2）有猝倒啼叫，面赤身热，口流血沫，平素或发作后有大便秘结，口臭苔黄者，病性属热。

（3）发作时面色潮红、紫红，继则青紫，口唇发绀，或有颅脑外伤、产伤等病变者，病性属瘀。

2. 辨病情轻重：一般持续时间长则病重，短则病轻；间隔时间短暂则病重，间隔时间长久则病轻。

（二）治疗原则

1. 频繁发作，以治标为主，着重清泻肝火，豁痰熄风，开窍定痫。

2. 平时则补虚以治其本，宜益气养血，健脾化痰，滋补肝肾，宁心安神。

（三）证治分类

证　型	风痰闭阻	痰火扰神	瘀阻脑络	心脾两虚	心肾亏虚
症　状	发病前常有眩晕，头昏，胸闷，乏力，痰多，心情不悦。发作呈多样性，或见突然跌倒，神志不清，抽搐吐涎或伴尖叫与二便失禁，或短暂神志不清，两目发呆，茫然所失。谈话中断，持物落地，或精神恍惚而无抽搐，舌质红，苔白腻，脉多弦滑有力	发作时昏仆抽搐，吐涎，或有吼叫，平时急躁易怒，心烦失眠，咯痰不爽，口苦咽干，便秘溲黄，病发后，症情加重，彻夜难眠，目赤，舌红，苔黄腻，脉弦滑而数	平素头晕头痛，痛有定处，常伴单侧肢体抽搐，或一侧面部抽动，颜面口唇青紫，舌质暗红或有瘀斑，舌苔薄白，脉涩或弦。多继发于颅脑外伤、产伤、颅内感染性疾患后，或先天大脑发育不全	反复发痫，神疲乏力，心悸气短，失眠多梦，面色苍白，体瘦纳呆，大便溏薄，舌质淡，苔白腻，脉沉细而弱	痫病频发，神思恍惚，心悸，健忘失眠，头晕目眩，两目干涩，面色晦暗，耳轮焦枯不泽，腰膝酸软，大便干燥，舌质淡红，脉沉细而数
证　机	痰浊素盛，肝阳化风，痰随风动，风痰闭阻，上干清窍	痰浊蕴结，气郁化火，痰火内盛，上扰脑神	证机概要：瘀血阻窍，脑络闭塞，脑神失养而风动	痫发日久，耗伤气血，心脾两伤，心神失养	痫病日久，心肾精血亏虚，髓海不足，脑失所养
治　法	涤痰熄风，开窍定痫	清热泻火，化痰开窍	活血化瘀，熄风通络	治法：补益气血，健脾宁心	补益心肾，潜阳安神
代表方	定痫丸加减。本方豁痰开窍，熄风定惊，适用于痰浊素盛，肝风内动，蒙闭清窍之痫病	龙胆泻肝汤合涤痰汤加减。前方以清泻肝火，调气开窍为主，用于火热炽盛者；后方涤痰开窍见长，用于痰浊闭窍者	通窍活血汤加减。本方活血化瘀，醒脑通窍，适用于瘀阻头巅，头痛头晕，肢体抽动等症	六君子汤合归脾汤加减。前方健脾益气，化痰降逆，用于神疲乏力，纳呆便溏等脾虚证；后方益气养血，补心安神，用于心悸气短，失眠多梦等神志不安之症	左归丸合天王补心丹加减。前方滋补肝肾，填精益髓，适用于头目眩晕，腰膝酸软等真阴不足证；后方滋阴养血，安神宁心，适用于心悸失眠，神思恍惚等症

（续表）

证　型	风痰闭阻	痰火扰神	瘀阻脑络	心脾两虚	心肾亏虚
常用药	天麻、全蝎、僵蚕平肝熄风镇痉；川贝母、胆南星、姜半夏、竹沥、菖蒲涤痰开窍而降逆；琥珀、茯神、远志、辰砂镇心安神定痫；茯苓、陈皮健脾益气化痰；丹参理血化瘀通络。眩晕、目斜视者，加生龙骨、生牡蛎、磁石、珍珠母重镇安神	尤胆草、青黛、芦荟直入肝经而泻肝火；大黄、黄芩、栀子通泻上中下三焦之火；姜半夏、胆南星、木香、枳实理气涤痰；茯苓、橘红、人参健脾益气化痰；菖蒲、麝香走窜，清心开窍	赤芍药、川芎、桃仁、红花活血化瘀；麝香、老葱通阳开窍，活血通络；地龙、僵蚕、全蝎熄风定痫	人参、茯苓、白术、炙甘草健脾益气助运；陈皮、姜半夏理气化痰降逆；当归、丹参、熟地黄养血和血，酸枣仁养心安神；远志、五味子敛心气，宁心神	熟地黄、山药、山茱萸、菟丝子、枸杞子补益肝肾；鹿角胶、龟版胶峻补精血；川牛膝补肾强腰；生牡蛎、鳖甲滋阴潜阳
加　减		有肝火动风之势者，加天麻、石决明、钩藤、地龙、全蝎，以平肝熄风	痰涎偏盛者，加半夏、胆南星、竹茹	痰浊盛而恶心呕吐痰涎者，加胆南星、姜竹茹、瓜蒌、石菖蒲、旋覆花化痰降浊；便溏者，加焦米仁、炒扁豆、炮姜等健脾止泻；夜游者，加生龙骨、生牡蛎、生铁落等镇心安神	神思恍惚，持续时间长者，加阿胶补益心血；心中烦热者，加焦山栀、莲子心清心除烦；大便干燥者，加玄参、天花粉、当归、火麻仁以养阴润肠通便

七、预防调护

1. 加强孕妇保健，避免胎气受损。

2. 加强护理，预防意外。

八、临证备要

1. 痫病症状特点

（1）典型发作可有先兆，突然跌倒，昏不知人，双目上窜，口中发出猪、羊叫声，全身抽搐，呼吸中断，面色苍白或紫，口吐涎沫，汗多，移时苏醒，醒后对发作情况无从记忆，有头痛、全身酸痛，疲乏无力等表现。

（2）发作性短暂的失神，突然停止活动；两目上视，呼之不应，持物落下，或出现短促的振颤。

（3）口角、眼睑或手指（足趾）的局部抽搐，或短暂失语，或口、舌、指（趾）有阵发性麻木感、触电感，或眼前闪光、幻视、视歧，或有旧事如新感和环境失真感等。

（4）无意识的机械动作，如吸吮、咀嚼、舔唇、握手、抚面、解扣、脱衣、游走、奔跑、无目的地乘车、独语，发作过后毫无记忆。

（5）特殊类型痫病，如腹痛性痫病是以发作性腹痛为主，无躯体抽搐。

（6）头痛型痫病、呕逆样痫病、肢痛痫病，除具有相应的临床表现外，一般皆具有突然性和反复发作的特点及异常的脑电图改变等。

2. 痫病的治疗遵循"间者并行，甚者独行"原则

（1）本病大多是在发作后进行治疗的，治疗的目的，旨在控制其再发作。

（2）应急则治其标，采用豁痰顺气法，顽痰胶固需辛温开导，痰热胶着须清化降火，其治疗着重在风、痰、火、虚四个字上。

（3）当控制本病发作的方药取效后，一般不应随意更改（改治其本），否则往往可导致其大发作。

（4）缓解后坚持标本并治，守法守方，持之以恒，服用3～5年后再逐步减量，方能避免或减少发作。

3. 辛热开破法在痫病的应用

（1）辛热开破法是针对痫痰难化这一特点而制定的治法。

（2）痰浊闭阻，气机逆乱是本病的核心病机，故治疗多以涤痰、行痰、豁痰为大法。

（3）痫病之痰，异于一般痰邪，具有深遏潜伏，胶固难化，随风气而聚散之特征，非一般祛痰与化痰药物所能涤除。

（4）辛温开破法则采用大辛大热的川乌、半夏、南星、白附子等具有振奋阳气、推动气化作用的药物,以开气机之闭塞,破痰邪之积聚,捣沉痼之胶结,从而促进顽痰消散,痫病缓解。

4. 虫类药在痫病中的应用:虫类药具有良好减轻和控制发作的效果,对各类证候均可在辨证处方中加用,因此类药物入络搜风,止痉化痰,非草本药所能代替。药如全蝎、蜈蚣、地龙、僵蚕、蝉蜕等。

记忆处方——重理解活思维

痫 病

（1）是一种短暂性反复发作性神志异常疾病,多因骤受惊恐,先天禀赋不足,脑部外伤及感受外邪,饮食所伤等,致使脏腑功能失调,风痰闭阻,痰火内盛,心脾两亏,心肾亏虚,造成清窍被蒙,神机受累,元神失控而引发痫病。

（2）与心、肝、脾、肾相关,主要责之于心、肝。

（3）治疗时当急则开窍醒神以治其标,控制其发作。

（4）缓则祛邪补虚以治其本。

（5）多以调气豁痰、平肝熄风、清泻肝火、补益心脾、滋养肝肾、通络镇惊、宁心安神等法治之。

（6）突然发作以针刺及外治法开窍醒神以促苏醒,再投以煎剂。

（7）平日当根据疾病症状辨证论治,调其脏腑气血阴阳。

（8）加强生活的调理及发作的护理,以免发生意外至关重要。

考研专题——看未来展宏图

1. 影响痫病病机转化的关键在于 （161/2010）

   A. 正气的盛衰　　　　B. 气机的顺逆　　　　C. 痰邪的深浅　　　　D. 瘀血的有无

答案:AC。痫病是一种反复发作性神志异常的病证。其病机转化决定于正气的盛衰及痰邪深浅,发病初期,正气尚足,痰浊尚浅,易于康复;若日久不愈,损伤正气,加以痰凝沉固,则治愈较难。

2. 痫证发作的基本病理因素是 （64/2003）

   A. 肝火偏旺,火动生风　　　　　　B. 肝气郁结,肝阳上亢　　　　　　C. 痰热互阻,腑气不通

   D. 痰气上扰,气血凝滞　　　　　　E. 风痰阳浊,蒙闭心窍

答案:E。肝、脾、肾的损伤是痫证的主要病理基础,而风阳痰浊,蒙闭心窍,流窜经络则是造成痫证发作时的基本病理因素。

3. 钱某某,女,30岁,证发作时昏仆抽搐,吐涎,平时情绪急躁,心烦失眠,咯痰不爽,口苦且干,大便秘结,舌红,苔黄厚腻,辨证为痰火壅实,治宜选用 （64/1994）

   A. 牛黄清心丸　　　　　　B. 竹沥达痰丸　　　　　　C. 更衣丸

   D. 礞石滚痰丸　　　　　　E. 当归龙荟丸

答案:B。为痰火壅实之痫证,以竹沥达痰丸祛痰泻火通腑。

4. 痫证发作日久,健忘,心悸,头晕目眩,腰膝酸软,神疲乏力,舌苔薄,脉细弱。其证候是 （69/2005）

   A. 脾肾阳虚　　　　　　B. 肺脾气虚　　　　　　C. 心血亏虚

   D. 肾精不足　　　　　　E. 心肾亏虚

答案:E。痫证在临床上常见有风痰闭阻、痰火内盛、心肾亏虚等证。由于反复发作,日久不愈,导致心血不足,肾气亏虚,临床可出现健忘,心悸,头晕目眩,腰膝酸软,神疲乏力,舌苔薄,脉细弱。

5. 在发作前,常有眩晕、胸闷、乏力等症。发则突然跌倒,神志不清,抽搐吐涎,或有尖叫与二便失禁等,也可

仅有短暂神志不清,或精神恍惚,而无抽搐,舌苔白腻,脉多弦滑,此证属哪种证型　(63/1991)

　　　A. 脾胃虚弱　　　B. 肝火痰热　　　C. 阴虚火旺　　　D. 肝风痰浊　　　E. 痰瘀互结

答案:D。为肝风夹痰浊之象,因此辨证属风痰闭阻之证。

6. 风痰闭阻之证的治法应为　(64/1992)

　　　A. 清肝泻火,化痰开窍　　　B. 涤痰熄风,开窍定　　　C. 平肝熄风,安神定惊清肝

　　　D. 清热泻火,顺气豁痰　　　E. 舒肝和胃,健脾化瘀

答案:B。风痰闭阻之证治以定丸涤痰熄风,开窍定。

7. 下列哪项不是痫证发作时治标之法　(64/1999)

　　　A. 疏肝解郁　　　B. 平肝熄风　　　C. 豁痰顺气　　　D. 安神定惊　　　E. 通络镇痉

答案:A。痫证发作,治标、控制发作为当务之急,可按病情选用豁痰顺气、平肝熄风、通络镇痉、宁心安神定惊、清肝泻火等法为治,疏肝解郁不是其治法。

8. 痫证的主要病位是　(55/2004)

　　　A. 心、脾、肾　　　B. 肺、脾、肾　　　C. 肝、脾、肾　　　D. 心、肝、脾　　　E. 心、肝、肾

答案:C。痫证大多由于七情失调,先天因素,脑部外伤,饮食不节,劳累过度造成肝、脾、肾的损伤所导致。

9. 痫证发作时,应选用的治法是　(153/2001)

　　　A. 豁痰顺气　　　B. 清肝泻火　　　C. 养心安神　　　D. 熄风开窍

答案:AD。痫证频繁发作时以治标为主,着重豁痰顺气、熄风开窍定惊。

10. 痫证未发作时,宜用何法调治　(153/1995)

　　　A. 健脾化痰　　　B. 养心安神　　　C. 清肝开郁　　　D. 补益肝肾

答案:ABD。痫证平时以治本为重,宜健脾化痰,补益肝肾,养心安神。

课后巩固——练知识增考技

一、名词解释

1. 痫病　　　　　　　2. 羊癫风　　　　　　　3. 风痫

二、选择题

【A型题】

1. 痫病心肾亏虚证的代表方为天王补心丹合

　　　A. 左归丸　　　B. 右归丸　　　C. 八珍汤　　　D. 左归饮　　　E. 右归饮

2. 痫病瘀阻脑络证的治法为

　　　A. 理气化痰,活血化瘀　　　B. 行气解郁,化瘀通络　　　C. 活血化瘀,熄风通络

　　　D. 活血化瘀,开窍醒神　　　E. 理气化痰,醒脑通窍

3. 患者黄某,男,34 岁,昨日突然仆倒,不省人事,两目上视,四肢抽搐,口吐白沫。现心烦失眠,口苦咽干,便秘,舌红,苔黄腻,脉数,宜选用

　　　A. 定痫丸　　　B. 龙胆泻肝汤合导痰汤　　　C. 龙胆泻肝汤合涤痰汤

　　　D. 当归龙荟丸　　　E. 黄连解毒汤

4. 痫病反复发作日久,神疲乏力,心悸气短,失眠多梦,纳呆便秘,舌淡,苔白腻,脉沉细而弱。证型为

　　　A. 气血亏虚　　　B. 心气不足　　　C. 脾胃虚弱

　　　D. 心脾两虚　　　E. 心肾亏虚

【B型题】

　　　A. 风痰闭阻证　　　B. 痰火扰神证　　　C. 瘀阻脑络证

　　　D. 心脾两虚证　　　E. 心肾亏虚证

5. 发病前常有眩晕、头昏、胸闷、乏力痰多,见突然跌倒,神志不清,抽搐吐涎,或伴尖叫与二便失禁,舌质红,苔白腻,脉多弦滑有力。证型为

6. 发作时昏仆抽搐,吐涎或有吼叫,心烦失眠,咯痰不爽,口苦咽干,便秘溲黄,彻夜难眠、目赤、舌红、苔黄腻、脉弦滑而数。证型为

7. 痫病频发,神思恍惚,心悸,健忘失眠,头晕目眩,两目干涩,面色晦暗,耳轮焦枯,腰膝酸软,大便干燥,舌质淡红,脉沉细而数。证型为

8. 平素头晕头痛,痛有定处,伴单侧肢体抽搐,一侧面部抽动,颜面口唇青紫,舌质暗红有瘀斑,苔薄白,脉涩。证型为

【X型题】

9. 痫病的发作可见

　　A. 突然仆倒　　　　　　B. 四肢抽搐　　　　　　C. 口吐涎沫
　　D. 角弓反张　　　　　　E. 两目上视

10. 痫病以治标为主时应着重

　　A. 活血化瘀　　　B. 清泻肝火　　　C. 豁痰熄风　　　D. 开窍定痫　　　E. 行气解郁

11. 痫病心脾两虚证的代表方为

　　A. 天王补心丹　　B. 六君子汤　　C. 酸枣仁汤　　D. 四君子汤　　E. 归脾汤

12. 痫病的诊断依据有

　　A. 任何年龄、性别均可发病,但多在儿童期、青春期或青年期发病,多有家族史
　　B. 发作前可有眩晕、胸闷等先兆症状
　　C. 典型发作时突然昏倒,不省人事,两目上视,项背强直,四肢抽搐
　　D. 发作突然,醒后如常人,醒后对发作时情况不知,反复发作
　　E. 脑电图在发作期描记到对称性同步化棘波或棘—慢波等阳性表现

(选择题答案:1. A　2. C　3. B　4. D　5. A　6. B　7. E　8. C　9. ABCE　10. BCD　11. BE　12. ABCDE)

三、填空题

1. 痫病的病机转化决定于_____及_____。
2. 痫病的治疗遵循_____,_____原则。
3. 痫病的发生尤以_____最为重要。
4. 痫病风痰闭阻证的代表方为_____。
5. 痫病的病机关键所在是_____。
6. 痫病心脾两虚证的治法是_____,_____。

四、问答题

1. 试述痫病风痰闭阻证的证治方药。
2. 痫病的治疗应如何遵循"间者并行,甚者独行"的原则?

第六节　痴　呆

一、概说

痴呆是由髓减脑消,神机失用所导致的一种神志异常的疾病,以呆傻愚笨,智能低下,善忘等为主要临床表现。

二、历史沿革

1.《景岳全书·杂证谟》有"癫狂痴呆"专篇,指出了本病由郁结、不遂、思虑、惊恐等多种病因积渐而成,临床表现具有"千奇万怪"、"变易不常"的特点,并指出本病病位在心以及肝胆二经,关于预后则认为,本病"有可愈者,有不可愈者,亦在乎胃气元气之强弱"。

2. 陈士铎《辨证录》立有"呆病门",对呆病症状描述甚详,认为其主要病机在于肝郁乘脾,胃衰痰生,积于胸中,弥漫心窍,使神明受累,髓减脑消而病。

3. 陈氏还提出本病治疗以开郁逐痰、健胃通气为主要方法,立有洗心汤、转呆丹、还神至圣汤等。

三、讨论范围

以成年人痴呆为主,不含小儿先天性痴呆。

四、病因病机

（一）病因

以内因为主，多由于年迈体虚、七情内伤、久病耗损等原因导致气血不足，肾精亏耗，脑髓失养，或气滞、痰阻、血瘀于脑而成。

（二）病机

1. 为全身性疾病，其基本病机为髓海不足，神机失用。

2. 由精、气、血亏损不足，髓海失充，脑失所养，或气、火、痰、瘀诸邪内阻，上扰清窍所致。

3. 痴呆病位主要在脑，与心、肝、脾、肾功能失调密切相关。

4. 病理性质多属本虚标实之候，本虚为阴精、气血亏虚，标实为气、火、痰、瘀内阻于脑。

5. 本病在病机上常发生转化

（1）一是气滞、痰浊、血瘀之间可以相互转化，或相兼为病，终致痰瘀交结，使病情缠绵难愈。

（2）二是气滞、痰浊、血瘀可以化热，而形成肝火、痰热、瘀热，上扰清窍。进一步发展，可耗伤肝肾之阴，肝肾阴虚，水不涵木，阴不制阳，肝阳上亢，化火生风，风阳上扰清窍，而使痴呆加重。

（3）三是虚实之间可相互转化。

6. 实证的痰浊、瘀血日久，若损及心脾，则气血不足。或耗伤心阴，神明失养。或伤及肝肾，则阴精不足，脑髓失养，可转化为痴呆的虚证。

7. 虚证病久，气血亏乏，脏腑功能受累，气血运行失畅，或积湿为痰，或留滞为瘀，则可见虚中夹实之证。

8. 临床以虚实夹杂证为多见。

五、诊查要点

（一）诊断依据

1. 以记忆力减退，记忆近事及远事的能力减弱，判定认知人物、物品、时间、地点能力减退，计算力与识别空间位置结构的能力减退，理解别人语言和有条理地回答问题的能力障碍等为主症。

（1）伴性情孤僻，表情淡漠，语言重复，自私狭隘，顽固固执，或无理由地欣快，易于激动或暴怒。

（2）抽象思维能力下降，不能解释或区别词语的相同点和不同点，道德伦理缺乏，不知羞耻，性格特征改变。

2. 起病隐匿，发展缓慢，渐进加重，病程一般较长。

3. 患者可有中风、头晕、外伤等病史。

（二）病证鉴别

1. 痴呆与郁证

（1）痴呆的神志异常需与郁证中的脏躁相鉴别。

（2）脏躁多发于青中年女性，多在精神因素的刺激下呈间歇性发作，不发作时可如常人，且无智能、人格、情感方面的变化。

（3）痴呆多见于中老年人，男女发病无明显差别，且病程迁延，其心神失常症状不能自行缓解，并伴有明显的记忆力、计算力减退甚至人格情感的变化。

2. 痴呆与癫证

（1）癫证属于精神失常的疾患，以沉默寡言、情感淡漠、语无伦次、静而多喜为特征，以成年人多见。

（2）痴呆属智能活动障碍，是以神情呆滞、愚笨迟钝为主要临床表现的神志异常疾病，以老年人多见。

（3）痴呆的部分症状可自制，治疗后有不同程度的恢复。

（4）重症痴呆患者与癫证在临床症状上有许多相似之处，临床难以区分。

3. 痴呆与健忘

（1）健忘是以记忆力减退、遇事善忘为主症的一种病证。

（2）痴呆以神情呆滞，或神志恍惚，告知不晓为主要表现。

（3）痴呆根本不晓前事，而健忘则晓其事却易忘（善忘前事），且健忘不伴有智能减退、神情呆钝。

（4）健忘可以是痴呆的早期临床表现，这时可不予鉴别。

（5）由外伤、药物所致的健忘，一般经治疗后可以恢复。

六、辨证论治

(一)辨证要点

1. 临床上以虚实夹杂者多见。

2. 无论为虚为实,都能导致髓减脑消,脏腑功能失调,因而辨证时需分清虚实。

3. 痴呆属虚者,临床主要以神气不足,面色失荣,形体消瘦,言行迟弱为特征,可分为髓海不足、肝肾亏虚、脾肾两虚等证。

4. 痴呆属实者,除见智能减退、表情反应呆钝外,临床还可见因浊实之邪蒙神扰窍而引起情志、性格方面或亢奋或抑制的明显改变,以及痰浊、瘀血、风火等诸实邪引起的相应证候。

5. 老年痴呆虚实夹杂者多见,或以正虚为主,兼有实邪,或以邪实为主,兼有正虚。

(二)治疗原则

1. 以开郁逐痰、活血通窍、平肝泻火治其标,补虚扶正,充髓养脑治其本。

2. 为加强滋补作用、常加血肉有情之品。

3. 治疗时宜在扶正补虚、填补肾精的同时,注意培补后天脾胃,以冀脑髓得充,化源得滋。

4. 注意补虚切忌滋腻太过,以免滋腻损伤脾胃,酿生痰浊。

5. 药物治疗的同时,移情易性,智力和功能训练与锻炼亦不可轻视。

(三)证治分类

证 型	髓海不足	脾肾两虚	痰浊蒙窍	瘀血内阻
症 状	智能减退,计算力、记忆力、定向力、判断力明显减退,神情呆钝,词不达意,头晕耳鸣,懈惰思卧,齿枯发焦,腰酸骨软,步履艰难,舌瘦色淡,苔薄白,脉沉细弱	表情呆滞,沉默寡言,记忆减退、失认失算,口齿含糊,词不达意,伴腰膝酸软,肌肉萎缩,食少纳呆,气短懒言,口涎外溢,或四肢不温,腹痛喜按,鸡鸣泄泻,舌质淡白,舌体胖大,苔白,或舌红,苔少或无苔,脉沉细弱,双尺尤甚	表情呆钝、智力衰退,或哭笑无常,喃喃自语,或终日无语,呆若木鸡,伴不思饮食,脘腹胀痛,痞满不适,口多涎沫,头重如裹,舌质淡,苔白腻,脉滑	表情迟钝,言语不利,善忘,易惊恐,或思维异常,行为古怪,伴肌肤甲错,口干不欲饮,双目晦暗,舌质暗或有瘀点瘀斑,脉细涩
证 机	肾精亏虚,髓海失养	气血亏虚,肾精不足,髓海失养	证机概要:痰浊上蒙,清窍被阻	瘀血阻滞,脑脉痹阻
治 法	补肾益髓,填精养神	补肾健脾,益气生精	豁痰开窍,健脾化浊	活血化瘀,开窍醒脑
代表方	七福饮加减。本方益气养血,滋阴补肾,兼有化痰宣窍之功,适用于肝肾精血亏虚,髓海不足之痴呆	还少丹加减。本方既能益气健脾,又能补肾益精,适用于脾肾两虚,气血不足,肾精亏虚,髓海失养,而致痴呆之证	涤痰汤加减。本方重在豁痰开窍,兼以益气健脾,适用于痰浊蒙窍之痴呆	通窍活血汤加减。本方活血化瘀,开窍醒脑,适用于瘀血阻滞脑脉,脑脉痹阻脑气所致的痴呆
常用药	熟地黄滋阴补肾;鹿角胶、龟版胶、阿胶、紫河车、猪骨髓补髓填精;当归养血补肝;人参、白术、炙甘草益气健脾,石菖蒲、远志、杏仁宣窍化痰。本型以虚为主,但不可峻补,一般多以本方为主加减制蜜丸或膏剂以图缓治,也可用参茸地黄丸或河车大造丸补肾益精	熟地黄、枸杞子、山茱萸滋阴补肾;肉苁蓉、巴戟天、小茴香助命火,补肾气;杜仲、怀牛膝,补益肝肾;党参、白术、茯苓等,山药、大枣益气健脾;石菖蒲、远志、五味子宣窍安神	半夏、陈皮、茯苓、枳实、竹茹理气化痰,和胃降逆;制南星去胶结之顽痰;石菖蒲、远志、郁金开窍化浊;甘草、生姜补中和胃	麝香芳香开窍,并活血散结通络;当归、桃仁、红花、赤芍药、川芎、丹参活血化瘀;葱白、生姜合石菖蒲、郁金以通阳宣窍。痴呆的病程多较长。虚证患者若长期服药,积极接受治疗,部分精神症状可有明显改善,但不易根治。实证患者,及时有效地治疗,待实邪去,部分患者可获愈。虚中夹实者,则往往病情缠绵,更需临证调理,方可奏效

证　型	髓海不足	脾肾两虚	痰浊蒙窍	瘀血内阻
加减	如填补脑髓之力尚嫌不足，也可用参茸地黄丸或河车大造丸；如兼心烦溲赤、舌红少苔、脉细而弦数，是肾精不足、水不制火而致的心火妄亢，可用六味地黄丸加丹参、莲子心、石菖蒲等清心宣窍；舌红苔黄腻为内蕴痰热，干扰心窍，可加清心滚痰丸	如脾肾阳虚，方用金匮肾气丸加减，可加入干姜、黄芪、灶心土、白豆蔻等；如见肌肉萎缩、气短乏力者，可配伍紫河车、阿胶、川贝、杜仲、鸡血藤、首乌、黄芪益气养血；如伴腰膝酸软、颧红盗汗、耳鸣如蝉、舌红少苔，是为肝肾阴虚。则用知柏地黄丸合转呆定智汤	脾虚者重用党参、茯苓，可配伍黄芪、白术、山药、麦芽、砂仁等健脾益气之品；哭笑无常，喃喃自语、哆涎沫者，重用陈皮、半夏可配伍胆南星、莱菔子、佩兰、白豆蔻、全瓜蒌、贝母等豁痰理气之药；如心烦躁动、言语颠倒、歌笑不休，宜用转呆丹加味；柔肝养血加当归、白芍，养心胃阴液，用丹参、麦门冬、天花粉；疏肝解郁用柴胡、白芍；加强安神之力用柏子仁、茯神、酸枣仁	如久病气血不足，加熟地黄、当归、党参、黄芪；瘀血日久，还需配伍鸡血藤、阿胶、鳖甲、何首乌、紫河车以滋阴养血；久病血瘀化热，致肝胃火逆，症见头痛、呕恶等，应加钩藤、菊花、夏枯草、竹茹、砂仁等清肝和胃之品

七、预防调摄

精神调摄、智能训练、调节饮食起居既是预防措施，又是治疗的重要环节。

八、临证备要

1. 痴呆在临床上还可见到以下一些证型

（1）属气阴两虚者，症见智能减退，神情呆钝，词不达意，静而少言，倦怠乏力，面白无华或颧红少泽，头晕耳鸣，腰膝酸软，或有半身不遂，口舌㖞斜，言语謇涩，舌质淡红，少苔，脉沉细。治宜益气养阴，健脾补肾，方用六味地黄汤加人参、黄芪。

（2）属气血两虚者，症见智能减退，神情呆钝，遇事善忘，静而少动，词不达意，倦怠乏力，气短懒言，头晕目眩，面白无华，心悸胸闷，夜寐多梦，食欲不振，舌质淡胖或有齿痕，苔薄白，脉细弱。治宜益气养血，补髓充脑，方用当归补血汤或八珍汤加味。

（3）属心肾不交者，症见智能减退，神情呆钝，善忘颠倒，言语错乱，烦躁不宁，头晕耳鸣，腰膝酸软，心烦失眠，手足心热，舌红少苔，脉细数。治宜滋肾清心，交通心肾，方用交泰丸加味。

（4）痴呆病程日久，属阴阳两虚者，症见智能减退，神情呆钝，静而少动，倦怠懒言，喃喃自语，形体消瘦，骨肉痿弱，四末不温，面㿠无华或颧红少泽，腰膝酸软，耳鸣耳聋，二便失禁，食欲不振，夜寐不安或昼夜颠倒，舌淡红，少苔或无苔，脉沉细弱或沉细数。

（5）治宜阴阳两补，益肾健脑，方用左归丸合右归丸。

2. 治疗痴呆的常用中药

（1）补益类药：如人参、黄芪、怀山药、灵芝、何首乌、当归、白芍药、地黄、山茱萸、女贞子、黄精、枸杞子、鹿角胶、龟版、胡桃仁、海马、淫羊藿、肉苁蓉、桑椹子、五味子、刺五加、益智仁、鹿茸、冬虫夏草等。

（2）利湿药：如茯苓、薏苡仁等。

（3）清热药：如黄连、大黄等。

（4）开窍药：如远志、石菖蒲、郁金、麝香等。

（5）活血化瘀药：如赤芍药、丹参、红花、大黄、桃仁、川芎、三七、葛根、䗪虫等。

（6）化痰药：如浙贝母、胆南星、天竺黄、陈皮、茯苓、半夏、竹沥、僵蚕等。

（7）平肝熄风通络药：如天麻、地龙、全蝎等。

记忆处方——重理解活思维

痴　呆

1. 病因以情志所伤、年迈体虚为主。

2. 病位在脑，与心、肝、脾、肾相关，基本病机为髓减脑消，神机失用。

3. 病性则以虚为本，以实为标，临床多见虚实夹杂证。

4. 治疗首当分清虚实。

5. 实证以痰浊蒙窍及瘀血内阻为多，治疗当化痰开窍，活血祛瘀。痰瘀内结日久，生热化火者，又当清热泻火。

6. 虚证以精、气、血、阴、阳亏虚为多，根据不同病情分别采用补肾填精、滋阴温阳补益气血等法。

7. 肾与髓密切相关，因而补肾是治疗虚证痴呆不可忽视的一面。

8. 虚实夹杂证，当分清主次，或先祛邪，后扶正，或标本同治，虚实兼顾。

9. 在用药治疗的同时，又当重视精神调摄与智能训练。

考研专题——看未来展宏图

痴呆的常见证候是　（167/2010）

A. 气血亏虚　　　　B. 痰浊蒙窍　　　　C. 瘀血内阻　　　　D. 心肝火旺

答案：ABC。痴呆基本病机：髓海不足，神机失用。由精、气、血亏损不足，髓海失充，脑失所养，或气、火、痰、瘀诸邪内阻，上扰清窍所致。病位主要在脑，与心、肝、脾、肾功能失调密切相关。病理性质属本虚标实之候，本虚为阴精、气血亏虚，标实为气、火、痰、瘀阻于脑。病理演变：① 气滞、痰浊、血瘀之间可以相互转化，或相兼为病，终致痰瘀互结，使病情缠绵难愈。② 气滞、痰浊、血瘀可以化热，而形成肝火、痰热、瘀热，上扰清窍。进一步发展，可耗伤肝肾之阴，水不涵木，肝阳上亢，风阳上扰清窍，而使痴呆加重。③ 虚实之间可相互转化，本病临床以虚实兼夹为多见。

课后巩固——练知识增考技

一、名词解释

1. 痴呆　　　　2. 健忘

二、选择题

【A 型题】

1. 首先建立"癫狂痴呆"专论，对痴呆进行专门论述的著作

　　A.《金匮要略》　　　B.《千金要方》　　　C.《丹溪心法》　　　D.《景岳全书》　　　E.《临证指南医案》

2. 痴呆的基本病机为

　　A. 髓减脑消　　　B. 气血不足　　　C. 肾精亏损　　　D. 痰瘀阻闭　　　E. 痰火扰心

3. 症见表情呆钝，智力衰退，头晕耳鸣，懈怠思卧，齿枯发焦，腰膝酸软，步履艰难，舌瘦色淡，苔薄白，脉沉细。方药宜用

　　A. 七福饮　　　　　B. 通窍活血汤　　　C. 洗心汤　　　　　D. 还少丹　　　　　E. 涤痰汤

4. 还少丹用于哪一型痴呆的治疗

　　A. 痰浊蒙窍　　　　B. 髓海不足　　　　C. 脾肾两虚　　　　D. 瘀血内阻　　　　E. 痰瘀痹阻

【B型题】

　　A. 健忘　　　　　　B. 癫病　　　　　　C. 郁病　　　　　　D. 痴呆　　　　　　E. 狂病

5. 由于髓减脑消,神机失用所致的以呆傻愚笨为主要临床表现的疾病是

6. 记忆力差,遇事善忘为

　　A. 髓海不足　　　　B. 脾肾两虚　　　　C. 痰浊蒙窍　　　　D. 瘀血内阻　　　　E. 肝肾阴虚

7. 患者表情呆滞,沉默寡言,记忆减退,失认失算,词不达意,腰膝酸软,颧红盗汗,耳鸣如蝉,舌红少苔,脉细弦数。证属

8. 患者表情呆滞,沉默寡言,记忆减退,失认失算,口齿含糊,词不达意,伴有腰膝酸软,肌肉萎缩,食少纳呆,气短乏力,口涎外溢,四肢不温,腹痛喜按,鸡鸣泄泻,舌淡苔白,脉沉细弱。证属

【X型题】

9. 痴呆患者的共有表现是

　　A. 忽笑忽哭　　　　　　　　　B. 善忘　　　　　　　　　　C. 口中流涎

　　D. 呆傻愚笨　　　　　　　　　E. 性情改变

10. 内科学所讨论的痴呆,不包括哪种西医病名

　　A. 小儿先天性痴呆　　　　　　B. 中毒性脑病　　　　　　　C. 老年抑郁症

　　D. 老年精神病　　　　　　　　E. 正常压的脑积水

11. 患者头晕耳鸣,失忆失算,懒惰思卧,齿枯发焦,腰酸骨软,舌淡苔薄白,脉沉细弱。可选用

　　A. 七福饮加减　　　B. 参茸地黄丸　　　C. 河车大造丸　　　D. 清心滚痰丸　　　E. 六味地黄丸

12. 与痴呆密切相关的脏腑是

　　A. 心　　　　　　　B. 肾　　　　　　　C. 肝　　　　　　　D. 脾　　　　　　　E. 肺

(选择题答案：1. D　2. A　3. A　4. C　5. D　6. A　7. E　8. B　9. BDE　10. ACD　11. AC　12. ABCD)

三、填空题

1. 痴呆的治疗原则是_____、_____;治疗大法是_____、_____。

2. 痴呆实证类型以_____为主要病理因素。

3. 痴呆的治疗大法是：解郁散结及_____。

四、问答题

1. 试述痴呆的主要病因病机。

2. 痴呆与郁证、癫证、健忘应如何鉴别?

第七节　厥　证

一、概说

厥证是以突然昏倒,不省人事,四肢逆冷为主要临床表现的一种病证。

二、历史沿革

1.《内经》论厥甚多,含义、范围广泛,有以暴死为厥,有以四末逆冷为厥,有以气血逆乱病机为厥,有以病情严重为厥。

2. 概括起来可分为两类表现:一种是指突然昏倒,不知人事,如《素问·大奇论》云:"暴厥者,不知与人言。"另一种是指肢体和手足逆冷,如《素问·厥论》云:"寒厥之为寒热也,必从五指而上于膝。"

3. 后世医家多在此基础上主要是两种学术观点：

一是《伤寒论》、《金匮要略》论厥,继承《内经》中手足逆冷为厥的论点,而且重在以感受外邪而致的发厥。此类厥证在伤寒、温病学中均有大量深入的研究,属于外感病中的发厥,对于由外邪而致厥者有重要临床指导价值。

一是论内伤杂病的发厥,指突然发生神志改变的临床表现。

4.《诸病源候论》对尸厥的表现进行了描述:"其状如死,犹微有息而不恒,脉尚动而形无知也。"并认为其病

机是"阴阳离居,营卫不通,真气厥乱,客邪乘之"。

5. 元代张子和《儒门事亲》论述厥证,不仅有手足逆冷之厥,还记载有昏不知人之厥,并将昏厥分为尸厥、痰厥、酒厥、气厥、风厥等证。该书《指风痹痿厥近世差互说》指出:"厥之为状,手足膝下或寒或热也……厥亦令人腹暴满不知人者,或一二日稍知人者,或卒然闷乱无知觉者……有涎如拽锯,声在喉咽为痰厥,手足搐搦者为风厥,因醉而得之为酒厥,暴怒得之为气厥。"

6. 明代《医学入门·外感寒暑》进一步明确区分外感发厥与内伤杂病厥证。

7.《景岳全书·厥逆》总结明代以前对厥证的认识,提出以虚实论治厥证,符合临床实际。

8. 厥证的理论不断充实、完善和系统化,提出了气、血、痰、食、暑、尸、酒、蛔等厥,并以此作为辨证的重要依据,指导临床治疗。

三、讨论范围

范围是以内伤杂病中具有突然发生的一时性昏倒不知人事为主症,伴有四肢逆冷的病证。外感病中以手足逆冷为主,不一定伴有神志改变的发厥,不属本节之讨论范围。暑厥系由感受暑热之邪而发病,本节亦不作讨论。

四、病因病机

(一)病因

1. 情志内伤

(1)七情刺激,气逆为患,以恼怒致厥为多。

(2)若所愿不遂,肝气郁结,郁久化火,肝火上炎,或因大怒而气血并走于上等,以致阴阳不相顺接而发为厥证。

(3)若平素体虚胆弱,加上突如其来的外界影响,如见死尸,或见鲜血喷涌,或闻巨响等,亦可使气血逆乱而致厥。

2. 体虚劳倦,致中气不足,脑海失养,或睡眠长期不足,阴阳气血亏耗,亦会成为厥证的发病原因。

3. 亡血失津,或因创伤出血,或血证失血过多,以致气随血脱,阳随阴消,神明失主而致厥。

4. 饮食不节:嗜食酒酪肥甘,脾胃受伤,运化失常,以致聚湿生痰,痰浊阻滞,气机不畅,日积月累,痰愈多则气愈阻,气愈滞则痰更盛,如痰蚀一时上壅,清阳被阻,则可发为昏厥。

(二)病机

主要是气机突然逆乱,升降乖戾,气血阴阳不相顺接。

1. 情志变动,最易影响气机运行,轻则气郁,重则气逆,逆而不顺则气厥。

2. 气盛有余之人,骤遇恼怒惊骇,气机上冲逆乱,清窍壅塞而发气厥实证。

3. 素来元气虚弱之人,陡遇恐吓,清阳不升,神明失养,而发为气厥虚证。

4. 气为阳,血为阴,气与血阴阳相随,互为资生,互为依存,气血的病变也是互相影响的。

5. 素有肝阳偏亢,遇暴怒伤肝,肝阳上亢,肝气上逆,血随气升,气血逆乱于上,发为血厥实证。

6. 大量失血,血脱则气无以附,气血不能上达清窍,神明失养,昏不知人,则发为血厥虚证。

7. 由于情志过极、饮食不节以致气机升降失调运行逆乱,或痰随气升,阻滞神明,则发为痰厥。

8. 大凡气盛有余,气逆上冲,血随气逆,或夹痰浊壅滞于上,以致清窍闭塞,不知人事,为厥之实证。

9. 气虚不足,清阳不升,气陷于下,或大量出血,气随血脱,血不上达,气血一时不相顺接,以致神明失养,不知人事,为厥之虚证。

10. 病变所属脏腑主要在于心、肝而涉及脾、肾

(1)心为精神活动之主,肝主疏泄条达,心病则神明失用,肝病则气郁气逆,乃致昏厥。

(2)脾为气机升降之枢,肾为元气之根,脾病清阳不升,肾虚精气不能上注,亦可与心肝同病而致厥。

11. 厥证之病理转归

一是阴阳气血相失,进而阴阳离绝,发展为一厥不复之死证。

二是阴阳气血失常,或为气血上逆,或为中气下陷,或气血痰浊内闭,气机逆乱而阴阳尚未离绝,此类厥证之生死,取决于正气来复与否及治疗措施是否及时、得当。若正气来复,治疗得当,则气复返而生,反之,气不复返而死。

三是为各种证候之间的转化。如气厥和血厥之实证,常转化为气滞血瘀之证;失血致厥的血厥虚证,严重者转化为气随血脱之脱证等。

五、诊查要点

(一) 诊断依据

1. 临床表现为突然昏仆，不省人事，或伴四肢逆冷。

2. 患者在发病之前，常有先兆症状，如头晕、视物模糊、面色苍白、出汗等，而后突然发生昏仆，不省人事，"移时苏醒"，发病时常伴有恶心，汗出，或伴有四肢逆冷，醒后感头晕，疲乏，口干，但无失语，瘫痪等后遗症。

3. 应了解既往有无类似病症发生，发病前无明显的精神刺激，情绪波动的因素，或大出血病史，或有暴饮暴食，或有痰甚宿疾。

(二) 病证鉴别

1. 厥证与眩晕：眩晕有头晕目眩，视物旋转不定，甚则不能站立，耳鸣，但无神志异常的表现。与厥证突然昏倒，不省人事有别。

2. 厥证与中风

(1) 中风以中老年人为多见，常有素体肝阳亢盛。其中脏腑者，突然昏仆，并伴有口眼㖞斜，偏瘫等症，神昏时间较长，苏醒后有偏瘫，口眼㖞斜及失语等后遗症。

(2) 厥证可发生于任何年龄，昏倒时间较短，醒后无后遗症。但血厥之实证重者可发展为中风。

3. 厥证与痫病

(1) 痫病常有先天因素，以青少年为多见。病情重者，虽亦为突然昏仆，不省人事，但发作时间短暂，且发作时常伴有嚎叫、抽搐、口吐涎沫、两目上视、小便失禁等。常反复发作，每次症状均相类似，苏醒缓解后可如常人。

(2) 厥证之昏倒，仅表现为四肢厥冷，无叫吼、吐沫、抽搐等症。

(3) 可作脑电图检查，以资鉴别。

4. 厥证与昏迷

(1) 昏迷为多种疾病发展到一定阶段所出现的危重证候。

(2) 一般来说昏迷发生较为缓慢，有一个昏迷前的临床过程，先轻后重，由烦躁、嗜睡、谵语渐次发展，一旦昏迷后，持续时间一般较长，恢复较难，苏醒后原发病仍然存在。

(3) 厥证常为突然发生，昏倒时间较短，常因情志刺激、饮食不节、劳倦过度、亡血失津等导致发病。

六、辨证论治

(一) 辨证要点

1. 辨虚实是厥证辨证之关键所在

(1) 实证表现为突然昏仆，面红气粗，声高息促，口噤握拳，或夹痰涎壅盛，舌红苔黄腻，脉洪大有力。

(2) 虚证者表现眩晕昏厥，面色苍白，声低息微，口开手撒，或汗出肢冷，舌胖或淡，脉细弱无力。

2. 分气血

(1) 气厥实者，乃肝气升发太过所致，体质壮实之人，肝气上逆，由惊恐而发，表现为突然昏仆，呼吸气粗，口噤握拳，头晕头疼，舌红苔黄，脉沉而弦。

(2) 血厥实者，乃肝阳上亢，阳气暴张，血随气生，气血并走于上，表现为突然昏仆，牙关紧闭，四肢厥冷，面赤唇紫，舌质暗红，脉弦有力。

(二) 治疗原则

1. 厥证乃危急之候，当及时救治为要，醒神回厥是主要的治疗原则，但具体治法又当辨其虚实。

2. 实证：开窍、化痰、辟秽而醒神

(1) 开窍法适用于邪实窍闭之厥证，以辛香走窜的药物为主，具有通关开窍的作用。

(2) 主要是通过开泄痰浊闭阻，温通辟秽化浊，宣窍通利气机而达到苏醒神志的目的。

(3) 在使用剂型上应选择丸、散、气雾、含化以及注射之类药物，宜吞服、鼻饲、注射。

(4) 开窍法系急救治标之法，苏醒后应按病情辨证治疗。

3. 虚证：益气、回阳、救逆而醒神

(1) 适用于元气亏虚、气随血脱、津竭气脱之厥证。

(2) 主要通过补益元气，回阳救逆而防脱。

(3) 对于失血失津过多过急者，还应配合止血、输血、补液，以挽其危。

（4）由于气血亏虚，故不可妄用辛香开窍之品。

（三）证治分类

1. 气厥

证型	实证	虚证
症状	由情绪异常、精神刺激而发作，突然昏倒，不省人事，或四肢厥冷，呼吸气粗，口噤握拳，舌苔薄白，脉伏或沉弦	发病前有明显的情绪紧张、恐惧、疼痛或站立过久等诱发因素，发作时眩晕昏仆，面色苍白，呼吸微弱，汗出肢冷，舌淡，脉沉细微。本证临床较为多见，尤以体弱的年轻女性易于发生
证机	肝郁不舒，气机上逆，壅阻心胸，内闭神机	元气素虚，清阳不升，神明失养
治法	开窍，顺气，解郁	补气，回阳，醒神
代表方	通关散合五磨饮子加减。前方辛香通窍，取少许粉剂吹鼻取嚏，促其苏醒，本方仅适用于气厥实证。后方开郁畅中，降气调肝。必要时可先化饲苏合香丸宣郁理气，开闭醒神	生脉注射液、参附注射液、四味回阳饮。前二方为注射剂，适用于急救。从功效上看，三方均能补益正气，但生脉注射液重在益气生津，而参附注射液及四味回阳饮均能益气回阳
常用药	本证因气机逆乱而厥，"急则治其标"，可先通关开窍，急救催醒。通关散以皂角辛温开窍，细辛走窜宣散，合用以通诸窍。用沉香、乌药降气调肝，槟榔、枳实、木香行气破滞，檀香、丁香、藿香理气宽胸。	首先急用生脉注射液或参附注射液静脉推注或滴注，补气摄津醒神。苏醒后可用四味回阳饮加味补气温阳，药用人参大补元气，附子、炮姜温里回阳，甘草调中缓急
加减	若肝阳偏亢，头晕而痛，面赤躁扰者，可加钩藤、石决明、磁石等平肝潜阳；若兼有痰热，症见喉中痰鸣，痰壅气塞者，可加胆南星、贝母、橘红、竹沥等涤痰清热；若醒后哭笑无常，睡眠不宁者，可加茯神、远志、酸枣仁等安神宁志	如汗出多者，加黄芪、白术、煅龙牡，加强益气功效，更能固涩止汗；若心博不宁者，加远志、柏子仁、酸枣仁等养心安神；如纳谷不香，食欲不振者，加白术、茯苓、陈皮健脾和胃。平时可服香砂六君丸、归脾丸等药物健脾和中，益气养血，另可用甘麦大枣汤养心宁神、甘润缓急

2. 血厥

证型	实证	虚证
症状	多应急躁恼怒而发，突然昏倒，不知人事，牙关紧闭，面赤唇紫，舌暗红，脉弦有力	常因失血过多，突然昏厥，面色苍白，口唇无华，四肢震颤，自汗肢冷，目陷口张，呼吸微弱，舌质淡，脉芤或细数无力
证机	怒而气上，血随气升，瘀阻清窍	血出过多，气随血脱，神明失养
治法	平肝潜阳，理气通瘀	补养气血
代表方	羚角钩藤汤或通瘀煎加减。前方以平肝潜阳熄风为主，适用于肝阳上亢之肝厥，头痛。后方活血顺气，适用于气滞血瘀，经脉不利之血逆，血厥等症	急用独参汤灌服，继服人参养营汤。前方益气固脱，后方补益气血
常用药	可先吞服羚羊角粉，继用钩藤、桑叶、菊花、泽泻、生石决明平肝熄风，乌药、青皮、香附、当归理气通瘀	独参汤即重用一味人参，大补元气，所谓"有形之血不能速生，无形之气所当急固"亦可用人参注射液、生脉注射液静脉推注或滴注。同时对急性失血过多者，应及时止血，并采取输血措施。缓解后继用人参养杨补养气血，药用人参、黄芪为主益气，当归、熟地黄养血，白芍药、五味子敛阴，白术、茯苓、远志、甘草健脾安神，肉桂温养气血，生姜、大枣和中补益，陈皮行气

（续表）

证　型	实证	虚证
加　减	如气血并逆于上,清窍壅塞,先用清开灵注射液推注或滴注,以开其闭,然后用通瘀煎,方中以当归尾、红花、山楂活血散瘀,乌药、清皮、木香、香附等顺气开郁	如自汗皮肤冷,呼吸微弱者,加附子、干姜温阳;如口干少津者,加麦门冬、玉竹、沙参养阴;如心悸少寐者,加龙眼肉、酸枣仁养心安神

3. 痰厥

症　状	素有咳喘宿痰,多湿多痰,恼怒或剧烈咳嗽后突然昏厥,喉有痰声,或呕吐涎沫,呼吸气粗,舌苔白腻,脉沉滑。
证　机	肝郁肺痹,痰随气升,上闭清窍。
治　法	行气豁痰。
代表方	导痰汤加减。燥湿化痰,行气开郁,适用于风痰上逆,时发晕厥;头晕,胸闷扩痰多等症。喉中痰涎壅盛者,可先予猴枣散化服。
常用药	陈皮、枳实理气降逆;半夏、胆南星、茯苓等燥湿祛痰;苏子、白芥子化痰降气。
加　减	如痰湿化热、口干便秘、舌苔黄腻、脉滑数者,加黄芩、栀子、竹茹、瓜蒌仁清热降火

七、预防调护

所有厥证患者,均应严禁烟酒及辛辣香燥之品,以免助热生痰,加重病情。

八、临证备要

本病的特点有急骤性、突发性和一时性。

记忆处方——重理解活思维

厥　证

（1）是急性病证,以突然发生一时性昏倒,不知人事,或伴有四肢逆冷为主要症状。

（2）轻者短时间内即可苏醒、重者一厥不醒,预后不良。

（3）引起厥证的病因主要有情志内伤、体虚劳倦、亡血失津、饮食不节等,而其病理性质主要是气机逆乱,升降乖戾,气血阴阳不相顺接。

（4）厥证常见气、血、痰厥。

（5）由于病理性质有虚实之分,临证时应根据不同类型区别虚实而辨治。

（6）厥证属危急重症,当及时救治为要,醒神回厥是主要的治疗原则,但具体治疗,实证宜开窍、化痰、辟秽而醒神,虚证宜益气、回阳、救逆而醒神。

 考研专题——看未来展宏图

1. 治疗气厥实证,应首选的方剂是　(60/2010)
　　A. 柴胡疏肝散合二陈汤　　　　　　B. 通瘀煎合苏合香丸

C. 通关散合五磨饮子　　　　　　　　　　D. 七福饮合四逆散

答案：C。气厥实证由情志异常、精神刺激而发作，突然昏倒，不省人事，或四肢厥冷，呼吸气粗，口噤拳握，舌苔薄白，脉伏或沉弦。治法：开窍、顺气、解郁。方剂：通关散、五磨饮子。

2. 患者突然昏厥，喉有痰声，或呕吐涎沫，呼吸气粗，舌苔白腻，脉沉滑。治疗宜选　（65/2004）

　　A. 二陈汤　　　　B. 六磨汤　　　　C. 温胆汤　　　　D. 导痰汤　　　　E. 通幽汤

答案：D。为痰厥，以导痰汤行气豁痰。

3. 吴某，因愤怒之极，突然昏倒，四肢不温，面色苍白，约5分钟后清醒，现仍头昏脑涨，胸胁胀满，善太息，不思饮食，失眠，苔薄腻，脉沉弦，此证宜用何法治疗　（61/1995 年）

　　A. 理气化痰，养心宁神　　　　　　B. 平肝降逆，养血安神　　　　　　C. 理气宽中，化痰宁神

　　D. 理气达郁，调和肝脾　　　　　　E. 顺气开郁，安神宁志

答案：E。为气厥实证，宜顺气开郁，安神宁志。

4. 厥证的基本病理为　（64/1991）

　　A. 气虚下陷，清阳不升　　　　　　B. 阴阳失调，气机逆乱　　　　　　C. 痰随气升，上蒙清窍

　　D. 失血过多，气随血脱　　　　　　E. 以上都不是

答案：B。

5. 治疗气厥实证的最佳方剂为　（60/1998）

　　A. 四磨汤　　　　B. 五磨饮子　　　　C. 六磨汤　　　　D. 逍遥散　　　　E. 大七气汤

答案：B。气厥实证治宜顺气开郁，用五磨饮子。

6. 朱某某，女，45 岁，来诊见气壅息粗，四肢僵直，牙关紧闭，脉象沉实，治宜选用　（63/1994）

　　A. 苏合香丸　　　　B. 玉枢丹　　　　C. 搐鼻散　　　　D. 五磨饮子　　　　E. 通瘀煎

答案：C。为厥证实证，先用搐鼻散取嚏，继用苏合香丸或玉枢丹开窍醒神。

7. A. 导痰汤　　　　B. 礞石滚痰丸　　　　C. 两者均是　　　　D. 两者均非

(1) 痰火壅盛，上闭清窍致厥，治疗宜选用　（117/2002）

(2) 痰火在盛，上扰神明致狂者，治疗宜选用　（118/2002）

答案：(1) B；(2) B。痰火壅盛，上闭清窍致痰厥，宜选礞石滚痰丸豁痰清热降火；痰火壅盛，上扰神明致狂者，宜用礞石滚痰丸泻火逐痰。

8. 厥证的病机是　（153/1997）

　　A. 气机逆乱　　　　B. 升降乖异　　　　C. 痰瘀互阻　　　　D. 气血运行失常

答案：ABD。

 课后巩固——练知识增考技

一、名词解释

1. 痰厥　　　　　　　2. 薄厥　　　　　　　3. 暑厥

二、选择题

【A 型题】

1. 发病前有明显的情绪紧张、恐惧、疼痛或站立过久等诱发因素，发作时眩晕昏仆，面色苍白，呼吸微弱，汗出肢冷，舌淡，脉沉细微。治法宜首选

　　A. 开窍，顺气，解郁　　　　　　B. 开窍，化痰，解郁　　　　　　C. 补气，养血，活血

　　D. 开窍，活血，顺气　　　　　　E. 补气，回阳，醒神

2. 素有咳喘宿痰，多湿多痰，恼怒或剧烈咳嗽后突然昏厥，喉有痰声，或呕吐涎沫，呼吸气粗，舌苔白腻，脉沉滑。治疗方剂宜首选

　　A. 导痰汤　　　　B. 顺气导痰汤　　　　C. 六磨汤　　　　D. 滚痰丸　　　　E. 涤痰汤

3. 因失血过多而发，突然昏厥，面色苍白，口唇无华，四肢震颤，自汗肢冷，目陷口张，呼吸微弱，舌质淡，脉芤

或细数无力。治法宜首选

    A. 补气活血   B. 回阳救逆   C. 补气回阳   D. 补养气血   E. 养血活血

【B型题】

    A.《医门法律》   B.《伤寒论》   C.《医林改错》   D.《医学入门》   E.《景岳全书》

4. 以手足逆冷为厥立论的医著是

5. 首先明确区分外感发厥与内伤杂病厥证的医著是

6. 提出以虚实论治厥证的医著是

    A. 痫证   B. 眩晕   C. 厥证   D. 昏迷   E. 中风

7. 突然昏仆,不省人事,但发作时间短暂,且发作时常伴有嚎叫、抽搐、口吐涎沫、两目上视、小便失禁等。常反复发作,每次症状均相类似,苏醒缓解后可如常人。此为

8. 突然昏仆,并伴有口眼㖞斜、偏瘫等症,神昏时间较长,苏醒后有偏瘫、口眼㖞斜及失语等后遗症。此为

9. 头晕目眩,视物旋转不定,甚则不能站立,耳鸣,但无神志异常的表现。此为

    A. 行气豁痰   B. 补气,回阳,醒神   C. 开窍,活血,顺气,降逆 开窍,顺气,解郁 E. 开窍化痰

10. 气厥实证治法宜首选

11. 血厥实证治法宜首选

12. 痰厥治法宜首选

【X型题】

13. 引起厥证的病因主要有

    A. 时邪外感   B. 情志内伤   C. 饮食劳倦   D. 亡血失津   E. 痰饮内伏

14. 厥证的病机主要是

    A. 气机突然逆乱   B. 阳气欲脱   C. 升降乖戾

    D. 痰瘀互阻   E. 气血阴阳不相顺接

15. 厥之实证的特点有

    A. 面红气粗   B. 声高息促   C. 口噤握拳   D. 或挟痰涎壅盛   E. 舌红苔黄腻

16. 厥之虚证的特点有

    A. 眩晕昏厥   B. 面色苍白   C. 声低息微   D. 口开手撒   E. 舌胖或淡

17. 气厥实证的表现有

    A. 呼吸气粗   B. 口噤握拳   C. 头晕头痛   D. 舌红苔黄   E. 脉沉而弦

18. 血厥实证的治法宜

    A. 辟秽   B. 开窍   C. 活血   D. 顺气   E. 降逆

(选择题答案:1. E 2. A 3. D 4. B 5. D 6. E 7. A 8. E 9. B 10. D 11. C 12. A 13. BCDE 14. ACE 15. ABCDE 16. ABCDE 17. ABCDE 18. BCDE)

三、填空题

1. 厥证的主要病机是_____,_____,_____。

2. 气厥实证的治法是_____,方用_____。

3. 治疗血厥虚证的方药,急用_____,继用_____。

4. 厥证概括起来分为两类表现:一种是指_____,另一种是指_____。

5. 引起厥证的病因主要有_____、_____、_____、_____等方面。

6. 厥证的预后,主要取决于_____、_____,以及_____。

7. 厥证的辨证要点是_____和_____。

8. 厥证主要的治疗原则是_____,但具体治疗其虚、实证时又有所不同,实证宜_____;虚证宜_____。

四、问答题

1. 试述厥证的主要病机。气厥、血厥、痰厥的病机各有何特点?

2. 试述厥证的辨证要点。

第三章　脾胃系病证

课堂记录——听要点抓考点

第一节　胃　痛

一、概说

1. 又称胃脘痛。

2. 是由外感邪气、内伤饮食情志,脏腑功能失调等导致气机郁滞,胃失所养,以上腹胃脘部近歧骨处疼痛为主症的病证。

二、历史沿革

1.《灵枢·邪气脏腑病形》之"胃病者,腹䐜胀,胃脘当心而痛",《素问·六元正纪大论》之"木郁之发,民病胃脘当心而痛"——认识到胃痛发病于肝郁有关。

2.《千金药方心腹痛》列九种心痛,实多指胃痛而言。

3. 明代医家王肯堂在《证治准绳·心痛胃脘痛》中,对心痛、胃脘痛作了区别。

三、讨论范围

涉及现代医学的急慢性胃炎、消化性溃疡、胃痉挛、胃下垂、胃黏膜脱垂、胃神经官能证等。

四、病因病机

1. 寒邪客胃,致气机凝滞内客于胃,胃气不和,收引作痛。

2. 饮食伤胃,暴饮暴食,损伤脾胃,内生食滞——胃中气机阻滞,胃气失和而疼痛。

3. 肝气犯胃,情志不遂,致肝失疏泄,气机阻滞,横逆犯胃,胃失和降。

4. 脾胃虚弱

(1) 素体不足,或劳倦过度,或饮食所伤,或久病脾胃受损,或肾阳不足,致脾胃虚弱,中焦虚寒,胃失温养。

(2) 热病伤阴,或胃热火邪,或久服香燥理气之品,耗伤胃阴,胃失濡养。

5. 脾主升,为阴土,胃主降,为阳土,二者互为表里。与肝之疏泄,胆之通降及肾阴肾阳的不足均有关。

6. 病机:胃气失和,气机不利,胃失濡(温)养,不通则痛。

五、诊查要点

(一) 诊断依据

1. 症状:胃脘部疼痛,伴食欲不振,痞闷或胀满,恶心,呕吐,吞酸,嘈杂。

2. 发病原因:情志,饮食,劳倦,寒凉。

3. 起病或急或缓,可有反复发作病史。

4. 检查:上消化道造影,胃镜,病理。强调必要检查的重要性。

(二) 鉴别诊断

1. 胃痞

(1) 胃痛与胃痞两者部位相同,关键在痛与不痛。

(2) 胃痞是以心下痞塞,胸膈满闷,触之无形,按之不痛为特征的疾病。

2. 真心痛

(1) 典型的真心痛以当胸而痛,多为刺痛,剧痛,且痛引肩背,常有气短汗出,正如经文所说"真心痛,手足至节,心痛甚,旦发夕死,夕发旦死"。

(2) 病位：上腹胃脘临近歧骨处、左胸膺处。

(3) 性质：胀痛、刺痛、隐痛等，突然或持续性疼痛，时间较短。

(4) 范围：部位较固定，有时牵及两胁，常牵及肩背（左侧）。

(5) 伴症：脘腹胀满，嗳腐吞酸，恶心心悸，气短，汗出呕吐，纳差。

(6) 诱因：寒凉、饮食、情志情志、气候、劳倦等。

3. 胁痛

(1) 胁痛以两胁疼痛为主，伴胸痛，喜叹息。

(2) 胃痛以胃脘痛为主，由肝气犯胃所致的，常攻撑连胁，伴有食少、恶心、呕吐、泛酸、嘈杂等。

4. 腹痛

(1) 主要从疼痛部位上区别，腹痛是以胃脘以下，耻骨毛际以上部位的疼痛为主，不难区别。

(2) 但胃处腹中，与肠相连，有时腹痛可以伴有胃痛症状，胃痛又常兼有腹痛表现，这时应从起病及主要病位加以区分。

六、辨证施治

（一）要点

1. 辨急缓

(1) 胃痛暴作者，多因外感寒邪，或恣食生冷，或暴饮暴食，以致寒伤中阳，积滞不化，胃失和降，不通则痛。

(2) 胃痛渐发，常由肝郁气滞，木旺乘土，或脾胃虚弱，木壅土郁，而致肝胃不和，气滞血瘀。

2. 辨寒热

(1) 胃痛暴作，疼痛剧烈而拒按，并有喜暖恶凉，苔白脉弦紧等特点，多属寒邪犯胃之疼痛，因寒性凝滞收引。

(2) 如胃脘隐隐作痛，喜温喜按，遇冷加剧，四肢不温，舌淡苔薄，脉弱，多为脾胃阳虚之虚寒胃痛。

(3) 如胃脘灼痛，痛势急迫，伴烦渴引饮，喜冷恶热，便秘溲赤，舌红苔黄少津，脉弦数，多为热结火郁，胃气失和之胃痛。

3. 辨虚实

(1) 胃痛且胀，大便秘结不痛者多属实。

(2) 痛而不胀，大便溏薄者多属虚。

(3) 喜凉者多实，喜温者多虚。

(4) 拒按者多实，喜按者多虚。

(5) 食后痛甚者多实，饥而痛增者多虚。

(6) 脉实者多实，脉虚者多虚。

4. 辨气血

(1) 初痛在气，久痛在血。

(2) 在气者胃胀且痛，以胀为主，痛无定处，此乃无形之气痛，时痛时止，病属血分者，持续刺痛，痛有定处，舌质紫暗，此乃有形之血痛。

(3) 食积、痰阻、湿停等，亦属有形之痛，亦当详辨。

5. 辨脏腑

(1) 胃痛主要病变在胃，与肝、脾、肾、胆等脏腑有关。

(2) 如肝气犯胃，肝胃郁热，则常兼见胸胁胀满，心烦易怒，嗳气频作，发病与情志有关等肝气郁滞的表现。

(3) 如脾气虚弱，中阳不振，则兼见神疲乏力，大便溏薄，四肢不温，食少纳呆等脾胃虚寒之征象等。

（二）治疗原则

1. 理气和胃止痛为基本治疗原则，达到通则不痛的目的。

2. "通"从广义上理解不单是下法，散寒、消食、理气、泄热、化瘀、除湿、养阴、温阳等治法，均可起"通"的作用。

（三）证治分类

证　型	寒邪客胃	饮食停滞	肝气犯胃	肝胃郁热
症　状	胃痛暴作，恶寒喜暖，得温痛减，遇寒加重，口淡不渴，或喜热饮，苔薄白，脉弦紧	胃脘疼痛胀满拒按，嗳腐吞酸，或呕吐不消化食物，其味腐臭，吐后痛减，不思饮食，大便不爽，得矢气或便后稍舒，苔厚腻，脉滑	胃脘胀满，攻撑作痛，脘痛连胁，胸闷嗳气，喜长叹息，大便不畅，随情志因素加重，苔薄白，脉弦	胃脘灼痛，痛势急迫，心烦易怒，泛酸嘈杂，口干口苦，舌红苔黄，脉弦数
病　机	外感寒邪，内客于胃，寒主收引，致胃占不和而痛	饮食不节，或过饥过饱，至胃关和降	肝木失于疏泄，横逆犯胃，疏气机阻滞而发生胃痛	肝郁生火，横逆犯胃，致胃痛
治　法	温胃散寒，理气止痛	消食导滞，和胃止痛	疏肝理气，和胃止痛	疏肝理气，泄热和胃
代表方	良附丸方中高良姜温胃散寒，香附行气止痛。	保和丸方中山楂、神曲、莱菔子消食导滞，健胃下气；半夏、陈皮、茯苓健脾和胃，连翘散结清热，共奏消食和胃之效	柴胡疏肝散。方中柴胡、白芍药、川芎疏肝解郁，陈皮、枳壳、甘草理气和中，共奏疏肝理气、和胃止痛之效。	丹栀逍遥散。方中柴胡、当归、白芍药解郁柔肝止痛，牡丹皮、栀子清肝泄热，白术茯苓甘草和中健胃。可加左金丸，以黄连清泄胃火，以吴茱萸辛散疏肝。应注意慎用过分香燥之品，常选用当归、白芍药、香橼、佛手等理气而不伤阴的解郁止痛药。
常用药	高良姜、香附、吴茱萸	山楂、六曲、半夏、茯苓、连翘、陈皮、莱菔子	柴胡、陈皮、芍药、枳壳、炙甘草、川芎、香附	柴胡、当归、白芍、牡丹皮、山栀、白术、茯苓、甘草、煨生姜、薄荷、川连、吴茱萸、香橼、佛手
加　减	若寒重可加吴茱萸、干姜；气滞重可加木香、陈皮；若见寒热身痛等表寒症者，加紫苏、生姜，或加香苏散疏风散寒；若兼见胸腕痞闷不食，嗳气呕吐等寒挟食滞者，可加枳壳、神曲、鸡内金、半夏以消食导滞，温胃降逆；若郁久化热，寒热错杂，可用半夏泻心汤，辛开苦降，寒热并用；若胃寒较轻者，可局部稳熨，或服生姜红糖水即可止痛散寒	如脘腹胀甚，加枳实厚朴、槟榔行气消滞；食积加黄芩、黄连清热泻火；如胃痛拒按，大便秘结，可用大承气汤通腑泄热，荡积导滞	若胀重可加青皮、郁金、木香助理气解郁之功；若痛甚者可加川楝子、延胡索理气止痛、嗳气频作者，可加半夏、旋覆花，亦可用沉香降气散降气散郁。另外还可选用越鞠丸、金铃子散等	若火热内盛，灼伤胃络，而见吐血，并出现脘腹灼痛痞满，心烦便秘，面赤舌红，脉弦数有力等证，此乃肝胃郁热，迫血妄行，可用《金匮要略》泻心汤，苦寒泻热，直折其火，使火降气顺，吐血自止。还可辩证选用化肝煎、滋水清肝饮等

证　型	瘀血内停	湿热中阻	胃阴亏虚	脾胃虚寒
症　状	胃脘疼痛，如针刺刀割，痛有定处，按之痛甚，痛势持久，食后加剧，入夜尤甚，或见吐血便血，舌质紫暗或有瘀斑，脉涩	胃脘疼痛，嘈杂灼热，口干口苦，渴不欲饮，头重如裹，身重肢倦，纳呆，恶心，小便色黄，大便不畅，舌苔黄腻，脉滑数	胃脘隐隐作痛，似饥而不欲食，口燥咽干，五心烦热，消瘦乏力，欲饮，大便干结，舌红少津，脉细数	胃痛隐隐，绵绵不休，喜温喜按，空腹痛甚得食则缓，劳累或受凉后发作加重，泛吐清水，神疲纳呆，四肢倦怠，手足不温，便溏，舌淡苔白，脉虚弱
证　机	饥饱劳倦，血瘀内停	湿热中阻，胃失和降	饥饱失常，劳倦过度，胃阴不足	脾阳不足，中焦虚寒
治　法	活血化瘀，和胃止痛	清热化湿，理气和胃	滋阴养胃，和中止痛	温中健脾，和胃止痛

（续表）

证　型	瘀血内停	湿热中阻	胃阴亏虚	脾胃虚寒
代表方	失笑散合丹参饮共奏散瘀止痛、行气和胃。方中五灵脂、蒲黄、丹参活血散瘀止痛、檀香、砂仁行气和胃。	清中汤方中黄连、栀子清热化湿，半夏、茯苓、白豆蔻健脾祛湿，陈皮、甘草理气和胃。	一贯煎合芍药甘草汤方中沙参、麦门冬、生地黄、枸杞子养阴益胃，当归、川楝子柔肝理气，芍药、甘草和中缓急止痛。	黄芪建中汤方中黄芪补中益气，小建中汤温脾散寒，和中止痛。
常用药	五灵脂、蒲黄、丹参、檀香、砂仁、木香	黄连、栀子、半夏、茯苓、白豆蔻、香橼、佛手	沙参、麦门冬、生地黄、石斛	黄芪、干姜、吴茱萸、附子、肉桂
加　减	如痛甚可酌加延胡索、三棱、莪术，并可加理气之品，如木香、枳壳、郁金；若学余味同，伴吐血黑便时，当辨寒热虚实，应参考血证有关内容辨证施治	热盛便秘者加大黄、枳实；气滞腹胀者加厚朴、大腹皮。若寒热互结，肝噫食臭，心下痞硬，可用半夏泻心汤。另外尚可选用温胆汤、三仁汤等	若痛甚者可加香橼、佛手；若脘腹灼痛，嘈杂泛酸，可灼加左金丸；若胃热偏盛，可加生石膏、知母、玉竹、芦根清泻胃热，或用清胃散；若日久肝肾阴虚可加山茱萸、玄参、丹皮滋补肝肾。还可选用玉女煎，益胃汤等	泛吐清水较重者，可加干姜、吴茱萸、半夏温胃化饮；如寒盛者可用大建中汤，或附子理中丸温中散寒；若脾虚湿盛者，可和二陈汤；若兼见腰膝酸软，头晕目眩，形寒肢冷等肾阳虚症者，可加附子、肉桂、巴戟天、仙茅，或合用肾气丸、右归丸之类助肾阳以温脾和胃。还可选用吴茱萸汤、厚朴温中汤等

七、预防调护

多与情志不遂、饮食不节有关，故在预防上要重视精神与饮食的调摄。

八、临证备要

（一）调肝理气，遣方的通用之法

1. 肝疏泄失常，影响脾胃主要有两种情况：一为疏泄不及，土失木疏，气壅而滞；二为疏泄太过，横逆脾胃，肝脾（胃）不和。一般来说，治疗前者以疏肝为主，后者则以敛肝为主。

2. 肝气本身复杂，气郁日久可化之为亢，气旺日久又可耗之成郁，两者可互相转化。

3. 从肝论治胃痛不能单纯敛肝，而应调肝之用。

4. 临床上常常可以疏肝解郁与抑肝缓急两法先后或同时运用。

5. 疏敛并用的组方原则，体现了调肝之法在病态下的双向性调节作用。

6. 肝疏泄功能正常，气顺则通，胃自安和，即所谓"治肝可以安胃"。

7. 并不是所有胃痛都是肝疏泄异常所引起，素体脾胃虚弱，或饮食劳累损伤脾胃，中焦运化失职，气机壅滞，也会影响肝之疏泄功能，即"土壅木郁"。

8. 调肝之品多属于辛散理气药，理气药可行气止痛，或降气消胀，最适用于胃病之胃痛脘痞，嗳气恶心者。有"治胃病不理气非其治也"之说。

（二）活血祛瘀，遣方的要着之法

1. 慢性胃痛的发病主要是情志伤肝，肝失疏泄，木郁土壅，或饮食劳倦，损伤脾胃，土壅木郁，以致胃中气机阻滞。

2. "气为血帅"，气行则血行，气滞则血瘀。故胃病初起在气，气滞日久影响血络通畅，以致血瘀胃络。慢性胃痛多兼有血瘀，即"久病入络"、"胃病久发，必有聚瘀"。

3. 从证候辨证看，患者胃痛固定、持续，时而刺痛，或有包块，舌质暗红或瘀斑、瘀点等。

4. 不少患者并无此证候特点，而是通过纤维胃镜可见到胃黏膜的凹凸不平、溃疡、出血点、息肉，以及胃黏膜活检示胃黏膜不典型增生或肠腺化生，极个别还可发展成胃癌。

5. 此属于胃络瘀阻所致，治疗应重视活血祛瘀药的运用。常用药有郁金、延胡索、三七、莪术、川红花、赤芍药等。

6. 瘀热者,配用赤芍药、茜根等以凉血活血。

7. 瘀毒者,配用半枝莲、白花蛇舌草等以解毒祛瘀。

8. 气虚者,配用北黄芪、党参等以益气行血。

9. 阴虚者,配用沙参、麦门冬等以养阴畅血。

（三）清解郁热,遣方的变通之法

1. 慢性胃痛中以溃疡病和慢性胃炎占绝大多数。

2. 溃疡的"疡"和炎症为"炎"不一定都属于中医的热证而从痈从热论治,因为慢性胃痛者多为病程迁延日久,或反复发作,致脾胃受损,出现面色萎黄,胃胀纳呆,腹胀便溏,体倦乏力,舌淡脉弱等脾胃气虚症状,即使消化性溃疡或慢性胃炎在活动期,也不一定表现出中医的热象。所以,本病与热不一定有必然的联系。

3. 患者出现口干、口苦,舌苔变黄之时,不必热象俱悉,亦属郁热。治疗可适当选用清热药,如蒲公英、黄芩、黄连、柴胡等。但不能一概用清热之品,且要适可而止,因为这种热多在脾胃虚弱(气虚或阴虚)、气滞血瘀的基础上产生,过用苦寒势必损伤脾胃,弊大于利。

（四）健脾养胃,遣方的固本之法

1. 慢性胃痛病程长,病情绵。

2. 从起病原因看,本病多在脾胃虚弱的基础上而发。

3. 从虚实辨证看,虚多于实,因实致虚,虚证贯穿于全过程。

4. 治疗本病要补虚以固本。

5. 慢性胃痛的虚证主要有脾气虚弱和胃阴不足,前者主症为食后饱胀、口淡乏力、舌淡脉弱,以虚寒象为主;后者主症为胃脘灼痛、口干欲饮、舌红脉细,以虚热象为主。

6. 根据《黄帝内经》"虚则补之"原则,常用李东垣的升阳益气法以健脾益气,方用补中益气汤加减,重用黄芪、党参。

7. 用叶天士的甘凉润燥法以养阴益胃,方用沙参麦门冬汤加减,常用沙参、麦门冬、石斛等养阴又不过于滋腻有碍脾胃之品。

8. 临床上常见患者同时存在脾气虚弱和胃阴不足,具有气阴两虚之候。治疗上可益气养阴,健脾养胃并举。脾气得升,胃得润降,清升浊降,出入有序,胃则安和。

记忆处方——重理解活思维

胃　痛

（1）多由外感邪气、饮食所伤、情志不畅和脾胃素虚等病因而引发。

（2）起病之初多为单一病因,病变比较单纯。

（3）日久常多种病因相互作用,病情复杂。

（4）胃是主要病变脏腑,常与肝脾等脏腑有关。

（5）胃气失和阻滞,胃失和降是胃的主要病机。

（6）胃痛初期,病变脏腑单一,久则累及多个脏腑。

（7）寒邪、食停、气滞、热郁、湿阻、血瘀等多属实证。

（8）脾胃虚寒,胃阴不足多为虚证。

（9）且虚实之间,可相互转化,由实转虚,或因虚致实,虚实夹杂。

（10）可由寒化热,寒热错杂。

（11）可因气滞而血瘀,或瘀血阻遏气机而气滞。

（12）胃痛日久可发生吐血便血、呕吐、反胃、癥瘕积聚等变证。

【附:吐酸】

1. 吐酸是指胃中酸水上泛,又称泛酸。

2. 若随即咽下称为吞酸,若随即吐出者称为吐酸,可单独出现,但常与胃痛兼见。

证　型	热证	寒证
症　状	吞酸时作,嗳腐气秽,胃脘闷胀,两胁胀满,心烦易怒,口干口苦,咽干口渴,舌红,苔黄,脉弦数	吐酸时作,嗳气酸腐,胸脘胀闷,喜唾涎沫,饮食喜热,四肢不温,大便溏泄,舌淡苔白,脉沉迟
证　机	肝旺胖弱,肝胃不和	脾胃气虚,寒湿滞于中焦
治　法	清泄肝火,和胃降逆	温中散寒,和胃制酸
代表方	左金丸加味	香砂六君子汤加味
常用药	黄连、吴茱萸、黄芩、山栀子清肝泄热;海螵蛸、煅瓦楞子制酸	党参、白术、云茯苓健脾益气,木香、砂仁行气和胃,法夏、陈皮和胃降逆,干姜、吴茱萸温中散寒,甘草调和诸药
加　减	胃酸多,加刺猬皮	胃寒甚加毕澄茄等

【附:嘈杂】

1. 嘈杂是指胃中空虚,似饥非饥,似辣非辣,似痛非痛,莫可名状,时作时止的病证。
2. 可单独出现,又常与胃痛、吞酸兼见。

证　型	胃热	胃虚	血虚
症　状	嘈杂而兼恶心吞酸,口渴喜冷,口臭心烦,脘闷痰多,多食易饥,或似饥非饥,舌质红,苔黄干,脉滑数	嘈杂时作时止,口淡无味,食后脘胀,体倦乏力,不思饮食,舌质淡,脉虚	嘈杂而兼面白唇淡,头晕心悸,失眠多梦,舌质淡,脉细弱
证　机	食郁有热,胸膈懊憹	胃阴不足,饥不欲食	心脾两虚,气血不足
治　法	清热化痰和中	健脾益胃和中	益气养血和中
代表方	温胆汤加味	四君子汤加味。若胃阴不足,饥不欲食,大便干结,舌苔脉细者,可用益胃汤益胃养阴	归脾汤
常用药	法半夏燥湿化痰降逆,陈皮理气燥湿,竹茹清热化痰降逆,枳实行气导滞,生姜和胃降逆,甘草调和诸药	党参益气补中,白术健脾燥湿,茯苓渗湿健脾,甘草甘缓和中	黄芪、党参补气健脾,当归、龙眼肉养血和营,木香健脾理气,茯神、远志、枣仁养心安神,生姜、大枣、甘草和胃健脾,以资生化
加　减	如有胃热较重,加黄连、栀子清泄胃热	加山药补脾养胃,蔻仁温中行气	失眠严重,还可加夜交藤、柏子仁、合欢皮

 考研专题——看未来展宏图

1. 胃痛急剧而拒按,腹胀便秘,舌苔黄燥,脉滑实有力者,治疗应首选的方剂是　(62/2010)
　　A. 越鞠丸　　　　B. 大承气汤　　　　C. 小承气汤　　　　D. 枳实导滞丸
　　答案:B。为湿热壅滞证引起阳明腑证(阳明实证)症候,主治方药用大承气汤。枳实导滞丸用于饮食积滞证(舌苔厚腻而非黄燥)。
　　2. 胃痛日久未愈症见便血紫暗,甚则色黑,腹部隐痛,喜热饮,便溏,面色萎黄,神倦懒言,舌质淡,脉细弱,治宜选用　(60/2001)

　　A. 补中益气汤　　　B. 黄芪建中汤　　　　C. 当归补血汤　　　　D. 黄土汤　　　E. 理中汤

答案：D。为脾胃虚寒、脾不统血之胃痛,用黄土汤以温脾摄血。

3. 瘀血停滞兼阴血不足所致胃痛,治疗宜选　(61/2003)

　　A. 调营敛肝汤　　　B. 复元活血汤　　　　C. 加味四物汤　　　D. 当归补血汤　　E. 桃仁红花煎

答案：A。

4. 胃脘隐痛,喜温喜按,得食痛减,神疲乏力,手足欠温,纳差便溏,舌淡苔白,脉迟缓者,治疗选用　(65/1999)

　　A. 良附丸　　　　B. 理中丸　　　　　C. 小建中汤　　　D. 黄芪建中汤　　E. 大建中汤

答案：D。为脾胃虚寒之胃痛,以黄芪建中汤温中健脾。

5. 患者昨日突发胃脘疼痛,恶寒喜暖,不思饮食,嗳气频作,形寒身热,舌苔白,脉弦紧,治疗选用　(67/2002)

　　A. 良附丸　　　　B. 香苏散　　　　　C. 保和丸　　　　D. 藿香正气散　　E. 良附丸合香苏散

答案：E。为寒邪客胃之胃痛,且兼见风寒表证,以良附丸合香苏散疏风散寒止痛。

6. 胃脘灼痛,痛势急迫,烦躁易怒,口干且苦,舌红少苔,脉弦而数者,宜选用　(63/1996)

　　A. 青皮、陈皮　　B. 旋覆花、郁金　　C. 延胡索、香附　　D. 绿萼梅、川楝子　E. 柴胡、枳壳

答案：D。为肝胃郁热伤阴之胃痛,可用绿萼梅、川楝子等理气而不伤阴的解郁止痛药。

7. 下列哪项不是胃阴亏虚之胃痛的主症　(56/1993)

　　A. 胃脘隐痛　　　　　　　　B. 泛酸嘈杂　　　　　　　　C. 口燥咽干

　　D. 大便干燥　　　　　　　　E. 舌红少津,脉细数

答案：B。胃阴亏虚之胃痛的主证是胃痛隐隐,口燥咽干,大便干结,舌红少津,脉细数。

8. 胃脘疼痛痞硬,干噫食臭,肠鸣不利,舌苔黄白相兼,脉弦数者,治宜　(59/2000)

　　A. 消食导滞,理气和胃　　　　B. 温中健脾,消导和胃　　　　C. 辛开苦降,和胃消痞

　　D. 泄热和中,健运脾胃　　　　E. 温中化湿,健运脾胃

答案：C。为寒热错杂之胃痛,以甘草泻心汤辛开苦降,和胃消痞。

9. 胃脘痞硬而痛,干噫食臭,腹中雷鸣下利,舌苔黄白相兼,脉弦数。其证候是　(68/2006)

　　A. 饮食停滞　　B. 肝胃郁热　　C. 寒湿中阻　　D. 脾胃气虚　　E. 寒热错杂

答案：E。通过胃脘痞硬而痛可诊断为胃痛,干噫食臭说明胃热上犯,腹中雷鸣下利说明脾虚有寒。其证候是上热下寒,寒热错杂。

10. A. 胃脘胀满　　B. 嗳气吞酸　　C. 两者均有　　D. 两者均无

(1) 肝气犯胃所致胃痛,可见　(119/1999)

(2) 饮食停滞所致胃痛,可见　(120/1999)

答案：(1) C;(2) C。肝气犯胃和饮食停滞之胃痛都可见胃脘胀满,嗳气吞酸。

11. 由胃阴不足所引起的病证有　(155/2001)

　　A. 呕吐　　　　B. 胃痛　　　　C. 腹痛　　　　D. 呃逆

答案：ABD。胃痛之胃阴亏虚,呕吐之胃阴不足,呃逆之胃阴不足为临床常见证候。

 课后巩固——练知识增考技

一、名词解释

1. 嘈杂　　　　　　　2. 胃痛

二、选择题

【A 型题】

1. 下列除哪项外,均是阴虚胃痛的主症

　　A. 胃痛隐隐　　　　　　　　B. 口燥咽干　　　　　　　C. 大便干燥

　　D. 泛酸嘈杂　　　　　　　　E. 舌红少津,脉细弦

2. 脾胃虚寒型胃痛,可用下列何方治疗

　　　A. 六君子汤　　　　B. 香砂六君子汤　　　C. 小建中汤　　　　D. 黄芪建中汤　　　E. 大建中汤

3. 沈某某,女,16岁,时日因食过饱,后即胃胀满疼痛,嗳腐吞酸,大便不爽,苔厚腻,脉滑。应首先选用何方治疗

　　　A. 小承气汤　　　　B. 大承气汤　　　　C. 大柴胡扬　　　　D. 凉膈散　　　　　E. 保和丸

4. 胃脘胀痛,攻撑作痛,脘痛连胁,嗳气频繁,大便不畅,苔薄白,脉弦,治宜

　　　A. 柴胡疏肝散　　　B. 越鞠丸　　　　　C. 化肝煎　　　　　D. 保和丸　　　　　E. 枳实导滞丸

5. 吐酸而兼见院胀不适,喜温喜按,嗳气吞酸,苔白,脉弦。治宜香砂六君子汤加下列何药

　　　A. 神曲　　　　　　B. 半夏　　　　　　C. 佩兰叶　　　　　D. 苍术　　　　　　E. 吴萸

【B型题】

　　　A. 黄芪建中汤　　　B. 大建中汤　　　　C. 温脾汤　　　　　D. 吴茱萸汤　　　　E. 良附丸

6. 刘某,男,46岁。胃病十年,时发时止。近一月来胃痛隐隐,饥则尤甚,劳则加剧,喜温喜按,泛吐清水,纳谷不香,大便溏薄,完谷不化,神疲乏力,舌淡苔白,脉象细弱,治方选

7. 丁某,男,23岁。连饮冰汽水3瓶,又食生梨后,突发胃脘剧痛,温熨脘部其痛可减,苔白,脉弦紧,治方选

【X型题】

8. 胃痛常见的病因有

　　　A. 外感寒邪　　　　B. 饮食所伤　　　　C. 情志不舒　　　　D. 正气虚弱　　　　E. 跌打损伤

9. 食滞为病的特点是

　　　A. 嗳腐吞酸　　　　B. 脘腹胀满　　　　C. 舌苔厚腻　　　　D. 矢气则舒　　　　E. 脉弦紧

10. 胃痛常伴有的症状是

　　　A. 恶心呕吐　　　　B. 嘈杂吐酸　　　　C. 大便不调　　　　D. 呕血　　　　　　E. 便血

11. 寒邪犯胃型之胃病的辨证要点为

　　　A. 感受寒邪或饮食生冷史　　　B. 脘痛喜温,疼痛暴作　　　C. 口淡不渴

　　　D. 舌苔白,脉弦紧　　　　　　E. 空腹痛甚,得温痛减

（选择题答案:1. D　2. D　3. E　4. A　5. E　6. A　7. E　8. ABCDE　9. ABC　10. ABCDE

11. ABCD

三、填空题

1. 《素问·六元正纪大论》说:"木郁之发,民病_____。"

2. 胃痛的病位主脏在_____,与_____有关。

3. 寒邪客胃证的治法是_____,_____,代表方是_____、_____。

4. 饮食伤胃证若出现胃脘胀痛而便闭者,可合用_____ 或_____以通腑行气;若胃痛急剧而拒按,伴见苔黄燥便秘者,为食积化热成燥,则用_____。

5. 常用于治疗慢性胃痛的方法有_____、_____、_____、_____。

6. 胃痛伴有泛酸者,可加_____、_____、_____等以制酸和胃。

四、问答题

1. 胃痛虚实的辨证关键是什么?

2. 试述胃痛各证的临床鉴别要点。

3. 如何区别吐酸属寒属热? 怎样治疗?

第二节　痞　满

一、概说

1. 痞满是指以自觉心下痞塞,胸膈胀满,触之无形,按之柔软,压之无痛为主要症状的病证。

2. 按部位痞满可分为胸痞、心下痞等。心下痞即胃脘部。

二、历史沿革

1. 痞满在《内经》中称为"痞"、"痞塞"和"痞隔"等,如《素问·五常政大论》说:"备化之纪……其病痞","卑监之纪……其病留满痞塞。"认为其病因是饮食不节、起居不适和寒气为患等,如《素问·太阴阳明论》说:"饮食不节,起居不时者,阴受之。阴受之则入五脏,入五脏则膜满闭塞。"《素问·异法方宜论》说:"脏寒生满病。"《素问·至真要

大论》说："太阳之复,厥气上行……心胃生寒,胸膈不利,心痛否满。"痞满病名首见于《伤寒论》,张仲景在《伤寒论》中明确指出:"满而不痛者,此为痞。"而且还说:"若心下满而硬痛者,此为结胸也,大陷胸汤主之。但满而不痛者,此为痞,柴胡不中与也,半夏泻心汤主之。"将痞满与结胸作了鉴别,并创诸泻心汤治疗,一直为后世医家所效法。

2. 隋代巢元方《诸病源候论·诸否候》则结合病位病机对病名要领作出定义:"诸否者,营卫不和,阴阳隔绝,脏腑否塞而不宜,故谓之否","其病之候,但腹内气结胀满,闭塞不通。"金元时代,朱震亨《丹溪心法·痞》则简明云:"痞者与否同,不通泰也。"且作了与胀满的鉴别:"胀满内胀而外亦有形;痞者内觉痞闷,而外无胀急之形也。"

3. 至明清时期,张介宾在《景岳全书·痞满》中更明确地指出:"痞者痞塞不开之谓;满者,胀满不行之谓。盖满则近胀,而痞则不必胀也。"并指出:"凡有邪有滞而痞者,实痞也,无物无滞而痞者,虚痞也。有胀有痛而满者,实满也;无胀无痛而满者,虚满也。实痞实满者,可消可散,虚痞虚满者,非大加温补不可。"这种虚实辨证对后世痞满诊治颇有指导意义。

三、讨论范围

西医学的慢性胃炎(包括浅表性胃炎和萎缩性胃炎)、功能性消化不良、胃下垂等疾病,若以上腹胀满不舒为主症时,可参照本节内容辨证论治。

四、病因病机

（一）病因

1. 感受外邪

(1) 外感六淫,表邪人里,或误下伤中,邪气乘虚内陷,结于胃脘,阻塞中焦气机,升降失司,遂成痞满。

(2)《伤寒论》曰:"脉浮而紧,而复下之,紧反入里,则作痞,按之自濡,但气痞耳。"

2. 内伤饮食

(1) 暴饮暴食,或恣食生冷,或过食肥甘,或嗜酒无度,损伤脾胃,纳运无力,食滞内停,痰湿阻中,气机被阻,而生痞满。

(2)《伤寒论》云:"胃中不和,心下痞硬,干噫食臭";"谷不化,腹中雷鸣,心下痞硬而满。"

3. 情志失调

(1) 抑郁恼怒,情志不遂,肝气郁滞,失于疏泄,横逆乘脾犯胃,脾胃升降失常,或忧思伤脾,脾气受损,运化不利,胃腑失和,气机不畅,发为痞满。

(2)《景岳全书·痞满》:"怒气暴伤,肝气未平而痞。"

（二）病机

1. 脾胃同居中焦,脾主运化,为主受纳,共司饮食水谷的消化、吸收与输布。

2. 脾主升清,胃主将浊,清升浊降则气机调畅。

3. 肝主疏泄,调节脾胃气机。

4. 肝气调达,则脾升胃降,气机顺畅。

5. 上述病因可影响到胃,并涉及脾、肝,使中焦气机不利,脾胃升降失职,而发痞满。

五、诊查要点

（一）诊断依据

1. 临床以胃脘痞塞、满闷不舒为主症,并有按之柔软、压之不痛、望无胀形的特点。

2. 发病缓慢,时轻时重,反复发作,病程漫长。

3. 多由饮食、情志、起居、寒湿等因素诱发。

（二）病证鉴别

1. 痞满与胃痛

(1) 两者病位同在胃脘部,且常相兼出现。

(2) 胃痛以疼痛为主,胃痞以满闷不适为患,可累及胸膈。

(3) 胃痛病势多急,压之可痛,而胃痞起病较缓,压无痛感,两者差别显著。

2. 痞满与鼓胀

(1) 两者均为自觉腹部胀满的病证,但鼓胀以腹部胀大如鼓,皮色苍黄,脉络暴露为主症。

(2) 胃痞则以自觉满闷不舒,外无胀形为特征。

(3) 鼓胀发于大腹,胃痞则在胃脘。

(4) 鼓胀按之腹皮绷急,胃痞却按之柔软。

(5)《证治汇补·痞满》曰:"痞与胀满不同,胀满则内胀而外亦有形,痞满则内觉满塞而外无形迹。"

3. 痞满与胸痹

(1) 胸痹是胸中痞塞不通,而致胸膺内外疼痛之证,以胸闷、胸痛、短气为主症,偶兼脘腹不舒。

(2)《金匮要略·胸痹心痛短气病脉证治》云:"胸痹气急胀满,胸背痛,短气。"

(3) 胃痞以脘腹满闷不舒为主症,多兼饮食纳运无力之症,偶有胸膈不适,并无胸痛等表现。

4. 痞满与结胸

(1) 两者病位皆在脘部,然结胸以心下至小腹硬满而痛,拒按为特征。

(2) 痞满在心下胃脘,以满而不痛,手可按压,触之无形为特点。

六、辨证论治

(一)辨证要点

1. 首辨虚实

(1) 外邪所犯,食滞内停,痰湿中阻,湿热内蕴,气机失调等所成之痞皆为有邪,有邪即为实痞。

(2) 脾胃气虚,无力运化,或胃阴不足,失于濡养所致之痞,则属虚痞。

(3) 痞满能食,食后尤甚,饥时可缓,伴便秘,舌苔厚腻,脉实有力者为实痞。

(4) 饥饱均满,食少纳呆,大便清利,脉虚无力者属虚痞。

2. 次辨寒热

(1) 痞满绵绵,得热则减,口淡不渴,或渴不欲饮,舌淡苔白,脉沉迟或沉涩者属寒。

(2) 而痞满势急,口渴喜冷,舌红苔黄,脉数者为热。

(3) 临证还要辨虚实寒热的兼夹。

(二)治疗原则

1. 痞满的基本病机是中焦气机不利,脾胃升降失宜。

2. 治疗总以调理脾胃升降、行气除痞消满为基本法则。

3. 根据其虚、实分治,实者泻之,虚者补之,虚实夹杂者补消并用。

4. 扶正重在健脾益胃,补中益气,或养阴益胃。

5. 祛邪则视具体证候,分别施以消食导滞、除湿化痰、理气解郁、清热祛湿等法。

(三)证治分类

1. 实痞

证　型	饮食内停	痰湿中阻
症　状	脘腹痞闷而胀,进食尤甚,拒按,嗳腐吞酸,恶食呕吐,或大便不调,矢气频作,味臭如败卵,舌苔厚腻,脉滑	脘腹痞塞不舒,胸膈满闷,头晕目眩,身重困倦,呕恶纳呆,口淡不渴,小便不利,舌苔厚腻,脉沉滑
证　机	饮食停滞,胃腑失和,气机壅塞	痰浊阻滞,脾失健运,气机不和
治　法	消食和胃,行气消痞	除湿化痰,理气宽中
代表方	保和丸加减。本方消食导滞,和胃降逆,用于食谷不化,脘腹胀满者	二陈平胃汤加减。本方燥湿健脾,化痰利气,用于脘腹胀满,呕恶纳呆之症
常用药	山楂、神曲、莱菔子消食导滞,行气除胀;半夏、陈皮和胃化湿,行气消痞	制半夏、苍术、藿香燥湿化痰;陈皮、厚朴理气消胀;茯苓、甘草健脾和胃
加　减	茯苓健脾渗湿,和中止泻;连翘清热散结。若食积较重者,可加鸡内金、谷芽、麦芽以消食;脘腹胀满者,可加枳实、厚朴、槟榔等理气除满;食积化热,大便秘结者,加大黄、枳实通腑消胀,或用枳实导滞丸消除积滞,清利湿热;兼脾虚便溏者,加白术、扁豆等健脾助运、化湿和中,或用枳实消痞丸消除痞满,健脾和胃	若痰湿盛而胀满甚者,可加枳实、紫苏梗、桔梗等,或合用半夏厚朴汤以加强化痰理气;气逆不降,嗳气不止者,加旋覆花、代赭石、枳实、沉香等;痰湿郁久化热而口苦、舌苔黄者,改用黄连温胆汤;兼脾胃虚弱者加用党参、白术、砂仁健脾和中

证 型	湿热阻胃	肝胃不和
症 状	脘腹痞闷,或嘈杂不舒,恶心呕吐,口干不欲饮,口苦,纳少,舌红苔黄腻,脉滑数	脘腹痞闷,胸胁胀满,心烦易怒,善太息,呕恶嗳气,或吐苦水,大便不实,舌质淡红,苔薄白,脉弦
证 机	湿热内蕴,困阻脾胃,气机不利	肝气犯胃,胃气郁滞
治 法	清热化湿,和胃消痞	疏肝解郁,和胃消痞
代表方	泻心汤合连朴饮加减。前方泻热破结,后方清热燥湿,理气化浊,两方合用增强清热除湿,散结消痞,用于胃脘胀闷嘈杂,口干口苦,舌红苔黄腻之痞满者	越鞠丸合枳术丸加减。前者长于疏肝解郁,善解气、血、痰、火、湿、食六郁,后者消补兼施,长于健脾消痞,合用能增强行气消痞功效,适用于治疗胃脘胀满连及胸胁,郁怒心烦之痞满者
常用药	大黄泻热散痞,和胃开结;黄连、黄芩苦寒降泻热和阳;厚朴理气祛湿;石菖蒲芳香化湿,醒脾开胃;半夏和胃燥湿;芦根清热和胃,止呕除烦;栀子、豆豉清热除烦	香附、川芎疏肝散结,行气活血;苍术、神曲燥湿健脾,消食化滞;栀子泻火解郁;枳实行气消痞;白术健脾益胃;荷叶升养胃气
加 减	若恶心呕吐明显者,加竹茹、生姜、旋覆花以止呕;纳呆不食者,加鸡内金、谷芽、麦芽以开胃导滞;嘈杂不舒者,可合用左金丸;便溏者,去大黄,加扁豆、陈皮以化湿和胃。如寒热错杂,用半夏泻心汤苦辛通降	若气郁明显,胀满较甚者,酌加柴胡、郁金、厚朴等,或用五磨饮子加减以理气导滞消胀;郁而化火,口苦而干者,可加黄连、黄芩泻火解郁;呕恶明显者,加制半夏、生姜和胃止呕;嗳气甚者,加竹茹、沉香和胃降气

2. 虚痞

证 型	脾胃虚弱	胃阴不足
症 状	脘腹满闷,时轻时重,喜温喜按,纳呆便溏,神疲乏力,少气懒言,语声低微,舌质淡,苔薄白,脉细弱	脘腹痞闷,嘈杂,饥不欲食,恶心嗳气,口燥咽干,大便秘结,舌红少苔,脉细数
证 机	脾胃虚弱,健运失职,升降失司	胃阴亏虚,胃失濡养,和降失司
治 法	补气健脾,升清降浊	养阴益胃,调中消痞
代表方	补中益气汤加减。本方健脾益气,升举清阳,用于治疗喜温喜按、少气乏力的胃脘胀满者	益胃汤加减。本方滋养胃阴,行气除痞,用于口燥咽干,舌红少苔之胃痞不舒者
常用药	黄芪、党参、白术、炙甘草益气健脾,鼓舞脾胃清阳之气;升麻、柴胡协同升举清阳;当归养血和营以助脾;陈皮理气消痞	生地黄、麦门冬、沙参、玉竹滋阴养胃;香橼舒肝理脾,消除心腹痞满
加 减	若胀闷较重者,可加枳壳、木香、厚朴以理气运脾;四肢不温,阳虚明显者,加制附子、干姜温胃助阳,或合理中丸以温胃健脾;纳呆厌食者,加砂仁、神曲等理气开胃;舌苔厚腻,湿浊内蕴者,加制半夏、茯苓,或改用香砂六君子汤加减以健脾祛湿,理气除胀	若津伤较重者,可加石斛、天花粉等以加强生津;腹胀较著者,加枳壳、厚朴花理气消胀;食滞者加谷芽、麦芽等消食导滞;便秘者,加火麻仁、玄参润肠通便

七、预防调护

患者应节制饮食,勿暴饮暴食,同时饮食宜清淡,忌甘厚味、辛辣醇酒以及生冷之品。

八、临证备要

1. 治痞应重视醒脾健脾,调畅气机。

2. 久痞虚实夹杂,寒热并见者,治宜温清并用,辛开苦降。

3. 治痞宜顾及胃阴。

记忆处方——重理解活思维

痞　满

(1) 以胃脘痞塞,满闷不痛,按之软而无物,外无胀形为主要表现。

(2) 发于胃脘,责之肝脾,形成原因有食、气、痰、湿、热、虚等方面,病理改变为中焦气机不利,脾胃升降失常。

(3) 初病多为实证,久病不愈则耗气伤阴而为虚证,但临床上常表现为本虚标实,虚实寒热夹杂之证。

(4) 治疗以调和脾胃,行气消痞为基本法则,遵照"虚者补之,实者泻之"的原则,祛邪扶正,平调寒热。

(5) 只要坚持治疗,注意饮食、情志的调摄以及体育锻炼,一般预后较好。

课后巩固——练知识增考技

一、名词解释

痞满

二、选择题

【A 型题】

1. 下列除哪项外,均是痰湿中阻证痞满的主症
　A. 脘腹痞塞不舒,胸膈满闷　　B. 呕恶纳呆　　C. 身重困倦
　D. 舌苔白厚腻　　E. 脉弦数

2. 下列除哪项外,均是肝胃不和证痞满的主症
　A. 脘腹痞闷　　B. 心烦易怒,善太息　　C. 呕恶嗳气
　D. 大便溏薄　　E. 舌苔薄白,脉弦

3. 下列哪项不是痞满的临床特点
　A. 胃脘痞塞,满闷不舒　　B. 按之柔软　　C. 压之不痛
　D. 望无胀形　　E. 可触及包块

4. 脾胃虚弱证痞满的特征是
　A. 脘腹满闷,喜温喜按　　B. 脘腹痞闷,食后为甚　　C. 脘腹痞闷,口干不欲饮
　D. 脘腹痞塞,身重困倦　　E. 脘腹痞闷,饥不欲食

5. 胃阴不足证痞满的治疗当用
　A. 麦门冬汤　　B. 益胃汤　　C. 一贯煎　　D. 沙参麦冬汤　　E. 保和丸

6. 治疗脾胃阳虚型痞满的最佳方剂为
　A. 补中益气汤　　B. 理中汤　　C. 旋覆代赭汤　　D. 苓桂术甘汤　　E. 小半夏汤

【B 型题】

　A. 饮食内停　　B. 湿热阻胃　　C. 肝胃不和　　D. 脾胃阳虚　　E. 胃阴不足

7. 脘腹痞闷而胀,进食尤甚,拒按,嗳腐吞酸,恶食呕吐,或大便不调,矢气频作,味臭如败卵,舌苔厚腻,脉滑。此证属

8. 脘腹痞闷,嘈杂,饥不欲食,恶心嗳气,口燥咽干,大便秘结,舌红少苔,脉细数。此证属

【X 型题】

9. 痞满在《内经》中又称
　A. 痞　　B. 痞塞　　C. 痞胀　　D. 痞膈　　E. 痞块

10. 痞满的病因有

　　A. 感受外邪　　　B. 内伤饮食　　　C. 情志失调　　　D. 久病体虚　　　E. 跌打损伤

11. 痞满应与下列疾病相鉴别

　　A. 胃痛　　　B. 鼓胀　　　C. 积聚　　　D. 胸痹　　　E. 结胸

（选择题答案：1. E 2. D 3. E 4. A 5. B 6. A 7. A 8. E 9. ABD 10. ABC 11. ABCDE）

三、填空题

1. 发于胃脘,责之_____,形成原因有_____等方面,病理改变以_____,_____为枢机。

2. 临证治疗以_____,_____为基本法则,遵照"_____,_____"的总体原则。

3. 久痞虚实夹杂、寒热并见者,治宜_____、_____。

4. 肝胃不和证的治疗是_____,代表方_____。

5.《素问·至真要大论》说："太阳之复,厥气上行,心胃生寒,_____,_____。"

6. 张介宾明确指出虚痞、实痞,他说："凡_____而痞者,实痞也,而痞者,虚痞也。"

四、问答题

1. 如何鉴别痞满与鼓胀?

2. 为什么治痞应重视醒脾健脾,调畅气机?

3. 试述治痞宜顾及胃阴。

第三节　呕　　吐

一、概说

1. 呕吐是指胃失和降,气逆于上,迫使胃中之物从口中吐出的一种病证。

2. 一般以有物有声谓之呕,有物无声谓之吐,无物有声谓之呕。

二、历史沿革

1. 呕吐的病名最早见于《内经》。《素问·至真要大论》曰："诸呕吐酸……皆属于热。"

2. 汉代张仲景在《金匮要略》中,对呕吐的脉证治疗阐述详尽,制定了行之有效的方剂,如小半夏汤、大半夏汤、生姜半夏汤、吴茱萸汤、小柴胡汤,并且认识到呕吐有时是人体排除胃中有害物质的保护性反应。

3.《金匮要略·呕吐哕下利病脉证治》篇说："夫呕家有痈脓,不可治呕,脓尽自愈。"

三、讨论范围

神经性呕吐、急性胃炎、心源性呕吐、胃黏膜脱垂症、幽门痉挛、幽门梗阻、贲门痉挛、十二指肠壅积症、肠梗阻、急性胰腺炎、急性胆囊炎、尿毒症、颅脑疾病以及一些急性传染病早期,当以呕吐为主要表现时,可参考本节辨证论治。

四、病因病机

（一）病因

1. 外邪犯胃,或秽浊之气,侵犯胃腑,胃失和降之常,随逆气上出,发生呕吐。

2. 饮食不节,食滞不化,胃气不降,上逆而为呕吐。

3. 情志失调。

4. 病后体虚,脾胃素虚,或病后虚弱,劳倦过度,好伤中气,胃虚不能盛受水谷,脾虚不能化生精微,食滞胃中,上逆成呕。

（二）病机

1. 呕吐的发病机理:胃失和降,胃气上逆。

2. 其病理表现有虚实两类

（1）实证:因外邪、食滞、痰饮、肝气等邪气犯胃,以致胃气壅塞,升降失调,气逆作呕。

（2）虚证:为脾胃气阴亏虚,运化失常,不能和降。

3. 病变脏腑主要在胃,还与肝、脾有密切的关系。

五、病证鉴别

1. 呕吐与反胃

（1）呕吐与反胃同属胃部的病变,其病机都是胃失和降,气逆于上,而且都有呕吐的临床表现。

(2) 反胃系脾胃虚寒,胃中无火,难以腐熟食入之谷物,以朝食暮吐,暮食朝吐,终止完谷尽吐出而始感舒畅。

2. 呕吐与噎膈

(1) 呕吐与噎膈皆有呕吐的症状。

(2) 呕吐之病,进食顺畅,吐无定时。噎膈之病,进食哽噎不顺或食不得入,或食入即吐,甚则因噎废食。

(3) 呕吐大多病情较轻,病程较短,预后尚好。噎膈多因内伤所致,病情深重,病程较长,预后欠佳。

3. 呕吐物的鉴别

呕吐物酸腐量多,气味难闻者	多属饮食停滞,食积内腐
呕吐出苦水、黄水者	多由胆热犯胃,胃失和降
呕吐物为酸水、绿水者	多因肝热犯胃,胃气上逆
呕吐物为浊痰涎沫者	多属痰饮中阻
呕吐清水,量少	多因胃气亏虚,运化失职

六、辨证论治

(一) 辨证要点

1. 辨实证、虚证

实 证	多由感受外邪、饮食停滞所致,发病较急,病程较短,呕吐量多,呕吐物多有酸臭味
虚 证	多属内伤,有气虚、阴虚之别。呕吐物不多,常伴有精神委靡,倦怠乏力,脉弱无力等症

2. 辨外感内伤

(1) 发病急,伴有表证者,属于外邪犯胃。

(2) 无表证者,属内伤呕吐。

(二) 治疗原则

1. 总的病机因胃气上逆所致,故治以和胃降逆为原则。

2. 偏于邪实者,治宜祛邪为主,邪去则呕吐自止。分别采用解表、消食、化痰、解郁等法。

3. 偏于正虚者,治宜扶正为主,正复则呕吐自愈。分别采用健运脾胃、益气养阴等法。

4. 虚实兼挟者当审其标本缓急之主次而治之。

(三) 证治分类

1. 实证

证 型	外邪犯胃	食滞内停	痰饮内阻	肝气犯胃
症 状	突然呕吐,胸脘满闷,发热恶寒,头身疼痛,舌苔白腻,脉濡缓	呕吐酸腐,脘腹胀满,嗳气厌食,大便或溏或结,舌苔厚腻,脉滑实	呕吐清水痰涎,脘闷不食,头眩心悸,舌苔白腻,脉滑	呕吐吞酸,嗳气频繁,胸胁胀痛,舌质红,苔薄腻,脉弦
证 机	外邪犯胃,中焦气滞,浊气上逆	食积内停,气机受阻,浊气上逆	痰饮内停,中阳不振,胃气上逆	肝气不疏,横逆犯胃,胃失和降
治 法	疏邪解表,化浊和中	消食化滞,和胃降逆	温中化饮,和胃降逆	疏肝理气,和胃降逆

(续表)

证 型	外邪犯胃	食滞内停	痰饮内阻	肝气犯胃
代表方	藿香正气散加减。方中藿香、紫苏、白芷芳香化浊,疏解表邪,大腹皮、厚朴理气除满;白术茯苓、甘草健脾化湿,陈皮、半夏和胃降逆,共奏疏解表邪,和胃止呕之功	保和丸加减。方中神曲、山楂、莱菔子消食化积,陈皮、半夏、茯苓和胃降逆,连翘清散积热	小半夏汤合苓桂术甘汤加减。方中生姜、半夏和胃降逆,茯苓、桂枝、白术、甘草温胃化饮	四逆散合半夏厚朴汤。方中柴胡、白芍疏肝理气,厚朴、紫苏行气开郁,半夏、茯苓、生姜、甘草和胃降逆止呕。
常用药	藿香、紫苏、白芷、大腹皮、厚朴、白术、茯苓、甘草、陈皮、半夏	神曲、山楂、莱菔子、陈皮、半夏、茯苓、连翘	生姜、半夏、茯苓、桂枝、白术、甘草	柴胡、枳壳、白芍、厚朴、紫苏、半夏、茯苓、生姜、甘草
加减	如风寒偏重,寒热无汗,加荆芥、防风以疏风散寒;如暑湿犯胃,身热汗出,可用新加香薷饮解暑化湿;如秽浊犯胃,呕吐甚剧,可吞服玉枢丹辟秽止呕;如风热犯胃,头痛身热,可用银翘散去桔梗,加陈皮、竹茹清热和胃;如兼食滞,脘闷腹胀,嗳腐吞酸,可去白术、甘草,加神曲、鸡内金、莱菔子、瓦楞子;如暑热犯胃,壮热口渴,可用黄连解毒汤	如积滞化热,腹胀便秘,可用小承气汤通腑泄热;胃中积热上冲,可用竹茹汤清胃降逆;如误食不洁,酸腐败物,腹中疼痛,欲吐不得者,可用烧盐方或瓜蒂散探吐祛邪	如气滞腹痛者,可加厚朴、枳壳行气除满如脾气受困,脘闷不食,可加砂仁、白豆蔻、苍术开胃醒脾;如痰浊蒙蔽清阳,头晕目眩,可用半夏白术天麻汤;如痰郁化热,烦闷口苦,可用黄连温胆汤清热化痰,还可选用二陈汤、甘遂半夏汤	如气郁化火,心烦口苦咽干,可用左金丸清热止呕;如腑气不通,大便秘结,可用大柴胡汤清热通腑;如气滞血瘀,胁肋刺痛,可用膈下逐瘀汤活血化瘀,还可辨证选用越鞠丸、柴胡疏肝汤

2. 虚证

证 型	脾胃气虚	脾胃阳虚	胃阴不足
症 状	食欲不振,食入难化,恶心呕吐,脘部疲闷,大便不畅,舌苔白滑,脉象虚弦	饮食稍多即吐,时作时止,面色㿠白,倦怠乏力,喜暖恶寒,四肢不温,口干而不欲饮,大便溏薄,舌质淡,脉濡弱	呕吐反复发作,或时作干呕,似饥而不欲食,口燥咽干,舌红少津,脉象细数
证 机	脾胃气虚,纳运无力,胃虚气逆	脾胃虚寒,失于温煦,运化失职	胃阴不足,胃失濡润,和降失司
治 法	健脾益气,和胃降逆	温中健脾,和胃降逆	滋养胃阴,降逆止呕
代表方	香砂六君子汤加减。方中人参、茯苓、甘草健脾益气;砂仁、木香理气和中;陈皮、半夏和胃降逆	理中汤加减。甘姜温中祛寒,人参、白术、甘草益气健脾;还可用香砂六君汤加吴茱萸健脾益气,理气畅中	麦冬汤加减。方中人参、麦门冬、粳米、甘草滋养胃阴,半夏降逆止呕
常用药	人参、茯苓、白术、甘草、砂仁、木香、陈皮、半夏	人参、干姜、甘草、白术、茯苓、半夏、陈皮、木香、砂仁、吴茱萸	人参、麦门冬、粳米、甘草、半夏
加减	如脾阳不振,畏寒肢冷,可加附子、干姜,或用附子理中丸温中健脾;如胃虚气逆,心下痞硬,干噫食臭,可用旋覆代赭汤降逆止呕;如中气大亏,少气乏力,可用补中益气汤补中益气;如病久及肾,肾阳不足,腰膝酸软,肢冷汗出,可用附子理中汤加肉桂、吴茱萸温补脾肾	饮食喜热,四肢不温,泛恶可加吴茱萸;苔白舌淡,可加苍术、藿香化湿醒脾;制酸可用瓦楞子、海螵蛸	如阴虚甚,五心烦热者,可加石斛、天花粉、知母养阴清热;如呕吐较甚,可加陈皮、竹茹、枇杷叶;如阴虚便秘,可加火麻仁、瓜蒌、白蜜润肠通便。还可选用益胃汤、竹叶石膏汤

七、预防调护

1. 生活起居：起居有常，生活有节，避免风寒暑湿秽浊之邪的入侵。

2. 情志：保持心情舒畅，避免精神刺激，对肝气犯胃者，尤当注意。

3. 饮食：饮食方面也应注意调理

(1) 脾胃素虚患者，饮食不宜过多，同时勿食生冷瓜果等，禁服寒凉药物。

(2) 胃中有热者，忌食肥甘厚腻、辛辣、香燥、烟酒等物品，禁服温燥药物。

4. 护理

(1) 尽量选择刺激性气味小的药，否则随服随吐，更伤胃气。

(2) 服药以少量频服为佳，以减少胃的负担。

(3) 根据患者情况，以热饮较益，并可加入少量生姜或姜汁，以免格拒难下，逆而复出。

八、临证备要

1. 半夏为止呕之主药

(1) 《金匮要略》治呕吐，有大小半夏汤。

(2) 半夏传统的加工方法是先用清水浸泡十数日，先后加白矾、石灰、甘草再泡，不唯费时费功，而且久经浸泡，其镇吐之有效成份大量散失，药效大减。

(3) 半夏生用，久煮则生者变熟，所以生半夏入汤剂需注意单味先煎 30 分钟，至口尝无辣麻感后，再下余药。

(4) 若与生姜同捣，然后入药煎效果更好。

(5) 同时也可配合山药作粥，借其稠黏留滞之力，药存胃腑。

(6) 山药在上能补肺生津，与半夏相伍，不虑其燥，在下能补肾敛冲，则冲气得养，自安其位。故用于呕吐剧烈者尤宜。

2. 大黄、甘草愈呕吐

(1) 《金匮要略·呕吐哕下利病脉证治篇》云："食入即吐者，大黄甘草汤主之。"原文只 12 字，药仅大黄 9 克、甘草 6 克两味，每能收到很好的疗效。

(2) 临床应用根据"食入即吐"为主，不必拘于热象有无。

(3) 大黄气味苦寒，能推陈致新，通利水谷，调中化食，安和五脏，故以为君，臣以甘草浸其中，使清升浊降，胃气顺而不逆，不治吐而吐自止。

(4) 临证此方用尿毒证所致呕吐，必立见其效。

记忆处方——重理解活思维

呕 吐

(1) 是以胃失和降，气逆于上所致的一种病证，可出现在许多疾病的过程中。

(2) 临床辨证以虚实为纲。

(3) 实证多见于外邪犯胃，饮食停滞，肝气犯胃，痰饮内阻。前两种证型多表现为突然发病，后两者则反复发作。

(4) 虚证多见于脾胃气虚，脾胃阳虚及胃阴不足，多见于呕吐时作时止，伴有恶寒怕冷，或口舌干燥，或倦怠乏力等不同，虚实之间常可互相转化或相互兼挟。

(5) 治疗呕吐，当以和胃降逆为原则，但须根据虚实不同情况分别处理。

(6) 一般暴病呕吐多属邪实，治宜祛邪为主。

(7) 久病呕吐多属正虚，治宜扶正为主。

(8) 一般来说，实证易治，虚证及虚实夹杂者，病程长，且易反复发作，较为难治。

考研专题——看未来展宏图

1. 治疗肝气犯胃所致呕吐,宜选的方剂是 (165/2010)

A. 苓桂术甘汤合二陈汤　　　　　B. 木香顺气散合丁香柿蒂散

C. 半夏厚朴汤合左金丸　　　　　D. 柴胡疏肝散合小半夏汤

答案:CD。肝气犯胃证:呕吐吞酸,嗳气频繁,胸胁胀痛,舌质红,苔薄腻,脉弦。治法:疏肝理气,和胃降逆。代表方:半夏厚朴汤合左金丸加减。①如呕吐酸水,心烦口渴,宜清肝和胃,辛开苦降,可酌加左金丸及山栀、黄芩等;②若气郁化火,心烦口苦咽干,可合小柴胡汤清热止呕;③若兼腑气不通,大便秘结,可用大柴胡汤清热通腑;④若气滞血瘀,胁肋刺痛,可用膈下逐瘀汤活血化瘀;⑤还可辨证选用越鞠丸、柴胡疏肝散。

2. 呕吐的基本病机是 (61/2009)

A. 肝气犯胃,升降失调　　　　　B. 胃失和降,胃气上逆

C. 脾胃亏虚,运化失常　　　　　D. 饮食不节,食滞不化

答案:B。外感六淫、内伤饮食、情志不调、禀赋不足均可影响于胃,使胃失和降,胃气上逆,发生呕吐。病变脏腑主要在胃,但与肝、脾、胆有密切的关系。

3. 患者胃病多年,近日呕吐,吐物多为清水痰涎,脘闷纳呆,头眩心悸,脉滑,苔腻,应用何方为宜 (59/1997)

A. 藿香正气散　　　　B. 香砂六君子丸　　　　C. 小半夏加茯苓汤

D. 小半夏汤合苓桂术甘汤　　　　E. 胃苓汤

答案:D。诊断为呕吐,伴有痰饮内阻所导致的吐物多为清水痰涎,胸闷心悸,头眩,脉滑,苔白腻,故应用小半夏汤合苓桂术甘汤以温化痰饮,和胃降逆。

4. 突发呕吐,伴有发热恶寒,头身疼痛,胸脘满闷,苔白,脉濡,治疗选用 (68/1999)

A. 荆防败毒散　　B. 新加香薷饮　　C. 藿香正气散　　D. 半夏厚朴汤　　E. 保和丸

答案:C。诊断为呕吐,伴发热,恶寒,头痛,身疼痛,胸腹满闷症状,此为外邪犯胃,胃气上逆所导致,宜选藿香正气散,疏邪解表,芳香化浊。

5. 呕吐酸水,嗳气频作,胸胁闷痛,舌苔薄腻,脉弦。其病机是 (70/2006)

A. 外邪入里化热　　B. 胃中蕴热　　C. 肝气犯胃　　D. 饮食停滞　　E. 肝胃郁热

答案:C。诊断为吐酸,胸胁闷痛、嗳气频作说明肝气郁滞,气机不畅,呕吐、嗳气说明胃气上逆。本病证与肝、胃有关,然酸为肝味,当从肝而论为根本,其病机是肝气犯胃。

6. 藿香正气散可用于治疗下列哪种病证 (158/1994,160/1995)

A. 外邪犯胃导致的呕吐　　　　B. 感受寒湿导致的泄泻

C. 寒霍乱之轻症　　　　　　　D. 胃中寒冷导致的胃痛

答案:ABC。藿香正气散疏邪解表,芳香化浊,故可用于外邪犯胃所导致的呕吐,感受寒湿导致的泄泻及寒霍乱之轻症。

课后巩固——练知识增考技

一、名词解释

呕吐

二、选择题

【A型题】

1. 呕吐清水痰涎,脘闷不食,头眩心悸,舌苔白腻,脉滑。应诊断为何种病证

A. 外邪犯胃型呕吐　　　　B. 饮食停滞型呕吐　　　　C. 痰饮内停型呕吐

D. 肝气犯胃型呕吐　　　　E. 胃阴不足型呕吐

2. 下列哪项不是肝气犯胃型呕吐的主症

　　A. 呕吐吞酸　　　　B. 嗳气频繁　　　　C. 胸胁满痛　　　　D. 舌边红苔薄腻　　E. 脉沉细

3. 突然呕吐,脘闷不舒,兼见恶寒发热,头身疼痛,苔白,脉浮。治疗的首选方为

　　A. 香苏散　　　　　B. 二陈汤　　　　　C. 小半夏汤　　　　D. 平胃散　　　　　E. 藿香正气散

4. 治疗胃阴不足型呕吐的主方为

　　A. 麦门冬汤　　　　B. 益胃汤　　　　　C. 一贯煎　　　　　D. 玉女煎　　　　　E. 沙参麦冬汤

【B型题】

　　A. 脾胃虚寒,胃中无火　　　　B. 脾胃虚寒,胃气上逆　　　　C. 邪气干扰,胃虚失和

　　D. 肝气犯胃,胃失和降　　　　E. 饮食停滞,浊气上逆

5. 呕吐的病机主要是

6. 反胃的病机主要是

　　A. 藿香正气散加金银花、连翘　　　　　B. 藿香正气散去白术、大枣、甘草,加鸡内金,神曲

　　C. 藿香正气散加荆芥、防风　　　　　　D. 藿香正气散去甘温之品,加黄连、佩兰、荷叶

　　E. 藿香正气散去甘温之品,加麦门冬、玉竹

7. 外邪犯胃之呕吐,若兼有宿食,胸闷腹胀,其治疗方宜

8. 夏季感受暑湿,呕吐而兼心烦口渴,其治疗方宜

【X型题】

9. 引起呕吐的原因有

　　A. 外邪侵袭　　　B. 饮食不节　　　C. 情志不和　　　D. 脾胃虚弱　　　E. 逆气动膈

10. 下列各证哪些是脾胃虚寒呕吐的主症

　　A. 呕吐多清水痰涎 B. 劳倦后眩晕作呕 C. 脘闷不食　　　D. 口干不欲饮　　　E. 肺气失于肃降

11. 藿香正气散适应的病证有

　　A. 外邪犯胃型呕吐 B. 寒湿或风寒型泄泻 C. 痰湿脾型痞满　　　D. 寒霍乱的轻型　　　E. 暑湿伤表型感冒

(选择题答案:1. C 2. E 3. E 4. A 5. C 6. A 7. B 8. D 9. ABCD 10. BD 11. ABD)

三、填空题

1.《金匮·呕吐哕下利病脉证治》篇亦说:"夫呕家有痈脓,不可_____,脓尽自愈。"此时治疗,不应_____,应因势利导,驱邪外出。

2. 呕吐的原因虽较复杂,总的发病机理为_____,治以_____为原则。

3.《景岳全书·呕吐》指出:"呕吐一证,最当详辨_____。"

4. 脾胃气虚证呕吐的治法是_____,代表方_____。

5. 对呕吐不止的患者,应_____,密切观察病情变化。服药时,尽量选择_____,否则随服随吐,更伤胃气。服药方法,应_____为佳,以减少胃的负担。根据患者情况,以热饮较益,并可加入_____,以免格拒难下,逆而复出。

6. 针灸治疗呕吐效果较好,常用的体针多选用_____,_____,_____,_____。

四、问答题

1. 试述呕吐的辨证要点。

2. 试述虚证呕吐的病机及证治要点。

3. 脾胃虚寒可致呕吐或泄泻,两证的病机、治法有何异同? 怎样掌握?

第四节　噎　膈

一、概念

1. 噎膈是指吞咽食物哽噎不顺,饮食难下,或纳而复出的疾患。

2. 噎即噎塞,指吞咽之时哽噎不顺。

3. 膈为膈拒,指饮食不下。

4. 噎虽可单独出现,而又每为膈的前驱表现,故临床往往以噎膈并称。

二、历史沿革

1. 膈之病名,首见于《内经》。《素问·阴阳别论》云:"三阳结,谓之膈。"《素问·通评虚实论》曰:"隔塞闭绝,上下不通,则暴忧之病也。"明确指出了发病脏腑与大肠、小肠、膀胱有关,精神因素对本病的影响甚大。

2. 隋代巢元方将噎膈分为气、忧、食、劳、思五噎,忧、恚、气、寒、热五膈。唐宋以后始将"噎膈"并称。

3. 在病因方面,除了精神因素以外,宋代严用和《济生方·噎膈》认为:"倘或寒温失宜,食饮乖度,七情伤感,气神俱忧……结于胸膈,则成膈,气流于咽嗌,则成五噎。"指出饮食、酒色、年龄均与本病有关。

4. 关于噎膈的病机

(1) 朱丹溪在《脉因证治·噎膈》中指出:"血液俱耗,胃脘亦槁。"并提出"润养津血,降火散结"的治疗大法。

(2) 明代张景岳在《景岳全书·噎膈》中认为"惟中衰耗伤者多有之",注重从脾肾进行治疗。

(3) 清代李用粹《证治汇补·噎膈》认为,噎"有气滞者,有血瘀者,有火炎者,有痰凝者,有食积者,虽有五种,总归七情之变",并提出"化痰行瘀"的治法。

(4) 叶天士《临证指南医案·噎膈反胃》又明确指出噎膈的病机为"脘管窄隘"。

三、讨论范围

西医学中的食管癌、贲门癌、贲门痉挛、食管贲门失弛缓症、食管憩室、食管炎、食管狭窄、胃神经官能症等。

四、病因病机

主要与七情内伤、酒食不节、久病年老有关,致使气、痰、瘀交阻,津气耗伤,胃失通降而成。

(二) 病机

1. 噎膈的基本病变与发病机理总属气、痰、瘀交结,阻隔于食管、胃脘而致。

2. 病位在食管,属胃所主。

3. 病变脏腑与肝、脾、肾三脏有关,因三脏之经络皆与食管相连,从而影响食管的功能。

4. 七情内伤、饮食不节、老年肾虚可致肝、脾、肾三脏功能失常

(1) 脾之功能失调,健运失司,水湿聚而为痰。

(2) 肝之疏泄失常,则气失条达,可使气滞血瘀或气郁化火。

(3) 肾阴不足,则不能濡养咽嗌,肾阳虚衰,不能温运脾土,以致气滞、痰阻、血瘀,使食管狭窄,胃失通降,津液干涸失濡而成噎膈。

5. 病理性质总属本虚标实。

6. 本病初期,以标实为主,由痰气交阻于食管和胃,故吞咽之时哽噎不顺,格食难下,继则瘀血内结,痰、气、瘀三者交互搏结,胃之通降阻塞,上下不通,因此饮食难下,食而复出。

7. 久则气郁化火,或痰瘀生热,伤阴耗液,病由标实转为正虚为主,病情由轻转重。

8. 如阴津日益枯槁,胃腑失其濡养,或阴损及阳,脾胃阳气衰败,不能输化津液,痰气瘀结倍甚,多形成虚实夹杂之候。

五、诊查要点

(一) 诊断依据

1. 轻症患者主要为胸骨后不适,烧灼感或疼痛,食物通过有滞留感或轻度梗阻感,咽部干燥或有紧缩感。

2. 重症患者见持续性、进行性吞咽困难,咽下梗阻即吐,吐出黏液或白色泡沫黏痰,严重时伴有胸骨后或背部肩胛区持续性钝痛,进行性消瘦。

3. 患者常有情志不畅、酒食不节、年老肾虚等病史。

(二) 病证鉴别

1. 噎膈与反胃

(1) 两者皆有食入即吐的症状。

(2) 噎膈多系阴虚有热,主要表现为吞咽困难,阻塞不下,旋食旋吐,或徐徐吐出。

(3) 反胃多属阳虚有寒,主要表现为食尚能入,但经久复出,朝食暮吐,暮食朝吐。

2. 噎膈与梅核气

(1) 二者均见咽中梗塞不舒的症状。

(2) 噎膈系有形之物瘀阻于食管,吞咽困难。

（3）梅核气则系气逆痰阻于咽喉，为无形之气，无吞咽困难及饮食不下的症状。

（4）"梅核气者，痰气窒塞于咽喉之间，咯之不出，咽之不下，状如梅核"。即咽中有梗塞不舒的感觉，无食物哽咽不顺，或吞咽困难，食入即吐的症状。

六、辨证论治

（一）辨证要点

1. 本病早期轻症仅有吞咽之时哽噎不顺，全身症状不明显，病情严重则吞咽困难呈进行性加重，食常复出，甚则胸膈疼痛，滴水难入。

2. 标实当辨气结、痰阻、血瘀三者之不同。

3. 本虚多责之于阴津枯槁为主，发展至后期可见气虚阳微之证。

（二）治疗原则

1. 初期重在治标，宜理气、化痰、消瘀、降火为主。

2. 后期重在治本，宜滋阴润燥，或补气温阳为主。

3. 然噎膈之病，病机复杂，虚实每多兼夹，当区别主次兼顾。

（三）证治分类

证　型	痰气交阻	瘀血内结	津亏热结	气虚阳微
症　状	吞咽梗阻，胸膈痞满，甚则疼痛，情志舒畅时稍可减轻，情志抑郁时则加重，嗳气呃逆，呕吐痰涎，口干咽燥，大便艰涩，舌质红，苔薄腻，脉弦滑	饮食难下，或虽下而复吐出，甚或呕出物如赤豆汁，胸膈疼痛，固着不移，肌肤枯燥，形体消瘦，舌质紫暗，脉细涩	食入格拒不下，入而复出，甚则水饮难进，心烦口干，胃脘灼热，大便干结如羊矢，形体消瘦，皮肤干枯，小便短赤，舌质光红，干裂少津，脉细数	水饮不下，泛吐多量黏液白沫，面浮足肿，面色㿠白，形寒气短，精神疲惫，腹胀，形寒气短，舌质淡，苔白，脉细弱
证　机	肝气郁结，痰湿交阻，胃气上逆	蓄瘀留着，阻滞食管，通降失司，肌肤失养	气郁化火，阴津枯竭，虚火上逆，胃失润降	脾肾阳虚，中阳衰微，温煦失职，气不化津
治　法	开郁化痰，润燥降气	滋阴养血，破血行瘀	滋阴养血，润燥生津	温补脾肾
代表方	启膈散加减。本方有理气化痰解郁，润燥和胃降逆之功效，适用于气滞痰阻之噎膈证	通幽汤加减。本方有滋阴养血，破血行瘀作用，适用于瘀血内阻，食管不通，饮食不下，生化乏源，气血不能充养肌肤之噎膈	沙参麦冬汤加减。本方有滋阴养血，润燥生津的作用，适用于阴津枯竭，燥热内结之噎膈	补气运脾汤加减。本方具有补气健脾运中的作用，适用于脾肾阳虚，中阳衰微之噎膈证
常用药	郁金、砂仁壳、丹参开郁利气；沙参、贝母润燥化痰；茯苓健脾和中；杵头糠治卒噎；荷叶蒂和胃降逆	生地黄、熟地黄、当归滋阴养血；桃仁、红花、丹参、三七活血化瘀；五灵脂、乳香、没药、蜣螂虫活血破瘀止痛；海藻、昆布、贝母软坚化痰	沙参、麦门冬、天花粉、玉竹滋阴养血；乌梅、芦根、白蜜生津润肠；竹茹、生姜汁化痰止吐；半枝莲清热解毒散结	黄芪、党参、白术、砂仁、茯苓、甘草温补脾气；陈皮、半夏、生姜、大枣，降逆祛痰，和中养胃
加　减	嗳气呕吐明显者，酌加旋覆花、代赭石，以增降逆和胃之力；泛吐痰涎甚多者，加半夏、陈皮，以加强化痰之功，或含化玉枢丹；大便不通，加生大黄、莱菔子，便通即止，防止伤阴；若心烦口干，气郁化火者，加山豆根、栀子、金果榄以增清热解毒之功效	瘀阻显著者，酌加三棱、莪术、炙穿山甲、急性子同煎服，增强其破结消癥之力；呕吐较甚，痰涎较多者，加海蛤粉、法半夏、瓜蒌等以化痰止呕；呕吐物如赤豆汁者，另服云南白药化瘀止血；如服药即吐，难于下咽，可含化玉枢丹以开膈降逆，随后再服汤药	胃火偏盛者，加山栀、黄连清胃中之火；肠腑失润，大便干结，坚如羊矢者，宜加火麻仁、全瓜蒌润肠通便；烦渴咽燥，噎食不下，或食入即吐，吐物酸热者，改用竹叶石膏汤加大黄泻热存阴	胃虚气逆，呕吐不止者，可加旋覆花、代赭石和胃降逆；阳伤及阴，口干咽燥，形体消瘦，大便干燥者，可加石斛、麦门冬、沙参滋养津液；泛吐白沫加吴茱萸、丁香、白蔻仁温胃降逆；阳虚明显者加附子、肉桂、鹿角胶、肉苁蓉温补肾阳

七、预防调护

1. 改善不良饮食习惯。

2. 及时治疗食管慢性疾病。

八、临证备要

1. "噎膈"与"食管癌"不能等同。

2. 治疗勿伤津损胃。养阴,可选用沙参、麦门冬、天花粉、玉竹等,不能用生地黄、熟地黄之辈,以防腻胃碍气,并配合生白术、生山药、木香、砂仁健脾益气,芳香开胃。

3. 祛邪应重痰瘀气热毒结

(1) 久病瘀血在络,化瘀用三棱、莪术、桃仁、红花,宜配合虫类药物搜络祛邪。方中可加用全蝎、蜂房、蜈蚣、壁虎等,搜剔削坚,散结避恶解毒。

(2) 顽痰凝结,宜咸味药,可加用海藻、昆布、海蛤壳、瓦楞子等以化痰消积。

(3) 气机阻滞,胸膈痞满者,可加用枳实、厚朴、柿蒂、刀豆子等开胸顺气,降逆和胃。

(4) 津伤热结者,可加白花蛇舌草、菝葜冬凌草、山慈姑、半枝莲、山豆根、白英等清热解毒,和胃降逆。

4. 及早检查,确定病性。

记忆处方——重理解活思维

噎 膈

1. 以吞咽困难,甚则食而复出为主要表现。

2. 病因主要责之于情志内伤、酒食不节等因素,致使气、痰、瘀结食管,阻塞不通,故饮食难下,吞咽梗阻。

3. 继则郁火伤阴,生化乏源,而成阴津枯槁之证,病情由实转虚。

4. 终则阴损及阳,气虚阳微,病情危笃。

5. 由于本病属本虚标实之证,辨证时当分本虚与标实之别。

6. 初期属标实,证见痰气交阻、瘀血内停、火郁热结,久则以本虚为主,见阴亏、气虚、阳微。

7. 若病情只停留在噎证的阶段,其病轻,预后良好。若由噎致膈,其病重,预后皆为不良。

8. 在治疗方面,应根据具体病情立法遣方,并注意精神调摄,保持乐观情绪,少思静养,避免不良刺激,禁食辛辣刺激食品等。

【附:反胃】

1. 反胃是指饮食入胃,宿谷不化,经过良久,由胃返出之病。

2.《金匮要略》称为胃反。

3.《太平圣惠方·第四十七卷》称为"反胃"。指出:"夫反胃者,为食物呕吐,胃不受食,言胃口翻也。"后世也多以反胃名之。

4. 病因多由饮食不当,饥饱无常,或嗜食生冷,损及脾阳,或忧愁思虑,有伤脾胃,中焦阳气不振,寒从内生,致脾胃虚寒,不能腐熟水谷,饮食人胃,停留不化,逆而向上,终至尽吐而出。

5. 治疗原则在于温中健脾,降逆和胃。

6. 若反复呕吐,津气并虚,可加益气养阴之品。

7. 日久不愈,宜加温补肾阳之法。

8. 脾胃虚寒证

症 状	食后脘腹胀满,朝食暮吐,暮食朝吐,宿谷不化,吐后则舒,神疲乏力,面色少华,手足不温,大便溏泻,舌淡,苔白滑,脉细缓无力
证 机	脾胃虚寒,饮食不化,停滞胃中,逆而尽吐
治 法	温中健脾,降气和胃
代表方	丁香透膈散加减。本方具有温中和胃、健脾补益、降逆理气作用,适用于脾胃虚寒所致反胃之病
常用药	人参、白术、炙甘草健脾益气;丁香、半夏、木香、香附降气和胃;砂仁、白豆蔻、神曲、麦芽醒脾化食
方药加减	胃虚气逆,呕吐甚者,加旋覆花、代赭石镇逆止呕;若肾阳虚弱者,加附子、肉桂以益火之源;吐甚而气阴耗伤者,去丁香、砂仁、蔻仁,酌加沙参、麦门冬养胃润燥

 考研专题——看未来展宏图

1. 治疗津亏热结所致噎膈,宜选的方剂是 （163/2010）

    A. 沙参麦冬汤   B. 通幽汤   C. 竹叶石膏汤   D. 启膈散

答案：AC。津亏热结证治法：滋阴养血,润燥生津。代表方：沙参麦冬汤加减。①烦渴咽燥,噎食不下,或食入即吐,吐物酸热者,改用竹叶石膏汤加大黄泻热存阴;②如肠中燥结,大便不通,可酌用大黄甘草汤,但因中即止,以免伤津。

2. 治疗噎膈痰气交阻证,应首选 （62/2009）

    A. 通幽汤   B. 启膈散   C. 旋覆代赭汤   D. 补气运脾汤

答案：B。痰气交阻证治法：开郁化痰,润燥降气。方药：启膈散。

3. 李某,患胃病多年,食后脘腹胀满,朝食暮吐,吐出宿谷不化,吐后即觉舒适,神疲乏力,面色少华,舌淡苔薄,脉象细缓无力。治疗选用 （68/2002）

    A. 理中汤   B. 丁香透膈散   C. 大半夏汤   D. 竹茹汤   E. 小半夏加茯苓汤

答案：B。为反胃证,伴有神疲乏力,面色少华,脾胃虚寒等症状,当以丁香透膈散温中健脾,和胃降气。

4. 反胃证的治疗原则是 （51/1991）

    A. 温中和胃,降逆止呕   B. 温中健脾,降气和胃   C. 健脾和胃,理气降逆

    D. 养阴益胃,理气降逆   E. 健脾益气,和胃降逆

答案：B。中焦虚寒,不能消化谷食,饮食停留,胃气上逆,终至呕吐而出,故治则应为温中健脾,降气和胃。

5. 首先指出噎膈的基本病理为"食管窄隘使然"者,是哪一医家 （56/1991）

    A. 叶天士   B. 徐灵胎   C. 张景岳   D. 王清任   E. 朱丹溪

答案：A。《古今医案按》叶天士指出"食管窄隘使然"。

6. A. 黄芪建中汤   B. 补气运脾汤   C. 附子理中丸   D. 香砂六君子丸   E. 丁香透膈散

(1) 食后脘腹胀痛,朝食暮吐,暮食朝吐者,首选 （95/1998）

(2) 长期饮食噎塞,面色㿠白,形寒气短,泛吐清涎者,首选 （96/1998）

答案：(1) E;(2) B。当出现食后腹胀朝食暮吐,暮食朝吐时,说明患者为脾胃虚寒胃气上逆,首选丁香透膈散以健脾益气,和胃降逆。当出现长期饮食噎嗝,面色白,形寒气短,泛吐清涎者为噎嗝的气虚阳微证型,选补气运脾汤以温补脾肾。

7. 噎膈的病因病机是 （158/1996）

    A. 痰气交阻   B. 食滞热结   C. 痰瘀互阻   D. 阳气衰弱

答案：ACD。噎膈主要是由于忧思郁怒,酒食过度导致痰气交阻,痰瘀互结,脾肾阳虚。

课后巩固——练知识增考技

一、名词解释

1. 噎膈　　　　　　　　　2. 反胃

二、选择题

【A型题】

1. 瘀血内结型噎膈的治疗主方是
   A. 启膈散　　　B. 沙参麦冬汤　　　C. 血府逐瘀汤　　　D. 五汁安中汤　　　E. 通幽汤

2. 噎膈津亏热结型的舌质
   A. 舌质红　　　B. 舌质红紫　　　C. 舌质红干　　　D. 舌质绛　　　E. 舌质淡红

3. 治疗痰气交阻型噎膈的首选方
   A. 血府逐瘀汤　　　B. 桃红四物汤　　　C. 化瘀汤　　　D. 启膈散　　　E. 通幽汤

4. 反胃的最佳治法是
   A. 温补肾阳,降逆和胃　　　　B. 温中健脾,降气和胃　　　　C. 健脾益气,降逆和胃
   D. 消食导滞,降逆和胃　　　　E. 以上均不是

5. 食后脘腹胀满,朝食暮吐,暮食朝吐,吐出宿谷不化,吐后即觉舒适,神疲乏力,面色少华,舌淡苔白滑,脉细缓无力,治疗的主方
   A. 附子理中汤　　　B. 大半夏汤　　　C. 苓桂术甘汤　　　D. 小半夏汤　　　E. 丁香透膈散

6. 启膈散治噎膈,取其功用为
   A. 疏肝解郁,理气化痰　　　　B. 益气健脾,滋养津液　　　　C. 滋阴养血,破结行瘀
   D. 理气开郁,化痰润燥　　　　E. 健脾益肺,理气活血

【B型题】

　　A. 反胃　　　B. 梅核气　　　C. 噎膈　　　D. 呃逆　　　E. 噫气

7. 自觉咽中如物梗塞不适,吐之不出,吞之不下,但不妨碍进食的病证是

8. 饮食吞咽哽噎不顺,甚则食物不能下咽到胃,食入即吐的病证是

9. 饮食入胃,宿谷不化,经过良久,由胃反出之病是
   A. 滋阴养血,润燥生津　　　　B. 开郁化痰,润燥降气　　　　C. 滋养津液,泻热散结
   D. 滋阴养血,破结行瘀　　　　E. 健脾益气,滋养津液

10. 以通幽汤治疗噎膈,取其功能

11. 以启膈散治疗噎膈,取其功能为

【X型题】

12. 噎膈的主要病因是
    A. 外感时邪　　　B. 酒食所伤　　　C. 忧思恼怒　　　D. 年老久病　　　E. 水湿内侵

13. 噎膈出现呕吐时,应与下列何种疾病鉴别
    A. 呃逆　　　B. 反胃　　　C. 梅核气　　　D. 呕吐　　　E. 胃痛

14. 噎膈在治疗用药过程中,应强调
    A. 不宜过于温燥　　　B. 不能过于苦寒　　　C. 不必开郁化痰
    D. 不必滋阴养血　　　E. 不可滋腻碍胃

15. 反胃的主要病因病理是
    A. 胃失和降　　　B. 中焦虚寒　　　C. 下焦火衰　　　D. 肝气横逆　　　E. 肺失肃降

16. 痰气交阻型噎膈的主症是
    A. 吞咽梗阻,情绪舒畅时可稍减轻　　　　B. 吞咽梗阻而痛
    C. 舌红苔薄腻　　　　D. 脉弦滑

　　E. 固体食物难如,但汤水可下
　17. 反胃的主要临床表现
　　A. 朝食暮吐　　　　　　　　B. 暮食朝吐　　　　　　　　C. 呕吐涎沫
　　D. 呕吐物为完谷不化　　　　E. 吐后转舒
　(选择题答案:1. E　2. C　3. D　4. B　5. E　6. D　7. B　8. C　9. A　10. D　11. B　12. BCD
13. BD　14. ABE　15. ABC　16. ACD　17. ABD)

三、填空题

　1. 噎膈的病位在_____,为_____所主,与_____、_____、_____三脏有关。

　2. 噎膈的病理性质为_____,初期以标实为主,重在_____、_____、_____,后期以本虚为主,重在扶正,应根据阴血枯槁和阳气衰微的不同分别给于_____和_____,酌情辅以治标之品。

　3. 反胃的治疗原则_____、_____,代表方_____。

　4. 痰气交阻型噎膈的治法_____、_____,代表方_____。

　5. 噎膈是指吞咽食物哽噎不顺,饮食难下,或纳而复出的疾患,噎即噎塞,指_____,膈为格拒,指_____。

　6. 噎膈的病因复杂,主要与_____、_____、_____有关,致使_____、_____、_____交阻,津气耗伤,胃失通降而成。

　7. 噎膈临床治疗应辨标本主次,标实当辨_____、_____、_____三者之不同,本虚多责之于_____为主,发展至后期可见气虚阳微之证。

四、问答题

　1. 治疗噎膈为何应以步步"顾胃气"为主?
　2. 噎膈与反胃在临床症状及病机方面如何鉴别?

第五节　呃　逆

一、概说

指胃气上逆动膈,以气逆上冲,喉间呃呃连声,声短而频,难以自制为主要表现的病证。

二、历史沿革

　1.《内经》无呃逆之名,其记载的"哕"即指本病,如《素问·宣明五气》说:"胃为气逆,为哕。"该书已认识本病的病机为胃气上逆,还认识到呃逆发病与寒气及胃、肺有关,如《灵枢·口问》说:"谷入于胃,胃气上注于肺,今有故寒气与新谷气,俱还入于胃,新故相乱,真邪相攻,气并相逆,复出于胃,故为哕。"且认识到呃逆是病危的一种征兆,如《素问·宝命全形论》曰:"病深者,其为哕。"

　2. 在治疗方面,《内经》提出了3种简易疗法,如《灵枢·杂病》说:"哕,以草刺鼻,嚏,嚏而已;无息,而疾迎引之,立已;大惊之,亦可已。"

　3. 汉代张仲景在《金匮要略·呕吐哕下利病脉证治》中将呃逆分为3种:一为实证,即"哕而腹满,其前后,知何部不利,利之则愈";二为寒证,即"干呕哕,若手足厥者,陈皮汤主之";三为虚热证,即"哕逆者,橘皮竹茹汤主之"。为后世寒热虚实辨证分类奠定了基础。

　4. 本病证在宋代还称为"哕",如宋代陈无择在《三因极一病证方论·哕逆论证》中说:"大体胃实即噎,胃虚即哕,此由胃中虚,膈上热,故哕。"此指出呃逆与膈相关。

　5. 元代朱丹溪始称之为"呃",他在《格致余论·呃逆论》中说:"呃,病气逆也,气自脐下直冲,上出于口,而作声之名也。"

　6. 明代张景岳进一步把呃逆病名确定下来,如《景岳全书·呃逆》说:"哕者,呃逆也,非咳逆也;咳逆者,咳嗽之甚者也,非呃逆也;干呕者,无物之吐,即呕也,非哕也;噫者,饱食之息,即嗳气也,非咳嗽逆也。后人但以此为鉴,则异说之疑可尽释矣。"并指出,大病时"虚脱之呃,则诚危之证"。

　7. 明代秦景明《症因脉治·呃逆论》把本病分外感、内伤两类,颇有参考价值。

　8. 清代李中梓《证治汇补·呃逆》对本病系统地提出治疗法则。

三、讨论范围

呃逆相当于西医学中的单纯性膈肌痉挛,而其他疾病,如胃肠神经官能症、胃炎、胃扩张、胸腹腔肿瘤、肝硬化晚期、脑血管病、尿毒症以及胸腹手术后等所引起的膈肌痉挛之呃逆,均可参考本病。

四、病因病机

病因多由饮食不当、情志不遂和正气亏虚等所致。胃失和降、气逆动膈是呃逆的主要病机。

1. 胃居膈下,其气以降为顺,胃与膈有经脉相连属。

2. 肺处膈上,其主肃降,手太阴肺之经脉还循胃口,上膈,属肺。

3. 肺、胃之气均以降为顺,两者生理上相互联系,病理上相互影响。

4. 肺之宣肃影像胃气和降,且膈居肺胃之间,上述病因影响肺胃时,使胃失和降,膈间气机不利,逆气上冲于喉间,致呃逆作。

5. 胃中寒气内蕴,胃失和降,上逆动膈,可致胃中虚冷证。

6. 燥热内盛伤胃,甚至阳明腑实,腑气不顺,胃失和降,可致胃火上逆证。

7. 肝失疏泄,气机不顺,津液失布,痰浊内生,影响肺胃之气,可致气机郁滞证。

8. 胃之和降,有赖于脾气健运和肝之条达,若脾失健运或肝失条达,则胃失和降,气逆动膈,亦成呃逆。

9. 肺之肃降与胃之和降,还有赖于肾的摄纳,若肾气不足,肾失摄纳,肺胃之气,失于和降,浊气上冲,夹胃气上逆动膈,亦可呃逆。

五、诊查要点

(一)诊断依据

1. 呃逆以气逆上冲,喉间呃呃连声,声短而频,不能自止为主症,其呃声或高或底,或疏或密,间歇时间不定。

2. 常伴有胸膈痞闷,脘中不适,情绪不安等症状。

3. 多有受凉、饮食、情志等诱发因素,起病多较急。

(二)病证鉴别

1. 呃逆与干呕

(1)同属胃气上逆的表现,干呕属于有声无物的呕吐,乃胃气上逆,冲咽而出,发出呕吐之声。

(2)呃逆则气从膈间上逆,气冲喉间,呃呃连声,声短而频,不能自制。

2. 呃逆与暖气

(1)两者均为胃气上逆,暖气乃胃气阻郁,气逆于上,冲咽而出,发出沉缓的暖气声,常伴酸腐气味,食后多发,故张景岳称之为“饱食之息”,与喉间气逆而发出的呃呃之声不难区分。

(2)在预后方面,干呕与暖气只是胃肠疾病的症状,与疾病预后无明显关系,而呃逆若出现于危重患者,往往为临终先兆,应予警惕。

六、辨证论治

(一)辨证要点

1. 首先应分清是生理现象,还是病理反应

(1)若一时性气逆而作呃逆,且无明显兼证者,属暂时生理现象,可不药而愈。

(2)若呃逆持续或反复发作,兼证明显,或出现在其他急慢性病证过程中,可视为呃逆病证,需服药治疗才能止呃。

2. 辨证当分清虚、实、寒、热

(1)如呃逆声高,气涌有力,连续发作,多属实证。

(2)呃声洪亮,冲逆而出,多属热证。

(3)呃声沉缓有力,得寒则甚,得热则减,多属寒证。

(4)呃逆时断时续,气怯声低乏力,多属虚证。

(二)治疗原则

1. 呃逆总由胃气上逆动膈而成,所以理气和胃、降逆止呃为基本治法。

2. 止呃要分清寒热虚实,分别施以祛寒、清热、补虚、泻实之法,应在辨证的基础上和胃降逆止呃。

3. 重危病证中出现的呃逆,治当大补元气,急救胃气。

（三）证治分类

证 型	胃中寒冷	胃火上逆	气机郁滞
症 状	呃声沉缓有力,胸膈及胃脘不舒,得热则减,遇寒更甚,进食减少,喜食热饮,口淡不渴,舌苔白润,脉迟缓	呃声洪亮有力,冲逆而出,口臭烦渴,多喜冷饮,脘腹满胀,大便秘结,小便短赤,苔黄燥,脉滑数	呃逆连声,常因情志不畅而诱发或加重,胸胁满闷,脘腹胀满,嗳气纳减,肠鸣矢气,苔薄白,脉弦
证 机	寒蓄中焦,气机不利,胃气上逆	热积胃肠,腑气不畅,胃火上冲	肝气郁滞,横逆犯胃,胃气上逆
治 法	温中散寒,降逆止呃	清胃泄热,降逆止呃	顺气解郁,和胃降逆
代表方	丁香散加减。本方能起到温中祛寒降逆的作用,适用于呃声沉缓、得热则减、遇寒加重之呃逆	竹叶石膏汤加减。本方有清热生津、和胃降逆功能,用于治疗呃声洪亮、口臭烦渴、喜冷饮之呃逆	五磨饮子加减。本方有理气宽中的作用,适用于呃逆连声、因情志改变诱发之呃逆
常用药	丁香、柿蒂降逆止呃;高良姜、干姜、荜茇温中散寒;香附、陈皮理气和胃	竹叶、生石膏清泻胃火;沙参(易原方人参)、麦门冬养胃生津;半夏和胃降逆,粳米、甘草调养胃气;竹茹、柿蒂助降逆止呃之力	木香、乌药解郁顺气;枳壳、沉香、槟榔宽中降气;丁香、代赭石降逆止呕
加 减	如寒气较重,脘腹胀痛者,加吴茱萸、肉桂、乌药散寒降逆;如寒凝食滞,脘闷嗳腐者,加莱菔子、半夏、槟榔行气降逆导滞;如寒凝气滞,脘腹痞满者,加枳壳、厚朴、陈皮以行气消痞;如气逆较甚,呃逆频作者,加刀豆子、旋覆花、代赭石以理气降逆。还可辨证选用丁香柿蒂散等	如腑气不通,痞满便秘者,可合用小承气汤通腑泻热,使腑气通,胃气降,呃自止;若胸膈烦热,大便秘结,可用凉膈散以攻下泻热	肝郁明显者,加川楝子、郁金疏肝解郁;如心烦口苦,气郁化热者,加栀子、黄连泄肝和胃;如气逆痰阻,昏眩恶心者,可用旋覆代赭汤加陈皮、茯苓,以顺气降逆,化痰和胃;若气滞日久成瘀,瘀血内结,胸胁刺痛,久呃不止者,可用血府逐瘀汤加减以活血化瘀

证 型	脾胃阳虚	胃阴不足
症 状	呃声低长无力,气不得续,泛吐清水,脘腹不舒,喜温喜按,面色白,手足不温,食少乏力,大便溏薄,舌质淡,苔薄白,脉细弱	呃声短促而不得续,口干咽燥,烦躁不安,不思饮食,或食后饱胀,大便干结,舌质红,苔少而干,脉细数
证 机	中阳不足,胃失和降,虚气上逆	阴液不足,胃失濡养,气失和降
治 法	温补脾胃止呃	养胃生津,降逆止呃
代表方	理中丸加减。本方温中健脾,降逆止呃,适用于呃声无力、喜温喜按、手足不温之呃逆	益胃汤合陈皮竹茹汤加减。前方养胃生津,治胃阴不足,口干咽燥,舌干红少苔者;后方益气清热,和胃降逆,治胃虚有热,气逆不降而致呃逆
常用药	人参、白术、甘草甘温益气;干姜温中散寒;吴茱萸、丁香、柿蒂温胃平呃	沙参、麦门冬、玉竹、生地黄甘寒生津,滋养胃阴;陈皮、竹茹、枇杷叶、柿蒂和胃降气,降逆平呃
加 减	若嗳腐吞酸,挟有食滞者,可加神曲、麦芽消食导滞;若脘腹胀满,脾虚气滞者,可加法半夏、陈皮理气化浊;若呃声难续,气短乏力,中气大亏者,可加黄芪、党参补益中气;若病久及肾,肾阳亏虚,形寒肢冷,腰膝酸软,呃声难续者,为肾失摄纳,可加肉桂、紫石英、补骨脂、山茱萸、刀豆子补肾纳气	若咽喉不利,阴虚火旺,胃火上炎者,可加石斛、芦根以养阴清热;若神疲乏力,气阴两虚者,可加党参或西洋参、山药以益气生津

七、预防调护

1. 应保持精神舒畅,避免暴怒、过喜等不良情志刺激。

2. 注意寒温适宜,避免外邪侵袭。

3. 饮食宜清淡,忌生冷、辛辣、肥腻之品,避免饥饱无常,发作时应进食易消化食物。

八、临证备要

1. 呃逆总由胃气上逆动膈而成,故治疗以理气和胃、降逆止呃为基本治法,选用柿蒂、丁香、制半夏、竹茹、旋覆花等。

2. 肺气宣通有助胃气和降,故宣通肺气也是胃气得以和降的保证,遣方时可加入桔梗、枇杷叶、杏仁之品。

3. 因寒邪蕴蓄者,当温中散寒。

4. 因燥热内盛者,当清其燥热。

5. 因气郁痰阻者,当理气开郁除痰。

6. 因脾胃虚弱者,当补其脾胃。

7. 久患呃逆不愈,当属气机不畅日久,久患者络,血行瘀阻,气滞血瘀之证。

8. 故治疗除理气和胃、降逆止呃之外,当结合应用活血化瘀之法,调理气血,使血行气顺,膈间快利,呃逆自止,临证以血府逐瘀汤加减,可加祛风通络之品,如干地龙、䗪虫等,尤适合中风合并呃逆者。

9. 除药物治疗外,宜结合穴位按压、取嚏、针灸等。

10. 轻者只需简单处理,如取嚏法,指压内关、合谷、人迎等,可不药而愈。

11. 持续性或反复发作者,也可配合针灸治疗,如针刺足三里、中脘、膈俞、内关等。

 考研专题——看未来展宏图

1. 呃声洪亮,冲逆而出,烦躁,口臭,渴喜冷饮,苔黄,脉滑数,治疗时宜用何方与柿蒂相伍 (57/1997)

    A. 白虎汤   B. 玉女煎   C. 竹叶石膏汤   D. 泻心汤   E. 小承气汤

答案:C。诊为胃火上逆型,选竹叶石膏汤清降泄热止呃。

2. 呃逆频作,胸胁胀满,发作与情绪有关,纳食减,肠鸣矢气,舌苔薄白,脉象弦,治疗宜选 (62/2003)

    A. 半夏泻心汤   B. 丁香柿蒂汤   C. 五磨饮子   D. 苏子降气汤   E. 橘皮竹茹汤

答案:C。为气机郁滞的呃逆,应选五磨饮子以顺气降逆止呃。

3. 热病之后,胃阴耗伤所致呃逆者,其特点为 (70/1999)

    A. 呃声沉缓,得寒则去   B. 呃声洪亮,冲逆而出   C. 呃逆连声,遇怒加重

    D. 呃声低弱,气难接续   E. 呃声急促,常不连续

答案:E。胃阴不足呃逆的临床特点为呃声急促而不连续。

4. 呃逆的发生,除由于胃气上逆所致以外,尚与下述何脏腑有关 (64/1995)

    A. 脾   B. 肝   C. 肺   D. 肾   E. 胆

答案:C。因手太阴肺经之脉,逐循胃口,上膈。肺胃二气又同主于降,故两脏在功能上互相促进,在病程变化上亦互为影响。

5. 突然呕吐,胸脘满闷,发热恶寒,头身疼痛,舌苔白腻,脉濡缓。其治疗宜选 (158/2007)

    A. 二陈汤   B. 藿香正气散   C. 平胃散   D. 四七汤

答案:B。证属外邪犯胃,治法疏邪解表,芳香化浊。

 课后巩固——练知识增考技

一、名词解释

1. 呃逆   2. 嗳气

二、选择题

【A 型题】

1. 下列除哪项外,均是气机郁滞呃逆的主症

   A. 呃逆连声,胸胁胀闷

   B. 常因情志不畅而诱发或加重

   C. 嗳气纳减,肠鸣矢气

   D. 得热则减,遇寒愈甚

   E. 舌苔薄腻,脉弦滑

2. 以呃逆的声音辨证,下列何者为胃火上逆型呃逆

   A. 呃声沉缓   B. 呃声洪亮,冲逆而出   C. 呃逆连声

   D. 呃声低长无力,气不得续   E. 呃声短促而不得续

3. 脾胃阳虚型呃逆的特征是

   A. 呃声沉缓   B. 呃声洪亮   C. 呃声连声   D. 呃声低长   E. 呃声短促

4. 气机郁滞型呃逆的治疗当用

   A. 丁香散   B. 沉香散   C. 五磨饮子   D. 苏子降气汤   E. 丁香透膈散

5. 治疗脾胃阳虚型呃逆的最佳方剂为

   A. 补中益气汤加吴茱萸、丁香   B. 理中汤加吴茱萸、丁香   C. 旋覆代赭汤加吴茱萸、丁香

   D. 苓桂术甘汤加吴茱萸、丁香   E. 小半夏加茯苓汤加吴茱萸、丁香

【B 型题】

   A. 胃火上冲   B. 胃中寒冷   C. 气机郁滞   D. 脾胃阳虚   E. 胃阴不足

6. 呃逆连声,胸胁胀闷,常因情志不畅而诱发法或加重,嗳气频频,纳食减少,昏眩恶心,舌苔薄腻,脉弦滑,此证属

7. 呃声短促而不连续,口干舌燥,烦躁不安,舌红而干且有裂纹,脉细数,此证属

【X 型题】

8. 呃逆病机关键在于

   A. 气郁痰阻   B. 胃气上逆   C. 气机郁滞   D. 胃失和降   E. 逆气动膈

9. 呃逆的发生为何与肺有关

   A. 肺脉连膈   B. 肺气主降   C. 肺主气   D. 肺主治节   E. 肺气失于肃降

10. 胃阴不足型呃逆的主症是

   A. 烦躁不安,口干舌燥   B. 呃声短促不连续   C. 舌质干红,脉细数

   D. 烦渴喜冷饮   E. 大便干结

11. 常用的平呃药物有

   A. 旋覆花   B. 丁香   C. 柿蒂   D. 代赭石   E. 刀豆子

(选择题答案:1. D 2. B 3. D 4. C 5. B 6. C 7. E 8. BDE 9. ABE 10. ABCE 11. BCE)

三、填空题

1. 呃逆的病机是由于寒气、燥热、气滞、痰阻及正气虚衰导致胃失_____,胃气_____而成。

2. 呃逆一证,治疗以_____和_____为基本治法。

3. 呃逆的治疗应标本兼治,在辨证论治的同时,适当加入_____之品;对于重危病证中出现的呃逆,治当_____、_____。

4. 呃逆之证,轻重差别极大,一般是凡偶然发作,大多病势轻浅,可自行消失;若在急慢性疾病的严重阶段出现,往往是_____的表现。

5. 顽固性呃逆的治疗应注意_____。

6. 呃逆发病在_____,与_____、_____、_____、_____等脏腑病变有关。

四、问答题

1. 简述呃逆发生机理。

2. 呃逆的虚实寒热诸证如何分辨？治则如何？

第六节 腹 痛

一、概说

胃脘以下，耻骨毛际以上的部位发生疼痛为主要表现的病症，多由脏腑气机不利，经脉失养而成。

二、历史沿革

1.《内经》已提出寒邪、热邪客于肠胃可引起腹痛，如《素问·举痛论》"寒气客于肠胃之间，膜原之下，血不得散，小络急引故痛……"并提出腹痛的发生与脾胃大小肠膀胱等脏腑有关。

2. 仲景对腹痛已有了较为全面的论述，在诊法上提出"病者腹满，按之不痛者为虚，痛者为实"。开创了治疗腹痛的先河。

三、讨论范围

现代医学的急慢性肠炎、胃肠痉挛、不完全肠梗阻、结核性腹膜炎、腹型过敏性紫癜、肠易激综合征、消化不良性腹痛、输尿管结石以腹痛为主要表现的，在除外外科及妇科疾病时可参考治疗。

四、病因病机

1. 外感时邪，内传于里

（1）伤于风寒则寒凝气滞，经脉受阻，不通则痛。

（2）伤于暑热，或寒邪不解，郁而化热，或湿热壅滞，以致传导失职腹气不通而发生腹痛。

2. 饮食不节，肠胃受伤

（1）暴饮暴食，损伤脾胃，饮食内停。

（2）恣食肥甘、厚腻辛辣，酿生湿热，蕴蓄肠胃。

（3）误食馊腐、饮食不洁，或过食生冷，寒湿内停等，均可损伤脾胃，腹气通降不利，而发生腹痛。

3. 情志失调，气滞血瘀

（1）抑郁恼怒，肝失调达，气机不畅，气滞而痛。

（2）忧思伤脾，或肝郁克脾，肝脾不和，气机不利，腹气通降不顺而发生腹痛。

（3）气滞日久，血行不畅，气滞血瘀，或跌仆损伤，络脉瘀阻，或腹部手术，血络受损，均可形成腹中瘀血，血瘀腹痛。

4. 阳气素虚，脏腑失煦

（1）素体脾阳不振，或过服寒凉，损伤脾阳，寒湿内停，渐致脾阳衰惫，气血不足，不能温养脏腑，而致腹痛。

（2）久病肾阳不足，肾失温煦，脏腑虚寒，腹痛迁延不愈。

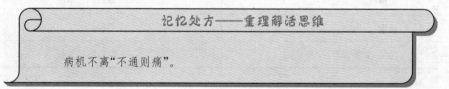

记忆处方——重理解活思维

病机不离"不通则痛"。

五、诊察要点

（一）诊断依据

1. 症状：胃脘以下耻骨毛际以上部位的疼痛为主要表现，其疼痛性质各异，一般不甚剧烈，且按之柔软，压痛较轻，无肌紧张和反跳痛。

2. 起病多缓慢，与情志、饮食、受凉等有关。

3. 检查：腹部 X 线检查、B超以及有关实验室检查有助诊断及鉴别诊断。

4. 排除外科、妇科腹痛等其他内科疾病中出现的腹痛症状。

（二）鉴别诊断

1. 胃痛：胃痛部位在心下胃脘之处，常伴有恶心、嗳气等胃病见证，腹痛部位在胃脘以下，多伴有便秘、泄泻等肠病症状。当两症同时出现时，须辨明主症与兼症。

2. 与其他内科疾病中的腹痛症状鉴别

（1）痢疾之腹痛，伴有里急后重，下痢赤白脓血。

(2) 霍乱之腹痛,伴有吐泻交作。

(3) 积聚之腹痛,以腹中包块为特征。

(4) 鼓胀之腹痛,以腹部外形胀大为特征等。

3. 与外科腹痛鉴别

(1) 内科腹痛常先发热后腹痛,疼痛不剧发热,压痛不显,腹部柔软,痛无定处。

(2) 外科腹痛多先腹痛后发热,疼痛剧烈,痛有定处,压痛明显,伴有肌紧张和反跳痛,当出现外科腹痛征象时,应及时确诊。

六、辨证论治

(一) 辨证要点

1. 辨性质

寒	腹痛拘急,疼痛暴作,痛无间断,遇冷痛剧,得热则缓
热	腹痛急迫,痛处灼热,时轻时重,腹胀便秘,得凉痛减
气滞	腹痛胀满,时轻时重,痛处不定,攻撑作痛,得嗳气矢气胀痛减轻者
血瘀	腹部刺痛,痛无休止,痛处不移,拒按,夜甚
伤食痛	脘腹胀满,嗳气频作,便后痛减
实痛	痛势急剧,拒按,有形,得食甚
虚痛	痛势绵绵,喜揉喜按,时缓时急,无形

2. 辨急缓

急性	突发痛剧,伴发症状明显,多由外感时邪、饮食、蛔虫所致
慢性	起病慢,病程长,痛势绵绵,多因内伤情志,脏腑虚弱,气血不足

3. 辨部位

大腹	脾胃、大、小肠
脐腹	虫积
胁腹、少腹	厥阴肝经受损
小腹	膀胱

(二) 治疗原则

1. 实则泻之,虚则补之,热者寒之,寒者热之,滞者通之,瘀者散之。

2. 结合通法,使病因得除,腹气得通,腹痛自止。

3. 但通法并非单纯泻下,应在辨明寒热虚实而辨证用药基础上,辅以理气通导之品,标本兼治。

4. 用药不可过用香燥,应中病即止。

(三) 分证论治

证 型	寒邪内阻	湿热壅滞	中虚脏寒
症 状	腹痛急起,剧烈拘急,得温痛减,遇寒痛甚,恶寒身倦,手足不温,口淡不渴,小便清长,大便自可,苔白腻,脉弦紧	腹部胀痛,痞满拒按,胸闷不舒,烦渴引饮,便秘或溏滞不爽,身热自汗,小便短赤,苔黄腻或黄燥,脉滑数	腹痛绵绵,时作时止,喜热恶冷,痛时喜按,饥饿或劳累后加重,反之缓解,神疲乏力,气短懒言,形寒肢冷,胃纳不佳,面色不华,大便溏薄,舌淡苔薄白,脉弦细

（续表）

证　型	寒邪内阻	湿热壅滞	中虚脏寒
证　机	寒邪凝滞,中阳被遏,脉络痹阻	湿热内结,气机壅滞,腑气不通	中阳不振,气血不足,失于温养
治　法	温里散寒,理气止痛	泄热通腑,行气导滞	温中补虚,缓急止痛
代表方	良附丸合正气天香散。方中高良姜、干姜、紫苏温中散寒,乌药、香附、陈皮理气止痛。并可随症加减	大承气汤。大黄苦寒泻热,攻下燥结,芒硝软坚破结,厚朴枳实破气导滞,消除痞满。并随症加减	小建中汤。桂枝、饴糖、生姜、大枣温中补虚,芍药、甘草缓急止痛。尚可加黄芪、茯苓、人参、白术等助养气健脾之力,加吴茱萸、干姜、川椒等助散寒理气之功
常用药	高良姜、干姜、紫苏、乌药、香附、陈皮	大黄、芒硝、厚朴、枳实、黄柏、黄芩等	桂枝、饴糖、生姜、大枣、芍药、甘草、黄芪、茯苓、人参、白术等
加　减	如寒气上逆者,用附子粳米汤温中降逆;如腹中冷痛,身体疼痛,内外皆寒者,乌头桂枝汤温里散寒;如少腹拘急冷痛,寒滞肝脉者,用暖肝煎暖肝散寒等。还可辨证选用附子理中丸、乌梅丸、温脾汤	如两胁胀痛,大便秘结者,可用大柴胡汤;肠痈者可用大黄牡丹皮汤	若腹中大寒痛,呕吐肢冷,可用大建中汤温中散寒;若腹痛下痢,脉微肢冷,脾肾阳虚者,可用附子理中汤;若大肠虚寒,积冷便秘者,可用温脾汤;若中气大虚,少气懒言,可用补中益气汤。还可辨证选用当归四逆汤、黄芪健中汤等

证　型	饮食积滞	气机郁滞	瘀血阻滞
症　状	脘腹胀满,疼痛拒按,嗳腐吞酸,厌食,痛而欲泻,泻后痛减,或便秘,苔厚腻,脉滑	脘腹疼痛,胀满不舒,攻窜两胁,痛引少腹,时聚时散,得嗳气、矢气则舒,遇情志变化加剧。苔薄白,脉弦	少腹疼痛,痛势较剧,痛如针刺,甚则尿有血块,经久不愈,舌紫暗,脉细涩
证　机	食滞内停,运化失司,胃肠不和	肝气郁洁,气机不畅,疏泄失司	瘀血内停,气机阻滞,脉络不通
治　法	消食导滞,理气止痛	疏肝解郁,理气止痛	活血化瘀,和络止痛
代表方	枳实导滞丸。方中大黄、枳实、神曲消食导滞,黄芩、黄连、泽泻清热化湿,白术、茯苓健脾和胃	柴胡疏肝散。柴胡、枳壳、香附、陈皮疏肝理气,芍药、甘草缓急止痛,川芎行气活血	少腹逐瘀汤。当归、川芎、赤芍药,养血活血;蒲黄、五灵脂、没药、延胡索,化瘀止痛;小茴香、肉桂、干姜,温经止痛
常用药	大黄、枳实、神曲、黄芩、黄连、泽泻、白术、茯苓、木香	柴胡、枳壳、香附、陈皮、芍药、甘草、川芎	当归、川芎、赤芍药、蒲黄、五灵脂、没药、延胡索、小茴香、肉桂、干姜、泽兰
加　减	可加木香、莱菔子、槟榔以助消食理气之功;食滞较轻的可用保和丸消食化滞	如气滞较重,胁肋胀痛,加川楝子、郁金;如痛引少腹睾丸者,加橘核、荔枝核、川楝子;如腹痛肠鸣,气滞腹泻者,可用痛泻要方;如少腹绞痛,阴囊寒疝者,可用天台乌药散	若腹部术后作痛,可加泽兰、红花;若跌仆损伤作痛,可加丹参、王不留行,或吞服三七粉、云南白药,若下焦蓄血,大便色黑,可用桃核承气汤;若胁下积块,疼痛拒按,可用膈下逐瘀汤

七、预防调护

1. 注意饮食习惯。

2. 注意腹痛与情绪、饮食寒温等因素的关系。

八、临证备要

1. 灵活运用温通之法治疗腹痛

（1）温通法是以辛温或辛热药为主体,配合其他药物,藉能动能通之力,以收通则不痛之效的治疗方法。辛温辛热药的主要作用,在于温运脏腑、驱除里寒、促进气血流畅、燥湿通络,但纯用辛热之品如四逆散,仅有回阳救逆之功,但无温通止痛之效,因此,温通法每需与他药使用。

（2）与理气药为伍，如良附丸中高良姜与香附同用，温中与理气相辅相成，对寒凝而致气滞引起的腹痛十分相宜。

（3）与养阴补血药相合，刚柔相济，也可发挥温通止痛作用，如当归四逆汤中桂枝、细辛与当归、白芍药同用，小建中汤中桂枝与白芍药同用均属此类配伍方法。

（4）与活血祛瘀药配用，如少腹逐瘀汤，在活血化瘀的同时使用小茴香、干姜、肉桂等辛香温热之品，来化解滞留于少腹的瘀血。

（5）与补气药相配，温阳与补气相得益彰，如附子理中汤，既用党参、白术，又用附子、干姜，对中虚脏寒的腹痛切中病机。

（6）与甘缓药同用，常用甘草、大枣、饴糖等味甘之品，一方面制约辛燥湿热太过，使其温通而不燥烈，另一方面甘药在温热药的推动下，缓急止痛而碍邪，这也是刚柔相济的配伍法。

2. **运用清热通腑法治疗急性热证腹痛**

（1）清热通腑法是以清热解毒药（如金银花、黄连、黄芩等）与通腑药（如大黄、虎杖、枳实、芒硝等）为主体，藉以通则不痛为则，现代用来治疗急慢性胰腺炎取得良好成效，清热解毒药可苦寒泻热解毒，通腑药则泄热通便，荡涤肠胃，共奏清热散结、积滞外泄、其痛自消之功。

（2）对于不完全性肠梗阻患者，可予调胃承气汤加减，加用木香、槟榔等理气之品，达理气通腑之效。

（3）本法应用，中病即可，不可过用下法，以免伤阴太过。

3. **虫证引起的腹痛**

（1）蛔虫、绦虫、钩虫等肠道寄生虫均能引起腹痛。

（2）若属蛔虫寄生于人体肠道，导致脾胃运化失常，气机郁滞，出现脐腹阵痛，腹部虫瘕，泛吐清涎，面部白斑等。

（3）《灵枢·厥病篇》云："肠中有虫瘕及蛟蛕……往来上下行，痛有休止，腹热喜渴，涎出者，是蛟蛕也。"蛔虫性动好窜，善钻孔窍，喜温喜暖，畏寒怕热，同时闻甘即起，闻酸即止，见苦、辛而定。

（4）蛔虫病发作之时，不宜马上驱虫，宜先安蛔，再行驱虫。

（5）驱虫之后，仍腹痛者，属余虫未尽，须再安蛔，不宜连续驱虫。

（6）蛔虫病久者，气血皆亏，脾胃虚弱，症见面黄肌瘦，唇甲淡白，毛发枯槁，腹痛绵绵，舌淡苔薄脉虚者，宜先扶正，后驱邪。予补益脾胃之品，待正气恢复，再予驱虫。

（7）驱虫可选化虫丸、乌梅丸等辨证加减。

（8）出现蛔厥者，可予乌梅丸合四逆散、金铃子散加减，前者温脏安蛔；后二者疏肝理气、缓急止痛。

（9）绦虫：①属古籍所载的寸白虫病。寸白虫寄生于肠道，汲食水谷精微，扰乱脾胃运化而引起大便排出白色节片，肛痒，腹痛，或腹胀、乏力、食欲亢进等症。②治疗以杀虫驱虫为主，同时佐以泻下药促进虫体排出。③驱虫可予槟榔、南瓜子、仙鹤草等。驱虫后，可适当予党参、茯苓、白术等调理脾胃以善后，经 3～4 月后未再排出节片，可视为治愈。④再有节片排出，当重复驱虫治疗。

考研专题——看未来展宏图

1. 寒疝少腹绞痛者，治疗应首选的方剂是　（59/2010）

　　A. 天台乌药散　　　B. 少腹逐瘀汤　　　C. 百合乌药汤　　　D. 正气天香散

答案：A。天台乌药散来源《医学发明》，主治寒凝气滞。症见小肠疝气，少腹引控睾丸而痛，偏坠肿胀。

2. 　A. 温中燥湿，散寒理气　　　　　　　　B. 温里散寒，理气止痛

　　　C. 温里散寒，化瘀止痛　　　　　　　　D. 温中补虚，缓急止痛

（1）腹痛寒邪内阻证的治法是

（2）腹痛中虚脏寒证的治法是　（107，108/2010）

答案：（1）B；（2）D。寒邪内阻证：腹痛拘急，遇寒痛甚，得温痛减，口淡不渴，形寒肢冷，小便清长，大便清稀或秘结，舌质淡，苔白腻，脉沉紧。治法：散寒温里，理气止痛。代表方：良附丸合正气天香散加减。中虚脏寒：

腹痛绵绵,时作时止,喜温喜按,形寒肢冷,神疲乏力,气短懒言,胃纳不佳,面色无华,大便溏薄,舌质淡,苔薄白,脉沉细。治法:温中补虚,缓急止痛。代表方:小建中汤加减。

3. 腹痛属于中虚脏寒者,治疗宜选的方剂是 (166/2010)

    A. 小建中汤　　　B. 良附丸　　　C. 附子理中丸　　　D. 大建中汤

答案:ACD。中虚脏寒治法:温中补虚,缓急止痛。代表方:小建中汤加减。①若腹中大寒,呕吐肢冷,可用大建中汤温中散寒;②若腹痛下利,脉微肢冷,脾肾阳虚者,可用附子理中丸(汤);③若大肠虚寒,积冷便秘者,可用温脾汤;④若中气大虚,少气懒言,可用补中益气汤;⑤还可辨证选用当归四逆汤、黄芪建中汤等。

4. 少腹拘急冷痛,苔白,脉沉紧,治疗选方宜用 (68/1994)

    A. 大建中汤　　B. 乌头桂枝汤　　C. 暖肝煎　　D. 附子粳米汤　　E. 通脉四逆汤

答案:C。下焦受寒,厥阴之气失于疏泄之腹痛,选暖肝煎以温肝散寒。

5. 脐中痛不可忍,喜按喜温,手足厥逆,脉微欲绝者,属 (65/1995)

    A. 寒邪入侵,阳气不足　　　　B. 下焦受寒,气血凝滞　　　C. 中焦受寒,气滞血瘀

    D. 脾阳不振,阴寒内生　　　　E. 肾阳不足,寒邪内侵

答案:E。

6. 脐中痛不可忍,喜按喜温,手足厥逆,脉微欲绝者,治疗宜用 (71/2006)

    A. 理中汤　　B. 通脉四逆汤　　C. 暖肝煎　　D. 桂附地黄丸　　E. 乌头桂枝汤

答案:B。诊断为腹痛。从喜温喜按,脉微欲绝可知肾阳不足,从脐中痛不可忍,手足厥逆可知肾阳虚又有外来寒邪入侵,寒凝经脉。宜用通脉四逆汤以温通肾阳,散寒止痛。

7. 少腹拘急冷痛,舌苔白,脉沉紧。治疗宜用 (64/2005)

    A. 少腹逐瘀汤　　B. 膈下逐瘀汤　　C. 芍药甘草汤　　D. 暖肝煎　　E. 茴香橘核丸

答案:D。腹痛临床上需辨别其寒、热、虚、实,在脏、在腑。寒为阴邪,其性收引,寒邪入侵,阳气不运,气血被阻,下焦受寒,厥阴之气失于疏泄,故见少腹拘急冷痛,舌苔白,脉沉紧,治疗选用温肝散寒的暖肝煎。而少腹逐瘀汤、膈下逐瘀汤治疗瘀血腹痛,芍药甘草汤可缓急止痛,茴香橘核丸不是首选。

8. 患者腹中雷鸣彻痛,胸胁苦满,呕吐,舌苔白,脉沉紧。治疗宜选 (54/2004)

    A. 乌头桂枝汤　　B. 金匮肾气丸　　C. 附子粳米汤　　D. 通脉四逆汤　　E. 暖肝煎

答案:C。为寒邪内阻,寒邪上逆之腹痛,以温中降逆为法,选附子粳米汤。

 课后巩固——练知识增考技

一、名词解释

1. 腹痛　　　　　　2. 膜原　　　　　　3. 小腹

二、选择题

【A型题】

1. 腹痛绵绵,时作时止,喜温喜按,形寒肢冷,大便溏薄,神疲气短,舌淡苔白,脉沉细。治疗主方

    A. 补中益气汤　　B. 附子粳米汤　　C. 保和丸　　D. 小建中汤　　E. 四逆汤

2. 若虚寒腹痛见证较重,呕吐肢冷脉微者,用何方温中散寒

    A. 小建中汤　　B. 大建中汤　　C. 附子理中丸　　D. 枳实导滞丸　　E. 补中益气汤

3. 腹痛较剧,痛如针刺,痛处固定,舌质紫暗,脉细涩者,治疗主方

    A. 桃核承气汤　　B. 少腹逐瘀汤　　C. 失笑散合丹参饮　　D. 大黄牡丹皮汤　　E. 复元活血汤

4. 腹痛发生的基本病机是

    A. 食滞肠胃,痞塞不通　　　　B. 外邪内传,阻塞气机　　　C. 肝脾湿热,络脉不和

    D. 肝气郁结,胃失和降　　　　E. 腹部气血郁滞,脉搏络痹阻

5. 腹部胀痛,走窜不定,每因恼怒而加重,得嗳气或矢气则减轻,苔薄,脉弦,其辨证为

    A. 肝胆湿热　　B. 肝脾不和　　C. 肝气郁结　　D. 胃气上逆　　E. 以上均不是

6. "病者腹满,按之不痛为虚,痛者为实,可下之",出自何书

　　A.《症因脉治》　　　B.《景岳全书》　　　C.《黄帝内经》　　　D.《临证指南医案》E.《金匮要略》

7. 关于腹痛与相关痛证的鉴别诊断,以下哪项不正确

　　A. 内科腹痛多疼痛不剧,压痛不明显,腹部柔软,痛无定处

　　B. 内科腹痛在心下,伴嗳气、泛酸

　　C. 外科腹痛多压痛明显,伴有肌紧张和腹痛拒按

　　D. 女性患者应与妇科腹痛相鉴别

　　E. 妇科腹痛多在小腹,与经、带、胎、产有关

【B型题】

　　A. 柴胡疏肝散　　　　　　　B. 逍遥散　　　　　　　C. 良附丸合正气天香散

　　D. 木香顺气散　　　　　　　E. 小建中汤

8. 肝郁气滞型腹痛,治疗首选

9. 寒邪内阻型腹痛,治疗首选

10. 中虚脏寒型腹痛,治疗首选

【X型题】

11. 饮食积滞型腹痛的临床特点是

　　A. 脘腹胀痛　　　B. 疼痛走窜　　　C. 嗳腐吞酸　　　D. 恶食纳呆　　　E. 口干口苦

12. 中虚脏寒腹痛的治法有

　　A. 温中补虚　　　B. 温补脾肾　　　C. 通络止痛　　　D. 和里缓急　　　E. 温通心肾

13. 湿热壅滞型腹痛用下列何方治疗

　　A. 三仁汤　　　　　　　　B. 大承气汤　　　　　　　C. 大柴胡汤

　　D. 龙胆泻肝汤　　　　　　E. 茵陈蒿汤

14. 腹痛的辨证要点有

　　A. 虚　　　　　　B. 实　　　　　　C. 寒　　　　　　D. 热　　　　　　E. 气血

15. 治疗腹痛,多以"通"字立法,所谓"通",包括有

　　A. 调气以和血,调血以和气　　　　B. 下逆者使之上行,中结者使之旁达

　　C. 虚者补之　　　　　　　　　　　D. 实热者下泄之

　　E. 寒者温之

　　(选择题答案:1. D　2. B　3. B　4. E　5. C　6. E　7. B　8. A　9. C　10. E　11. ACD　12. ABD　13. BC　14. ABCDE　15. ABCDE)

三、填空题

1. 由于"久痛入络",对于缠绵不愈的腹痛治疗宜采取_____之法。

2. 大承气汤的组成药物有_____。

3. 腹痛涉及_____、_____、_____、_____、_____、_____等脏腑。

4. 腹痛病因主要有_____、_____、_____、_____。

5. 病理性质不外_____、_____、_____、_____四端。

6. 腹痛的基本病机为"_____"或脏腑经脉失养,"_____"。

7. 胁腹、少腹痛多属_____病证,脐以上大腹痛多为_____病证。

8. 寒痛缠绵发作,可以_____;热痛日久,治疗不当,可以转化为_____,成为_____之证。

9. 腹痛的治疗原则总以"_____"立法。

四、问答题

1. 试述腹痛的治疗原则。

2. 为何说"不通则痛"是腹痛的基本病机?

3. 试述应如何辨腹痛的性质。

第七节 泄 泻

一、概说

1. 泄泻是以排便次数增多,粪质稀薄(水)或完谷不化(恶臭),甚至泻出如水样为特征。

2. 发病特点:一年四季均可发病,有季节性,但以夏秋两季。

3. 基本病理:湿盛与脾胃→脾虚湿盛→湿盛则泄泻。

二、历史沿革

1.《内经》中关于本证有"濡泄"、"洞泄"、"飧泄"、"注泄"、"溏泄"、"鹜溏"等记载,并对其病因病机等有较全面论述。

《素问·举痛论》:"寒气客于小肠,小肠不得成聚,故后泄腹痛矣。"

《素问·至真要大论》:"暴注下泻,皆属于热。"

《素问·阴阳应象大论》:"湿盛则濡泄","春伤于风,夏生飧泄。"

2.《诸病源候论》始明确将"泄泻"与"痢疾"分述。

3. 宋代以后本病始统称为"泄泻"。

4.《医宗必读》为本病治疗设有九法,全面系统地论述了泄泻的治法,是泄泻治疗学上的里程碑。治泻九法为:淡渗、升提、清凉、疏利、甘缓、酸收、燥脾、温肾、固涩。

5. 鹜溏:鸭溏便,便滑澄清溺白,湿兼密也。

6. 飧泄:《素问·脏气法时论》:"脾病者……虚则腹满肠鸣,飧泄食不化。"《素问·太阴阳明》:"饮食不节,起居不时者,阴受之……阴受之则入五脏,入五脏则腹满闭塞,下为飧泄。"

7. 濡泄:《素问·阴阳应象大论》:"湿盛则濡泄。"

8. 润泄:《素问·生气通天论》:"因于露风,乃生寒热,是以着伤于风邪气留连,乃为润泄。"

9. 后泄:《素问·举痛论》:"寒气客于小肠,小肠不得成聚,故后泄腹痛矣。"

三、讨论范围

急慢性肠炎、胃肠功能紊乱、肠结核等肠道疾病以泄泻为主要表现者,可按病辨证治疗。

四、病因病机

(一)病因

1. 感受外邪:寒湿暑热等从表入里,使脾胃升降失司,清浊不分,引起泄泻。其中以湿邪最为多见。

2. 饮食所伤:饮食不节,或误食馊腐不洁,化生寒湿、湿热、食滞,使脾运失职,升降失调,清浊不分,发生泄泻。

3. 情志失调:肝气郁结,横逆犯脾,运化失常,遂致本病。

4. 脾胃虚弱:饮食不节,或劳倦内伤,或久病体虚,或素体脾胃虚弱,运化失常,清浊不分,混杂而下,遂成泄泻。

5. 肾阳虚衰:年老久病,或房室无度,致肾阳虚衰,脾失温煦,运化失职,而成泄泻。

(二)病机

1. 基本病机:脾虚湿盛(脾胃受损,湿困脾土,肠道功能失司)

(1)外邪之中以湿邪最为重要。湿为阴邪,易困脾土,运化无力,升降失职,水湿清浊不分,混杂而下,而成泄泻。其他邪气需与湿气兼夹,方易成泻,此即《内经》所谓"湿胜则濡泄"。

(2)内伤中脾虚最为关键。脾主运化升清,脾气虚弱,则运化无权,化生内湿,混杂而下,或清气不升,清气在下,则生泄泻。

(3)肝、肾等脏腑病变所引起的泄泻,只有影响脾之运化,才可能致泻。

(4)外邪与内伤,外湿与内湿之间关系也十分密切,外湿最易伤脾,脾虚可产生内湿,又容易感受外湿,均可形成脾虚湿盛。

2. 病位:在脾胃大小肠,同时与肝、肾密切相关。

3. 病理性质

(1)有虚实之别:由寒湿、湿热、食积导致的泄泻属实;由脾虚、肾虚导致的泄泻属实;肝旺乘脾导致的泄泻多属虚实夹杂。

(2)病理因素:与湿邪关系最大,可夹寒、夹热、夹滞、夹表。

4. 病理演变

(1) 由实转虚：急性泄泻因失治或误治,可迁延日久,由实转虚,转为慢性泄泻。

(2) 脾病及肾,可成命门火衰之五更泄泻。

(3) 若暴泄不止,损气伤津耗液,可成痉、厥、闭、脱等危证,特别是伴有高热、呕吐、热毒甚者尤然。

五、诊察要点

(一) 诊断依据

1. 以大便粪质溏稀为诊断的主要依据,或完谷不化,或粪如水样,或大便次数增多,每日三五次以至数十次以上。

2. 常兼有腹胀、腹痛、腹鸣、纳呆。

3. 起病或急或缓。

4. 暴泻者多有暴饮暴食或误食不洁之物的病史。

5. 迁延日久,时发时止者,常由外邪、饮食、情志等因素诱发。

(二) 病证鉴别

1. 泄泻与痢疾

(1) 两者均为大便次数增多,粪质稀薄的病证。

(2) 泄泻以大便次数增加,粪质稀溏,甚则如水样,或完谷不化为主证,大便不带脓血,也无里急后重,腹痛或无。而痢疾以腹痛,里急后重,便下赤白脓血为特征。

2. 泄泻与霍乱

(1) 霍乱是一种上吐下泻同时并作的病症,发病特点是来势急骤,变化迅速,病情凶险,起病时先突然腹痛,继则吐泻交作,所吐之物均为未消化之食物,气味酸腐热臭。

(2) 霍乱所泻之物多为黄色粪水,如米泔,常伴恶寒、发热。

(3) 部分霍乱患者在吐泻之后,津液耗伤,迅速消瘦,或发生转筋,腹中绞痛。若吐泻剧烈,可致面色苍白,目眶凹陷,汗出肢冷等津竭阳衰之危候。

(三) 相关检查

1. 粪便检查比较重要,应认真观察病者新鲜粪便的量、质及颜色。

2. 显微镜下粪检包括观察血细胞数及病原体。

3. 粪便培养可找出病原菌等。

4. 慢性泄泻可行结肠内镜、小肠镜检查,可直接观察,同时可取渗出物镜检或培养、取活体组织检查以协助诊断,同时可排除胃肠道肿瘤。

5. 慢性腹泻可考虑做结肠钡剂灌肠及全消化钡餐检查,以明确病变部位。

6. 腹部 B 超或 CT 检查有助于胰腺病变、腹腔淋巴瘤等疾病的诊断。

7. 一些全身性疾病如甲状腺功能亢进、糖尿病、慢性肾功能不全等也可引起腹泻,可进行相关检查以明确诊断。

六、辨证论治

(一) 辨证要点

1. 辨虚实

(1) 实证：病势急骤,脘腹胀满,腹痛拒按,泻后痛减,小便不利。

(2) 虚证：病程较长,腹痛不甚,喜温喜按,神疲肢冷,小便利,口不渴。

2. 辨寒热

(1) 寒湿证：粪质清稀如水,腹痛喜温,完谷不化。

(2) 湿热证：粪便黄褐,味臭较重,泻下急迫,肛门灼热。

(二) 治疗原则

1. 原则：运脾化湿。

2. 急性泄泻：以湿盛为主,重在化湿,佐以分利,分别采用温化寒湿与清化湿热之法。佐以疏解、清暑、消导。不可骤用补涩,以免关门留寇。

3. 久泻：健脾、温肾或抑肝扶脾。结合升提、固涩。久泻不可分利太过,以防重伤阴液。

4. 临床应根据具体情况,结合《医宗必读·泄泻》治泻九法辨证论治。

1. 暴泻

证 型	寒湿泄泻	湿热泄泻	伤食泄泻
症 状	泄泻清稀,甚如水样,腹痛肠鸣,常兼外感症状,舌苔白或白腻,脉濡缓	泄泻腹痛,泻下急迫,粪质恶臭,肛门灼热,舌红苔黄或黄腻,脉滑数或濡数	腹痛肠鸣,泻下粪便,臭如败卵,泻后痛减,舌苔垢浊或厚腻,脉滑
证 机	寒湿内盛,脾失健运,清浊不分	湿热壅滞,损伤脾胃,传化失常	宿食内停,阻滞肠胃,传化失司
治 法	芳香化湿,解表散寒	清热利湿	消食导滞
代表方	藿香正气散。方中藿香辛温散寒,芳香化湿;白术茯苓、陈皮、半夏健脾除湿;厚朴、大腹皮理气除满;紫苏、白芷解表散寒	葛根黄芩黄连汤。方中葛根解肌清热,煨用能升清止泻;黄芩、黄连苦寒清热燥湿;甘草甘缓和中	保和丸。方中神曲、山楂、莱菔子消食和胃;半夏、陈皮和胃降逆;茯苓健脾祛湿;连翘清热散结
常用药	藿香、白术、茯苓、陈皮、半夏、厚朴、大腹皮、紫苏、白芷	葛根、黄芩、黄连、甘草	神曲、山楂、莱菔子、半夏、陈皮、茯苓、连翘
加 减	表邪偏重加荆芥、防风;湿邪偏重加胃苓汤(中柱散必须用,或为生姜,量要小,适度为佳);寒湿加理中丸	湿重加薏苡仁、厚朴;挟食滞加神曲、山楂、麦芽;暑湿加新加黄蒲饮合六一散	阻滞加枳实导滞丸,大小承气汤,木香槟榔丸

2. 久泻

证 型	脾虚泄泻	肾阳虚衰	肝郁泄泻
症 状	泄泻反复迁延不愈+脾虚症状,倦怠乏力,面色萎黄。舌淡苔白,脉细弱	主症黎明之前脐腹作痛,肠鸣即泻,泻下完谷,泻后则安。兼症形寒肢冷,腰膝酸软。舌脉舌淡苔白,脉沉细	腹痛泄泻,腹中雷鸣,多因情志诱发肝郁症状;舌淡红,脉弦细或沉细弦
证 机	脾虚失运,清浊不分	命门火衰,脾失温煦	肝气不舒,横逆犯脾,脾失健运
治 法	健脾益气,化湿止泻	温肾健脾,固涩止泻	抑肝扶脾
代表方	参苓白术散,人参、白术、茯苓、甘草健脾益气;砂仁、陈皮、桔梗、扁豆、山药、莲子肉、薏苡仁理气健脾化泻	四神丸加减。本方有温肾暖脾、固涩止泻的作用,宜治疗命门火衰,泻下完谷,形寒肢冷、腰膝酸软之证	痛泻要方加味。方中白芍养血柔肝,白术健脾补虚,陈皮理气醒脾,防风升清止泻
常用药	人参、白术、茯苓、甘草、砂仁、陈皮、桔梗、扁豆、山药、莲子肉、薏苡仁	补骨脂温补肾阳;肉豆蔻、吴茱萸温中散寒;五味子收敛止泻	白芍、白术、陈皮、防风
加 减	久病体弱,中气下陷,加健脾益气之品,桃花汤。温补切勿过早,以免"闭门留寇";治病久泻,切莫过,"邀功心切"不可以,分清步骤,在祛除外邪之后,有加温补固涩之品	若脐腹冷痛,可加理中丸温中健脾;若年老体衰,久泻不止,脱肛,为中气下陷,可加黄芪、党参、白术、升麻益气升阳;亦可合桃花汤收涩止泻	胀痛加利气之品柴胡、枳壳、香附;脾虚加黄芪、党参、扁豆;久泻加理气之品乌梅、诃子;柔肝宜取涩之力不大

七、预防调护

急性泄泻患者要给予流质或半流质饮食,忌食辛热炙煿、肥甘厚味、荤腥油腻食物。

1. 某些对牛奶、面筋等不耐受者宜禁食牛奶或面筋。

2. 若泄泻而耗伤胃气,可给予淡盐汤、饭汤、米粥以养胃气。

3. 若虚寒腹泻,可予淡姜汤饮用,以振奋脾阳,调和胃气。

八、临证备要

1. "健脾"与"运脾"灵活应用

(1) 健脾化湿：脾失健则运化失常，脾为湿困，故"湿"胜则泄。

(2) 运脾化湿：脾为湿困，则气化遏阻，清阳不升，清浊不分而泄泻，此时应以运脾胜湿为务。

(3) 运脾者，燥湿之谓，即芳香化湿、燥能胜湿之意。

(4) 健脾者有参苓白术散、四君子汤之类。

(5) 运脾者有苍术、厚朴、藿香、白豆蔻者是也。

(6) 临床中以脾虚致泻者，健脾；以湿困脾致泻者，运脾。两者灵活应用最为关键。

(7) 脾为湿困，中气下陷，则需振兴脾气，宜加入升阳药，使气机流畅，恢复转枢。如升麻、柴胡、羌活、防风、葛根之类，少少与之，轻可去实，若用量大则反而疏泄太过而泄泻更甚。

2. 久泻不可利小便。

3. 不轻易用补、涩法。

4. 注意寒热夹错，虚实兼见需辨明标本。

5. 用药宜"通"、"化"。

记忆处方——重理解活思维

泄　泻

(1) 是临床常见的病证，以排便次数增加和粪便有量与质的改变为特点。

(2) 其病因较多，外感寒热湿邪、内伤饮食及情志、脏腑功能失调，均可导致泄泻，且病机复杂多变，常有兼夹或转化，但脾虚湿盛是泄泻发生的关键病机。

(3) 临床辨证首先辨其虚实缓急：①急性者多为实证，以寒湿、湿热、伤食泄泻多见；②久泻者以肝气乘脾、脾胃虚弱、肾阳虚衰多见，以虚证为主。

(4) 治疗上总以运脾祛湿为主，暴泻应以祛邪为主，风寒外束宜疏解，暑热侵袭宜清化，饮食积滞宜消导，水湿内盛宜分利。暴泻切忌骤用补涩，清热不可过用苦寒，久泻当以扶正为主，脾虚者宜健脾益气，肾虚者宜温肾固涩，肝旺脾弱者宜抑肝扶脾，虚实相兼者以补脾祛邪并施，久泻不宜分利太过，补虚不可纯用甘温。

考研专题——看未来展宏图

1. A. 益气健脾，化湿止泻 　　　　　B. 散寒化湿

　　C. 温肾健脾，固涩止泻 　　　　　D. 消食导滞

(1) 泄泻肾阳虚衰证的治法是　(105/2009)

(2) 泄泻食滞肠胃证的治法是　(106/2009)

答案：(1) C；(2) D。①泄泻肾阳虚衰证：黎明之前脐腹作痛，肠鸣即泻，泻下完谷，泻后则安，形寒肢冷，腰膝酸软，舌淡苔白，脉沉细。证机：命门火衰，脾失温煦。治法：温肾健脾，固涩止泻。方药：四神丸。②食滞肠胃证：腹痛肠鸣，泻下粪便，臭如败卵，泻后痛减，脘腹胀满，嗳腐酸臭，不思饮食，舌苔垢浊或厚腻，脉滑。证机：宿食内停，阻滞肠胃，传化失司。治法：消食导滞。方药：保和丸。

2. 症见泄泻清稀，甚至如水样，腹痛肠鸣，胸脘痞闷，纳少泛呕，肢体倦怠，舌苔白腻，脉濡缓，治宜选用

(54/1991)

    A. 藿香正气散   B. 平胃散   C. 五苓散   D. 胃苓汤   E. 理中汤

答案：D。为寒湿泄泻，湿邪偏重者，用胃苓汤健脾燥湿，淡渗分利。

3. 患者腹泻清稀，腹痛肠鸣，脘闷食少，恶寒发热，鼻塞头痛，肢体酸痛，舌苔薄白，脉濡缓。治法宜选 (68/2003)

    A. 解表散寒，芳香化湿   B. 散寒除湿，健脾和胃   C. 疏风散寒，健脾燥湿

    D. 解肌疏风，化湿和胃   E. 健脾燥湿，淡渗分利

答案：A。从外感寒湿或风寒之邪侵袭肠胃，致寒湿内盛之泄泻，当解表散寒、芳香化湿。

4. 导致泄泻的根本病理在于 (69/1994)

    A. 脾虚湿盛   B. 食滞肠胃   C. 脾胃虚弱   D. 感受外邪   E. 肾阳虚衰

答案：A。泄泻的内因与脾虚关系最为密切，脾虚失运，水谷不化精微，湿浊内生，混杂而下，发生泄泻；其外因与湿邪关系最大，湿邪侵入损伤脾胃，运化失常，所谓"湿盛则濡泻"。

5. 患者平时多有胸胁胀闷，嗳气少食，每因情志不遂则腹痛腹泻，舌淡红，脉弦。治疗宜首选 (69/2006)

    A. 四七汤   B. 痛泻要方   C. 逍遥散   D. 滋水清肝饮   E. 乌梅丸

答案：B。诊断为泄泻，为肝气乘脾证，治宜抑肝扶脾，方选痛泻要方。

6. 患者便溏腹痛，泻而不爽，大便黄褐而臭，肛门灼热，渴欲饮，小便黄赤，舌苔黄腻，脉象濡数。治法宜选 (65/2002)

    A. 消食导滞   B. 泻热通腑   C. 清热利湿   D. 清暑化湿   E. 养阴清肠

答案：C。湿热蕴结于肠胃，传化失常而发生泄泻，当以清热利湿为法。

7. 下列哪项不是痢疾与泄泻的鉴别 (56/1996)

    A. 有无里急后重   B. 有无因情志不舒诱发   C. 有无排便次数增多

    D. 有无脓血便   E. 有无腹痛肠鸣

答案：C。泄泻腹痛多与肠鸣脘胀同时出现，其痛便后即减，而痢疾之腹痛是与里急后重同时出现，其痛便后不减。

8. 湿热泄泻的临床特点是 (157/2001)

    A. 泻下急迫   B. 里急后重   C. 大便黄褐而臭   D. 肛门灼热

答案：ACD。湿热泄泻出现泻下急迫，或泻而不爽，粪色黄褐而臭，肛门灼热，烦热口渴等，而无里急后重。

 课后巩固——练知识增考技

一、名词解释

1. 飧泄   2. 五更泄   3. 鹜泄

二、选择题

【A 型题】

1. 泄泻腹痛，泻而不爽，粪色黄褐而臭，肛门灼热，小便短黄，舌苔黄腻，脉濡数，证属

    A. 脾虚泄泻   B. 肾虚泄泻   C. 伤食泄泻   D. 寒食泄泻   E. 湿热泄泻

2. 腹痛肠鸣，泻下粪便臭如败卵，泻后痛减，伴有不消化食物，脘腹痞满，不思饮食，舌苔垢浊，脉滑。证属

    A. 寒食泄泻   B. 湿热泄泻   C. 伤食泄泻   D. 肝郁泄泻   E. 脾虚泄泻

3. 黎明之前，脐腹作痛，肠鸣即泻，泻后即安，形寒肢冷，腰膝酸软，舌淡苔白，脉沉细。治疗首选方

    A. 四神丸   B. 金匮肾气丸   C. 右归丸   D. 附子理中丸   E. 驻车丸

4. 患者面色萎黄，纳呆，肢倦，稍进油腻之物则大便次数增多，胃脘腹胀，其最佳治疗方剂

    A. 附桂理中汤   B. 参苓白术散   C. 胃苓汤   D. 六君子汤   E. 藿香正气散

5. 王某，泄泻腹痛，泻下急迫不爽，粪色黄褐而臭，肛门灼热，尿短赤，苔黄腻，脉濡数，宜用

    A. 保和丸   B. 白头翁汤   C. 葛根芩连汤   D. 枳实导致丸   E. 芍药汤

6. 患者腹痛泄泻，胸胁胀闷，每因恼怒而发，脉弦。最佳治疗方剂是

A. 丹栀逍遥散　　B. 越鞠丸　　C. 柴胡疏肝散　　D. 痛泻要方　　E. 胃苓汤

7. 脾胃虚弱引起的泄泻,若久泻不止,中气下陷者,治疗宜用

A. 温脾汤　　B. 实脾饮　　C. 补中益气汤　　D. 附子理中汤　　E. 理中汤合桃花汤

8. 寒湿泄泻,若湿邪偏重,腹满肠鸣,小便不利,治疗宜用

A. 藿香正气散　　B. 平胃散　　C. 五苓散　　D. 胃苓汤　　E. 保和丸

【B型题】

A. 大便清稀,完谷不化,腹部喜温　　B. 大便色黄褐而臭,泻下急迫,肛门灼热

C. 泻下腹痛,痛势急迫拒按,泻后痛减　　D. 大便时溏时泻,腹痛不甚,喜温喜按

E. 每因抑郁恼怒或情绪紧张之时,即发生腹痛泄泻

9. 虚证泄泻的特点是

10. 实证泄泻的特点是

11. 热证泄泻的特点是

A. 葛根芩连汤　　B. 藿香正气散　　C. 痛泻要方　　D. 芍药汤　　E. 柴胡疏肝散

12. 湿热泄泻的主方是

13. 湿热痢疾初起兼有表证,若表邪未解而里热已盛,宜用

14. 肝郁泄泻的主方是

【X型题】

15. 泄泻的主要病变部位是

A. 脾胃　　B. 肝　　C. 肾　　D. 膀胱　　E. 大小肠

16. 泄泻和痢疾的共同点是

A. 多发于夏秋季节　　B. 感受外邪,内伤饮食发病　　C. 病变在胃肠

D. 大便次数增多,里急后重　　E. 腹痛肠鸣

17. 泄泻的主要表现是

A. 排便次数增多　　B. 腹痛肠鸣　　C. 粪质稀薄　　D. 小便短少　　E. 纳食减少

18. 久泻不止,治宜

A. 固涩　　B. 温补　　C. 升提　　D. 分利不可太过　　E. 消导

19. 五更泄的特点是

A. 黎明前作泄　　B. 腹部作痛　　C. 肠鸣即泻　　D. 泻下完谷　　E. 泻后即安

(选择题答案:1. E　2. C　3. A　4. B　5. C　6. D　7. C　8. D　9. D　10. C　11. B　12. A　13. A　14. C　15. ABCE　16. ABC　17. AC　18. ABCD　19. ABCDE)

三、填空题

1. 泄泻的病机关键是_____。

2. 泄泻临床辨证当首先辨其_____。

3. 泄泻的治疗大发为_____。

4. 暴泻不可骤用补涩,以免_____,久泻不可分利太过,以防_____。

5. 四神丸的组成是_____、_____、_____、_____。

6. 急性泄泻多以_____为主,重在_____,佐以分利;久泻以_____为主,当以_____。

7. 寒湿泄泻若外感寒食,饮食生冷,腹痛,泻下清稀,可加服_____温中散寒,理气化湿。

8. 湿热泄泻,若在夏暑之间,症见发热头重,烦渴自汗,小便短赤,脉濡数,可用_____合_____表里同治。

9. 伤食泄泻,若食积较重,脘腹胀满,可根据通因通用的原则,用_____。

四、问答题

1. 试述泄泻与霍乱的区别。

2. 泄泻如何辨寒热虚实?

3. 如何运用"健脾"与"运脾"法治疗泄泻?

第八节 痢 疾

一、概说

痢疾是以大便次数增多,腹痛、里急后重,痢下赤白黏冻为主症。

二、历史沿革

1.《内经》称本病为"肠澼"、"赤沃",对其病因及临床特点作了简要的论述,指出感受外邪和饮食不节是两个致病的重要环节。

《素问·太阴阳明论》说:"食饮不节,起居不时者,阴受之……入五脏则月真满闭塞,下为飧泄,久为肠澼。"

《素问·至真要大论》又说:"少阴之胜……呕逆躁烦,腹满痛溏泄,传为赤沃。"

2.《难经》称之为"大瘕泄",指出"大瘕泄者,里急后重,数而圊而不能便"。

3. 张仲景在《伤寒论》、《金匮要略》中将痢疾与泄泻统称为"下利",其治疗痢疾的有效方剂白头翁汤等一直为后世沿用。

4. 晋、南北朝方书称"滞下"。《千金要方·脾脏下》称本病为"滞下"。

5. 严用和《济生方》首创"痢疾"病名:"今之所谓痢疾者,古所谓滞下是也。"

三、讨论范围

相当于现代医学的急、慢性细菌性痢疾,阿米巴痢疾。

四、病因病机

(一)病因

1. 外感时邪:一为疫毒之邪,二为湿热之邪,三为夏暑感寒伤湿。

2. 饮食不节(洁)。

(二)病机

1. 病位在肠,与脾胃密切相关,可涉及肾。

2. 因疫毒弥漫,湿热、寒湿内蕴肠腑,腑气壅滞,气滞血阻,气血与邪气相搏结,夹糟粕积滞肠道,脉络受伤,腐败化为脓血而痢下赤白。

3. 气机阻滞,腑气不通,闭塞滞下,故见腹痛,里急后重。

4. 本病初期多为实证。

5. 疫毒内侵,毒盛于里,熏浊肠道,耗伤气血,下痢鲜紫脓血,壮热口渴,为疫毒痢。

6. 如疫毒上冲于胃,可使胃气逆而不降,成为噤口痢。

7. 湿热痢,寒湿阴邪,内困脾土,脾失健运,邪留肠中,气机阻滞,则为下痢多赤少之寒湿痢。

8. 下痢日久,可由实转虚或虚实夹杂,寒热并见。

五、诊察要点

(一)诊断依据

1. 以腹痛,里急后重,大便次数增多,泻下赤白脓血便为主症。

2. 暴痢起病突然,病程短,可伴恶寒、发热等。

3. 久痢起病缓慢,反复发作,迁延不愈。

4. 疫毒痢病情严重而病势凶险,以儿童多见,起病急骤,在腹痛、腹泻尚未出现之时,即有高热神疲,四肢厥冷,面色青灰,呼吸浅表,神昏惊厥,而痢下、呕吐并不一定严重。

5. 多有饮食不洁史。

6. 急性起病者多发生在夏秋之交,久痢则四季皆可发生。

(二)痢疾与泄泻

1. 两者均多发于夏秋季节,病变部位在胃肠,病变亦有相同之处,症状都有腹痛、大便次数增多。

2. 痢疾大便次数虽多但量少,排赤白脓血便,腹痛伴里急后重感明显。

3. 泄泻大便溏薄,粪便清稀,或如水,或完骨不化,或无赤白脓血便,腹痛多伴肠鸣,少有里急后重感。

六、辨证论治

（一）辨证要点

1. 辨久暴，察虚实主次

（1）一般来说，初痢及年轻体壮患痢者多实；久痢及年高体弱患痢者多虚。

（2）腹痛胀满，痛而拒按，痛时窘迫欲便，便后里急后重暂时减轻者为实。

（3）腹痛绵绵，痛而喜按，便后里急后重不减，坠胀甚者为虚。

2. 识寒热偏重

（1）大便排出脓血，色鲜红，赤白甚至紫黑，浓厚黏稠腥臭，腹痛，里急后重感明显，口渴喜冷饮，或口臭，小便黄或短赤，舌红苔黄腻，脉滑数者属热。

（2）大便排出赤白，色晦暗，清淡无臭，腹痛喜按，里急后重不明显，面白肢冷形寒，舌淡苔白，脉沉细者属寒。滑脱不尽者，属虚寒。

3. 辨伤气、伤血。一般不能通过痢色辨寒热，而主要用来辨气血

（1）痢下白冻，白多赤少，多属气分。

（2）痢下赤冻，或赤多白少，为邪伤血分。

（3）赤白相杂，为湿热并重，气血俱伤。

（二）治疗原则

1. 痢疾的治疗，应根据其病证的寒热虚实，而确定治疗原则。

2. 热痢清之，寒痢温之，初痢实则通之，久痢虚则补之，寒热交错者清温并用，虚实夹杂者攻补兼施。

3. 治疗痢疾之禁忌：忌过早补涩，忌峻下攻伐，忌分利小便。

（三）证治分类

证　型	湿热痢	疫毒痢	寒湿痢	阴虚痢
症　状	腹部疼痛，里急后重，痢下赤白脓血，黏稠如胶冻，腥臭，肛门灼热，小便短赤，舌苔黄腻，脉滑数	起病急骤，壮热口渴，头痛烦躁，恶心呕吐，大便频频，痢下鲜紫脓血，腹痛剧烈，后重感特著，甚者神昏惊厥，舌质红绛，舌苔黄燥，脉滑数或微欲绝	腹痛拘急，痢下赤白黏冻，白多赤少，或为纯白冻，里急后重，口淡乏味，脘胀腹满，头身困重，舌质或淡，舌苔白腻，脉濡缓	痢下赤白，日久不愈，脓血黏稠，或下鲜血，脐下灼痛，虚坐努责，食少，心烦口干，至夜转剧，舌红绛少津，苔腻或花剥，脉细数
证　机	湿热蕴结，薰灼肠道，气血壅滞，脉络伤损	疫邪热毒，壅盛肠道，燔灼气血	寒湿客肠，气血凝滞，传导失司	阴虚湿热，肠络受损
治　法	清肠化湿，调气和血	清热解毒，凉血除积	温中燥湿，调气和血	养阴和营，清肠化湿
代表方	芍药汤加减。本方具有调气行血，清热解毒的作用，适用于治疗赤多白少，肛门灼热之下痢	白头翁汤合芍药汤加减。前方以清热凉血解毒为生，后方能增强清热解毒之功，并有调气和血导滞作用，两方合用对疫毒深重，下痢鲜紫脓血者有效	不换金正气散加减。本方有燥湿运脾作用，可用于治疗寒湿内盛，白多赤少之下痢	黄连阿胶汤合驻车丸加减。前方坚阴清热，后方寒热并用，有坚阴养血、清热化湿作用，两方合用，可增强坚阴清热之效，适用于湿热日久伤阴之证
常用药	黄芩、黄连、芍药、当归、甘草、木香、槟榔、大黄、肉桂、金银花	白头翁、黄连、黄柏、秦皮、芍药、甘草、木香、槟榔、金银花、地榆、牡丹皮	藿香、苍术、半夏、厚朴、生姜、陈皮、大枣、甘草、木香、枳实	黄连、黄芩、阿胶、芍药、甘草、当归、生地榆
加　减	如痢下赤多白少，渴喜冷饮，属热重于湿者，配白头翁、秦皮、黄柏清热解毒；如瘀热较重，痢下鲜红者，加地榆、牡丹皮、苦参凉血行瘀；如痢下白多赤少，湿重于热者，去当归，加茯苓、苍术、厚朴、陈皮等健脾燥湿；如饮食积滞，嗳腐吞酸，腹部胀满者，加莱菔子、神曲、山楂等消食化滞；如食积化热，痢下不爽，腹痛拒按者，可加枳实导滞丸行气导滞，泻热止痢	如见热毒秽浊壅塞肠道，腹中满痛拒按，大便滞涩臭秽者，加大黄、枳实、芒硝通腑泄浊；神昏谵语、痉厥，热毒深入营血，神昏高热者，用犀角地黄汤、紫雪丹以清营凉血开窍；如热极风动，痉厥抽搐者，加羚羊角、钩藤，石决明以熄风镇痉；如暴痢致脱，症见面色苍白、汗出肢冷，应急服独参汤或参附汤，加用参麦注射液	痢下白中兼赤者，加当归、芍药调营和血；脾虚纳呆加白术、神曲健脾开胃；寒积内停，痢下不爽，加大黄、槟榔，配炮姜、肉桂，温通导滞；暑天感寒湿而下痢者，可用藿香正气散加减，以祛暑散寒，化湿止痢	如虚热灼津而见口渴、尿少、舌干者，可加沙参、石斛以养阴生津；如痢下血多者，加牡丹皮、旱莲草以凉血止血；如湿热未清，有口苦，肛门灼热者，加白头翁、秦皮清解湿热

（续表）

证　型	虚寒痢	休息痢
症　状	腹部隐痛,缠绵不已,喜按喜温,痢下赤白清稀,无腥臭,或为白冻,甚则滑脱不禁,肛门坠胀,便后更甚,形寒畏冷,四肢不温,食少神疲,腰膝酸软,舌淡苔薄白,脉沉细而弱	下痢时发时止,迁延不愈,常因饮食不当、受凉、劳累而发,发时大便次数增多,夹有赤白黏冻,腹胀食少,倦怠嗜卧,舌质淡苔腻,脉濡软或虚数
证　机	脾肾阳虚,寒湿内生,阻滞肠腑	病久正伤,邪恋肠腑,传导不利
治　法	温补脾肾,收涩固脱	温中清肠,调气化滞
代表方	桃花汤合真人养脏汤。前方能温中涩肠,后方兼能补虚固脱,两方共用可治脾肾虚寒,形寒肢冷,腰膝酸软,滑脱不禁之久痢	连理汤加减。本方有温中补脾兼清湿热作用,用于治疗下痢日久,正虚邪恋,倦怠食少,遇劳而发,时发时止之症
常用药	人参、白术、干姜、肉桂、粳米、炙甘草、诃子、罂粟壳、肉豆蔻、赤石脂、当归、白芍、木香	人参、白术、干姜、茯苓、甘草、黄连、枳实、木香、槟榔
加　减	如积滞未尽,应少佐消导积滞之品,如枳壳、山楂、神曲等;如痢久脾虚气陷致少气脱肛,可加黄芪、柴胡、升麻、党参以补中益气,升清举陷	如脾阳虚极,症见下痢白冻,倦怠少食,用温脾汤以温中散寒,消积导滞;如久痢见肾阳虚表,关门不固者,加四神丸以温肾暖脾,固肠止痢;如久痢脱肛,神疲乏力。中气下陷者,可用补中益气汤加减如下痢时作,大便稀溏,心中烦热,四肢不温,证属寒热错杂者,可用乌梅丸加减

七、预防调护

1. 对于具有传染性的细菌性及阿米巴痢疾,应采取积极有效的预防措施,以控制痢疾的传播和流行。

2. 在痢疾流行季节,可适当食用生蒜瓣,每次1~3瓣,每日2~3次。或将大蒜瓣放入菜食之中食用。亦可用马齿苋、绿豆适量,煎汤饮用。对防止感染亦有一定作用。

3. 痢疾患者,须适当禁食,待病情稳定后,予清淡饮食为宜,忌食油腻荤腥之品。

八、临证备要

1. 对反复发作,迁延日久之休息痢,如属阿米巴原虫所致,可在辨证治疗基础所致,酌加白头翁、石榴皮,亦可用鸦胆子仁10~15粒,去壳装胶囊饭后吞服,每日3次,7~10日为1个疗程。

2. 对于急性痢疾的实证热证为主者,前人有"痢无止法"、"痢无泻法"之说,但对日久不愈的慢性痢疾或慢性溃疡性结肠炎有痢疾主证者,当病者有寒热错杂表现者,可用乌梅丸加减。

3. 对于湿热痢不少单味中草药均有良好疗效,如海蚌含珠、马齿苋、小凤尾草等,可在辨证遣方时加用上述1~2味药物,或以单味药30克煎服。

4. 黄连作为治痢专药,因性味苦寒,对其用量,疗程均应适度,以免日久苦寒伤胃。

5. 慢性病例因反复发作,较难治愈,可在内服中药基础上,服用中药保留灌肠。中药复方可用黄连、黄柏、白头翁、大黄等煎成100毫升,保留灌肠,适用于慢性溃疡性结肠炎、慢性细菌性痢疾。亦可用中成药锡类散保留灌肠治疗溃疡性结肠炎。

6. 疫毒痢若发生厥脱,若下痢无度,饮食不进,肢冷脉微,当急用独参汤或参附汤等以益气固阳。

记忆处方——重理解活思维

痢　疾

（1）是以痢下赤白脓血、腹痛、里急后重为临床特征。

（2）病因是外感时邪疫毒，内伤饮食不洁。

（3）病位在肠，与脾、胃有密切关系。

（4）病机为湿热疫毒寒湿结于肠腑，气血壅滞，脂膜血络受损，化为脓血，大肠传导失司，发为痢疾。

（5）暴痢多为实证，久痢多数虚证。

（6）实证以湿热痢多见，亦见于寒湿痢。而疫毒痢，因病势凶险，应及早救治。

（7）虚证又有阴虚痢和虚寒痢不同，若下痢不能进食，或入口即吐，又称噤口痢。

（8）痢疾的治疗，以初痢宜通，久痢宜涩，热痢宜清，寒痢宜温，寒热虚实夹杂者宜通涩兼施、温清并用，同时可配合外治灌肠之法，提高疗效。

（9）对于日久迁延不愈的休息痢，因病情缠绵，往往形成虚实夹杂之势，宜采取综合措施，内外同治。

（10）对其具传染性的细菌性痢疾和阿米巴痢疾，应重在预防，控制传播。

考研专题——看未来展宏图

1. 寒湿痢的治法是　（57/2010）

A. 温中散寒，化湿止痢　　　　　　　　B. 温中燥湿，调气和血

C. 散寒化湿，调气化滞　　　　　　　　D. 温肾散寒，利湿止痢

答案：B。寒湿痢症状：腹痛拘急，痢下赤白黏冻，白多赤少，或为纯白冻，里急后重，口淡乏味，脘胀腹满，头身困重，舌质或淡，舌苔白腻，脉濡缓。证机：寒湿客肠，气血凝滞，传导失司。治法：温中燥湿，调气和血。方剂：不换金正气散。

2. 下列哪本书将痢疾称之为"滞下"　（58/1991）

A.《内经》　　　　　B.《难经》　　　　　C.《诸病源候论》　　　　D.《千金要方》　　　　E.《外台秘要》

答案：D。《千金要方·热痢第七》将痢疾称为"滞下"。

3. 下痢时发时止，日久不愈，发时便下脓血，里急后重，腹部疼痛，饮食减少，倦怠怯冷，舌质淡，舌苔腻，脉虚数。治疗宜用　（75/2005）

A. 连理汤　　　　B. 驻车丸　　　　C. 胃苓汤　　　　D. 真人养脏汤　　　E. 香连丸

答案：A。下痢日久，正虚邪恋，寒热错杂，肠胃传导失司，故缠绵难愈，时发时止；湿热留连不去，病根未除，故感受外邪或饮食不当而诱发，发则便下脓血，里急后重，腹部疼痛；脾气虚弱，中阳健运失常，故饮食减少，倦怠怯冷；舌质淡，苔腻，脉虚数为湿热未尽，正气虚弱之征。临床用连理汤加味温中清肠，佐以调气化滞。养阴清肠的驻车丸治疗阴虚痢；温化寒湿的胃苓汤治疗寒湿痢；温补脾肾、收涩固脱的真人养脏汤治疗虚寒痢；若痢疾表证已减，痢犹未止，可加香连丸以调气清热。

4. 谢某，女性，52岁。病下利时发时止，日久不愈，饮食减少，口干而苦，脘腹不舒，临厕腹痛里急，大便夹有黏液及少许脓血，舌淡苔黄腻，脉细滑。治疗选用　（66/2002）

A. 香连丸　　　　B. 乌梅丸　　　　C. 温脾汤　　　　D. 连理汤　　　　E. 附子理中汤

答案：B。久痢顽固不愈，寒热错杂之证，可用《伤寒论》之乌梅丸治之。

5. 痢下赤白脓血,脐腹灼痛,饮食减少,心烦口干,舌质红绛少苔,脉细数者,治疗宜选　(70/2003)

　　A. 驻车丸　　　　B. 连理汤　　　　C. 香连丸　　　　D. 芍药汤　　　　E. 桃花汤

答案:A。为痢疾之阴虚痢,当以养阴清肠为法,首选驻车丸。

6. A. 清热凉血解毒　　　　　B. 养阴清肠　　　　　C. 温中清肠,调气化滞

　　D. 温化寒湿　　　　　　E. 温补脾肾,收涩固肠

(1) 痢下赤白脓血,脐腹灼痛,虚坐努责,心烦口干,舌红绛少苔,脉细数者,治法应选　(104/2006)

(2) 下痢时发时止,日久难愈,饮食减少,倦怠怯冷,临厕腹痛里急,舌淡苔腻,脉虚数者,治法应选　(105/2006)

答案:(1) B;(2) C。前者诊断为阴虚痢,用应养阴清肠治疗。后者诊断为休息痢,应温中清肠,佐以调气化滞治疗。备选答案中,清热凉血解毒多用于治疗疫毒痢;温化寒湿多用于治疗寒湿痢;温补脾肾,收涩固肠多用于治疗虚寒痢。

7. A. 黄芪汤　　　　B. 补中益气汤　　　　C. 两者均可　　　　D. 两者均不可

(1) 大便临厕努挣乏力,挣则汗出短气,便后疲乏,便质并非干硬,肛门坠胀不舒者,宜选　(115/1998)

(2) 下痢口久,便质稀薄,夹有白胨、脱肛者,宜选　(116/1998)

答案:(1) C;(2) B。前者气虚便秘,兼气虚下陷,治当益气润肠,以黄芪汤合补中益气汤,以益气升举。后者痢久脾虚气陷,用补中益气汤以益气补中,升清举陷。

8. 痢疾的治疗原则,包括　(158/2000)

　　A. 初痢宜通　　　　B. 久痢宜涩　　　　C. 湿盛则宜分利　　　　D. 不离行气和血

答案:ABD。痢疾初起多为实证、热证,治宜清热化湿解毒,兼以调气行血导滞,以“通”为法;久痢多为虚证,脾肾虚寒,关门不固,治宜温补同涩,益气固脱,以“涩”为法,忌用攻伐之品;且赤多重用血药,白多重用气药。

 课后巩固——练知识增考技

一、名词解释

1. 滞下　　　　　2. 重下　　　　　3. 大瘕泄　　　　　4. 噤口痢

二、选择题

【A型题】

1. 湿热痢疾,若见身热汗出,脉象急促,表未解而里热已甚者,治疗最佳方

　　A. 葛根芩连汤　　B. 荆防败毒散　　C. 香连丸　　D. 藿香正气散　　E. 芍药汤

2. 症见恶寒、发热、头痛身楚、腹痛、下痢赤白、里急后重、肛门灼热、小便短赤、舌红、苔黄腻、脉浮滑数。治用

　　A. 连理汤　　　　B. 荆防败毒散　　C. 芍药汤　　D. 香连丸　　E. 藿香正气散

3. 治疗痢疾各型的首选方,下列哪项是错误的

　　A. 湿热痢用芍药汤　　　　B. 寒湿痢用真人养脏汤　　　　C. 疫毒痢用白头翁汤

　　D. 休息痢用连理汤　　　　E. 阴虚痢用驻车丸

4. 下痢稀薄,带有白冻,甚则滑脱不禁,或腹部隐痛,食少神疲,四肢不温,腰酸怕冷,舌淡苔白,脉沉细弱。其治法

　　A. 温中清肠,调气化滞　　　　B. 温中补中,升清举陷　　　　C. 温中散寒,消积导滞

　　D. 温补脾肾,收涩固脱　　　　E. 温中燥湿,调气和血

5. 休息痢,脾阳虚极,肠中寒积不化,遇寒即发,下痢白冻,倦怠少食,舌淡苔白,脉沉。可用

　　A. 温脾汤　　　　B. 胃苓汤　　　　C. 连理汤　　　　D. 桃花汤　　　　E. 补中益气汤

6. 久痢顽固不愈,证见寒热错杂者,可服

　　A. 开噤散　　　　B. 乌梅丸　　　　C. 玉枢丹　　　　D. 桃花汤　　　　E. 连理汤

7. 治疗虚寒痢的主方是

　　A. 连理汤　　　　B. 驻车丸　　　　C. 真人养脏汤　　　　D. 胃苓汤　　　　E. 温脾汤

8. 下列哪项不是痢疾的主要病理变化

　　A. 脾虚湿盛　　　B. 湿热壅滞肠中　　　C. 气血壅滞肠中　　　D. 肠道传导失司　　E. 寒湿滞留肠中

9. 下列除哪项外均为痢疾的治法

　　A. 湿盛则分利　　B. 初痢宜通　　　　　C. 久痢宜涩　　　　　D. 赤多重用血药　　E. 白多重用气药

10. 湿热痢若食积化热，痢下不爽，腹痛拒按者，可加用何方

　　A. 保和丸　　　　B. 枳实导滞丸　　　　C. 大承气汤　　　　　D. 小承气汤　　　　E. 大柴胡汤

【B 型题】

11. 将痢疾与泄泻统称为"下痢"的是哪部医著

12. 正式启用痢疾病名的是哪部医著

13. 提出"时疫作痢，一方一家，上下相染相似"的是哪部医著

　　A. 不换金正气散　　B. 桃花汤　　　　　C. 驻车丸　　　　　　D. 连理汤　　　　　E. 芍药汤

14. 治疗寒湿痢的主方是

15. 治疗阴虚痢的主方是

16. 治疗虚寒痢的主方是

　　A. 清热化湿，调气和血　　　　　B. 清热解毒凉血　　　　　C. 温中燥湿，调气和血

　　D. 温中清肠调气　　　　　　　　E. 养阴清肠化湿

17. 寒湿痢的治法是

18. 疫毒痢的治法是

19. 休息痢的治法是

【X 型题】

20. 痢疾的古代名称有

　　A. 肠澼　　　　　B. 滞下　　　　　　　C. 大瘕泄　　　　　　D. 飧泄　　　　　　E. 下利

21. 痢疾的发病特点是

　　A. 具有传染性　　　　　　　　　B. 多发生于夏秋季节　　　　C. 腹痛，里急后重

　　D. 痢下赤白脓血　　　　　　　　E. 外受湿热、疫毒之气

22. 休息痢的形成原因有

　　A. 痢疾迁延，正虚邪恋　　　　　B. 外感寒凉，内伤生冷　　　C. 治疗不当，收涩太早

　　D. 疫毒弥漫，气血阻滞　　　　　E. 湿热不清，伤及阴血

23. 治疗湿热痢的法则有

　　A. 清热燥湿　　　B. 收敛止痢　　　　　C. 清热解毒　　　　　D. 凉血行血　　　　E. 调气导滞

24. 疫毒痢热入心营的主要见症是

　　A. 神昏谵语　　　B. 痉厥抽搐　　　　　C. 脉微欲绝　　　　　D. 舌质红绛　　　　E. 舌苔黄燥

25. 暴痢致脱，面色苍白，汗出肢冷，尿少，脉微欲绝者，宜急用下方

　　A. 独参汤　　　　B. 参附汤　　　　　　C. 安宫牛黄丸　　　　D. 羚羊角汤　　　　E. 至宝丹

26. 疫毒痢热入心营宜用

　　A. 白头翁汤　　　B. 真人养脏汤　　　　C. 犀角地黄汤　　　　D. 紫雪丹　　　　　E. 参附汤

27. 虚寒痢的临床特点是

　　A. 痢久不止　　　　　　　　　　B. 形寒畏冷　　　　　　　　C. 下痢稀薄，带有白冻

　　D. 甚或滑脱不禁　　　　　　　　E. 腹部隐痛

（选择题答案：1. A　2. B　3. B　4. D　5. A　6. B　7. C　8. A　9. A　10. B　11. A　12. E　13. D
14. A　15. C　16. B　17. C　18. B　19. D　20. ABCE　21. ABCDE　22. AC　23. ACDE　24. ABDE
25. AB　26. ACD　27. ABCDE）

三、填空题

1. 痢疾在《内经》中称为"_____"、"_____"。

2. 痢疾的病因有_____和_____两方面。

3. 痢疾的预后,一般来说,_____,_____ 重。

4. 痢疾病位在_____,与_____密切相关,可涉及_____。

5. 痢疾初期多实证,下痢日久,可_____或_____,寒热并见。

6. 关于痢疾的预后与转归,古人以_____者轻,_____者重;痢色如_____,如_____,如_____,_____或如_____者重。

7. 关于痢疾的治疗,刘河间提出"_____,_____"。

8. 古代医家提出痢疾治疗之禁忌为_____,_____,_____。

9. 暑天感寒湿而痢者,可用_____加减。

10. 白头翁汤的药物组成有白头翁、_____、_____、_____。

11. 阴虚痢的治法是_____、_____。

12. 在痢疾的辩证治疗过程中,始终应_____。

四、问答题

1. 如何判断痢疾的预后与转归?

2. 试述痢疾的辨证要点。

3. 何谓"逆流挽舟法"? 其适应证及代表方是什么?

第九节 便 秘

一、概说

便秘是指粪便在粪质肠内滞留过久,秘结不通,排便周期延长,或周期不长,但粪质干结,排出艰难,或不硬,虽有便意,但便而不畅的病症。

二、历史沿革

《素问·举痛证》:"热气留于小肠,肠中痛,瘅热焦渴,则坚干不得出,故痛而闭不通。"

《医学心悟》:"实闭、虚闭、热闭、冷闭。"

承气汤类方比较

方 名	组 成
桃仁承气	大黄、芒硝、桃仁、当归、芍药、牡丹皮
加减桃仁承气汤	大黄、桃仁、细生地、牡丹皮、泽兰、人中白
护胃承气	生大黄、玄参、细生地、牡丹皮、知母、麦门冬、莲心
宣泄承气	生大黄、生石膏、杏仁、瓜蒌皮
导赤承气	赤芍药、细生地、生大黄、黄连、黄柏、芒硝
牛黄承气	
增液承气	大黄、芒硝、玄参、麦门冬、生地黄
大承气汤	大黄、枳实、厚朴、芒硝
小承气	大黄、枳实、厚朴
润胃承气	大黄、芒硝、甘草

三、讨论范围

类似于西医学的功能性便秘,同时肠道激惹综合征、肠炎恢复期肠蠕动减弱引起的便秘,直肠及肛门疾患引起的便秘、药物性便秘、内分泌及代谢性疾病的便秘,以及肌力减退所致的排便困难等。

四、病因病机

（一）病因

1. 饮食不节：饮食不节，导致肠胃积热，或阴寒凝滞，胃肠传导失司，形成便秘。

2. 情志失调：忧愁思虑过度，或久坐少动，致气机郁滞，通降失常，大便秘结。

3. 年老体虚：素体虚弱，或病后、产后及年老体虚之人，气虚则大肠传送无力，血虚则津枯肠道失润，阴亏则肠道失荣，阳虚则肠道失于温煦，导致大便艰涩。

4. 感受外邪：寒邪可凝滞胃肠，形成冷秘。热邪耗伤津液，致大便干燥，排便困难。

（二）病机

1. 基本病机：肠道传导失司。

2. 病位：在大肠，与肺、脾、胃、肝、肾等脏腑的功能失调有关。

3. 病理性质：寒、热、虚、实。实者包括热结、气滞、寒凝，引起热秘、气秘和冷秘。虚者当辨气虚、血虚、阴虚和阳虚的不同。

4. 病理演变

（1）虚实之间转化，可由实转虚，可因虚致实。

（2）日久可形成痔疮等肛肠疾病。

五、诊断要点

（一）诊断依据

1. 粪便在肠内滞留过久，排便周期延长，或粪质干结，排出艰难，或欲大便而艰涩不畅。

2. 常伴腹胀、腹痛、口臭、纳差，及神疲乏力、头眩、心悸等症。

3. 本病常有饮食不节、情志内伤、劳倦内伤等病史。

（二）便秘与积聚的鉴别

1. 便秘与积聚均可出现腹部包块。

2. 便秘者，常出现在小腹左侧，积聚则在腹部各处均可出现。

3. 便秘多扪及索条状物，积聚则形状不定。

4. 便秘之包块为燥屎内结，通下排便后消失或减少，积聚之包块与排便无关。

六、辨证论治

（一）辨证要点

1. 辨虚实：便秘的辨证应从大便的性状、兼症、舌苔等方面辨其虚实。

2. 辨证候特点

热　　秘	面赤身热，口臭唇疮，腹满胀痛，尿赤，苔黄燥，脉滑实
气　　秘	噫气频作，胸胁痞满，腹胀或痛，苔薄腻，脉弦
气虚便秘	面白神疲，大便不干，临厕无力努挣，甚则汗出短气，舌嫩苔薄，脉弱
血虚便秘	便干如栗，面色无华，头眩心悸，舌淡脉细涩
阳虚便秘	大便艰涩，腹中冷痛，尿清肢冷，喜热恶凉，苔白润，脉沉迟

（1）实秘：包括热秘与气秘。①热秘辨证要点为大便干结，腹满胀痛，舌苔黄燥；②气秘辨证要点为欲便不得，腹胀或痛，舌苔薄白。

（2）虚秘：包括气虚便秘、血虚便秘与阳虚便秘。①气虚便秘辨证要点为大便不干，无力努挣，舌淡苔薄白；②血虚便秘辨证要点为便干如栗，脉细、舌淡红、苔薄净；③阳虚便秘又称冷秘，其辨证要点为大便艰涩，腹中冷痛，舌淡苔白滑。

（二）治疗原则

便秘的治疗应以通下为主，但决不可单纯用泻下药。

（三）证治分类

1. 实秘

证 型	肠胃积热	气机郁滞	阴寒积滞
症 状	大便干结,腹胀腹痛,口干口臭,面红心烦或有身热,小便短赤,舌红苔黄燥,脉滑数	大便干结,或不甚干结,欲便不得出,或便而不爽,肠鸣矢气,腹中胀痛,嗳气频作,纳食减少,胸胁痞满,舌苔薄腻,脉弦	大便艰涩,腹痛拘急,胀满拒按,胁下偏痛,手足不温,呃逆呕吐,舌苔白腻,脉弦紧
证 机	肠胃积热,津伤便结	肝脾气滞,腑气不通	阴寒内盛,凝滞胃肠
治 法	泻热导滞,润肠通便	顺气导滞	温里散寒,通便止痛
代表方	麻子仁丸加减。本方有润肠泻热,行气通便的作用,适用于肠胃燥热,津液不足之便秘	六磨汤加减。本方有调肝理脾,通便导滞的作用,适用于气机郁滞,大肠传导失职之便秘	大黄附子汤加减。本方有温散寒凝,泻下冷积的作用,适用于寒积里实所致便秘
常用药	大黄、枳实、厚朴通腑泻热;麻子仁、杏仁、白蜜润肠通便;白蜜养阴和营	木香调气;乌药顺气;沉香降气。大黄、槟榔、枳实破气行滞	附子温里散寒;大黄荡涤积滞;细辛散寒止痛
加 减	若津液已伤,可加生地黄、玄参、麦门冬以滋阴生津;若肺热气逆,咳喘便秘者,可加瓜蒌仁、苏子、黄芩清肺降气以通便;兼郁怒伤肝,易怒目赤者,加服更衣丸以清肝通便;燥热不甚,或药后大便不爽者,可用青麟丸以通腑缓下,以免再秘;若热势较盛,痞满燥实坚者,可用大承气汤急下存阴	若腹部胀痛甚,可加厚朴、柴胡、莱菔子以助理气之功;若便秘腹痛,舌红苔黄,气郁化火,可加黄芩、栀子、龙胆草清肝泻火;若跌仆损伤,腹部术后,便秘不通,属气滞血瘀者,可加红花、赤芍药、桃仁等药活血化瘀	若便秘腹痛,可加枳实、厚朴、木香助泻下之力;若腹部冷痛、手足不温,加干姜、小茴香增散寒之功;若心腹绞痛,口噤暴厥属大实冷积聚者,可用三物备急丸攻逐寒积

2. 虚秘

证 型	脾肺气虚	血液亏虚	阴津不足	阳虚寒凝
症 状	大便并不干硬,虽有便意,但排便困难,用力努挣则汗出短气,便后乏力,面白神疲,肢倦懒言,舌淡苔白,脉弱	大便干结,面色无华,头晕目眩,心悸气短,健忘,口唇色淡,舌淡苔白,脉细	大便干结,如羊屎状,形体消瘦,头晕耳鸣,两颧红赤,心烦少眠,潮热盗汗,腰膝酸软,舌红少苔,脉细数	大便干或不干,排出困难,小便清长,面色㿠白,四肢不温,腹中冷痛,或腰膝酸冷,舌淡苔白,脉沉迟
证 机	脾肺气虚,传送无力	血液亏虚,肠道失荣	阴津不足,肠失濡润	阳气虚衰,阴寒凝结
治 法	益气润肠	养血润燥	滋阴通便	温阳通便
代表方	黄芪汤加减。本方有补益脾肺,润肠通便的作用,适用于脾肺气虚,大肠传导无力,糟粕内停所致便秘	润肠丸加减。本方有养血滋阴,润肠通便的作用,适用于阴血不足,大肠失于濡润之便秘	增液汤加减。本方有滋阴增液,润肠通便的作用,适用于阴津亏虚,肠道失濡之便秘	济川煎加减。本方有温补肾阳,润肠通便的作用,适用于阳气虚衰,阴寒内盛,积滞不行之便秘
常用药	黄芪补脾肺之气;麻仁、白蜜润肠通便;陈皮理气	当归、生地滋阴养血;麻仁、桃仁润肠通便;枳壳引气下行	玄参、麦冬、生地滋阴生津,油当归、石斛、沙参滋阴养血,润肠通便	肉苁蓉、牛膝润肠通便温补脾阳;当归养血润肠;升麻、泽泻升清降浊;枳壳宽肠下气
加 减	若乏力汗出者,可加白术、党参助补中益气之功;若排便困难、腹部坠胀者,可合用补中益气汤升提阳气;若气息低微、懒言少动者,可加用生脉散补肺益气;若肢倦腰酸者,可用大补元煎滋补肾气	若面白、眩晕甚,加玄参、何首乌、枸杞子养血润肠;若手足心热、午后潮热者,可加知母、胡黄连等以清虚热;若阴血已复,便仍干燥,可用五仁丸润滑肠道	若口干面红、心烦盗汗者,可加芍药、玉竹助养阴之力;若胃阴不足,口干口渴者,可用益胃汤;若肾阴不足,腰膝酸软者,可用六味地黄丸;若阴亏燥结,热盛伤津者,可用增液承气汤增水行舟	若老人腹冷便秘,可用半硫丸通阳开秘;若脾阳不足,阴寒冷积,可用温脾汤温通脾阳

七、预防调护

忌过食辛辣炙博。宜多食蔬菜瓜果;常服蜂蜜、牛乳。

八、临证备要

1. 便秘决不能滥用下法。尤其是慢性习惯性便秘,一般为虚多实少,若滥用攻下,损其津液,以致暂通复秘,燥结愈甚。或通之不应,徒伤正气。

2. 古人治疗本病用蜜煎导法,塞肛外导,对于各种便秘,均可配合使用。

考研专题——看未来展宏图

1. 大便干结,肠鸣矢气,腹中胀痛,嗳气频作,纳食减少,胸胁痞满,舌苔薄腻,脉弦者,治疗应首选的方剂是 (58/2010)

　　A. 五磨饮子　　　　B. 润肠丸　　　　C. 六磨汤　　　　D. 麻子仁丸

答案:C。①为气机郁滞证之实秘,治法:顺气导滞。方药:六磨汤。②实秘的肠胃积热证用麻子仁丸。③虚秘的血液亏虚证用润肠丸。

2. 张某,男性,43岁。大便数日一行,欲便不畅,伴有胸胁胀满,腹中胀满,善太息,寐不宁,舌苔薄腻,脉弦。其诊断是 (69/2002)

　　A. 气秘　　　　　B. 气虚便秘　　　C. 血虚便秘　　　D. 阳虚便秘　　　E. 热秘

答案:A。为情志失和,肝、脾之气郁结,传导失常之气秘的便秘证。

3. 燥热便秘的治法宜 (70/1994)

　　A. 清热通便　　　B. 清热润肠　　　C. 养血润汤　　　D. 益气润肠　　　E. 以上均不是

答案:B。气虚便秘,宜益气润肠;血虚便秘宜养血润肠;热秘宜清热润肠。

4. 大便秘结,欲便不得,嗳气频作,胸胁痞满,甚则腹中胀痛,纳食减少,舌苔薄腻,脉弦。其治法是 (72/2006)

　　A. 泻热通腑　　　B. 养血润肠　　　C. 消食导滞　　　D. 益气润肠　　　E. 顺气行滞

答案:E。诊断为便秘,为气机郁滞证,治宜顺气行滞。

5. 以下哪项不是便秘的主要病因病机 (60/1993)

　　A. 阳虚体弱,阴寒内生　　　　B. 素体阳盛,肠胃积热　　　　C. 情志失和,气机郁滞

　　D. 肺气不宣,气化不行　　　　E. 气血不足,下元亏损

答案:D。便秘的主要病因病机为阳虚体弱,阴寒内生;素体阳盛,肠胃积热;情志失和,气机郁滞;气血不足,下元亏损。

6. 导致便秘的病因是 (155/1999)

　　A. 肠胃积热　　　B. 寒邪外袭　　　C. 气机郁滞　　　D. 气血不足

答案:ACD。便秘主要是由于体素阳盛,肠胃积热;情志失和,气机郁滞;气血不足,下元亏损;阳虚体弱,阴寒内生所导致。

课后巩固——练知识增考技

一、名词解释

1. 阳结　　　　　　2. 阴结　　　　　　3. 脾约

二、选择题

【A型题】

1. 气虚秘若气虚下陷,肛门坠胀者,可用补中益气汤合用何方

　　A. 麻子仁丸　　　B. 更衣丸　　　　C. 六磨汤　　　　D. 黄芪汤　　　　E. 大补元煎

2. 热秘型便秘,伴易怒目赤,选何方

A. 麻子仁丸   B. 青麟丸   C. 麻子仁丸合更衣丸

D. 六磨汤   E. 半硫丸

3. 以下哪项不是血虚型便秘的主证

A. 心中悸动   B. 头晕目眩   C. 胁肋隐痛

D. 面色无华   E. 舌淡脉细

4. 大便秘结,欲便不能,嗳气频作,胸胁痞满,甚则腹部胀痛,纳食减少,舌苔薄腻,脉弦。其辨证属

A. 胃气壅滞   B. 肝胆湿热   C. 痰热互结

D. 肝脾气滞   E. 阴寒内盛

【B型题】

A. 黄芪汤   B. 济川煎   C. 化肝煎

D. 木香顺气散   E. 六磨汤

5. 气虚型便秘,治疗首选

6. 气秘型便秘,治疗首选

7. 阳虚型便秘,治疗首选

A. 大承气汤   B. 青麟丸   C. 五仁丸

D. 补中益气汤   E. 增液承气汤

8. 热秘型便秘,若热势较盛,痞满燥实坚者,可用何方急下存阴

9. 血虚型便秘,若阴血已复,便仍干燥,可用何方润肠通便

10. 阴虚型便秘,若阴亏燥结,热盛伤津,可用何方增水行舟

【X型题】

11. 气秘实证的辨证重点是

A. 面色㿠白   B. 嗳气频作   C. 胸胁痞满

D. 腹胀痛   E. 脉弦

12. 虚秘包括

A. 气秘   B. 气虚秘   C. 血虚秘

D. 冷秘   E. 阳虚秘

13. 治疗便秘的常用方法有

A. 泻热润肠   B. 顺气导滞   C. 活血化瘀

D. 益气润肠   E. 温里散寒

14. 可用于治疗便秘的食饵有

A. 黑芝麻   B. 胡桃肉   C. 松子仁

D. 蜂蜜   E. 当归

(选择题答案:1. D 2. C 3. C 4. D 5. A 6. E 7. B 8. A 9. C 10. E 11. BCDE 12. BCE 13. ABDE 14. ABCD)

三、填空题

1. 《伤寒杂病论》将便秘分为_____与_____两类。

2. 便秘的病机主要是_____、_____、_____、_____引起肠道传导失司所致。

3. 便秘的发生同时与_____、_____、_____、_____等脏腑的功能失调有关。

4. 便秘的病性可概括为_____、_____、_____、_____四个方面,其中又以_____为纲。

5. 润肠丸由生地黄、当归、_____、_____、_____组成。

6. 便秘的治疗以_____为主,但决不可单纯用_____药,应针对不同病因采取相应的治法。

四、问答题

1. 试述便秘的辨证要点。

2. 如何运用通下法治疗便秘?

第四章 肝胆病证

课堂记录——听要点抓考点

第一节 胁 痛

一、概说

1. 胁是指侧胸部,为腋下至第十二肋骨部的总称。

2. 胁痛是指以一侧或两侧胁肋部疼痛为主要表现的病证。

二、历史沿革

1.《黄帝内经》明确指出胁痛属肝胆病变。

2. 后世医家对胁痛认识逐趋完善。

三、讨论范围

多见于现代医学急慢性肝炎、胆囊炎、胆石症、胰腺炎、神经官能症、肋间神经痛、软组织挫扭伤及部分胸膜炎。黄疸型肝胆疾病、肝硬化腹水、肝癌等病症虽伴见胁痛,但病情复杂,临证应予注意。

四、病因病机

（一）病因

情志不遂	肝主调畅气机。若因情志所伤,或暴怒伤肝,或抑郁忧思,皆可使肝失条达,疏泄不利,气阻络痹,可发为肝郁胁痛
跌仆损伤	气为血帅,气行则血行,或因跌仆外伤,或因强力负重,致使胁络受伤,瘀血停留,阻塞胁络,亦发为胁痛
饮食所伤	饮食不节,过食肥甘,损伤脾胃,湿热内生,郁于肝胆,肝胆失于疏泄,可发为胁痛
外感湿热	湿热之邪外袭,郁结少阳,枢机不利,肝胆经气失于疏泄,可以导致胁痛
劳欲久病	久病耗伤,劳欲过度,使精血亏虚,肝阴不足,血不养肝,脉络失养,拘急而痛

（二）病机

1. 胁痛的基本病机为肝络失和,其病理变化可归结为"不通则痛"与"不荣则痛"两类。

2. 其病理性质有虚实之分,其病理因素,不外乎气滞、血瘀、湿热三者,因肝郁气滞、瘀血停着、湿热蕴结所导致的胁痛多属实证,是为"不通则痛"。

3. 而因阴气不足,肝络失养所导致的胁痛则为虚证,属"不荣则痛"。

五、辨证论治

（一）辨证要点

辨在气在血	大多胀痛多属气郁,且疼痛游走不定,时轻时重,症状轻重与情绪变化有关;刺痛多属血瘀,且痛处固定不移,疼痛持续不已,局部拒按,入夜则甚
辨属虚属实	实证之中以气滞、血瘀、湿热为主,多病程短,来势急,症见疼痛较重而拒按,脉实有力。虚证多为阴血不足,脉络失养,症见其痛隐隐,绵绵不休,且病程长,来势缓,并伴见全身阴血亏耗之证

（二）治疗原则

1. 根据"通则不痛"的理论，以疏肝和络止痛为基本治则，结合肝胆的生理特点，灵活运用。

2. 实证之胁痛，宜用理气、活血、清热湿热之法。

3. 虚证之胁痛，宜补中寓通，采用滋阴、养血、疏肝之法。

（三）证治分类

证 型	肝郁气滞	肝胆湿热	瘀血阻络	肝络失养
症 状	胁肋胀痛，走窜不定，甚则引及胸背肩臂，疼痛多因情志而增减，胸闷腹胀，嗳气轻作，得嗳气而胀痛稍舒，纳少口苦，舌苔薄白，脉弦	胁肋胀痛或灼热疼痛，口苦口黏，胸闷纳呆，恶心呕吐，小便黄赤，大便不畅，或兼有身热恶寒，身目发黄，舌红苔黄腻，脉弦滑数	胁肋里痛，痛有甚处，痛处拒按，入夜痛甚，胁肋下或见有症块，舌质紫暗，脉象沉涩	胁肋隐痛，悠悠不休，遇劳加重，口干咽燥，心中烦热，头晕目眩，舌红少苔，脉细弦而数
证 机	肝失条达，气机郁滞，络脉失和	湿热蕴结，肝胆失疏，络脉失和	瘀血停滞，肝络痹阻	肝肾阴亏，精血耗伤，肝络失养
治 法	疏肝理气	清热利湿	祛瘀通络	养阴疏肝
代表方	柴胡疏肝散加减。本方功用疏肝解郁，理气止痛，适用于肝郁气滞，气机不畅之胁痛	龙胆泻肝汤加减。本方具有清利肝胆湿热的功用，适用于肝胆湿热而致的胁痛	血府逐瘀汤或复元活血汤加减。前方功用活血化瘀，行气止痛，适用于因气滞血瘀，血行不畅所导致的胸胁刺痛，日久不愈者。后方具有祛瘀通络，消肿止痛之作用，适用于因跌打外伤所致胁下积瘀肿痛，痛不可忍者	一贯煎加减。本方功用滋阴疏肝止痛，适用于因肝肾阴虚，肝络失养而导致的胁肋隐痛，口燥咽干诸症
常用药	柴胡、枳壳、香附、川楝子疏肝理气，解郁止痛；白芍药、甘草养血疏肝，缓急止痛；川芎、郁金活血行气通络	龙胆草清利肝胆湿热；山栀、黄芩清肝泻火；川楝子、枳壳、延胡索疏肝理气止痛；泽泻、车前子渗湿清热	当归、川芎、桃仁、红花、活血化瘀，消肿止痛；柴胡、枳壳疏肝调气，散瘀止痛；制香附、川楝子、郁金，善行血中之气，行气活血，使气行血畅；五灵脂、延胡索散瘀活血止痛；三七粉活血通络，祛瘀生新	生地黄、枸杞、黄精、沙参、麦门冬滋补肝肾，养阴柔肝；当归、白芍药、炙甘草滋阴养血，柔肝缓急；川楝子、延胡索疏肝理气止痛
加 减	如见心急烦躁、口苦口干、尿黄便干、舌红苔黄、脉弦数等气郁化火之状，药加栀子、黄连、胆草；如胁痛、肠鸣、腹泻者，为肝气横逆、脾运失健之证，加白术、茯苓、泽泻、薏苡仁；如伴恶心、呕吐，肝胃不和、胃失和降，加半夏、陈皮、藿香、生姜等	如胁肋胀痛，可加郁金、半夏、青皮、川楝子疏肝和胃，理气止痛；如便秘、腹胀满者为热重于湿，肠中津液耗伤，可加大黄、芒硝，以泄热通便；如白睛发黄、小便黄、发热、口渴者，可加茵陈、黄柏以清热除湿退黄	如瘀血严重，有明显外伤史者，应以逐瘀为主，方选复元活血汤，以大黄、桃仁、红花、穿山甲活血祛瘀，散结止痛；还可以瓜蒌根消肿化痰，甘草缓急止痛，调和诸药	如两目干涩、视物昏花，可加草决明、女贞子；头晕目眩甚者可加黄精、钩藤、天麻、菊花，心中烦热、口苦甚者，可加栀子、牡丹皮、夜交藤、远志

六、预防调护

（一）预防

1. 调节情志，保持心情舒畅。

2. 调理饮食，勿过食甘肥辛辣酒热。

3. 避免外邪，防止湿热乘客。

4. 增强体质,避免外伤。

（二）调护

1. 已患胁痛者注意休息,防止过劳。

2. 饮食清淡,忌食甘肥酒热。

3. 舒达情志,以使肝气流畅。

4. 积极治疗,促使早日康复。

七、临证备要

1. 胁痛治疗宜疏肝柔肝并举,以防辛燥劫阴之弊。

2. 辨证结合辨病,配合针对性药物。

 考研专题——看未来展宏图

1. 胁痛的辨证要点,当以何者为主　（63/1998）

A. 肝胆　　　　　B. 气血　　　　　C. 虚实　　　　　D. 表里　　　　　E. 阴阳

答案：B。胁痛的病因病机实证以气滞、血瘀、湿热为主,三者又以气滞为先;虚证多属阴血亏损,肝失所养。

2. 胁痛口苦,胸闷纳呆,恶心呕吐,小便黄赤,舌苔黄腻,脉弦滑数者,治疗宜用　（73/2006）

A. 化肝煎　　　B. 丹栀逍遥散　　　C. 龙胆泻肝汤　　　D. 滋水清肝饮　　　E. 茵陈蒿汤

答案：C。诊断为胁痛,为肝胆湿热证,治宜清热利湿,方选龙胆泻肝汤。

3. 某患者,男性,52岁。近日胁肋隐痛,悠悠不休,遇劳加重,口干咽痛,心中烦热,头晕目眩,舌红少苔,脉细弦数,治法宜选　（70/2002）

A. 疏肝理气　　　B. 养血通络　　　C. 养阴柔肝　　　D. 清热利湿　　　E. 祛瘀通络

答案：C。为肝阴不足之胁痛,以养阴柔肝为法。

4. 胁肋隐痛,绵绵不休,劳则加重,口干咽燥,舌红少苔,脉弦细数者,治疗主方首选　（62/1993）

A. 滋水清肝饮　　　B. 一贯煎　　　C. 丹栀逍遥散　　　D. 化肝煎　　　E. 杞菊地黄丸

答案：B。为肝阴不足之胁痛,选一贯煎养阴柔肝。

5. 导致胁痛的病机是　（140/2004）

A. 肝气郁结　　　B. 瘀血阻滞　　　C. 肝胆湿热　　　D. 肝阴不足

答案：ABCD。胁痛病机为情志失调,肝气郁结;气郁日久,气滞血郁,瘀血停积,脾失健运,肝胆湿热;精血亏损,肝阴不足。

6. 胁痛的主要病机有　（141/2005）

A. 肝气郁结　　　B. 瘀血阻络　　　C. 湿热蕴结　　　D. 肾阳虚弱

答案：ABC。肝居胁下,其经脉布于两胁。情志抑郁,或暴怒伤肝,肝失条达,疏泄不利,气阻络痹,而致胁痛;气郁日久,血流不畅,瘀血停滞,脉络痹阻,也可出现胁痛;外湿内侵,或饮食所伤,脾失健运,痰湿中阻,气郁化热,湿热内蕴,肝胆失其疏泄条达,导致胁痛。肾阳虚弱不是常见胁痛的病机。

 课后巩固——练知识增考技

一、选择题

【A型题】

1. 下列哪一项不是肝络失养胁痛的特点

A. 胁肋灼热疼痛　　B. 悠悠不休　　　C. 遇劳加重　　　D. 舌红少苔　　　E. 头晕目眩

2. 胁是指以下什么部位

A. 胸部　　　　　B. 上腹部　　　　　C. 右上腹部　　　　　D. 左上腹部　　　　　E. 侧胸部

3. 最早明确指出胁痛与肝胆病变相关的医籍是

　　A.《难经》　　　　B.《伤寒杂病论》　　C.《景岳全书》　　　D.《证治汇补》　　E. 以上都不是

【B型题】

　　A. 柴胡疏肝散　　 B. 龙胆泻肝汤　　　 C. 血府逐瘀汤　　　 D. 六味地黄丸　　　 E. 一贯煎

4. 肝络失养证胁痛代表方是

5. 瘀血阻络证证胁痛代表方是

6. 肝胆湿热证胁痛代表方是

　　A. 血府逐瘀汤合鳖甲丸　　　　 B. 一贯煎合金铃子散　　　　 C. 复元活血汤合硝石矾石散

　　D. 乌梅丸大柴胡汤　　　　　　 E. 龙胆泻肝汤合硝石矾石散

7. 蛔虫阻滞胆道所致胁痛方选

8. 胁下积块、瘀阻肝络所致胁痛方选

9. 湿热沙石阻滞胆道所致胁痛方选

【X型题】

10. 胁痛的常见病因为

　　A. 情志不遂　　 B. 跌仆损伤　　　 C. 饮食不节　　　 D. 外感湿热　　　 E. 劳欲久病

11. 胁痛的病理因素为

　　A. 气滞　　　　 B. 血瘀　　　　　 C. 湿热　　　　　 D. 阴虚　　　　　 E. 血虚

12. 瘀血阻络证胁痛的表现为

　　A. 痛处拒按　　 B. 胁肋胀痛　　　 C. 痛有定处　　　 D. 舌质紫暗　　　 E. 脉象沉涩

（选择题答案：1. A　2. E　3. E　4. E　5. C　6. B　7. D　8. A　9. E　10. ABCDE　11. ABC
12. ACDE）

二、填空题

1. 胁的部位是指_____为_____ 的总称。

2. 胁痛的病理变化可归内纳为_____与_____两类。

3. 胁痛有实有虚，实证以气滞、血瘀、湿热为主，三者又以_____为先。虚证多属_____。

4. 胁痛治疗原则当根据_____的理论，以_____为基本治则。

5. 胁痛肝郁气滞证的代表方是_____，肝络失养证的代表方是_____。

三、问答题

1. 试述胁痛的治疗原则。

2. 胁痛肝胆湿热证与瘀血阻络证的证治有何不同？

第二节　黄　疸

一、概说

1. 黄疸是以目黄、身黄、小便黄为主症的一种病证。

2. 目睛黄染尤为本病重要特征。

3. 具体地说：①感受湿热疫毒；②肝胆气机受阻疏泄失常胆汁外溢所致；③以目黄、身黄、尿黄为主要表现；④肝胆病证。

二、历史沿革

1. 黄疸病证的最早论述见于《素问平人气象论》。

2. 第一次系统记述论治的是张仲景的《伤寒论》、《金匮要略》。

3. 元代的罗天益首分"阳黄"与"阴黄"。

4. 张景岳的《景岳全书》记载了黄疸与胆汁外溢有关。提出"疸黄"的概念。

5. 清代的沈金鳌认识到了黄疸的传染性与严重性，提出"瘟黄"一词。

三、讨论范围

1. 本病证包括阳黄、阴黄和急黄。

2. 本病与西医所述"黄疸"意义相同。

3. 大体相当于西医学中肝细胞性黄疸、阻塞性黄疸、溶血性黄疸。

4. 现代医学病毒性肝炎、肝硬化、胆石症、胆囊炎、钩端螺旋体病及某些消化系统肿瘤以及出现黄疸的败血症等,若以黄疸为主要表现者均可参照本节辨证。

四、病因病机

(一)病因

1. 外感湿热疫毒:外感湿热,或夹时邪疫毒伤人,内壅脾胃,薰蒸肝胆而致胆液不循常道而发黄;热毒炽盛,深入营血,内陷心肝,热迫胆汁外溢,则发为急黄。

2. 内伤饮食、劳倦:过食醇酒肥甘,损伤脾胃,湿热内蕴,薰蒸肝胆,发为黄疸;或饮食生冷,脾阳受损,寒湿内生,阻滞肝胆,疏泄不利,胆汁外溢而发为黄疸。

3. 脾胃虚弱:脾胃阳虚,湿从寒化,阻滞中焦,胆液被阻,溢于肌肤而发黄。

4. 病后续发:癥积、胁痛日久,瘀阻湿滞,肝脾失调,胆汁疏泄失常,外溢肌肤,从而发生黄疸。

(二)病机

1. 黄疸的发生主要是湿邪为患

(1)病位:在脾胃肝胆,而且是脾胃波及肝胆。

(2)病理表现:湿热、寒湿两端。

(3)病理因素不外:湿邪、热邪、寒邪、疫毒、气滞、瘀血六种,且以湿为主。

(4)形成关键:湿邪为患。有"黄家所得,从湿得之"之说。

2. 病理性质:黄疸的病理性质与脾胃阳气的的盛衰有关

(1)中阳偏盛,湿从热化,湿热为患,发为阳黄。

(2)中阳不足,湿从寒化,寒湿为患,发为阴黄。

(3)湿热壅积化毒,疫毒炽盛,充斥三焦,热陷心营,发为急黄。

3. 黄疸的病理因素有:湿邪、热邪、寒邪、疫毒、气滞、瘀血六种,但其中以湿邪为主。

4. 病理演变

(1)寒热转化。寒湿可郁而化热,湿热过用寒凉,可转为寒湿。由于脾胃阳气盛衰的不同,阳黄、急黄、阴黄在一定条件下可以相互转化。

(2)本病迁延不愈,可转为"癥积"、"鼓胀"。

五、诊断与鉴别诊断

(一)诊断要点

1. 临床表现"三黄"(目黄、身黄、小便黄),目睛黄染为主要特征。

2. 起病特征:初期时有类似感冒,伴有胃肠不适症状。

3. 病史追述:外感湿热疫毒,内伤饮食不节,或有胁痛、癥积病史。

4. 理化检查:血清总胆红素能准确地反映黄疸的程度;结合胆红素、非结合胆红素定量对鉴别黄疸类型有重要意义。总胆红素、非结合胆红素增高见于溶血性黄疸;总胆红素、结合胆红素增高见于阻塞性黄疸;而三者均增高见于肝细胞性黄疸。

(二)鉴别要点

1. 首辨阳黄、阴黄

类别	发病时间	病程长短	主症特征(色泽)	兼　症	病性	预后	病势判断
阳黄	急	短	黄色鲜明	身热、口干苦、舌苔黄腻、脉弦细	湿热	佳	轻
急黄	急骤	短	疸色如金	神昏、发斑、出血	湿热疫毒郁而化火	救治得当则佳	危
阴黄	缓	长	黄色晦暗	纳少、乏力、舌淡、脉沉迟或细缓	寒湿	不良	重

2. 阳黄之证,宜辨湿热轻重

类别	色泽	兼症	舌	脉
阳黄:热重于湿	黄色鲜明	心中懊侬,腹部胀闷,口干而苦,恶心、呕吐,小便短少、黄赤,大便秘结	苔黄腻	弦数
阳黄:湿重于热	黄色欠鲜明	头重身困,胸脘痞满,食欲减退,恶心、呕吐,腹胀或大便溏垢	苔厚腻微黄	濡数或濡缓

3. 黄疸与萎黄鉴别

	病因	病机	症状	治则
黄疸	感受外邪,饮食劳倦,病后	湿滞脾胃,肝胆失疏,胆汁外溢	身黄,目黄,小便黄	化湿、利小便
萎黄	饥饱劳倦,食滞虫积,病后失血	脾胃虚弱,气血不足,肌肤失养	肌肤萎黄不泽,无目黄、小便黄,伴头昏倦怠、心悸少寐、纳少便溏	健脾益气

六、辨证论治

(一)治则

1. 基本原则:化湿邪、利小便。化湿可以退黄,利小便,主要是通过淡渗利湿达到退黄的目的。
2. 湿热者:清热利湿。
3. 寒湿者:温中化湿。
4. 热毒炽盛之急黄:清热解毒,凉营开窍。
5. 阴黄脾虚湿滞者:健脾养血,利湿退黄。

(二)用药注意

1. 不可分利太过,以免重伤阴液,使热更甚。
2. 清热不可苦寒太过,以免损其阳气,使湿反难化。
3. 调整肝脾功能,即疏肝健脾,活血化瘀,以改善肝郁脾壅、痰血阻络的病机,防止转变为积聚等病。

(1)阳黄

证型	热重于湿	湿重于热	胆腑郁热	疫毒炽盛(急黄)
症状	身目俱黄,黄色鲜明,发热口渴,或见心中懊侬,腹部胀闷,口干而苦,恶心呕吐,小便短少黄赤,大便秘结,舌苔黄腻,脉象弦数	身目俱黄,黄色不及前者鲜明,头重身困,胸脘痞满,食欲减退,恶心呕吐,腹胀或大便溏垢,舌苔厚腻微黄,脉象濡数或濡缓	身目发黄,黄色鲜明,上腹右胁胀闷疼痛,牵引肩背,身热不退,或寒热往来,口苦咽干,呕吐呃逆,尿黄赤,大便秘,苔黄舌红,脉弦滑数	发病急骤,黄疸迅速加深,其色如金,皮肤瘙痒,高热口渴,胁痛腹满,神昏谵语,烦躁抽搐,或见出血、便血,或肌肤瘀斑,舌质红绛,苔黄而燥,脉弦滑或数
证机	湿热薰蒸,困遏脾胃,壅滞肝胆,胆汁泛溢	湿遏热伏,中焦受困,胆汁不循常道,溢于肌肤	湿热沙石郁滞,脾胃不和,肝胆失泄,胆汁泛溢肌肤	湿热疫毒炽盛,深入营血,内陷心包
治法	清热通腑,利湿退黄	利湿化浊运脾,佐以清热	疏肝泄热,利胆退黄	清热解毒,凉血开窍
代表方	茵陈蒿汤加减。茵陈蒿为清热利湿退黄之要药;栀子、大黄、黄柏、连翘、垂盆草、蒲公英为清热泻下;茯苓、滑石、车前草为利湿清热	茵陈五苓散合甘露消毒丹加减。藿香、白蔻仁、陈皮为芳香化浊,行气悦脾;茵陈蒿、车前子、茯苓、薏苡仁、黄芩、连翘为利湿热退黄	大柴胡汤加减。有疏肝利胆,通腑泄热的作用,适用于胆腑失和,肝胆结热之证。柴胡、黄芩、半夏为和解少阳,和胃降逆;大黄、枳实为通腑泄热;郁金、佛手、茵陈、山栀为疏肝利胆退黄;白芍、甘草为缓急止痛	《千金》犀角散加味。犀角(用水牛角代)、黄连、栀子、大黄、板蓝根、生地黄、玄参、牡丹皮为清热凉血解毒;茵陈、土茯苓为利湿热清退黄

（续表）

证 型	热重于湿	湿重于热	胆腑郁热	疫毒炽盛（急黄）
常用药	茵陈、栀子、大黄、黄柏、连翘、垂盆草、蒲公英、茯苓、滑石、车前草、虎杖、田基黄	藿香、白豆蔻、陈皮、茵陈、车前子、茯苓、薏苡仁、黄芩、连翘	柴胡、黄芩、半夏、大黄、枳实、郁金、佛手、茵陈、山栀、白芍、甘草	犀角、黄连、栀子、大黄、板蓝根、生地、玄参、石斛、牡丹皮、金银花、连翘
加减	如胁痛较甚，可加柴胡、郁金、川楝子、延胡索等疏肝理气止痛；如热毒内盛，心烦懊侬，可加黄连、龙胆草，以增强清热解毒作用；如恶心呕吐，可加陈皮、竹茹、半夏等和胃止呕	如湿阻气机，胸腹痞胀，呕恶纳差等症较著，加苍术、厚朴、半夏，以健脾燥湿、行气和胃。如邪郁肌表，寒热头痛，宜先用麻黄连翘赤小豆汤疏表清热，利湿退黄，药如麻黄、藿香疏表化湿，连翘、赤小豆、生梓白皮清热利湿解毒，甘草和中	若砂石阻滞，可加金钱草、海金沙、玄明粉利胆化石；恶心呕逆明显，加厚朴、竹茹、陈皮和胃降逆	如神昏谵语，加服安宫牛黄丸以凉开透窍；如动风抽搐者，加用钩藤、石决明，另服羚羊角粉或紫雪丹，以熄风止痉；如出血、便血、肌肤瘀斑重者，可加黑地榆、侧柏叶、紫草、茜根炭等凉血止血；如腹大有水，小便短少不利，可加马鞭草、木通、白茅根、车前草，并另吞琥珀、蟋蟀、沉香粉，以通利小便

（2）阴黄

证 型	寒湿阻遏	脾虚湿滞
症 状	身目俱黄，黄色晦暗，或如烟熏，脘腹痞胀，纳谷减少，大便不实，神疲畏寒，口淡不渴，舌淡苔腻，脉濡缓或沉迟	面目及肌肤淡黄，甚则晦暗不泽，肢软乏力，心悸气短，大便溏薄，舌质淡，苔薄，脉濡细
病 机	中阳不振，寒湿滞留，肝胆失于疏泄，胆汁外溢肌肤	黄疸日久，脾失健运，气血亏虚，湿滞残留
治 法	温中化湿，健脾和胃	健脾养血，利湿退黄
代表方	茵陈术附汤加减。本方温化寒湿，用于寒湿阻滞之阴黄	黄芪建中汤加减。本方可温中补虚，调养气血，适用于气血亏虚，脾胃虚寒之证
常用药	附子、白术、干姜为温中健脾化湿；茵陈、茯苓、泽泻、猪苓为利湿退黄	黄芪、桂枝、生姜、白术为益气温中；当归、白芍药、甘草、大枣为补养气血；茵陈、茯苓为利湿退黄
加减	若脘腹胀满，胸闷、呕恶显著，可加苍术、厚朴、半夏、陈皮；若湿浊不清，气滞血瘀，胁下症结疼痛，腹部胀满，肤色苍黄或黧黑，可加服硝石矾石散	如气虚乏力明显者，应重用黄芪，并加党参，以增强补气作用；畏寒，肢冷，舌淡者，宜加附子温阳祛寒；心悸不宁，脉细而弱者，加熟地黄、首乌、酸枣仁等补血养心

（3）黄疸消退后的调治

证 型	湿热留恋	肝脾不调	气滞血瘀
症 状	脘痞腹胀，胁肋隐痛，饮食减少，口中干苦，小便黄赤，苔腻，脉濡数	脘腹痞闷，肢倦乏力，胁肋隐痛不适，饮食欠香，大便不调，舌苔薄白，脉来细弦	胁下结块，隐痛、刺痛不适，胸胁胀闷，面、颈部见有赤丝红纹，舌有紫斑或紫点，脉涩
证 机	湿热留恋，余邪未清	肝脾不调，疏运失职	气滞血瘀，积块留着
治 法	清热利湿	调和肝脾，理气助运	疏肝理气，活血化瘀
代表方	茵陈四苓散加减。方中用茵陈清热利湿退黄，用猪苓、茯苓、泽泻淡渗利湿，炒白术健脾燥湿；苍术、苏梗、陈皮化湿行气宽中	柴胡疏肝散或归芍六君子汤加减。前方偏重于疏肝理气，用于肝脾气滞者；后方偏重于调养肝脾，用于肝血不足，脾气亏虚者。当归、白芍药、柴胡、枳壳、香附、郁金养血疏肝；党参、白术、茯苓、山药益气健脾，陈皮、山楂、麦芽理气助运	逍遥散合鳖甲煎丸。柴胡、枳壳、香附疏肝理气；当归、赤芍药、丹参、桃仁、莪术活血化瘀。并服鳖甲煎丸，以软坚消积

(续表)

证 型	湿热留恋	肝脾不调	气滞血瘀
常用药	茵陈、黄芩、黄柏、茯苓、泽泻、车前草、苍术、苏梗、陈皮	当归、白芍药、柴胡、枳壳、香附、郁金、党参、白术、茯苓、山药、陈皮、山楂、麦芽	柴胡、枳壳、香附、当归、赤芍药、丹参、桃仁、莪术等

七、预防调护

1. 要讲究卫生,避免不洁食物,注意饮食节制,勿过嗜辛热甘肥食物,应戒酒类饮料。

2. 对有传染性的患者,从发病之日起至少隔离30～45日,并注意餐具消毒。

3. 注射用具及手术器械宜严格消毒,避免血液制品的污染,防止血液途径传染。

4. 注意起居有常,不妄作劳,顺应四时变化,以免正气损伤,邪气乘袭。

5. 有传染性的黄疸病流行期间,可进行预防服药。

6. 本病的调护,在发病初期,急黄患者须绝对卧床,恢复期和转为慢性久病患者,可适当参加体育活动。

7. 保持心情愉快舒畅,有助于病情康复。

8. 进食富于营养而易消化的饮食,以补脾益肝。

9. 禁食辛热、油腻、酒辣之品,防止助湿生热,碍脾运化。

八、临证备要

1. 注意病程的阶段性与病证的动态变化

(1) 阳黄有短、明、热的特征,即病程短,黄色鲜明,有烦热、口干、舌红、苔黄等热象。

(2) 阴黄有长、暗、寒、虚的特征,即病程较长,黄色晦暗,常有纳少、乏力、便溏、心悸、气短等虚象和肢冷、畏寒、苔白、舌淡等寒象。

2. 关于大黄的应用

(1) 阳黄常选用茵陈蒿汤、栀子大黄汤及大黄硝石汤等方剂,此类方剂中均有大黄,吴又可谓"退黄以大黄为专功"。

(2) 茵陈与大黄协助同使用,退黄效果更好。

(3) 大黄除有清热解毒,通下退黄作用外,且有止血消瘀化症之功,不仅在急性黄疸型肝炎时可用大黄,即使慢性肝炎或肝硬化出现黄疸,亦可配伍使用大黄。

记忆处方——重理解活思维

黄 疸

(1) 以是目黄、身黄、小便黄为主要症状的病证,目睛黄染为本病重要特征。

(2) 病因有外感湿热疫毒和内伤饮食劳倦或他病续发。

(3) 病理因素有湿邪、热邪、寒邪、疫毒、气滞、瘀血6种,以但以湿邪为主。

(4) 湿邪困遏脾胃,壅塞肝胆,疏泄不利,胆汁泛溢,是黄疸形成的主要病机。

(5) 黄疸的辨证应以阴阳为纲,治疗大法为化湿邪、利小便。

(6) 阳黄当清化,热重于湿证予清热通腑,利湿退黄;湿重于热证予利湿化浊运脾,佐以清热。

(7) 胆腑郁热证予疏肝泄热,利胆退黄。

(8) 疫毒炽盛证即急黄,是阳黄中的危急重症,治疗当以清热解毒,凉营开窍为主。

(9) 阴黄应以温化寒湿,如脾虚湿滞,宜健脾利湿。

(10) 黄疸消退后仍应调治,以免湿邪不清,肝脾未复,导致黄疸复发,甚或转成癥积、鼓胀。

考研专题——看未来展宏图

1. 患者突然出现目黄身黄,黄色鲜明,发热口渴,心中烦躁,恶心欲吐,小便短少而黄,大便秘结,舌苔黄腻,脉弦数。其证候是　(64/2010)

　　A. 湿热并重黄疸　　B. 熟毒炽盛急黄　　C. 湿重于热黄疸　　D. 热重于湿黄疸

答案:D。阳黄证治:①热重于湿证主症:身目俱黄,黄色鲜明,小便短少黄赤;兼症:心中懊恼,腹部胀满,口干口苦,恶心呕吐,大便秘结;舌苔:舌红,苔黄腻;脉象:脉弦数;证机:湿热薰蒸,阳明热盛,胆汁外溢;治法:清热利湿,佐以通下;方药:茵陈蒿汤。②湿重于热证主症:身目俱黄,但不及前者鲜明;兼症:头身困重,胸脘痞满,食欲减退,恶心呕吐,腹胀,大便溏垢;舌苔:舌苔厚腻微黄;脉象:脉濡数;证机:湿遏热壅,脾失健运,胆汁泛溢;治法:利湿化浊,佐以清热;方药:茵陈五苓散合甘露消毒丹。

2. "黄家所得,从湿得之"是哪一本书最早提出来的　(55/1991)

　　A.《诸病源候论》　　B.《景岳全书》　　　　C.《金匮要略》　　　D.《医学心悟》　　　E.《张氏医通》

答案:C。出自《金匮要略·黄疸病》:"黄家所得,从湿得之。"

3. 急黄的治法是　(60/2002)

　　A. 清热利湿,和胃醒神　　　　　　B. 清热解毒,利湿化浊　　　　C. 清热解毒,凉血安神

　　D. 清热解毒,凉营开窍　　　　　　E. 清肝利胆,凉血开窍

答案:D。急黄为湿热夹毒,热毒炽盛,迫使胆汁外溢肌肤而迅速发黄,以清热解毒、凉营开窍为治法。

4. 黄疸与萎黄的鉴别要点是　(60/1997)

　　A. 身黄　　　　　B. 目黄　　　　　C. 小便黄　　　　D. 兼见虚损症状　　E. 起病急缓

答案:B。黄疸以身黄、目黄、小便黄为主证;萎黄是以面目和小便都正常,肌肤呈淡黄色,干萎无光泽,且常伴有眩晕等症状。

5. 急黄的主要病机是　(63/2003)

　　A. 湿热蕴塞,胆汁外溢　　　　　　B. 肝胆郁热,胆汁上逆　　　　C. 湿热夹毒,热毒炽盛

　　D. 湿遏中用,胆汁外泄　　　　　　E. 外感疫毒,郁而不达

答案:C。急黄为湿热夹毒,郁而化火所导致。

6. 身目俱黄而晦暗,胁下癥块,刺痛而拒按,为气滞血瘀,湿浊残留所致者,用逍遥散的同时,加服下列何方(61/1996)

　　A. 硝石矾石散　　　B. 鳖甲煎丸　　　　C. 桃红四物汤　　　D. 茵陈五苓散　　E. 茵陈术附汤

答案:B。阴黄,为黄疸日久,气滞血瘀,湿热残留,结于胁下所导致。服鳖甲煎丸,以活血化瘀,配服逍遥散以舒肝扶脾。

7. 因沙石阻滞胆道,而见身目黄染,右胁疼痛,牵引肩背,或有寒热往来,大便色淡灰白,宜用何方加金钱草、鸡内金、郁金、茵陈　(66/1995)

　　A. 小柴胡汤　　　　　　　　B. 柴芩温胆汤　　　　　　　　C. 大柴胡汤

　　D. 麻黄连翘赤小豆汤　　　　E. 甘露消毒丹

答案:C。因沙石阻滞胆道而热重于湿之黄疸,用大柴胡汤加茵陈,金钱草、郁金以疏肝利胆,清热退黄。

8. 阳黄初起见表证者,治宜选用　(64/1998)

　　A. 小柴胡汤　　　　　　　　B. 甘露消毒丹　　　　　　　　C. 大柴胡汤

　　D. 麻黄连翘赤小豆汤　　　　E. 以上均不适宜

答案:D。阳黄初起见表证者,解表清热利湿,首选麻黄连翘赤小豆汤。

9. 证见目黄身黄,其色鲜明,发热口渴,心中懊恼,恶心呕吐,小便短少而黄,大便秘结,舌苔黄腻,脉象弦数,治疗主方应为　(60/1992)

　　A. 茵陈五苓散　　　　　　　B. 茵陈蒿汤　　　　　　　　　C. 甘露消毒丹

　　D. 麻黄连翘赤小豆汤　　　　E. 大柴胡汤

答案：B。阳黄,热重于湿之黄疸,以清热利湿,佐以泄下为法,首选方为茵陈蒿汤。

10. A. 身黄　　　　B. 目黄　　　　C. 舌苔黄　　　　D. 小便黄　　　　E. 汗液色黄

(1) 确定黄疸的主要依据是　(93/1991)

(2) 虚证黄疸与萎黄病之区别主要在于　(94/1991)

答案：(1) B;(2) B。黄疸以身黄、目黄、小便黄为主证,其中目睛黄染尤为本病的主要特征。萎黄者两目正常。

11. 黄疸的发生,与下列哪些脏腑有关　(144/2004)

A. 肝　　　　B. 脾　　　　C. 胆　　　　D. 胃

答案：ABCD。黄疸从脏腑来看,与脾、胃、肝、胆有关。由于当脾失健运时,湿邪壅阻中焦,则脾胃升降失常,脾气不升,则肝气郁结不能疏泄,胃气不降,则胆汁的输送排泄失常,湿邪郁遏,导致胆汁浸入血液,溢于肌肤而发黄。

 课后巩固——练知识增考技

一、名词解释

1. 黑疸　　2. 急黄　　3. 胆黄　　4. 痿黄　　5.《金匮要略》五疸

二、选择题

【A型题】

1. 茵陈蒿汤是黄疸哪一证型的代表方剂

　　A. 脾虚湿滞证　　B. 寒湿阻遏证　　C. 胆腑郁热证　　D. 热重于湿证　　E. 湿重于热证

2. 茵陈术附汤是哪一部医籍中创制的方剂

　　A.《金匮要略》　　B.《圣济总录》　　C.《卫生宝鉴》　　D.《景岳全书》　　E. 以上都不是

3.《金匮要略》对黄疸的预后提示:"黄疸之病,当以_____为期,治之十日以上瘥,反剧为难治。"

　　A. 七日　　B. 十八日　　C. 十日　　D. 八日　　E. 十五日

4. 黄疸邪郁肌表,寒热头痛,宜先用下列何方疏表清热、利湿退黄

　　A. 麻黄汤　　B. 麻黄连翘赤小豆汤　　C. 甘露消毒丹　　D. 荆防败毒散　　E. 三仁汤

【B型题】

　　A. 黄疸热重于湿证　　　　B. 黄疸湿重于热证　　　　C. 黄疸胆腑郁热证

　　D. 黄疸疫毒炽盛证　　　　E. 黄疸寒湿阻遏证

5. 茵陈术附汤适用于

6. 大柴胡汤适用于

7.《千金》犀角散适用于

　　A. 硝石矾石散　　B. 茵陈术附汤　　C. 茵陈蒿汤　　D. 甘露消毒丹　　E. 黄芪建中汤

8. 黄疸湿重于热证方选

9. 黄疸热重于湿证方选

10. 黄疸脾虚湿滞证方选

【X型题】

11. 黄疸胆腑郁热证的特点为

　　A. 黄疸鲜明　　B. 上腹右胁疼痛　　C. 疼痛牵引肩背　　D. 寒热往来　　E. 脉弦滑数

12. 黄疸湿重于热证的代表方是

　　A. 茵陈蒿汤　　B. 大柴胡汤　　C. 茵陈五苓散　　D. 大柴胡汤　　E. 甘露消毒丹

13. 黄疸消退后调治肝脾不调证的代表方剂是

　　A. 茵陈四苓散　　B. 柴胡疏肝散　　C. 归芍六君子汤　　D. 逍遥散　　E. 鳖甲煎丸

14. 疫毒炽盛证黄疸常选用下列方剂

　　A. 大柴胡汤　　B. 茵陈蒿汤　　C.《千金》犀角散　　D. 安宫牛黄丸　　E. 紫雪丹

15. 黄疸消退后调治气滞血瘀证常选用下列方剂

　　A. 丹栀逍遥散　　　　　　B. 逍遥散　　　　　　　C. 归芍六君子汤

　　D. 鳖甲煎丸　　　　　　　E. 大柴胡汤

16. 黄疸热重于湿证的特点为

　　A. 黄疸鲜明　　　B. 发热口渴　　　C. 腹部胀闷　　　D. 大便秘结　　　E. 舌苔厚腻微黄

（选择题答案：1. D　2. E　3. B　4. B　5. E　6. C　7. D　8. D　9. C　10. E　11. ABCDE　12. CE　13. BC　14. CDE　15. BD　16. ABCD）

三、填空题

1. 《沈氏尊生书》有"＿＿＿＿＿＿＿以致发黄者,俗称之疸黄,杀人最急"的记载。

2. 黄疸的病理因素有＿＿＿＿＿＿＿＿6种,但其中以＿＿＿＿＿为主。

3. 对黄疸的形成机理,《金匮要略》指出:"黄家所得,＿＿＿＿＿＿。"对黄疸的治疗大法,《金匮要略》认为:"诸病黄家,但＿＿＿＿＿＿。"

4. 黄疸的辨证应以＿＿＿＿＿＿,阳黄以＿＿＿＿＿＿为主。

5. 黄疸的治疗大法,主要为＿＿＿＿＿＿,＿＿＿＿＿＿。

四、问答题

1. 试述黄疸的辨证和治疗要点。

2. 如何理解湿邪在黄疸发病过程中的意义?

3. 试述急黄的症状、治法及常用方药。

第三节　积　　聚

一、概念

1. 积聚是腹内结块,或痛或胀的病证。

2. 积属有形,结块固定不移,痛有定处,病在血分,是为脏病。

3. 聚属无形,包块聚散无常,痛无定处,病在气分,是为腑病。

二、历史沿革

1. 《内经》首先提出积聚的病名。

《灵枢·五变》篇说:"人之善病肠中积聚者,……如此则肠胃恶,恶则邪气留止,积聚乃伤。脾胃之间,寒温不次,邪气稍至,蓄积留止,大聚乃起。"

2. 后世不断明确积与聚在病理及临床表现上的区别。

《难经·五十五难》指出"积者五脏所生,聚者六腑所成。"

《金匮·五脏风寒积聚病》进一步说明,"积者,脏病也,终不移。聚者,腑病也,发作有时。"仲景所制鳖甲煎丸、大黄䗪虫丸至今仍为治疗积聚的临床常用方剂。

《景岳全书·积聚》篇认为积聚治疗不过四法,"曰攻曰消曰散曰补,四者而已",并创制了化铁丹、理阴煎等新方。

3. 根据积聚的临床特征,提出分期治疗的原则,同时重视综合治疗。

《医宗必读·积聚》篇则提出了积聚分初、中、末三个阶段的治疗原则。

《千金方》、《外台秘要》、《医学入门》等医籍,在治疗上不但采用内服药物,而且还注意运用膏药外贴、药物外熨、针灸等综合疗法,使积聚的辨证施治内容益加丰富。

4. 根据积聚临床特点,也有较多的名称,如"癥瘕"、"癖块"、"痃癖"、"痞块"。

三、讨论范围

现代医学中,凡多种原因引起的肝脾肿大,腹腔及盆腔肿瘤等,多属"积"之范畴,胃肠功能紊乱、痉挛,幽门梗阻等,则与"聚"关系较为密切。

四、病因病机

（一）病因

1. 情志失调:情志抑郁,肝气不舒,脉络受阻,气滞血瘀,可形成积聚。

2. 饮食所伤：酒食不节，饥饱失宜，脾胃受损，食滞湿浊凝聚，则成聚证。如痰阻气血，痰凝气滞血瘀，日久则可形成积证。

3. 感受寒邪：寒邪侵袭，脾阳不运，湿痰内聚，气血瘀滞，积聚乃成。

4. 病后所致：黄疸、胁痛病后，湿浊留恋，气血蕴结；感染虫毒（血吸虫等）或久疟不愈，损伤肝脾，脉络痹阻，气血凝滞，亦可形成本病。

正气不足，气血瘀滞，正虚感邪，邪气盘踞而成积聚。因此，正气的盛衰与积聚的形成、发展有密切的关系。

（二）病机

1. 基本病机：气滞、血瘀、痰凝，结而成块。聚证以气机阻滞为主；积证气滞、血瘀、痰凝均有，而以血瘀为主。

2. 病位：主要责之肝脾失运，与胃肠受损有关。

3. 病理性质：总属本虚标实，但有偏实偏虚的不同

（1）积聚初起，气滞血瘀痰阻，邪气壅实，正气未虚，多属实证。

（2）积聚日久，病势较深，正气耗伤，转为虚实夹杂；病至后期，气血衰少，以正虚为主。

4. 病理演变

（1）积证与聚证之间的转化。

（2）转为他病：①积聚，肝脾失调，气血瘀滞，日久及肾，肝、脾、肾三脏受损，气、血、水停积腹内，则可转为鼓胀。②若肝胆疏泄失常，胆汁外溢，可转为黄疸。③若肝不藏血，脾不统血，血不循经，可合并出血。

五、辨证论治

（一）辨证要点

1. 辨癥积与瘕聚

（1）癥就是积，癥积指腹内结块有形可征，固定不移，痛有定处，病属血分，多为脏病，形成的时间较长，病情一般较重。

（2）瘕即是聚，瘕聚是指腹内结块聚散无常，痛无定处，病在气分，多为腑病，病史较短，病情一般较轻。

2. 辨积证的初、中、末分期

（1）初期：积证初起，正气未虚，邪虽实而不甚，以邪实为主，表现为积块形小，按之不坚。

（2）中期：正气已虚，邪气渐甚，表现为积块增大，按之较硬。

（3）后期：正气大伤，邪盛已极，表现为积块明显，按之坚硬。

（二）治疗原则

1. 聚证：以疏肝理气，行气消聚为主。

2. 积证：理气，活血，化瘀，散结软坚。治疗宜分初、中、末3个阶段

（1）初期属邪实，应予攻邪为主。

（2）中期邪实正虚，予消补兼施。

（3）后期以正虚为主，应予扶正除积，甚至以扶正为主。

（三）证治分类

1. 聚证

证　型	肝气郁结	食滞痰阻
症　状	腹中结块柔软，攻窜胀痛，时聚时散，脘胁胀闷不适，苔薄，脉弦等	腹胀或痛，腹部时有条索状物聚起，按之胀痛更甚，便秘，纳呆，舌苔腻，脉弦滑等
证　机	肝失疏泄，腹中气结成块	虫积、食滞、痰浊交阻，气聚不散，结而成块
治　法	疏肝解郁，行气散结	理气化痰，导滞通便

证　型	肝气郁结	食滞痰阻
代表方	逍遥散、木香顺气散(《沈氏尊生书》木香、青皮、陈皮、甘草、枳壳、川朴、乌药、香附、苍术、砂仁、桂心、川芎)加减。前方疏肝解郁,健脾养血,适用于肝气郁结,脾弱血虚者;后方疏肝行气,温中化湿,适用于寒湿中阻,气机壅滞者	以六磨汤(《证治准绳》沉香、木香、槟榔、乌药、枳实、大黄)为主方。本方行气化痰,导滞通便,适用于痰食交阻,脘腹胀痛,胸闷气逆,大便秘结之证
常用药	柴胡、当归、白芍药、甘草、生姜、薄荷疏肝解郁;香附、青皮、枳壳、郁金、台乌药行气散结	大黄、槟榔、枳实导滞通便;沉香、木香、乌药行气化痰
加减	如胀痛甚者,加川楝子、延胡索、木香理气止痛。如兼瘀象者,加延胡索、莪术活血化瘀;如寒湿中阻,腹胀、舌苔白腻者,可加苍术、厚朴、陈皮、砂仁、桂心等温中化湿	如胀痛甚者,加川楝子、延胡索、木香理气止痛。如兼瘀象者,加延胡索、莪术活血化瘀;如寒湿中阻,腹胀、舌苔白腻者,可加苍术、厚朴、陈皮、砂仁、桂心等温化药物

　2. 积证

证　型	气滞血阻	瘀血内结	正虚瘀结
症　状	腹部积块,固定不移,胀痛不适,质软不坚,胸胁胀满,舌苔薄,脉弦,舌有紫斑或紫点	腹部积块明显,质地较硬,固定不移,隐痛或刺痛,形体消瘦,纳谷减少,面色晦暗黧黑,面颈胸臂或有血痣赤缕,女子可见月事不下,舌质紫或有瘀斑瘀点,脉细涩	久病体弱,积块坚硬,隐痛或剧痛,饮食减少,肌肉瘦削,面色萎黄或黧黑,甚则面肢水肿,舌质淡紫,或光剥无苔,脉细数或弦细
证　机	气滞血阻,脉络不和,积而成块	瘀结成块,正气渐损,脾运不健	癥积日久,中虚失运,气血衰少
治　法	理气消积,活血散瘀	祛瘀软坚,兼调脾胃	补益气血,活血化瘀
代表方	金铃子散合失笑散加减。前方偏于行气活血止痛,适用于瘕积气滞血阻,疼痛不适者;也可选用大七气汤,本方重在祛寒散结,行气消瘀,适用于瘕积气滞血阻兼有寒象者	膈下逐瘀汤加减,酌情配用鳖甲煎丸或六君子汤。膈下逐瘀汤重在活血行气,消积止痛,为本证的主方;鳖甲煎丸(《金匮要略》)化瘀软坚,兼顾正气,如积块大而坚硬,可配合服用;六君子汤旨在调补脾胃,可与以上两方间服,达到攻补兼施的目的。当归、川芎、桃仁、三棱、莪术、石见穿活血化瘀消积;香附、乌药、陈皮行气止痛;人参、白术、黄精、甘草健脾扶正	八珍汤合化积丸加减。八珍汤补气益血,化积丸活血化瘀、软坚消积
常用药	柴胡、青皮、川楝子行气止痛;丹参、延胡索、蒲黄、五灵脂活血散瘀	当归、川芎、桃仁、三棱、莪术、石见穿活血化瘀消积;香附、乌药、陈皮行气止痛;人参、白术、黄精、甘草健脾扶正	人参、白术、茯苓、甘草补气;三棱、莪术、阿魏、瓦楞子、五灵脂活血瘀消症;当归、白芍药、地黄、川芎益血;香附、槟榔行气以活血
加减	若兼烦热口干,舌红,脉细弦者,加牡丹皮、山栀、赤芍药、黄芩等凉血清热;如腹中冷痛,畏寒喜温,舌苔白,脉缓,可加肉桂、吴茱萸、全当归等温经祛寒散结	如积块疼痛,加五灵脂、延胡索、佛手片活血行气止痛;如痰瘀互结,舌苔白腻者,可加白芥子、半夏、苍术等化痰散结药物;如积块疼痛,加五灵脂、延胡索、佛手片活血行气止痛	若阴伤较甚,头晕目眩,舌光无苔,脉象细数者,可加生地黄、北沙参、枸杞、石斛。如牙龈出血、鼻出血,酌加山栀、牡丹皮、白茅根、茜草、三七等凉血化瘀止血;若畏寒肢肿,舌淡白,脉沉细者,加黄芪、附子、肉桂、泽泻等以温阳益气,利水消肿

六、预防调护

1. 饮食有节,起居有时,注意冷暖,调畅情志,保持正气充沛,气血流畅。

2. 积聚患者,更要避免饮食过量,忌食生冷油腻,以免寒湿积滞,损伤脾胃。

3. 见阴伤出血者,要忌食辛辣酒热,防止进一步伤阴动血。

七、临证备要

1. 注意兼夹证型

(1) 积聚可分为气滞血阻、瘀血内结、正虚瘀结 3 个证型,但在临床中,各个证型往往兼有郁热、湿热、寒湿、痰浊等病理表现,其中兼郁热、湿热者尤为多见。

(2) 正气亏虚者,亦有偏重阴虚、血虚、气虚、阳虚的不同。

(3) 临证应根据邪气兼夹与阴阳气血亏虚的差异,相应地调整治法方药。

2. 明确积聚的性质

(1) 积聚系病毒性肝炎所致肝脾肿大者,在辨证论治的基础上可选加具有抗病毒、护肝降酶、调节免疫、抗纤维化等作用的药物。

(2) 如为恶性肿瘤宜加入扶正固本、调节免疫功能以及实验筛选和临床证实有一定抗肿瘤作用的药物。

3. 要注意顾护正气,攻伐药物不可过用

(1) 聚证以实证居多,但如反复发作,脾气易损,此时需用香砂六君子汤加减,以培脾运中。

(2) 积证系日积月累而成,其消亦缓,切不可急功近利。

(3) 如过用、久用攻伐之品,易于损正伤胃。

(4) 过用破血、逐瘀之品,易于损络出血。

(5) 过用香燥理气之品,则易耗气伤阴积热,加重病情。

(6)《医宗必读·积聚》提出的"屡攻屡补,以平为期"的原则深受医家重视。

(7) 注意其病机演变:①部分积聚证反复发作,气病及血,血瘀内结,可发展为癥积。②癥积后期常可伴黄疸,或并发鼓胀,或见吐、衄、便血等症。

记忆处方——重理解活思维

积 聚

1. 积与聚为腹内结块。聚是结块聚散无常,痛无定处者,病在气分,属腑病。积是结块固定不移,痛有定处者,病在血分,属脏病。

2. 积聚的病因多与情志、饮食、寒邪及黄疸、虫毒、疟疾等病后有关。病机关键是气滞血瘀,病变脏器以肝脾为主。

3. 辨证治疗要点

(1) 聚证多实。

(2) 积证初期以实为主,中期邪实正虚,后期正虚为主。

(3) 聚证治疗主以理气散结。

(4) 积证治疗初期宜消散,中期消补兼施,后期应养正除积。

(5) 聚证肝气郁结,可用逍遥散、木香顺气丸加减。食滞痰阻者以六磨汤为主方。

(6) 积证气滞血阻,以柴胡疏肝散合金铃子散加减。

(7) 瘀血内结,以膈下逐瘀汤配合鳖甲煎丸、六君子汤。

(8) 正虚瘀结,以八珍汤合化积丸治疗。

考研专题——看未来展宏图

1. 积证的特征是　(171/2009)

　　A. 结块有形可征　　B. 痛有定处　　　　C. 结块聚散无常　　D. 多为脏病

答案：ABD。积为腹中有块，固定不移，痛有定处，病在血分，为脏病。聚为腹中气聚，作止无常，痛无定处，病在气分，为腑病。聚证日久不愈，可以由气入血转化为积证，两者既有区别，也有联系。

2. "积者，五脏所生；聚者，六腑所成也。积者，阴气也，其始发有常处，其痛不离其部，上下有所终始，左右有所穷处；聚者，阳气也，其始发无根本，上下无所留止，其痛无常处，谓之聚。故以是别知积聚也。"此文出自哪一书（63/1993）

　　A.《黄帝内经》　　B.《难经》　　　　C.《中藏经》　　　D.《金匮要略》　　E.《诸病源候论》

答案：B。《难经》首先提出积和聚的区别。

3. "初者，病邪初起，正气尚强，邪气尚浅，则任受攻；中者，受病渐久，邪气较深，正气较弱，任受且攻且补；末者，病魔经久，邪气侵凌，正气消残，则任受补。"此语出自　(61/1992,61/2000)

　　A.《诸病源候论·症瘕病诸候》　　B.《济生方·聚论治》　　　　C.《医学入门·积聚门》

　　D.《医宗必读·积聚》　　　　　　E.《景岳全书·积聚》

答案：D。《医宗必读·积聚》提出分初、中、末3个阶段的治疗原则。

4. 病积聚之轻者，症见脘腹痞满，食少纳呆，舌苔白腻，脉象弦缓。治疗宜用　(74/2006)

　　A. 木香顺气散　　B. 四逆散　　　　C. 柴胡疏肝散　　D. 香苏散　　　E. 胃苓汤

答案：A。本病为聚证，由肝气郁滞所致。方选木香顺气散以行气解郁，散寒燥湿。

5. 患者腹胀且痛，便秘纳呆，时有条状物聚起在腹部，重按则胀痛更甚，苔腻，脉弦滑，应诊断为　(66/1997)

　　A. 气结血瘀之积证　B. 肝气挟痰之聚症　C. 食滞痰阻之聚证　D. 肝郁气滞之聚证　E. 气郁血瘀之积证

答案：C。食滞痰阻，脾运失司，湿痰内生，痰食互阻，气机不畅所导致，选食滞痰阻之聚证。

6.　A. 逍遥散　　　B. 木香顺气丸　　C. 六磨汤　　　　D. 枳实导滞丸　　E. 中满分消丸

（1）食滞痰阻之聚证，治疗宜选用　(97/2002)

（2）湿热蕴结之鼓胀，治疗宜选用　(98/2002)

答案：（1）C；（2）E。食滞痰阻之聚证，当以导滞通便，理气化痰为法，首选六磨汤。湿热蕴结之鼓胀当以清热利湿、攻下逐水为法，首选中满分消丸加减。

7. 积证患者见到下列哪些病症均属病重　(156/2001)

　　A. 黄疸　　　　　B. 吐血　　　　　C. 水臌　　　　　D. 胁痛

答案：ABC。黄疸、鼓胀、吐血皆为重证。

课后巩固——练知识增考技

一、名词解释

1. 积聚　　　　　3. 痕聚　　　　　5. 癖块　　　　　6. 痃癖

2. 癥积　　　　　4. 痞块

二、选择题

【A型题】

1. 腹中结块柔软，时聚时散，攻窜胀痛，脘胁胀闷不适，苔薄，脉弦。治疗方法宜首选

　　A. 理气化痰，导滞散结　　　　B. 补益气血，活血化瘀　　　　C. 疏肝解郁，行气散结

　　D. 理气消积，活血散瘀　　　　E. 祛瘀软坚，兼调脾胃

2. 某女，75岁，久病体弱，积块坚硬，隐痛，不思饮食，肌肉瘦削，神倦乏力，面色萎黄，面肢水肿，舌质淡紫，脉

弦细。治疗方剂宜首选

    A. 六君子汤合鳖甲煎丸加减

    B. 膈下逐瘀汤合鳖甲煎丸加减

    C. 八珍汤合化积丸加减

    D. 八珍汤合鳖甲煎丸加减

    E. 柴胡疏肝散合金铃子散加减

3. 柴胡疏肝散合金铃子散加减主要用于

    A. 肝气郁结之郁证   B. 肝气犯胃之胃痛   C. 气滞血瘀之腹痛

    D. 肝气犯胃之呕吐   E. 气滞血阻之积证

4. 腹部积块明显,质地较硬,固定不移,隐痛或刺痛,形体消瘦,纳谷减少,面色晦暗黧黑,面颈胸臂或有血痣赤缕,女子可见月事不下,舌质紫或有瘀斑瘀点,脉细涩。治疗方法宜首选

    A. 祛瘀软坚,佐以扶正健脾   B. 理气消积,活血散   C. 补益气血,活血化瘀

    D. 理气化痰,导滞散结   E. 疏肝解郁,行气散结

【B型题】

    A. 正虚瘀结之积证   B. 气滞血阻之积证   C. 瘀血内结之积证

    D. 食滞痰阻之聚证   E. 肝气郁结之聚证

5. 腹部积块质软不坚,固定不移,胀痛不适,舌苔薄,脉弦等。证属

6. 腹胀或痛,腹部时有条索状物聚起,按之胀痛更甚,便秘,纳呆,舌苔腻,脉弦滑。证属

7. 腹中结块柔软,时聚时散,攻窜胀痛,脘胁胀闷不适,苔薄,脉弦等。证属

    A. 朱丹溪   B. 李宗梓   C. 丹波元坚   D. 王肯堂   E. 张景岳

8. 提出积聚治疗"总其要不过四法,曰攻曰消曰散曰补,四者而已"的医家是

9. 提出积聚分初、中、末三个阶段的治疗原则的医家是

10. 明确说明"癥即积,瘕即聚"的医家是

【X型题】

11. 积证日久可出现

    A. 痉厥   B. 出血   C. 黄疸   D. 鼓胀   E. 胁痛

12. 癥积的特征是

    A. 有形可征   B. 病属血分   C. 固定不移   D. 痛有定处   E. 病情较重

13. 郁结之聚证的治疗主方是

    A. 柴胡疏肝散   B. 丹栀逍遥散   C. 逍遥散   D. 柴胡疏肝汤   E. 木香顺气散

(选择题答案:1. C　2. C　3. E　4. A　5. B　6. D　7. E　8. E　9. B　10. C　11. BCD　12. ABCDE　13. ABCDE)

三、填空题

1. 积聚的病机主要是_____,_____。两者比较,聚证以_____为主,积证以_____为主。

2. 积证的病理性质,初期多属_____,中期多属_____,后期以_____为主。

3. 积证治疗,初期应予_____;中期予_____;后期应予_____。

4. 聚证病理性质多属_____,治疗以_____为主。

5. 《难经五十五难》云:"积者_____所生,聚者_____所成。"

6. 气滞血阻之积证的代表方为_____合_____。

7. 《灵枢·百病始生》篇说:"积之始生,得_____乃生。"

8. 瘀血内结之积证的代表方为_____合_____加减。

四、问答题

1. 癥积与瘕聚如何鉴别?

2. 试述积聚的辨证要点及治疗原则。

3. 治疗积聚为什么要始终顾护正气? 临床如何运用?

第四节　鼓　　胀

一、概说

1. 鼓胀是指腹部胀大如鼓的一类病证。
2. 证候特征：以腹部胀大，皮色苍黄，脉络显露为特征。
3. 鼓胀为临床较为常见多发的病证，多由黄疸、胁痛、肝癖等失治，气血水瘀积于腹中而成。
4. 历代医家对本病的防治十分重视，把它列为"风、痨、鼓、膈"四大顽证之一。

二、历史沿革

鼓胀病名最早见于《内经》。

《灵枢·水胀》："鼓胀何如？岐伯曰：腹胀，身皆大，大与肤胀等也，色苍黄，腹筋起，此其候也。"——详细描述临床特征。

《灵枢·胀论》："五脏六腑胀。"——寓本病最早分类。

《素问·阴阳应象大论》："浊气在上，则生胀。"——提出病因病机。

《素问·腹中论》："有病心腹满，旦食则不能暮食……名曰鼓胀……治之以鸡矢醴……其时有复发者何也？此饮食不节，故时有病也。"——提出饮食不节是病因之一。

《金匮要略·水气病脉证并治》篇之肝水、脾水、肾水，均以腹大胀满为主要表现，也与鼓胀类似。

《诸病源候论·水蛊候》："水毒气结于内，令腹渐大，动摇有声"者，称为"水蛊。"——认为本病发病与感受"水毒"有关。

《诸病源候论·水症候》："经络痞涩，水气停聚，在于腹内。"——提出鼓胀病机。

《丹溪心法·鼓胀》："七情内伤，六淫外侵，饮食不节，房劳致虚……清浊相混，隧道壅塞，郁而为热，热留为湿，湿热相生，遂成胀满。"——提出本病病机。

明代李中梓《医宗必读·水肿胀满》："在病名有鼓胀与蛊胀之殊。鼓胀者，中空无物，腹皮绷急，多属气也。蛊胀者，中实有物，腹形充大，非虫即血也。"——对本病进一步发展。

明代戴思恭称本病为"蛊胀"、"膨脖"、"蜘蛛蛊"。

《证治要诀·蛊胀》："盖蛊与膨同，以言其急实如鼓……俗称之为膨脖，有谓之蜘蛛病。"

明代张景岳将鼓胀又称"单腹胀"。

《景岳全书·气分诸胀论治》："单腹胀者名为鼓胀，以外虽坚满而中空无物，其像如鼓，故名鼓胀。又或以血气结聚，不可解散，其毒如蛊，亦名蛊胀，且肢体无恙，胀满在腹，故又名为单腹胀。"——提出本病与情志、劳欲、饮食等有关，指出"少年纵酒无节，多成水鼓"，并提出"治胀当辨虚实"。

明代李挺在《医学入门·鼓胀》："凡胀初起是气，久则成水，……治胀必补中行湿，兼以消积，更断盐酱。"——提出治则及禁忌。

喻嘉言《医门法律·胀病论》："凡又癥瘕、积块、痞块，即是胀病之根。"——提出症积日久可致鼓胀。

唐容川《血证论》指出"血膨"的发病与接触河中疫水，感染"水毒"有关。

三、讨论范围

本病的临床表现类似西医学所指的肝硬化腹水，包括病毒性肝炎、血吸虫病、胆汁性、酒精性营养不良性等多种原因导致的肝硬化腹水。

四、病因病机

（一）病因

1. 酒食不节：如嗜酒过度，或恣食甘肥厚味，酿湿生热，蕴聚中焦，壅阻气机，湿浊内聚，遂成鼓胀。
2. 情志刺激：忧思郁怒，伤及肝脾。肝失疏泄，气机滞涩，日久由气及血，络脉瘀阻。肝气横逆，脾运失健，则水湿内停，气、血、水壅结而成鼓胀。
3. 虫毒感染：血吸虫感染，虫毒阻塞经隧，脉道不通，久延失治，肝脾两伤，形成癥积；气滞络瘀，清浊相混，水液停聚，乃成鼓胀。
4. 病后续发：黄疸日久，湿邪蕴阻，肝脾受损，气滞血瘀；或癥积不愈，气滞血结，脉络壅塞，水湿不化；或久泻久痢，气阴耗伤，肝脾受损，气血滞涩，水湿停留等，均可形成鼓胀。

（二）病机

1. 基本病机：肝、脾、肾三脏受损，气滞、血瘀、水饮互结腹内。

2. 病位：在肝、脾、肾三脏，多由肝脾累及于肾。

3. 病理性质：总属本虚标实。初期以标实为主，后期多属本虚标实，或以本虚为主。

4. 病理演变

（1）气、血、水之间相互影响和转化。

（2）形成变证。鼓胀为风、痨、鼓、膈四大顽证之一，失治或误治，极易形成变端，如：①阴虚血热，热伤脉络，可致鼻出血、齿衄，甚或大量呕血、便血；②肝肾阴虚，邪从热化，蒸液生痰，内蒙心窍，引动肝风，则见神昏谵语、痉厥等严重征象；③如脾肾阳虚，湿浊内蒙，蒙蔽心窍，亦可导致神糊昏厥之变，终至邪陷正虚，气阴耗竭，由闭转脱，病情极为险恶。

五、诊察要点

（一）诊断依据

1. 初起脘腹作胀，食后尤甚，继而腹部肿大如鼓，重者腹壁青筋显露，脐孔突出。

2. 常伴腹胀、纳差、尿少及齿鼻出血及皮肤紫斑等出血倾象。

3. 体征可见脸色萎黄、黄疸、肝素、蜘蛛蛊等。

4. 病因常有酒食不节、情志内伤、感染血吸虫或黄疸、积聚胁痛日久等病史。

（二）病证鉴别

1. 腹部体征鉴别

（1）肝硬化腹水初起腹部胀大，但按之尚柔软。

（2）合并重症肝炎，严重鼓胀，内毒素血症时腹皮绷急，腹部胀气明显。

（3）大量腹水或反复腹水，腹壁松弛，腹部呈蛙状，腹水多时，脐心突出，甚则脐疝。

（4）肝硬化合并腹膜炎，腹壁紧张，可遍及全腹，且有压痛、反跳痛。

（5）急性弥漫性腹膜炎，如肠穿孔、胃穿孔引起，腹壁强直如板状。

（6）结核性腹膜炎引起腹水，腹壁呈中等硬质，有揉之感。

2. 鼓胀与水肿

（1）鼓胀主要为肝、脾、肾受损，气、血、水互结于腹中，以腹部胀大为主，四肢肿不甚明显。晚期方伴肢体水肿，每兼见面色青晦，面颈部有血痣赤缕，胁下癥积坚硬，腹皮青筋显露等。

（2）水肿主要为肺、脾、肾功能失调，水湿泛溢肌肤。其水肿多从眼睑开始，继则延及头面及肢体，或下肢先肿，后及全身，每见面色苍白，腰酸倦怠等，水肿较甚者亦可伴见腹水。

六、辨证论治

（一）辨证要点及治疗原则

1. 其虚实标本的主次。本病多属本虚标实之证。

（1）标实者当辨气滞、血瘀、水湿的偏盛。

（2）本虚当辨清阴虚阳虚的不同。

2. 辨气臌、水臌、血臌

（1）嗳气或矢气则舒，腹部按之空空然，叩之如鼓，是为"气臌"，多属肝郁气滞。

（2）腹部胀满膨大，或状如蛙腹，按之如囊裹水，常伴下肢水肿，是为"水臌"，多属阳气不振，水湿内停。

（3）脘腹坚满，青筋显露，腹内积块痛如针刺，面颈部赤丝血缕，是为"血臌"，多属肝脾血瘀水停。

（4）临床上气、血、水三者常相兼为患，但各有侧重。

（二）分型辨证

证 型	辨证要点	证 机	治 法
气滞湿阻	腹胀按之不坚，伴胁胀，食后胀甚，得嗳气、矢气稍减，舌苔薄白腻，脉弦	肝郁气滞，脾运不健，湿浊中阻	疏肝理气，运脾利湿

（续表）

证　型	辨证要点	证　机	治　法
水湿困脾	腹大胀满，按之如束裹水，脘腹痞胀，困倦懒动，尿少便溏，舌苔白腻，脉缓	湿邪困遏，脾阳不振，寒水内停	温中健脾，行气利水
水热蕴结	腹大坚满，脘腹胀急，烦热口苦，身目发黄，尿赤便秘，舌边尖红，苔黄腻，脉弦数	湿热壅盛，蕴结中焦，浊水内停	清热利湿，攻下逐水
瘀结水留	脘腹坚满，青筋显露，胁痛如针刺，面色晦暗黝黑，舌紫暗，脉细涩	肝脾瘀结，络脉滞涩，水气停留	活血化瘀，行气利水
阳虚水盛	腹大胀满，形似蛙腹，朝宽暮急，神倦怯寒，肢冷水肿，舌体胖，苔白，脉沉细无力	脾肾阳虚，不能温运，水湿内聚	温补脾肾，化气利水
阴虚水停	腹大胀满，口干而燥，心烦失眠，齿鼻出血，舌红绛少津，苔少，脉弦细数	肝肾阴虚，津液失布，水湿内停	滋肾柔肝，养阴利水

（三）辨证

1. 出血

辨证要点	骤然大量呕血，血色暗红，大便下血，暗红或柏油便
证　机	瘀热互结，热迫血溢
治　则	清热凉血，活血止血
代表方	犀角地黄汤加三七、仙鹤草、地榆炭、血条炭、大黄炭
变　证	大出血之后，气随血脱，阳气衰微，汗出如油，四肢厥冷，呼吸低弱，脉微欲绝，西医生命体征血压下降，心率加快，呼吸微弱

宜中西医结合治疗	中医	扶正固脱，益气摄血方独参汤加山萸肉或与"血证"节互参
	西医	纤溶、止血，必要时输全血

2. 昏迷

辨证要点	神识昏迷，烦躁不安，四肢抽搐颤动，舌红苔黄，脉弦滑数
证　机	痰热内扰，蒙蔽心窍
治　则	清热豁痰，开窍熄风
代表方	安宫牛黄丸合龙胆泻肝汤或醒脑静注射液静脉滴注或清开灵注射液静脉滴注

七、预防调护

1. 宜进清淡、富有营养而且易于消化之食物。粗硬食物易损络动血，故应禁止食用。

2. 食盐有凝涩水湿之弊，一般鼓胀患者宜进低盐饮食；小便量少时，则应忌盐。

八、临证备要

1. 关于逐水法的应用

（1）适应证：适用于水热蕴结和水湿困脾证。

（2）用法：牵牛子粉：每次吞服1.5～3克，每日1～2次。或舟车丸、控涎丹、十枣汤等选用一种。舟车丸每服3～6克，每日1次，清晨空腹温开水送下。控涎丹3～5克，清晨空腹顿服。

十枣汤可改为药末：芫花、甘遂、大戟等份，装胶囊，每服1.5～3克，用大枣煎汤调服，每日1次，清晨空腹服。

以上攻逐药物，一般以2～3日为1个疗程，必要时停3～5日后再用。

（3）使用注意事项：①中病即止：在使用过程中，药物剂量不可过大，攻逐时间不可过久，遵循"衰其大半而止"的原则，以免损伤脾胃，引起昏迷、出血之变；②严密观察：服药时必须严密观察病情，注意药后反应，加强调护。一旦发现有严重呕吐、腹痛、腹泻者，即应停药，并做相应处理；③明确禁忌证：鼓胀日久，正虚体弱。或发热，黄疸日渐加深。或有消化道溃疡，曾并发消化道出血，或见出血倾向者，均不宜使用。

2. 注意祛邪与扶正药物的配合：根据病情采用先攻后补，或先补后攻，或攻补兼施等方法，扶助正气，调理脾胃，减少不良反应，增强疗效。

3. 鼓胀"阳虚易治，阴虚难调"：水为阴邪，得阳则化，故阳虚患者使用温阳利水药物，腹水较易消退。

4. 若是阴虚型鼓胀，温阳易伤阴，滋阴又助湿，治疗颇为棘手。临证可选用甘寒淡渗之品，以达到滋阴生津而不黏腻助湿的效果。在滋阴药中少佐温化之品，既有助于通阳化气，又可防止滋腻太过。

5. 腹水消退后仍须调治：经过治疗，腹水可能消退，但肝脾肾正气未复，气滞络脉不畅，腹水仍然可能再起，此时必须抓紧时机，疏肝健脾，活血利水，培补正气，进行善后调理，以巩固疗效。

6. 鼓胀危重症宜中西医结合即时处理：肝硬化后期腹水明显，伴有上消化道大出血、重度黄疸或感染，甚则肝昏迷者，病势重笃，应审察病情，配合有关西医抢救方法及时处理。

考研专题——看未来展宏图

1. 鼓胀的病因是 （167/2009）

A. 酒食不节　　　　B. 情志刺激　　　　C. 外感六淫　　　　D. 黄疸久治不愈

答案：ABD。鼓胀病因多由酒食失节、情志刺激、虫（蛊）病感染及黄疸、积聚等病后的续发。

2. 患者腹大坚满，脘腹绷急，烦热口苦，渴不欲饮，小便赤涩，大便秘结，舌暗，苔黄腻，脉弦数。其治法是 （66/2004）

A. 清热化湿，理气利水　　　　B. 清肝泻热，通腑泻下　　　　C. 通阳利水，化瘀通络

D. 理气化瘀，攻上逐水　　　　E. 清热利湿，攻下逐水

答案：E。湿热互结，浊水停聚，湿热阻于肠胃所导致，当以清热利湿、攻下逐水为法。

3. 患者腹大胀满，按之如囊裹水，下肢水肿，脘腹痞胀，得热稍舒，怯寒神倦，溲少便溏，舌苔白腻，脉缓。治疗宜用何方 （70/1997）

A. 实脾饮　　　　B. 温脾汤　　　　C. 胃苓汤　　　　D. 真武汤　　　　E. 附子理中丸

答案：A。鼓胀之寒湿困脾型，以温中健脾，行气利水为法，首选实脾饮。

4. 患者腹大坚满，脘腹撑满，烦热口苦，渴不欲饮，小便赤涩，大便秘结或溏垢，舌边尖红，苔黄腻，脉弦细滑，治宜首选 （65/1998）

A. 实脾饮　　　　B. 滋水清肝饮　　　　C. 中满分消丸　　　　D. 木香顺气丸　　　　E. 胃苓汤

答案：C。鼓胀之湿热蕴结型，以清热利湿、攻下逐水为法，首选中满分消丸。

5. 腹大坚满，脘腹撑急，烦热口苦，渴不欲饮，小便赤涩，大便溏垢，舌边尖红，苔黄腻，脉象弦数者，治疗宜用 （75/2006）

A. 中满分消丸　　　　B. 五积散　　　　C. 实脾饮　　　　D. 五苓散　　　　E. 疏凿饮子

答案：A。诊断为鼓胀，病情处于中期，并由湿热互结，浊水停聚所致。应选用中满分消丸，既可清热化湿、理气燥湿、淡渗利湿，又能护卫中焦。

6. 古代哪部医书论述鼓胀病机时，认为"胀病亦不外乎水裹、气结、血瘀" （67/1995）

A. 朱丹溪《格致余论》　　　　B. 喻嘉言《医门法律》　　　　C. 李中梓《医宗必读》

D. 李梴《医学入门》　　　　E. 虞抟《医学正传》

答案：B。喻嘉言《医门法律·胀病论》："胀病亦不外乎水裹、气结、血瘀。"

7. A. 温中健脾　　　　B. 行气利水　　　　C. 两者均是　　　　D. 两者均非

（1）鼓胀寒湿困脾证的治法是 （109/2003）

（2）水肿脾阳虚衰证的治法是 （110/2003）

答案：（1）C；（2）C。寒湿困脾的鼓胀和脾阳虚衰的水肿，病机都为脾阳不振，寒湿停聚于内，都当温中健脾，行气利水。

8. 鼓胀后期出现危候多有 （159/1994）

A. 发热　　　　B. 吐血、便血　　　　C. 神志昏迷　　　　D. 水肿

答案：BC。鼓胀后期较难治，常由病情恶化或误治而出现吐血、便血或神志昏迷等。

9. 鼓胀的后期，常见的合并症有 (159/2000)

    A. 吐血　　　　　　B. 黄疸　　　　　　C. 昏迷　　　　　　D. 水肿

答案：ABCD。鼓胀后期由于病情恶化或失治误治，可导致脉络破裂而吐血；湿热盛者，两目及皮肤发黄；脾肾阳虚，水湿过盛，可见四肢水肿；甚者可出现昏迷。

 课后巩固——练知识增考技

一、名词解释

1. 鼓胀　　　　　　2. 蛊胀　　　　　　3. 单腹胀　　　　　　4. 蜘蛛鼓

二、选择题

【A型题】

1. 鼓胀之瘀结水留证的代表方是

    A. 失笑散　　　B. 膈下逐瘀汤　　　C. 旋覆花汤　　　D. 调营饮　　　E. 通幽汤

2. 某男，46岁，脘腹坚满，青筋显露，胁下症结痛如针刺，面色晦暗黧黑，面颈胸臂出现血痣，口干不欲饮水，大便色黑，舌质紫黯，有紫斑，脉细涩。证属

    A. 胁痛之瘀血停着证　　　　　B. 鼓胀之瘀结水留证　　　　　C. 积聚之瘀血内结证

    D. 鼓胀之水热蕴结证　　　　　E. 鼓胀之正虚瘀结证

3. 某女，70岁，腹大胀满，形似蛙腹，朝宽暮急，面色㿠白，脘闷纳呆，神倦怯寒，肢冷水肿，小便短少不利，舌体胖、质紫、苔淡白，脉沉细无力。治疗方法首选

    A. 滋肾柔肝，养阴利水　　　　B. 疏肝理气，运脾利湿　　　　C. 温补脾肾，化气利水

    D. 活血化瘀、行气利水　　　　E. 清热利湿，攻下逐水

4. 下列哪项不适于应用逐水法

    A. 腹胀殊甚　　　　　　B. 腹水不退　　　　　　C. 脉实有力

    D. 黄疸日渐加深　　　　E. 正气尚未过度消耗

【B型题】

    A.《丹溪心法》　　B.《证治要诀》　　C.《医宗必读》　　D.《诸病源候论》　　E.《景岳全书》

5. 将鼓胀称为"水蛊"的医著是

6. 将鼓胀称为"膨脝"、"蜘蛛蛊"的医著是

7. 将鼓胀又称为"单腹胀"的医著是

    A. 气鼓　　　　B. 水肿　　　　C. 水鼓　　　　D. 积聚　　　　E. 血鼓

8. 腹部膨隆，嗳气或矢气则舒，腹部按之空空然，叩之如鼓，是为

9. 腹部胀满膨大，或状如蛙腹，按之如囊裹水，常伴下肢水肿，是为

10. 脘腹坚满，青筋显露，腹内积块痛如针刺，面颈部赤丝血缕，是为

【X型题】

11. 鼓胀病后期导致的危重证候有

    A. 大量呕血　　B. 神昏谵语　　C. 虚脱　　　D. 痉厥　　　E. 鼻出血、齿衄

12. 逐水法主要适用于鼓胀的何证型

    A. 气滞湿阻证　　B. 水热蕴结证　　C. 水湿困脾证　　D. 瘀结水留证　　E. 阳虚水盛证

13. 下列哪些为鼓胀应用逐水法的禁忌证

    A. 鼓胀日久，正虚体弱　　　　B. 发热　　　　　　　　C. 黄疸日渐加深

    D. 腹水不退，尿少便秘　　　　E. 见出血倾向者

14. 阴虚型鼓胀，治疗颇为棘手，临证可选用甘寒淡渗之品，常用药物有

    A. 楮实子　　　B. 沙参　　　C. 甘遂　　　D. 猪苓　　　E. 芦根

15. 鼓胀之瘀结水留证的主症有
    A. 胁下症结痛如针刺　　　B. 腹大胀满,按之如囊裹水　　C. 脘腹坚满,青筋显露
    D. 胁下胀满疼痛　　　　　E. 面色晦暗黧黑

16. 鼓胀之阳虚水盛证的治疗主方是
    A. 附子理苓汤　　B. 调营饮　　　　C. 中满分消丸　　D. 胃苓汤　　　E. 济生肾气丸

(选择题答案:1. D　2. B　3. C　4. D　5. D　6. B　7. E　8. A　9. C　10. E　11. ABCE　12. ABDE
13. ACE　14. AE　15. CD　16. BCE)

三、填空题

1. 《灵枢·水胀》云:"鼓胀何如? 岐伯曰:腹胀,身皆大,大与肤胀等也,＿＿＿＿,＿＿＿＿,此其候也。"

2. 鼓胀的基本病理变化总属＿＿＿＿,＿＿＿＿。

3. 喻嘉言曾将鼓胀的病理因素概括为:"胀病亦不外＿＿＿＿、＿＿＿＿、＿＿＿＿。"

4. 鼓胀实证的治疗应根据气、血、水三者的偏盛,采用＿＿＿＿、＿＿＿＿、＿＿＿＿等法。

5. 鼓胀的各证型中＿＿＿＿证应防并发大出血;＿＿＿＿证易诱发肝昏迷。

6. 鼓胀病后期,病情可迅速恶化,导致＿＿＿＿、＿＿＿＿等多种危重证候。

7. 鼓胀之阴虚水停证的治法是＿＿＿＿,方用＿＿＿＿加减。

8. 鼓胀的病理因素是＿＿＿＿、＿＿＿＿、＿＿＿＿。

四、问答题

1. 鼓胀与水肿如何鉴别?

2. 气鼓、水鼓、血鼓如何鉴别?

3. 如何理解鼓胀"阳虚易治,阴虚难调"?

4. 鼓胀使用逐水法的适应证合禁忌证是什么? 临床运用时应注意哪些问题?

第五节　头　痛

一、概说
头痛是患者的主观诉述,每个患者所反映的头痛症状,其实际含义可能各不相同。

二、历史沿革

1. 有关病证概念

头风	指反复发作,痛势较剧,时作时止,经久不愈的头痛。非一般外感新病。《证治准绳》:"浅而近者名头痛,其痛猝然而至,易于解散速安也。深而远者为头风,其痛休止不常,愈后遇触复发也。"
偏头痛	偏侧头痛,其痛暴发,痛势甚剧,常连及眼齿,多属肝经风火所致
真头痛	出《灵枢·厥病》篇。病邪入脑所致,症见剧烈头痛,引脑及巅,手足逆冷至肘膝关节,病情多属危重
雷头风	出《素问·病机气宜保命集》。其证头面起核块、肿痛,憎寒壮热,头中如雷鸣。多为湿热挟痰上冲,治拟清震汤

2. 病因

(1) 外感头痛:《素问·风论》:"新沐中风,则为首风。""风气循风府而上,则为脑风。"脑风、首风就是由于感受外风而引起的头痛,所以风邪上扰可致头痛,外感是引起头痛的病因之一。

(2) 内伤头痛:《素问·方盛衰论》:"气上不下,头痛巅疾……"《素问·五脏生成》:"头痛巅疾,下虚上实。"涉及头痛的两个常见病理:①气上不下:气机逆乱而致头痛。②下虚上实:下虚,多指肾虚,肾主骨生髓通于脑,肾虚则气血精华不能充填脑髓。另一方面水不涵木,肝阳上亢可上干清阳。

(三) 分类

1. 按经分类

(1) 最早方法是按经分类。

(2)《素问热论》中六经病征皆有头痛,但并无具体用药。

(3)《伤寒论》六经条文中明确指出三阳经和厥阴经有头痛,而太阴经、少阴经则未明确提出。

（4）金元时期，李东垣根据《内经》中的"六经"和《伤寒论》中的"六经"加以发挥，再命名上补充了太阴头痛和少阴头痛，并开始分经用药。

2. 病因分类

（1）金元时期对头痛的分类又提出了按病因分类的方法，东垣、丹溪分别列举了伤寒、湿热、厥逆、气虚、血虚、气滞、痰厥头痛等等，归纳而言，不外外感、内伤两大类。

（2）明代徐春甫总结前人经验，在《古今医统头痛大法内外之用》中提出："头痛自内而致者，气血痰饮，五脏气郁之病，东垣论气虚、血虚、痰厥头痛之类是也。自外而致者，风寒暑湿之病，仲景伤寒，东垣六经之类是也。"

（3）按病因分类较之按六经分类，在临床上有更直接的指导意义，因此目前临床对头痛的划分一般分外感、内伤两大类。

三、讨论范围

头痛一证范围甚广，涉及内、外、神经、精神、五官等各科疾病。

四、病因病机

（一）病因

本证病位在头，人体手足三阳经和主一身之阳的督脉均上至于头，脏腑清阳之气也上注于头，故既往有"头为诸阳之会"、"清阳之府"的说法。

1. 外感

（1）感受外邪，一般都以起居不慎为病因前提，外感头痛最常见的病因是风邪，因为头部是人体最高部位，所谓"伤于风者，上先受之"，"巅高之上，惟内可针"，所以，外感头痛以内邪为主。

（2）内邪为百病之长，多与其他病邪合而致病，一般常兼夹寒、热湿之邪，形成内寒、内热、内湿诸邪。

（3）内邪作为先导，携带诸种病邪，走窜上升，循经上扰，上干清阳，阻滞经络，以至不通则痛。

（4）内寒、内热、内湿病因不同，可产生不同类型的病症，但其病机有共同之点，即邪气上犯，清阳之气受阻，不通则痛。

2. 内伤：与气火冲逆，痰瘀阻或精血方耗有关，相关主要为肝、脾、肾三脏。

（二）病机

1. 基本病机：邪壅经络，气血不畅，脉络绌急；正气亏虚，阴阳失调，脑脉失养。

2. 病位：在头，与肝、脾、肾密切相关。

3. 病理性质：外感头痛的病机为风邪夹寒、湿、热邪上扰清空，壅滞经络，脉络不通。内伤头痛的病机与肝脾肾三脏功能失调有关，或因肝阳、肝火、痰浊、瘀血上扰清窍，或因气血阴精亏损，脑髓脉络失充。

外感头痛以实证为主，内伤头痛虚实相兼为多，既有肝阳、痰、火、瘀等实邪的存在，又有气血不足、阴精亏损等正气虚弱的一面；亦可本虚标实兼夹为患。

4. 病理演变

（1）外感内伤可互相转化：外感头痛迁延不愈可转为内伤头痛。

（2）虚实转化：如痰浊中阻日久，可转为气血亏虚之头痛。肝阳、肝火日久，可转为肾精亏虚或阴虚阳亢的头痛。

（3）病久入络：各种头痛迁延不愈，又可转变为瘀血头痛。

（4）转为他病：肝阳上亢之头痛，若阳亢风动又易转为中风。

五、诊察要点

（一）诊断依据

	部　位	性　质	发　作
头痛	前额	跳痛	突然发作，持续无休止
	额颞	刺痛	反复发作，时痛时止
	颠顶	胀痛	
	全头	昏痛、隐痛等	

（二）辅助检查

血常规、血压、脑电图、脑超声、CT、MRI，以排除器质性。

（三）鉴别诊断

1. 类中风：多见 45 岁以上，平时经常头晕，头痛发作时常伴半肾肢体活动不灵活，或语言欠利。

2. 真头痛：突然剧烈头痛，持续性疼痛阵发加剧，甚至呕吐，呈喷射状。

六、辨证论治

（一）辨证要点

1. 辨外感、内伤

（1）外感：起病急，病程短，痛无休止（邪浅在活，按方辨证）。

（2）内伤：起病缓，病程长，时作时止（病在脏腑）。

2. 辨疼痛性质

实　　证	虚　　证
胀痛（气滞肝阳内热） 跳痛（肝大） 刺痛（血瘀） 掣痛（内寒阻滞不通） 重痛（湿痰）	隐痛（气血不足）（痛势不剧，可以忍耐，绵绵不绝） 空痛（精亏）

3. 辨疼痛部位

太阳经	后脑，痛连项背
阳明经	前额，眉棱处
少阳经	头之两侧，并连及目
厥阴经	巅顶，或连目系

4. 辨对头痛的影响因素

气虚	与过劳有关
肝火	与情绪有关
肝肾阴虚	与失眠有关
阳元	与饮酒、饮食有关
寒湿	与气候有关

（二）治疗原则

1. 痛证多实，以通利为主，分别采用疏内散邪，寒者散之，湿者化之，气瘀者调之，血瘀者通之等疗法。

2. 虚痛当补滋阴养血，寓通于补（常与散寒、疏风、化湿、潜镇清降等法）。

3. 引经药的选用

太阳：独活、川芎	太阴：苍术
少阳：柴胡、黄芩	少阴：细辛
阳明：升麻、葛根、白莲	厥阴：吴黄

（三）分型施治

1. 外感头痛类：由外邪引起，当以辛散为主，痛在头部，应选清扬之品，尤在经所谓："如鸟巢高巅，宜射而去之。"临床即以疏散风邪，佐以缓痛，兼清头目为治疗原则，故荆、防、薄、菊为基本药，再根据夹杂病邪的性质选药。偏寒：羌、藁，重者细辛；偏热：桑、芩；偏湿者：苍、藿。一般外感头痛，不离此范围。

证　　型	风寒头痛	内热头痛	风湿头痛
症　　状	①头部掣痛，痛连项背。②遇风加重。③伴风寒表证：畏寒恶风，关节不舒，鼻塞，口不渴，舌苔薄白，脉浮	①头胀痛。②伴热证：发热恶风，面红目赤：口干欲饮，便秘尿黄，舌红苔黄脉浮数	①头痛昏胀沉重。②兼表湿证：形寒，四肢困重，舌苔白腻，脉濡
证　　机	风寒外袭，上犯巅顶，凝滞经脉	风热外袭，上扰清空，窍络失和	风湿之邪，上蒙头窍，困遏清阳
治　　法	疏风散寒	疏风清热	祛风胜湿
代表方	川芎茶调散加减。本方有疏风散寒止痛作用，主要用于风寒上犯清空所导致的头痛	芎芷石膏汤加减。本方功能清热散风止痛，可用于风热上扰头窍而致的头痛	羌活胜湿汤加减。本方功能祛风胜湿，用于风湿困遏所致头痛
方　　药	川芎茶调散，为治风邪头痛的主要方剂。川芎：善治少阳、厥阴经头痛；羌活：善治太阳经头痛；白芷：善治阳明经头痛；细辛、薄荷、荆芥、防风：辛散上行，疏散上部风邪；甘草：和药。清茶调下。苦寒清上降下，监制上药湿燥升散，使升中有降	单纯风热表证，宜用辛凉疏散之法，如"桑菊饮"，但只可用于轻证；如果兼有里热，则选方注意效能偏重在里者。芎芷石膏汤：芎、芷、石膏疏风清热；羌活、藁本：辛温散邪	羌活胜湿汤。羌活、独活、防风、藁本：祛风湿；川芎：调血祛风；蔓荆子：升散在上风湿而头痛；甘草：调和诸药
加　　减	风寒头痛兼有肺窍不利者，加辛夷、苍耳子疏风通窍	①本方羌、藁取其辛散之效，量不宜大。②热邪较重者或兼便秘加苦寒降火药：芩、连、栀、连翘等；或用黄连七清丸，苦寒降火，通腑泄热	①湿邪困脾，加燥湿宽中药，苍术、川朴、枳壳、陈皮、半夏、生姜等，其中苍术最有效，即可治内湿，又可散外湿，"神术散"以苍术为君，佐以辛散风寒，在无内湿者也可选用。②注意季节性，夏季暑湿头痛宜加清暑化湿药：藿、佩、蔻、荷叶、香薷或黄连香薷饮

川芎茶调散方中川芎的使用：川芎在此作用为治疗头痛的要药，并非具有疏风散寒之效，而是取"治风先治血，血行风自灭"之意。因川芎为血中气药，外感风寒后，常使头部经脉气血流行不畅，所谓脉满则痛。所以朱丹溪强调头痛必用川芎，后人引"治风先治血，血行风自灭"来解释。但川芎辛温香窜，用不得当，反多流弊，尤其是血虚肝阳易升的患者不可用，用后往往引起眩晕。在适应证之，用量亦不宜太重。川芎茶调散为散剂，按一定比例研为细末，每服 6 克，2 次/日，清茶调下。若改为汤剂，川芎量不宜大。

厥逆头痛：病因为寒气侵犯厥阴经：临床特点为巅顶痛，伴见呕吐清涎黏沫，四肢不温，甚则四肢厥逆，苔白脉弦：治法是温肝降逆，用"吴茱萸汤"。此类头痛即仲景所谓的厥阴头痛，《伤寒论》有专条："干呕吐涎沫头痛者吴茱萸汤主之。"可加当归、肉桂以助春生之气。

2. 内伤头痛

虚：发作缓，多兼晕，痛势不剧。实：发作急，"胀"，较剧但呈发作性。

虚证用补，但多兼顾其标：清热、潜阳。选药不宜用升散，但亦不宜柔腻。实证以祛邪为主，注意通络。

转归预后：外感：病程短，预后好；内伤：病程长，治疗相对困难。

证　　型	肝阳头痛	肾虚头痛	血虚	痰浊头痛	瘀血头痛
症　　状	①突发胀痛，偏于头之两侧。②随情绪波动而加重，反复发作史。③阳亢火动之象：眩晕、烦躁少寐，口苦目赤，脉弦舌红	①缓发空痛，痛势不剧，每兼眩晕。②肾阴虚证：腰酸、耳鸣、神疲、失眠。③渐进性起病，多有慢性消耗病史或年迈	①空痛，痛势不甚，每兼眩晕。②遇劳加重。③伴气血少表现：乏力、心悸、纳少、自汗、气短。④注意病史：产生？失血？久病？	①头痛昏胀沉重。②病程长，反复发作。③痰浊中阻：胸脘痞闷，呕恶痰涎。本型与"风湿"型的区别，一为外湿困遏，一为内湿上逆，故主证特征同，注意从发病诱因、病程、兼证去区别	①刺痛，痛势较剧。②病史长或有外伤史。③舌紫脉涩

(续表)

证　型	肝阳头痛	肾虚头痛	血虚头痛	痰浊头痛	瘀血头痛
证　机	肝失条达,气郁化火,阳亢风动	肾精亏虚,髓海不足,脑窍失等	气血不足,不能上荣,窍络失养	脾失健运,痰浊中阻,上蒙清窍	瘀血阻窍,通窍止痛
治　法	平肝潜阳清火	滋补肾阴或温补肾阳	补养气血	化痰降痰	活血化瘀
代表方	天麻钩藤药加减。本方功能平肝熄风潜阳,补益肝肾,可用于肝阳偏亢,风阳上扰而引起的头痛、眩晕等	大补元煎加减。本方功能滋补肾阴,可用于肾精亏虚,肾阴不足证	加味四物汤加减。本方功用养血调血,柔肝止痛,可用于治疗血虚头窍失养而引起的头痛	半夏白术天麻汤加减。本方功能燥湿化痰,平肝熄风,用于治疗脾虚生风,风痰上扰清空所导致的头痛	通窍活血汤加减。本方功用活血化瘀,通窍止痛,可用于瘀血阻滞脉络所造成的头部刺痛,唇舌暗紫诸症
方　药	天麻钩藤饮。天麻、钩藤:平肝熄风;石决明:平肝潜阳;芩、栀:清肝泻火;茯神、夜交藤、杜、牛、坤、寄:安神补虚	阴精亏——大补元煎。三补:补气、补阴阳、补精;枸杞子:滋补肝肾;参、归:双补气血;杜:益肾;草:调中。肾阳虚——右归丸治巅顶痛	八珍汤加味四物汤	半夏白术天麻汤。二陈:燥湿祛痰;白术:健脾;天麻:去风痰	通窍活血汤。桃红、赤芍药、川芎:活血化瘀;麝香、老葱:辛香通窍;鲜姜、枣、酒:辛散
加减	①肝火偏旺:夏枯草、胆草、栀、芩,暂治其标。②肝阳上亢:有阴虚的病理基础,故组方考虑潜镇,清热治其标,补肾养肝兼顾其本,禁用升散药。③经络阻滞,不通则痛,故必要时须加通血络之品	阴虚多致阳亢,故必要时兼用潜镇之品	①加滋养肝血药:首乌、枸杞子。②引经药:菊花、蔓荆子,引药上行,升散药禁用。③阴虚则阳亢,虚热上扰:养血滋阴清热潜阳,用钩藤、蒺藜、菊花	①有热象,加清化痰热药。②加理气通络药:辛开苦降	麝香药源匮乏,可加虫类搜剔药:全蝎、蜈蚣、地龙

七、预防调护

1. 适寒温,慎起居,参加体育锻炼,以增强体质。

2. 保持精神舒畅。

3. 加强饮食调理

(1) 肝阳上亢者,禁食肥甘厚腻、辛辣发物,以免生热动风,而加重病情。

(2) 肝火头痛者,可用冷毛巾敷头部。

(3) 因痰浊所致者,饮食宜清淡,勿进肥甘之品,以免助湿生痰。

(4) 精血亏虚者,应加强饮食调理,多食脊髓、牛乳、蜂乳等血肉有情之品。

(5) 各类头痛患者均应禁食烟酒。

八、临证备要

1. 结合头痛部位选用引经药物

(1) 两颞部痛用川芎、柴胡,前额头痛用白芷;眉棱骨痛用蔓荆子,巅顶痛用吴茱萸。

(2) 因外感而巅顶痛用藁本。

(3) 满头痛用羌活、防风。

(4) 头痛连及项背用葛根。

2. 虫类药的应用

（1）凡头痛久发不愈，痛势较剧，应适当配用通络之品，如慢性头痛相当于部分血管性头痛、紧张性头痛，此类头痛病程长，易反复，经年难愈，患者可表现为头部刺痛，部位固定，面色暗滞，舌暗脉涩等症。治疗时可在辨证论治的基础上选配全蝎、蜈蚣、僵蚕、地龙、地鳖虫等虫类药，以祛瘀通络，解痉定痛，平肝熄风，可获良效。

（2）虫类药可入汤剂煎服，亦可研细末冲服，因其多有小毒，故应合理掌握用量，不可过用。

（3）以全蝎为例，入汤剂用 3～5 克，研末吞服用 1～2 克，散剂吞服较煎剂为佳，蝎尾功效又较全蝎为胜。亦可将全蝎末少许置于痛侧太阳穴，以胶布固定，可止痛。

（4）寒邪重者，尚可考虑用生川草乌，但须慎用，先从少量开始，一般用量从 1.5 克递增到 3 克左右，煎药时间不少于 1 小时。

3. 夹有风痰者，可选用白附子、南星等祛风痰药。

4. 因气虚清阳不升者可用补气升阳法：凡头痛绵绵，遇劳则甚，体倦无力，畏寒，脉细者，药用黄芪、党参、白术、川芎、升麻、柴胡等。但临床单纯气虚者较少见，辨证时在排除实证后方可用之。

5. 妇女头痛：发于经期前后，伴有经水不调、痛经等症时，还当结合调理冲任之法治疗。

6. 偏头痛

（1）多以肝经风阳痰火上扰或痰瘀交阻所致。头痛偏于一侧，或左或右，或连及眼齿，呈间歇性发作，发时痛势剧烈，痛解则如常人，多始于年青时，又称"偏头风"，以实证为主。

（2）头痛呈阵发性，历时短暂，局部感觉异常，面部肌肉动作时，如咀嚼哭笑等均可引起发作者，可以清肝泻火、熄风潜阳、化痰、通瘀等法治之。

（3）例方：清宫膏。

7. 真头痛

（1）真头痛一名，首见于《难经》，在《难经·六十难》中对真头痛有如下描述："入连脑者，名真头痛。"后世王肯堂对此亦有精辟论述："天门真痛，上引泥丸，且发夕死，夕发旦死。"

（2）"脑为髓海，真气之所聚，猝不受邪，受邪则死不治。"说明真头痛起病急暴，病情危重，预后凶险，若抢救不及时，可迅速死亡。

（3）真头痛相当于现代医学中因颅内压升高而导致的，以头痛为主要表现的各类危重病症，如高血压危象、蛛网膜下腔出血、硬膜下出血等病症。

8. 雷头风

（1）头痛如雷鸣，头面起核，多为湿热挟痰上冲所致。

（2）头面起核——挟痰上扰。

（3）肿痛红赤——热毒炽盛。

（4）苔黄腻脉滑数——痰热之象。

（5）治法：清热解毒，除湿化痰。

（6）方药：清震汤加味，普济消毒饮，防风通圣散加减。

（7）临床常见于过敏性荨麻疹（血管神经性水肿）、头面部感染。

考研专题——看未来展宏图

1. 下列药物中，属于厥阴头痛引经药的是　（65/2010）

    A. 细辛　　　　　　B. 川芎　　　　　　C. 吴茱萸　　　　　D. 葛根

答案：C。太阳头痛，选用羌活、蔓荆子、川芎；阳明头痛，选用葛根、白芷、知母；少阳头痛，选用柴胡、黄芩、川芎；厥阴头痛，选用吴茱萸、藁本。

2. A. 天麻钩藤饮　　B. 四逆散　　　　　C. 通窍活血汤　　　D. 半夏白术天麻汤

（1）治疗头痛肝阳上亢证，应首选　（109/2009）

(2) 治疗眩晕肝阳上亢证,应首选 (110/2009)

答案:(1) A;(2) A。①肝阳头痛主症:头昏胀痛,两侧为重;兼症:心烦易怒,夜寐不宁,口苦面红,或兼胁痛;舌苔:舌红苔黄;脉象:脉弦数;证机:肝失条达,气郁化火,阳亢风动;治法:平肝潜阳熄风;方药:天麻钩藤饮。②眩晕肝阳上亢证主症:眩晕,耳鸣,头目昏胀且痛,甚则仆倒,每因烦劳恼怒而诱发或加重;兼症:面易潮红,性情急躁易怒,少寐多梦,口苦肢麻震颤;舌苔:舌红苔黄;脉象:脉弦;证机:肝肾阴虚,肝阳上亢;治法:平肝潜阳,滋养肝肾;方药:天麻钩藤饮。

3. 头胀痛如裂,发热恶风,口渴欲饮,便秘,溲黄,舌红,苔黄,脉浮数者,治疗首选方为 (59/1999,69/1996)

    A. 川芎茶调散   B. 龙胆泻肝汤   C. 芎芷石膏汤   D. 桑菊饮   E. 天麻钩藤饮

答案:C。为头痛之风热头痛,以疏风清热为法,首选芎芷石膏汤。

4. 少阳头痛可选用下列哪组引经药 (65/1992)

    A. 黄芩、蔓荆子、川芎   B. 柴胡、川芎、黄芩   C. 吴茱萸、藁本、钩藤

    D. 葛根、白芷、柴胡   E. 羌活、川芎、柴胡

答案:B。柴胡、黄芩、川芎等有疏通少阳之经气,清少阳经之热,而止少阳头痛的作用。

5. 患者头痛昏蒙,胸脘满闷,呕吐痰涎,舌苔白腻,脉象弦滑。治宜选用 (59/2002)

    A. 羌活胜湿汤   B. 川芎茶调散   C. 半夏白术天麻汤   D. 天麻钩藤饮   E. 春泽汤

答案:C。为脾失健运,宜首选半夏白术天麻汤健脾化痰,降逆止呕,平肝息风。

6. 偏头痛的病机多为 (61/1998)

    A. 肾虚精髓不足   B. 气血亏虚,不荣于脑   C. 外邪侵袭,阻遏络道

    D. 瘀血阻滞脑络   E. 肝经风火上扰

答案:E。偏头痛多系肝经风火所导致。

7. 内伤头痛的特点有 (159/2001)

    A. 起病缓慢   B. 隐隐作痛   C. 头痛如裹   D. 痛无休止

答案:AB。内伤头病一般起病缓慢,痛势较缓,多表现为隐痛、空痛、昏痛;痛势时作时止。

8. 头痛且胀,甚则如裂,发热,面红目赤,口渴欲饮,便秘溲黄,舌质红,苔黄,脉浮数。治疗宜用 (63/2007)

    A. 川芎茶调散   B. 龙胆泻肝汤   C. 羌活胜湿汤   D. 芎芷石膏汤

答案:D。为头痛之风热头痛,治法疏风清热,方药芎芷石膏汤。

 课后巩固——练知识增考技

一、名词解释

1. 首风   2. 脑风   3. 头风   4. 真头痛   5. 偏头痛

二、选择题

【A型题】

1. 头痛一证,首载于

    A.《伤寒论》   B.《东垣十书》   C.《丹溪心法》   D.《内经》   E.《难经》

2. 首先始将头痛分为外感头痛和内伤头痛的医著 (中医执业资格考题)

    A.《内经》   B.《证治准绳》   C.《伤寒论》   D.《医林改错》   E.《东垣十书》

3. 提出若头痛不愈可加引经药的医家是

    A. 李东垣   B. 朱丹溪   C. 张仲景   D. 王肯堂   E. 王清任

4. 首先提出用血府逐瘀汤治疗头痛的医著是

    A.《丹溪心法》   B.《医林改错》   C.《类证治裁》

    D.《医学入门》   E.《东垣十书》

5. 引经药吴茱萸、藁本等适用于

    A. 太阳头痛   B. 厥阴头痛   C. 阳明头痛

D. 少阳头痛　　　　　　　　　E. 少阴头痛

6. "诸风掉眩,皆属于肝"出自

A.《素问》　　　　B.《灵枢》　　　　C.《金匮要略》　　　D.《医学正传》　　　E.《景岳全书》

【B型题】

A. 通窍活血汤　　B. 川芎茶调散　　　C. 羌活胜湿汤　　　D. 加味四物汤　　　E. 大补元煎

7. 风湿头痛的代表方宜首选

8. 肾虚头痛的代表方宜首选

9. 瘀血头痛的代表方宜首选

A. 风湿头痛　　B. 风寒头痛　　　　C. 肾虚头痛　　　　D. 血虚头痛　　　E. 痰浊头痛

10. 头痛如裹,肢体困重,胸闷纳呆,大便溏薄,苔白腻,脉濡。证属

11. 头痛昏蒙,胸脘满闷,纳呆呕恶,舌苔白腻,脉弦滑。证属

12. 头痛且空,眩晕耳鸣,腰膝酸软,神疲乏力,滑精带下,舌红少苔,脉细无力。证属

【X型题】

13. 内伤头痛之病机多与哪三脏的功能失调有关

A. 肺　　　　　B. 肝　　　　　　C. 脾　　　　　　　D. 心　　　　　E. 肾

14. 内伤头痛的病因有

A. 情志不遂　　B. 饮食劳倦　　　C. 跌仆损伤　　　D. 体虚久病　　　E. 房劳过度

15. 痰浊头痛的主症为

A. 头痛如裹　　B. 胸脘满闷　　　C. 纳呆呕恶　　　D. 舌苔白腻　　　E. 脉象弦滑

16. 血虚头痛的主症有

A. 头痛而晕　　B. 痛处固定　　　C. 头痛昏蒙　　　D. 心悸失眠　　　E. 头痛且空

17. 半夏白术天麻汤可用治于

A. 呕吐之痰浊内阻证　　　　　B. 眩晕之痰浊中阻证　　　　C. 聚证之食滞痰阻证

D. 头痛之痰浊中阻证　　　　　E. 胸痹之痰浊壅塞证

18. 内伤头痛的特征可有

A. 胀痛　　　　B. 重痛　　　　　C. 隐痛　　　　　　D. 空痛　　　　　E. 昏痛

(选择题答案:1. D　2. E　3. B　4. B　5. B　6. A　7. C　8. E　9. A　10. A　11. E　12. C　13. BCE　14. ABCDE　15. BCDE　16. AD　17. BD　18. CDE)

三、填空题

1. 外感头痛的治疗主以_____,兼以_____、_____、_____。

2. 内伤头痛之病机多与_____、_____、_____三脏的功能失调有关。

3. 内伤头痛有虚有实,_____,_____之头痛多属虚证,_____、_____、_____之头痛多属实证。

4. 风寒头痛的治法为_____,风热头痛的治法为_____。

5. 瘀血头痛的治法是_____、_____,方用_____加减。

6. 太阳头痛常选用的引经药是_____、_____、_____。

四、问答题

1. 头痛与眩晕如何鉴别?

2. 何谓偏头痛? 试述其临床表现、病机、治法。

3. 如何根据经络循行辨别头痛的发病部位? 如何选用适当的引经药?

第六节　眩　晕

一、概说

1. 眩:目眩,俗称"眼花"。表现为视物暗黑,甚有视歧。

2. 晕:头晕。甚则有外物及自身旋转感。

3. 眩者言其黑,晕者言其转,冒者言其昏。都是形容目眩、耳鸣、身转、站立不稳的病理状态。

4. 眩晕作为一种内科病证而言其基本涵义:指以头昏目花,甚则有外物及自身旋转感的病证。

5. 其实质反映了患者对于空间关系的定向感觉或平衡感觉障碍。

6. 眩晕证具有一定的临床特征:①为发作性疾患;②程度有轻重之别。

7. 重者:起病急骤外物及自身旋转感明显,自觉天旋地转,两目昏花,耳鸣,自主神经受损症:恶心,呕吐,面色苍白,血压脉搏改变。

8. 轻者:起病缓慢而持久,眩晕不如前者剧烈,只感觉头晕眼花,头重脚轻,摇晃不稳,耳鸣等,没有明显的外物及自身旋转的运动感。

9. 眩晕程度的轻重并不代表病情的轻重。

二、历史沿革

1. 中医对眩晕发生机理的认识可用 4 个字来概括:风、火、痰、虚。

2. 风是肝风,火是肝火

(1) 以风火立论的代表人物是金元四大家之一,主火派的刘河间。

(2) 河间的风火论:风生则火发,风火上扰则眩。

(3)《河间天书》:"风气甚而头目眩晕者,由风木旺,而木复生火,风火皆属阳,多为兼化,阳主手动,两动相搏,则为之旋转。"这种立论的根据源于《素问·至真要大论》:"诸风掉眩,皆属于肝。"

(4) 河间学说对后世温病学的产生,发挥了重要影响。

(5) 在河间认识的基础上,叶天士更明确指出:"内风,乃身中阳气之动变",实践证明,肝阳上亢是眩晕的一个很主要的证型。

3. 痰

(1) 主痰论的医家可以追溯到东汉末年的张仲景。"心下有支饮,其人苦冒眩,泽泻汤主之。""心下有痰饮,胸胁支满,目眩,苓桂术甘汤主之。"苓桂术甘汤和泽泻汤是临床治疗痰饮型眩晕的两个较常用的方剂。

(2) 明确提出"无痰不作眩"的是元代朱丹溪。《丹溪心法》"无痰不作眩,痰因火动"上扰清窍而致眩。

4. 虚

(1) 主虚论的代表医家是明代张景岳,他在《景岳全书》中提出:"无虚不作眩,当以治虚为主,而兼其标。"这种观点除来源于实践以外,也可以引经据典,因为因虚而致眩的论述在《内经》中就屡见不鲜,如:《灵枢·口问》:"上气不足,脑为之不满,耳为之苦鸣,头为之苦倾目为之眩。"《灵枢·海论》:"髓海不足则脑转耳鸣,胫酸眩冒,目无所见。"

(2) 在景岳之前,东垣也认为眩晕是有脾胃虚弱、升降失调所致。

(3) 治以补益中气为主。

5. 清代陈修圆在《医学从众录》中概说:"其言虚者,言其病根。其言实者,言其病象,理本一贯。"

三、讨论范围

凡梅尼埃综合征、高血压病、低血压症、脑动脉硬化、椎-基底动脉供血不足、贫血、神经衰弱等,临床表现以眩晕为主者,均可参考本证。

四、病因病机

(一)邪扰清空——风、火、痰

1. 肝阳上亢,肝阳升浮的原因:一是阳热亢盛,二是阴血不足。

2. 化火生风,肝脏机能亢进:肝阳上亢,若进一步出现热象和冲激之势者,概称"肝火"。

肝阳上亢,肝阴无力制约,若出现动风作乱的病理者,称为"肝风"。

风性主动,肝风由肝阳所化,风阳结合称为"肝阳化风"。

叶天士说:"内风乃身中阳气之动变。"内风有 3 种:热极生风、血虚生风、肝阳化风。

3. 阳不潜藏、火性炎上、肝阳浮动,共同形成一种冲逆之势,概括为"风阳升动"。结果是上扰清空,气血逆乱,使清窍功能失常产生眩晕。所以这一型的病理实质是肝阳上亢的相互关联。

刘河间云:"风火皆属阳,多为兼化,阳主乎动,两动相搏则为之旋转。"

在治疗上是潜阳、清火、熄风三法协同,不是彼此孤立。

这种病理产生的前提和发展结局都是肝阴不足。故从其本质和转归来看,并非纯属实邪,必须注意阴虚的一面。

4. 痰浊中阻

(1) 第一个环节是痰浊的产生。痰浊中阻,升降闭塞为何令"动"?

(2) 脾气既虚,肝气相对偏亢,肝木乘脾,夹痰浊而上犯,其本质是风痰夹杂为患。故治疗不单纯燥湿祛痰健脾,还要兼顾其肝。代表方"半夏白术天麻汤"即寓此意。而不用"二陈"。

(二) 脑失濡养——精、气、血

1. 因气虚而致眩晕。《内经》称为"上气不足"。

"上气不足,脑为之不满,耳为之苦鸣,头为之苦倾,目为之眩。"李东垣对此作了全面分析:"饮食入胃,阳气外浮冲塞头顶,则九窍通利。清气不升,九窍为之不利。"所以他认为上气不足,"皆由脾胃先虚,而气不上升之所致也"。故创益气聪明汤,益气升阳法。

2. 血虚:脾运不健,清气不升,血亦不能正常随气而至。致使血不上荣,脑失所养,导致眩晕。故《政治汇补》云:"眩晕生于血虚也。"《金匮》提到的新产妇人三大证,"郁冒"都与血虚有关。

3. "髓海不足则脑转耳鸣,胫酸眩冒"。

五、诊察要点

(一) 诊断依据

1. 头晕目眩,视物旋转,轻者闭目即止,重者如坐车船,甚则仆倒。

2. 严重者可伴有头痛、项强、恶心呕吐、眼球震颤、耳鸣耳聋、汗出、面色苍白等表现。

3. 多有情志不遂、年高体虚、饮食不节、跌仆损伤等病史。

(二) 病证鉴别

1. 中风

(1) 中风以猝然昏仆,不省人事,口舌㖞斜,半身不遂,失语;或猝然昏仆,仅以㖞僻不遂为特征。

(2) 中风昏仆与眩晕之甚者相似,眩晕之甚者亦可仆倒,但无半身不遂及不省人事、口舌㖞斜诸症。

(3) 也有部分中风患者,以眩晕、头痛为其先兆表现,故临证当注重中风与眩晕的区别与联系。

2. 厥证

(1) 厥证以突然昏仆,不省人事,四肢厥冷为特征,发作后可在短时间内苏醒。

(2) 严重者可一厥不复而死亡。

(3) 眩晕严重者也有欲仆或晕旋仆倒的表现,但眩晕患者无昏迷、不省人事的表现。

六、辨证论治

(一) 辨证要点

1. 辨虚实

(1) 新病急者多实,久病缓者多虚。

(2) 体壮者多实,体弱者多虚。

(3) 邪扰清空为实,脑失濡养为虚。

2. 辨脏腑

(1) 肝——伴头胀痛、面部潮红、急燥易怒等。

(2) 脾——伴呕恶、胸闷、面白、食少、乏力等。

(3) 肾——腰膝酸软、健忘、耳鸣等。

(二) 治疗原则

1. 急则治标——熄风、清热、祛痰。

2. 缓则治本——益气、补血、填精。

（三）分型施治

证　型	肝阳上扰	痰浊中阻	气血亏虚	肾精不足
症　状	眩晕耳鸣，头胀痛，烦劳恼怒则加剧，面部潮红，急躁易怒，少寐多梦，口苦，舌红苔黄，脉弦	眩晕，头重如蒙，胸闷恶心，甚则呕吐痰涎，食少多寐，舌苔白腻，脉濡滑	眩晕劳累即发，动则加剧，面色不华，心悸失眠，唇甲色淡；气短，疲乏懒言，饮食减少，舌淡，脉细弱	耳鸣、目涩、健忘（上窍失养）；腰酸膝软，精关不固，两足萎弱（下元亏虚）；五心烦热，舌红，脉弦细数（阴虚内热）；四肢不温，形寒怯冷，舌质淡，脉沉细无力（阳虚外寒）
证　机	肝阳风火，上扰清窍	痰浊中阻，上蒙清窍，清阳不升	气血亏虚，清阳不展，脑失所养	肾精不足，髓海空虚，脑失所养
治　法	平肝潜阳，滋养肝肾	燥湿祛痰，健脾和胃	补养气血，健运脾胃	滋养肝肾，益精填髓
代表方	天麻钩藤饮加减。本方功用平肝潜阳，清火熄风，可用于肝阳偏亢，风阳上扰而致的眩晕	半夏白术天麻汤加减。本方燥湿化痰，平肝熄风，用于治疗脾虚湿盛，风痰上扰之眩晕	归脾汤加减。本方功用补益气血，健脾养心，主治因心脾两虚，气血不足而导致的眩晕等	左归丸加减。本方滋阴补肾，填精补髓，主治因肾精不足，髓海失养而致的眩晕
方　药	天麻钩藤饮《杂病证治新义》天麻、钩藤——平肝熄风；石决明——平肝潜阳；黄芩、栀子——清肝泻火；茯神、夜交藤——安神宁心；牛膝、寄生——补肾治本	半夏白术天麻汤《医学心语》	归脾汤（偏血虚），补中益气汤（偏气虚）	偏于阴虚——补肾滋阴——左归丸，偏于阳虚——补肾助阳——右归丸
加　减	①肝阳上亢型眩晕，虽有热象，但不以苦寒直折药为主，而以潜降熄风为主，针对热象可用清肝凉肝之法，药如夏枯草、焦栀子、苦丁茶、决明子、牡丹皮等，而不用龙胆泻肝汤之类，以防耗伤肝阴。②标本兼顾：潜阳熄风降火，以治其标；滋肾柔肝以治其本	二陈：燥湿祛痰基础方；白术：健脾；天麻：平肝熄风	①偏于血虚者，宜补气以生血，但要兼顾养肝。②偏于气虚者，补而兼升，益气升阳药同用。参、芪——补益中气；升麻、葛根、蔓荆子——升发清阳；芍药——酸收养肝；黄柏——苦降	①髓海空虚，肾精不足之眩晕，原则上需用血肉有情之品峻补奇督。但此类药滋腻碍胃。肝、肾同源，补肾同时应予养肝。②肾精亏者多为久病，阴阳俱损，要阴阳兼顾："善补阳者，必于阴中求阳，则阳得阴助而生化无穷；善补阴者，必于阳中求阴，则阴得阳升而泉源不竭。"与气虚相对，"精虚者益补其下"，用药不可提升，故当用甘酸降敛之味，补而兼摄

七、预防调护

避免和消除致病因素；注意病后治疗与调护。

八、临证备要

1. 重视调补肝肾

（1）若属肝阳上亢，内风上旋，表现为眩晕头胀、面赤口苦、急躁脉弦者，治当平肝潜阳，宜用天麻钩藤饮或代赭石、珍珠母、石决明、龙齿、龙骨、牡蛎等。

（2）若兼肝郁化火，可配合龙胆泻肝汤或夏枯草、钩藤以清肝泻火。

（3）若素体肝肾阴亏，水不涵木，虚阳上扰，表现为眩晕欲仆，腰膝酸软，耳鸣失眠者，治宜滋阴潜阳，方用知柏地黄丸，或加用枸杞、何首乌、白芍药等，酌配潜镇之品。

（4）若阴血不足，虚风内动，表现为头晕目眩，面色萎黄，少寐多梦，神疲乏力，脉细舌淡，故治疗当宗"柔肝之体，以养肝阴"，"血行风自灭"之意，治以滋阴养血柔肝之法，加用生地黄、当归、阿胶、白芍药、枸杞等。

（5）肝主疏泻，调畅气机，若眩晕因情绪因素所致，兼见肝郁不舒诸证，可配合逍遥散或小柴胡汤以疏肝和解。

2. 眩晕乃中风之渐

（1）眩晕一证在临床较为多见，其病机以虚为主。

（2）其中因肝肾阴亏、肝阳上亢而导致的眩晕较为常见，此型眩晕若肝阳暴亢，阳亢化风，可挟痰、挟火，窜走经遂，患者可以出现眩晕甚，面赤头痛，肢麻震颤，甚则昏倒等症状，此时当警惕有发生中风的可能。

（3）对于此类患者，当严密监测血压、神志、肢体肌力、感觉等方面的变化，以防病情突变，还应嘱患者平素忌恼怒急燥、忌肥甘醇酒，按时服药，控制血压，定期就诊，监测病情变化。

考研专题——看未来展宏图

1. A. 补脾益气，和胃化湿　　　　　　　　B. 补脾益肾，益气和营
　　C. 补养气血，健运脾胃　　　　　　　　D. 补中益气，升举清阳

（1）眩晕动则加剧，唇甲不华，心悸少寐，饮食减少，舌质淡，脉细弱者，治法宜选（109/2010）

（2）时时眩晕，面白神疲，大便溏薄，小腹坠胀，舌质淡，脉细弱者，治法宜选（110/2010）

答案：（1）C；（2）D。眩晕病，前者为气血亏虚证，治法：补养气血，健运脾胃。代表方：归脾汤。后者为肾精不足证，治法：滋养肝肾，益精填髓。代表方：补肾滋阴用左归丸，补肾助阳宜右归丸。

2. 治疗眩晕瘀血阻窍证，应首选（63/2009）
　　A. 血府逐瘀汤　　B. 通窍活血汤　　C. 癫狂梦醒汤　　D. 桃红四物汤

答案：B。瘀血阻窍证主症：眩晕、头痛，或有外伤史；兼症：健忘、失眠，心悸，精神不振，耳鸣耳聋，面唇紫暗；舌苔：舌暗有瘀斑；脉象：脉涩或细涩。证机：瘀血阻窍，气血不畅，脑失所养。治法：祛瘀生新活血通窍。方药：通窍活血汤。

3. 眩晕的发生，与哪些脏腑关系密切（68/1995，65/2001）
　　A. 肺、脾、肾　　B. 心、肝、肾　　C. 肝、肾、脾　　D. 肺、胃、肾　　E. 以上都不是

答案：C。眩晕主要与肝阳上亢；脾失健运，痰湿中阻；脾胃虚弱，气血不足；肾精不足有关。

4. 患者眩晕耳鸣，头痛且胀，每因烦劳或恼怒而头晕、头痛加剧，面时潮红，急躁易怒，少寐多梦，口苦，舌红少苔，脉弦细数，其治法是（67/2004）
　　A. 清肝熄风，开窍化痰　　　　　　B. 豁痰熄风，降气开窍　　　　　　C. 镇肝熄风，化痰通络
　　D. 滋阴潜阳，熄风通络　　　　　　E. 平肝潜阳，滋养肝肾

答案：E。为眩晕之肝阳上亢型。肝肾阴虚，肝阳上亢，上扰清窍所导致，当以平肝潜阳、滋养肝肾为法。

5. 眩晕病机颇为复杂，归纳起来不外下列哪四个方面（60/1991）
　　A. 痰、火、风、瘀　　B. 风、痰、湿、瘀　　C. 风、痰、虚、瘀　　D. 痰、湿、虚、瘀　　E. 以上都不是

答案：E。阴虚则易肝风内动，血少则脑失所养，精亏则髓海不足，痰浊壅遏，或化火上攻，都致眩晕，故其病机为风、火、痰、虚。

6. 眩晕的病因病机，与下列哪项无关（57/1993）
　　A. 痰湿中阻，升降不利　　　　　　B. 肝阳上亢，上扰清空　　　　　　C. 血瘀内停，闭阻清窍
　　D. 气血亏虚，脑失所养　　　　　　E. 肾精不足，髓海空虚

答案：C。眩晕因肝阳上亢，上扰清窍；气血亏虚，脑失所养；肾精不足，髓海空虚；痰湿中阻，升降不利。

7. 患者眩晕耳鸣，头痛且胀，面时潮红，急躁易怒，少寐多梦，目赤口苦，便干溲赤，舌苔黄燥，脉象弦数，其治疗主方应为（66/1992）
　　A. 天麻钩藤饮　　B. 镇肝熄风汤　　C. 龙胆泻肝汤　　D. 丹栀逍遥散　　E. 当归芦荟丸

答案：E。为肝阳上亢之眩晕，伴大便秘结，当归芦荟丸以泄肝通腑。

8. 肝阳上亢导致眩晕的病机是（146/2003）
　　A. 肝阳素盛，心肝火旺　　　　　　　　B. 肝阴暗耗，风阳上扰

  C. 水不涵木,肝阳上亢   D. 肝经湿热,蒙闭清窍

 答案:ABC。肝阳素盛,心肝火旺。肝阴暗耗,风阳上扰;或水不涵木,肝阳上亢,都导致眩晕。

 9. 关于眩晕的病机,历代医家著名的观点有 (142/2005)

  A. 诸风掉眩,皆属于肝   B. 无虚不作眩

  C. 无痰不作眩   D. 风火相搏

 答案:ABCD。早在《素问·至真要大论》就有"诸风掉眩,皆属于肝"的论述;《景岳全书》强调了"无虚不作眩"的观点,在治疗上当以治虚为主;《丹溪心法》则偏主于痰,有"无痰不作眩"的主张;刘河间则以风火立论,风火相搏,风动火升而发眩晕。

 10. 眩晕而见头重如蒙,胸闷恶心,食少多寐,舌苔白腻,脉濡滑。其治法是 (54/2007)

  A. 清化湿热,健脾化痰   B. 燥湿祛痰,健脾和胃

  C. 化湿除痰,理气和胃   D. 化痰理气,健脾消食

 答案:B。眩晕痰浊中阻型,治法燥湿祛痰、健脾和胃。方药半夏白术天麻汤。

 11. A. 六味地黄丸   B. 麦味地黄丸   C. 左归丸   D. 大补元煎

 (1) 治疗眩晕肾精不足者,宜首选 (111/2008)

 (2) 治疗肾虚头痛者,宜首选 (112/2008)

 答案:(1) C;(2) D。肾精不足的眩晕是精气不足,髓海空虚,有偏阴虚和偏阳虚两类;治以补肾滋阴、补肾助阳,方药有左归丸(偏阴虚)、右归丸(偏肾阳虚)。肾精不足,髓海亏虚,脑窍失养,而导致的头痛;宜养阴补肾、填精生髓,方选大补元煎。

 课后巩固——练知识增考技

一、名词解释

眩冒

二、选择题

【A型题】

1. 下列哪项不是眩晕肝阳上亢证的主症

  A. 头痛   B. 面赤   C. 烦躁   D. 口苦   E. 呕吐

2. 治疗气血亏虚之眩晕的主方应选

  A. 炙甘草汤   B. 归脾汤   C. 加味四物汤   D. 当归补血汤   E. 人参养营汤

3. 眩晕,头重昏蒙,或伴视物旋转,胸闷恶心,呕吐痰涎,食少多寐,舌苔白腻,脉濡滑。治疗应选方

  A. 天麻钩藤饮   B. 黄连温胆汤   C. 藿香正气散   D. 半夏厚朴汤   E. 半夏白术天麻汤

4. 眩晕日久不愈,精神委靡,腰酸膝软,少寐多梦,健忘,两目干涩,视力减退。或遗精、滑泄、耳鸣、齿摇;或颧红咽干,五心烦热,舌红少苔,脉细数。治疗应以下列何方为主

  A. 左归丸   B. 右归丸   C. 六味地黄丸   D. 知柏地黄丸   E. 黄连阿胶汤

【B型题】

  A. 天麻钩藤饮   B. 归脾汤   C. 左归丸   D. 半夏白术天麻汤 E. 通窍活血汤

5. 眩晕肝阳上亢证的代表方宜首选

6. 眩晕痰湿中阻证的代表方宜首选

7. 眩晕肾精不足证的代表方宜首选

  A. 肝阳上亢证   B. 气血亏虚证   C. 痰湿中阻证   D. 肾精不足证   E. 瘀血阻窍证

8. 眩晕、头痛,兼见健忘、失眠、心悸,精神不振,耳鸣耳聋,面唇紫暗,舌暗有瘀斑,脉涩或细涩。证属

9. 眩晕动则加剧,劳累即发,面色㿠白,神疲乏力,倦怠懒言,唇甲不华,发色不泽,心悸少寐,纳少腹胀,舌淡苔薄白,脉细弱。证属

10. 眩晕,耳鸣,头目胀痛,口苦,失眠多梦,遇烦劳、郁怒而加重,甚则仆倒,颜面潮红,急躁易怒,肢麻震颤,

舌红苔黄,脉弦或数。证属

【X型题】

11. 眩晕的治疗原则是

    A. 化痰熄风　　　B. 滋养肝肾　　　C. 调整阴阳　　　D. 补虚泻实　　　E. 平肝潜阳

12. 导致眩晕的常见病因有

    A. 年高肾虚　　　B. 情志不遂　　　C. 饮食不节　　　D. 病后体虚　　　E. 跌仆损伤

13. 眩晕的病位在于头窍,其病变与以下哪些脏腑相关

    A. 心　　　　　　B. 肝　　　　　　C. 脾　　　　　　D. 肺　　　　　　E. 肾

14. 眩晕痰湿中阻证的主要症状有

    A. 头重昏蒙　　　B. 视物旋转　　　C. 呕吐痰涎　　　D. 少寐多梦　　　E. 舌苔白腻

(选择题答案:1. E　2. B　3. E　4. A　5. A　6. D　7. C　8. E　9. B　10. A　11. CD　12. ABCDE　13. BCE　14. ABCE)

三、填空题

1. 眩晕的治疗虚者当_____,_____,_____;实证当_____,_____,_____。

2. 晕最早见于《内经》,如《灵枢·海论》曰:"_____,_____,胫酸眩冒。"

3. 晕的基本病理变化,不外虚实两端,虚者为_____,或_____、_____;实者为_____、_____、_____、扰乱清空。

4. 眩晕肝阳上亢证治法是:_____,_____。代表方为_____加减。

5. 从肝论治眩晕,当注重_____、_____、_____、_____诸法。

6. 肾精不足之眩晕证机概要为_____,_____,_____。肾阴虚者,方用_____加减,肾阳虚者,方用_____加减。

四、问答题

1. 为什么说"眩晕乃中风之渐"? 临证应如何预防?

2. 晕应与哪些病证相鉴别? 如何鉴别?

第七节 中　风

一、概说

1. 中风又名脑卒中,相当于西医学脑血管病。

2. 是一类发病急骤、证候复杂、病情危笃的病变,常可迅速致人残废,甚至危及生命。

3. 古人形容其发病犹如"暴风之疾速,矢石之中的。"具有风性善行数变的特征,故取名中风。

4. 是中老年忧虑的一种常见病,李东垣《脾胃论》中说:"人之百病莫大于中风。"故被传统地列为"风痨鼓膈"四大难证之首。

5. 中风是以卒然昏仆、不省人事,伴口眼喎斜、半身不遂、语言不利,或不经昏仆而反以喎僻不遂为主症的一种疾病。

6. 判断是否属中风,要注意其核心症状。

(1) 三大主症——口眼喎斜,半身不遂,语言不利。三种症状在多数情况下组合出现,若单独肢体偏瘫对诊断也有意义,但单纯的口眼喎斜或语言不利不能确立诊断。

(2) 猝然昏仆

1) 仅有突然昏仆,无喎僻不遂不能确立诊断。

2) 神昏(持续性、一过性):①中风昏迷着多在3～5天或1周之内回苏,也有10天以上尚未回苏者。或昏迷48小时之内死亡。②短时回苏指一天以内回苏,往往属自行回苏,多数为小中风。③小中风在急性发作期有三大主症,短时症状自动消失。这是中风与小中风的鉴别点。④神昏虽在诊断中风中无特异性,但在诊断中风属何阶段则有重要意义,即划分病情轻重程度。

中风发病前多数有先兆,但也可无典型先兆症状。急性发作阶段常有一些兼症,如剧烈头痛、呕吐、口噤、项强等。

头痛、呕吐、项强是中医治疗的难点。后遗症是西医治疗的难点。而中西医结合治疗较为理想。

（3）发病：中风的发病高峰年龄有提前的趋势。以往将其发病率以年龄划限分为三：①25 岁以下发病者少；②25～55 岁年龄每增加 10 岁，发病率提高 3 倍；③55～65 岁发病率最高，死亡率亦高，占所有病死的 1%～3%。青少年及儿童病例多因脑血管畸形。年轻者多为突发性，多与原发病有关，中老年以渐进性为多。

二、历史沿革

（一）名称繁多，不尽一致

1.《内经》依据症状及发病阶段特点命名。

仆击、大厥、薄厥——大致相当于卒中昏迷期。

偏风、偏枯、风痱——大致相当于后遗症期。

2. 孙思邈《千金方》对内经加以发挥，依据病情轻重，病位深浅而立不同病称。

偏枯、风痱——仅半身不遂或失语，为中风轻证。

风懿——具有神志昏迷症状，为中风重证。

3. 宋代以后，普遍沿用"中风"之名，但病位有浅深，病情有轻重，类型有不同，因此在辨证上应注意鉴别。

（二）分类

1. 中经络与中脏腑：中风病候分为中络、中经、中脏、中腑四类是从张仲景《金匮要略》开始。

中经络——病位浅，病情轻，无神昏表现。

中脏腑——病位深，病情重，有神昏表现。

2. 中风与类中风

（1）唐宋以前，多以"内虚邪中"立论。代表性的医籍如《内经》、《金匮要略》、《诸病源候论》。

（2）金元以来，突出"内风"，是中风病因学说的一大转折。诸家自论，力探新说，就中风而言，突出内风。代表性的医家如：刘河间倡"心火暴盛"说；李东垣主"正气自虚"说；朱丹溪重"痰湿生热"说。三家之说，各有发挥，虽论点不同，但皆重视内在因素，认为中风之"风"非自外来，而由内生。

后人以金元时代作为两种不同观点的分水岭。

真中风	由脉络空虚，风邪入于经络引起。有六经形证，无先兆症状
类中风	肝风内动，气血上逆，挟痰挟火，流窜经络，蒙蔽清窍而成。无六经形证，有先兆症状

金元医家强调内因致病，病变脏腑侧重心、脾二脏，因此对中风病机，特别是急性期病机认识尚不全面。

（3）明清以后医家经过深入研究，提出肝肾阴亏、肝风内动、气血痰火兼夹上扰而致中风的病机认识，抓住了中风病机关键。代表性论述是张景岳的"内伤积损"论，叶天士的"阳化内风"论，以及晚清张伯龙的一些观点。

张景岳提出中风"非风"说，认为中风所见的神魂昏聩、口眼㖞斜、语言塞涩、半身不遂、遗尿口噤等证候，"原非外感风邪，总由内伤气血"。因而倡导"内伤积损"论，深化了对中风的认识。

三、讨论范围

西医学中的急性脑血管疾病与之相近。较轻的周围性面神经麻痹也属于中风的范围。

四、病因病机

（一）病因

1. 内伤积损

（1）素体阴亏血虚——阳盛火旺，风火易炽。

（2）年老体衰——肝肾阴虚，肝阳偏亢，复因将息失宜，致使阴虚阳亢，气血上逆，上蒙神窍，突发本病。

2. 劳欲过度

（1）烦劳过度——耗气伤阴，易使阳气暴张，引动风阳上旋，气血上逆，壅阻清窍。

（2）纵欲过度，房劳不节——引动心火，汲伤肾水，水不制火，则阳亢风动。

3. 饮食不节。

4. 情志所伤

　　(1) 平素忧郁恼怒,情志不畅——肝气不舒,气郁化火,肝阳暴亢,引动心火,气血上冲于脑,神窍闭阻,遂致猝倒无知。

　　(2) 长期烦劳过度,精神紧张——虚火内燔,阴精暗耗,日久导致肝肾阴虚,阳亢风动。

　　(3) 素体阳盛,复遇抑郁——阳亢化风,以致突然发病。

　　5. 外感时邪

　　(1) 气血不足,脉络空虚,尤其在气候突变之际,风邪乘虚入中——气血痹阻。

　　(2) 形盛气衰,痰湿素盛,外风引动痰湿——闭阻经络,而致喎僻不遂。

　　(二) 病机

　　1. 病位在心脑,与肝肾密切相关

　　(1) 中风的病理基础为肝肾阴虚。

　　(2) 因肝肾之阴下虚,则肝阳易于上亢,复加饮食起居不当,情志刺激或感受时邪,气血上冲于脑,神窍闭阻,故猝然昏仆,不省人事。

　　2. 病理性质属于本虚标实证

　　(1) 肝肾阴虚,气血衰少为致病之本,风、火、痰、气、瘀为发病之标,两者可互为因果。

　　(2) 发病之初,邪气鸱张,风阳痰火炽盛,气血上菀,故以标实为主。

　　(3) 如病情剧变,在病邪的猛烈攻击下,正气急速溃败,可以正虚为主,甚则出现正气虚脱。

　　(4) 后期因正气未复而邪气独留,可后遗难症。

　　3. 基本病机为阴阳失调,气血逆乱,上犯于脑

　　(1) 若肝风挟痰,横窜经络,血脉瘀阻,气血不能濡养机体,则见中经络之证,表现为:半身不遂,口眼喎斜,不伴神志障碍。

　　(2) 若风阳痰火蒙蔽神窍,气血逆乱,上冲于脑则见中脏腑重证,络损血溢,瘀阻脑络,而致猝然昏倒,不省人事。

　　中腑者,因肝阳暴亢或瘀热腑实,风痰上扰,见喎僻不遂,神志欠清,大便不通。

　　中脏者,风阳痰火内闭神窍,脑络瘀阻,则见昏仆,不省人事,肢体拘急等闭证。

　　4. 中脏腑因邪正虚实的不同,有闭、脱之分,且可发生由闭转脱的演变

　　(1) 闭证因于痰火瘀热者,为阳闭;因于痰浊瘀阻者为阴闭

　　(2) 脱证因于风阳痰火炽盛,进一步耗灼阴精,阴虚及阳,阴竭阳亡,阴阳离绝,则出现脱证,表现为口开目合,手撒肢冷,气息微弱等虚脱症候。

　　5. 恢复期因气血失调,血脉不畅而后遗经络形证。

五、诊察要点

　　(一) 诊断依据

　　1. 具有突然昏仆,不省人事,半身不遂,偏身麻木,口眼喎斜,言语謇涩等特定的临床表现。轻症仅见眩晕、偏身麻木、口眼喎斜、半身不遂等。

　　2. 多急性起病,好发于 40 岁以上年龄。

　　3. 发病之前多有头晕、头痛、肢体一侧麻木等先兆症状。

　　4. 常有眩晕、头痛、心悸等病史,病发多有情志失调、饮食不当或劳累等诱因。

　　(二) 病证鉴别

　　1. 与口僻鉴别

　　(1) 僻俗称吊线风,主要症状是口眼喎斜,需与中风相鉴别。

　　(2) 口僻之口眼喎斜,常伴耳后疼痛,而无半身不遂或神志障碍等表现,多因正气不足,风邪入脉络,气血痹阻所致,不同年龄均可罹患。

　　2. 与厥证鉴别

　　(1) 厥证也有突然昏仆、不省人事之表现,需与中风相鉴别。

　　(2) 厥证神昏时间短暂,发作时常伴有四肢逆冷,一般移时可自行苏醒,醒后无半身不遂、口眼喎斜、言语不利等表现。

3. 与痉证鉴别

(1) 痉证以四肢抽搐、项背强直,甚至角弓反张为主症,发病时也可伴有神昏,需与中风闭证相鉴别。

(2) 痉证患者的神昏多出现在抽搐之后,而中风患者多在起病时即有神昏,而后可以出现抽搐。

(3) 痉证患者抽搐时间长,中风者抽搐时间短。

(4) 痉证患者无半身不遂、口眼㖞斜等症状。

4. 与痿证鉴别

(1) 痿证可以有肢体瘫痪,活动无力等类似中风之表现。

(2) 中风后半身不遂日久不能恢复者,亦可见肌肉瘦削,筋脉弛缓,两者应予以区别。

(3) 痿证一般起病缓慢,以双下肢瘫痪或四肢瘫痪为多见。

(4) 中风的肢体瘫痪多起病急骤,且以偏瘫不遂为主。

(5) 痿证起病时无神昏,中风则常有不同程度的神昏。

5. 与痫证鉴别

(1) 痫证发作时起病急骤,突然昏仆倒地,与中风相似。

(2) 痫证为阵发性神志异常的疾病,猝发仆地时常口中作声,如猪羊啼叫,四肢频抽而口吐白沫。

(3) 中风则仆地无声,一般无四肢抽搐及口吐涎沫的表现。

(4) 痫证之神昏多为时短暂,移时可自行苏醒,醒后一如常人,或留有轻度头昏、乏力等证,但可再发。

(5) 中风患者昏仆倒地,其神昏症状严重,持续时间长,难以自行苏醒,需及时治疗方可逐渐清醒。

(6) 中风多伴有半身不遂、口眼㖞斜等症,亦与痫证不同。

六、辨证论治

（一）辨证要点

1. 辨中经络、中脏腑:两者的鉴别主要是依据神昏的有无。中经络者治不及时或反复发生也可发展为后者。这里的"经络"、"脏腑"只是用来代表病位浅深,病情轻重,并非具体指某一脏腑、某经络。

(1) 追问病史:根据年龄了解原发病史与本次发病的关系。

(2) "神昏"与"出血",二者无直接关系,不能依据"神昏"判断"出血"有无。

(3) 神昏者的肢体检查:神昏者肢体偏瘫易于被掩盖,注意检查。从征象上着重注意面瘫。对比进行肌张力检查。

痛觉检查:重刺激双侧,观察肢体支配作用是否丧失及程度。

反射:未引出要注意假阴性。

脉象:出现两极变化(一侧明显弦大无根或细弱沉微多为患侧)。

2. 中脏腑辨闭证、脱证

(1) 属中脏腑者,应注意辨闭、脱二证。

(2) 闭证邪实内痹为主,脱证阳气外脱为主。

(3) 辨闭、脱是判断病情轻重,预后好坏的重要指征。闭证相对预后好,脱证预后差。

(4) 闭证——一般情况好(T、P、R、BP)。全身呈紧张性表现:肢体强痉,牙关紧闭,两手握固,大小便闭(与神昏共五大症状)。

(5) 脱证——一般情况差:呼吸微弱,不规律,脉微弱或弦大无根。检查呈软瘫:"五绝"症——目合(肝)、口开(心)、手撒(脾)、鼻鼾(肺)、遗尿(肾)。

(6) 闭证、脱证在同一人身上可错杂出现(内闭外脱),由于病情演变迅速,短时间内也可有转化,所以除上述症状外,还要注意询问患者平素体质,饮食好恶,起病诱因,尤其注意脉息变化,同为中风的辨识要点。

（二）治疗原则

1. 平肝熄风,化痰祛瘀通络为主。

2. 中脏腑闭证,当熄风清火,豁痰开窍,通腑泄热。

3. 脱证急宜救阴回阳固脱。

4. 对内闭外脱之证,则须醒神开窍与扶正固脱兼用。

5. 恢复期及后遗症期,多为虚实夹杂,当扶正祛邪,标本兼顾,平肝熄风,化痰祛瘀与滋养肝肾,益气养血并用。

（三）分型论治

1. 中经络

证　型	风痰入络	风阳上扰	阴虚风动
症　状	肌肤不仁，手足麻木，突然发生口眼㖞斜，语言不利，口角流涎，舌强语謇，甚则半身不遂，或兼见手足拘挛，关节酸痛，舌苔薄白，脉浮数	头晕头痛，耳鸣目眩，突然发生口眼㖞斜，舌强语謇，或手足重滞，甚则半身不遂，舌质红苔黄，脉弦	头晕耳鸣，腰酸，突然发生口眼㖞斜，语言不利，手指瞤动，甚或半身不遂，舌质红，苔腻，脉弦细数
证　机	脉络空虚，风痰乘虚入中，气血闭阻	肝火偏旺，阳亢化风，横窜络脉	肝肾阴虚，风阳内动，风痰瘀阻经络
治　法	祛风化痰通络	平肝潜阳，活血通络	滋阴潜阳，熄风通络
代表方	真方白丸子加减。本方化痰通络，用于治疗风痰入客经络，症见口服㖞斜，舌强不语，手足不遂等症	天麻钩藤饮加减。本方平肝熄风镇潜，用于阳亢风动，晕眩，肢麻等症	镇肝熄风汤加减。本方既补肝肾之阴，又能熄风潜阳，用于阴虚风动之眩晕，头痛，舌强，肢颤等
方　药	真方白丸子加减	天麻钩藤饮加减	镇肝熄风汤加减
用　药	半夏、南星、白附子祛风化痰；天麻、全蝎熄风通络；当归、白芍药、鸡血藤、稀莶草养血祛风	天麻、钩藤平肝熄风；珍珠母、石决明镇肝潜阳；桑叶、菊花清肝泄热；黄芩、山栀清肝泻火；牛膝活血化瘀，引气血下行	白芍药、天门冬、玄参、枸杞子滋阴柔肝熄风；龙骨、牡蛎、龟版、代赭石镇肝潜阳；牛膝、当归活血化瘀，且引血下行；天麻、钩藤平肝熄风
加　减	语言不清者，加石菖蒲、远志祛痰宣窍；痰瘀交阻，舌紫有瘀斑，脉细涩者，可酌加丹参、桃仁、红花、赤芍药等活血化瘀	类有痰浊、胸闷、恶心，苔腻，加陈胆星、郁金；头痛加羚羊角、夏枯草以清肝熄风；腿足重滞，加杜仲、寄生补益肝肾	痰热较重，苔黄腻，泛恶，加胆星、竹沥、川贝母清热化痰；阴虚阳亢，肝火偏亢，心中烦热，加栀子、黄芩清热除烦

2. 中脏腑

（1）闭证

证　型	痰热腑实	痰火瘀闭	痰浊瘀闭
症　状	头痛眩晕，心烦易怒，突然发病，半身不遂，口舌歪斜，舌强语謇或不语，神识欠清或昏糊，肢体强急，痰多而黏，伴腹胀，便秘，舌质暗红，或有瘀点瘀斑，苔黄腻，脉弦滑或弦涩	除上述闭证的症状外，还有面赤身热，气粗口臭，躁扰不宁，苔黄腻，脉弦滑而数	除上述闭证的症状外，还有面白唇暗，静卧不烦，四肢不温，痰涎壅盛，苔白腻，脉沉滑缓
证　机	痰热阻滞，风痰上扰，腑气不通	肝阳暴涨，阳亢风动，痰火壅盛，气血上逆，神窍闭阻	痰浊偏盛，上壅清窍，内蒙心神，神机闭塞
治　法	通腑泄热，熄风化痰	熄风清火，豁痰开窍	化痰熄风，宣郁开窍
代表方	桃仁承气汤加减。本方功能通腑泄热，顺降气血，治疗腑热内结，腹胀便秘等症，可用于中风急性期痰热腑实之证	羚角钩藤汤加减。本方凉肝熄风，清热化痰，用于风阳上扰，蒙蔽清窍之眩晕，痉厥和抽搐者；另可服至宝丹或安宫牛黄丸以清心开窍。也可用醒脑静静脉滴注	涤痰汤加减。本方化痰开窍，用于痰蒙心窍，神志呆滞不清者；另可用苏合香丸宣郁开窍
常用药	桃仁、大黄、芒硝、枳实通腑泄热，凉血化瘀；陈南星、黄芩、全瓜蒌清热化痰；桃仁、赤芍药、牡丹皮凉血化瘀；牛膝引气血下行	羚角钩藤汤加减。羚羊角、钩藤、菊花珍珠母、石决明平肝熄风；胆星、竹沥、半夏、天竺黄、黄连清热化痰；菖蒲、郁金化痰开窍	涤痰汤。半夏、茯苓、橘红、竹茹化痰；郁金、石菖蒲、胆星豁痰开窍；天麻、钩藤、僵蚕熄风化痰

（续表）

证　型	痰热腑实	痰火瘀闭	痰浊瘀闭
加　减	头痛、眩晕者，加钩藤、菊花、珍珠母平肝降逆；烦躁不安，彻夜不眠、口干、舌红，加生地黄、沙参、夜交藤养阴安神	如喉间痰鸣辘辘，可服竹沥水、猴枣散以豁痰镇惊；肝火旺盛，脉弦有力，宜加龙胆草、山栀、夏枯草、代赭石、磁石等清肝镇摄之品；腑实热结，腹胀便秘，宜加生大黄、玄明粉、枳实；舌质干红、痰热伤津，宜加沙参、麦门冬、石斛、生地黄	兼有动风者，加天麻、钩藤以平熄内风；有化热之象者，加黄芩、黄连；见戴阳证者，属病情恶化，宜急进参附汤、白通加猪胆汁汤救急治疗

（2）脱证（阴竭阳亡）

	风痰瘀阻	气虚络瘀	肝肾亏虚
症　状	口眼喝斜，舌强语謇或失语，半身不遂，肢体麻木，苔滑腻，舌暗紫，脉弦滑	肢体偏枯不用，肢软无力，面色萎黄，舌质淡紫或有瘀斑，苔薄白，脉细涩或细弱	半身不遂，患肢僵硬，拘挛变形，舌强不语，或偏瘫，肢体肌肉萎缩，舌红脉细，或舌淡红，舌沉细
证　机	风痰阻络，气血运行不利	气虚血瘀，脉阻络痹	肝肾亏虚，阴血不足，筋脉失养
治　法	搜风化痰，行瘀通络	益气养血，化瘀通络	滋养肝肾
代表方	解语丹加减。本方祛风化痰活络，治风痰阻于廉泉，舌强不语	补阳还五汤加减。本方益气养血，化瘀通络，适用于中风恢复阶段，气虚血滞，而无风阳痰热表现之半身不遂，口眼喝斜，或语言謇涩之证	左归丸合地黄饮子加减。左归丸功专滋补肝肾真阴，用于精血不足，不能荣养筋脉，腰膝酸软，肢体不用症；地黄饮子功能滋肾阴，补肾阳，开窍化痰，用于下元虚衰，虚火上炎，痰浊上泛之舌强不语，足废不用等症
常用药	天麻、胆星、天竺黄、半夏、陈皮熄风化痰；地龙、僵蚕、全蝎搜风通络；远志、石菖蒲化痰宣窍；豨莶草、桑枝、鸡血藤、丹参、红花祛风活血通络	黄芪补气以养血；桃仁、红花、赤芍药、归尾、川芎养血活血，化瘀通经；地龙、牛膝引血下行，通络	干地黄、首乌、枸杞、山茱萸补肾益精；麦门冬、石斛养阴生津；当归、鸡血藤养血活络
加　减	痰热偏盛者，加全瓜蒌、竹茹、川贝母清化痰热兼有肝阳上亢、头晕头痛，脉弦有力者，加钩藤、石决明、夏枯草平肝熄风潜阳；咽干口燥，加天花粉、天门冬养阴润燥	血虚甚，加枸杞、首乌藤以补血；肢冷、阳失温煦，加桂枝温经通络，腰膝酸软，加川断、桑寄生、杜仲以壮筋骨，强腰膝	如腰腿软甚，加杜仲、桑寄生、牛膝补肾壮腰；肾虚血，加巴戟天、苁蓉补肾益精，附子、肉桂温补肾阳；夹有痰浊，加石菖蒲、远志、茯苓化痰开窍

七、预防调护

1. 识别中风先兆，及时治理，以预防中风发生。

2. 平时在饮食上宜食清淡易消化之物，忌肥甘厚味、动风、辛辣刺激之品，并禁烟酒，要保持心情舒畅，做到起居有常，饮食有节，避免疲劳，以防止卒中和复中。

八、临证备要

1. 结合辨病，掌握其预后

（1）脑出血急性期，绝大多数表现为中脏的风阳痰火闭证，或中腑之腑实瘀热证，有的可表现为脱象。

（2）中经络的重证，多为脑梗死、脑血管痉挛。

（3）如见风阳痰火证，虽然神志清楚，仍应防其病情恶化，临证时须严密观察。

2. 正确使用通下之法

（1）中腑因瘀热内阻，腑气不通，邪热上扰，神机失用，应及时使用通腑泄热之法，有助于邪从下泄。

（2）中脏阳闭证，风阳痰火炽盛，内闭神机，有时因邪热搏结，亦可出现腹满、便秘，小溲不通，苔黄腻，脉弦实有力，亦应配入通下之法，可用礞石滚痰丸、大承气汤、桃核承气汤等，使大便畅通，痰热下泄，则神识可清，危象可解。

(3) 中脏阴闭证,痰浊壅盛,亦可配用通下攻遂之法,如用控涎丹,温脾汤等,但正虚明显、元气亏虚者忌用。

3. 出血性中风可配凉血化瘀。以犀角地黄汤为基础方治疗,瘀热以行,有助止血,但应注意活血而不破血、动血。

考研专题——看未来展宏图

1. A. 通腑泄热,化痰祛瘀　　　　　B. 熄风清火,豁痰开窍
　 C. 化痰通络,凉营开窍　　　　　D. 平肝熄风,化痰通络

(1) 中风中经络的治法是　(107/2009)

(2) 中风中脏腑阳闭的治法是　(108/2009)

答案:(1) D;(2) B。①中经络证治:风痰入络证:养血祛风通络;风阳上扰证:育阴潜阳,镇肝熄风;阴虚风动证:滋阴潜阳,熄风通络。②中脏腑闭证证治:痰热腑实证:通腑泄热,熄风化痰;痰火瘀闭证:息风清火,豁痰开窍;痰浊瘀闭证:化痰熄风,宣郁开窍。

2. 突然昏仆,不省人事,目合口张,手撒肢冷,肢体软瘫,汗出甚多,二便自遗,脉微欲绝者,首选　(62/1998)

　　 A. 独参汤　　　　B. 参附汤　　　　C. 生脉散　　　　D. 四味回阳饮　　　E. 参附汤合生脉散

答案:E。为中风之中脏腑之脱证。由阳浮于上,阴阳离绝,正气虚脱所导致,当以参附汤合生脉饮益气回阳,救阴固脱。

3. 症见突然昏仆,不省人事,口眼㖞斜,牙关紧闭,肢体强劲而不温,面白唇黯,喉中痰声,静卧不烦,苔白腻,脉沉滑,其治疗宜选用　(65/1991,68/1996)

　　 A. 局方至宝丹　　　B. 菖蒲郁金汤　　　C. 苏合香丸　　　D. 牵正散加昧　　　E. 礞石滚痰丸

答案:C。为中风之中脏腑闭证之阴闭,痰湿偏盛,风夹痰湿,上蒙清窍,内闭经络所导致。以苏合香丸豁痰熄风,辛温开窍。

4. 患者突然昏仆,不省人事,牙关紧闭,口噤不开,两手握固,大小便闭,肢体强痉,面白唇暗,静卧不烦,四肢不温,痰涎壅盛,苔白腻,脉沉滑,治宜选用　(66/2001)

　　 A. 局方至宝丹　　　B. 安宫牛黄丸　　　C. 清开灵注射液　　　D. 苏合香丸　　　E. 菖蒲郁金汤

答案:D。为中风之中脏腑闭证之阴闭。

5. 下列哪项不是辨别中风闭证与脱证的依据　(64/2000)

　　 A. 口开目合与口噤不开　　　B. 手撒肢冷与两手握固　　　C. 二便自遗与大小便闭

　　 D. 躁动不安与静而不烦　　　E. 肢体软瘫与肢体强痉

答案:D。闭证兼牙关紧闭,口噤不开,两手握固,大小便闭,肢体强痉;脱证兼目合口张,手撒肢冷,大小便自遗,肢体软瘫。

6. 下列除哪项外,均为辨别中风之闭证与脱证的依据　(61/2004)

　　 A. 口开目合与口噤不开　　　B. 手撒肢冷与两手握固　　　C. 二便自遗与大小便闭

　　 D. 呼吸气粗与呼吸低微　　　E. 肢体软瘫与肢体强痉

答案:D。

7. 患者平素头晕头痛,耳鸣目眩,少寐多梦,突然发生口舌㖞斜,舌强语謇,半身不遂,舌红,脉弦细数。治疗宜用　(62/2005)

　　 A. 苏合香丸　　　B. 镇肝熄风汤　　　C. 安宫牛黄丸　　　D. 补阳还五汤　　　E. 解语丹

答案:B。肾阴素亏,肝阳上亢,故平时头晕头痛,耳鸣目眩;肾阴不足,心肾不交则少寐多梦;风阳内动,挟痰走窜经络,脉络不畅,故突然发生口舌㖞斜,舌强语謇,半身不遂;舌红,脉弦细数是肝肾阴虚而生内热之征,选用滋阴潜阳、熄风通络的镇肝熄风汤治疗。而苏合香丸是在中风中脏腑出现阴闭证时选用;安宫牛黄丸是在中风中脏腑出现阳闭证时选用;补阳还五汤具有补气活血、通经活络的作用,治疗中风后遗症半身不遂时应用;解语丹具有祛风除痰、宣窍通络作用,治疗中风后遗症风痰阻络的语言不利者。

8. 中风偏枯不用,肢软乏力,面色萎黄,或肢体麻木,舌淡紫或有瘀斑,苔白,脉细涩或虚弱,治用何方最佳 (61/1991)

　　A. 桃仁红花煎　　B. 天麻钩藤饮　　　C. 当归四逆汤　　　D. 黄芪桂枝五物汤 E. 补阳还五汤

答案:E。为中风之后遗症,半身不遂。由于气滞血瘀,脉络瘀阻所导致,选补阳还五汤,补气活血,通经活络。

9. 平素头晕耳鸣,寐少梦多,与他人争吵后突发口眼㖞斜,舌强语謇,半身不遂,舌红苔黄,脉弦滑。治疗选用 (72/1999)

　　A. 天麻钩藤饮　　　B. 镇肝熄风汤　　　C. 牛黄清心丸　　　D. 安宫牛黄丸　　　E. 局方至宝丹

答案:B。中风之中经络,证候为肝肾阴虚,风阳上扰型。病机为肾阴素虚,肝阳上亢,夹痰走窜经络,脉络不畅所导致,治疗以滋阴潜阳、熄风通络为法,用镇肝熄风汤。

课后巩固——练知识增考技

一、名词解释

1. 中风　　　　　　2. 仆击　　　　　　3. 偏风　　　　　　4. 真中风

二、选择题

【A型题】

1. 患者高血压病史多年,今晨突然昏仆,不省人事,目合口张,鼻鼾息微,手撒肢冷,汗多,大小便自遗,肢体软瘫,舌萎,脉细弱或脉微欲绝。应选方

　　A. 涤痰汤合苏合香丸　　　　B. 羚羊钩藤汤合至宝丹　　　C. 参附汤合生脉散

　　D. 天麻钩藤饮合镇肝熄风汤　　E. 礞石滚痰丸合安宫牛黄丸

2. 中风络脉空虚,风邪入中证的主方

　　A. 大秦艽汤　　　B. 小续命汤　　　C. 天麻钩藤饮　　　D. 镇肝熄风汤　　　E. 独活寄生汤

3. 突然昏仆,不省人事,牙关紧闭,口噤不开,两手握固,大小便闭,肢体强痉,面赤身热,气粗口臭,躁扰不宁,苔黄腻,脉弦滑而数。证属中风之

　　A. 中经　　　B. 脱证　　　C. 中腑　　　D. 阳闭　　　E. 阴闭

4. 中风阴闭的治法是

　　A. 熄风清火,豁痰开窍　　　　B. 化痰熄风,宣郁开窍　　　C. 熄风清火,豁痰开窍

　　D. 滋养肝肾,潜阳熄风　　　　E. 平肝潜阳,熄风通络

5. 中风病位在脑,涉及

　　A. 心　　　B. 肝　　　C. 脾　　　D. 肺　　　E. 肾

6. 下列哪项不属于中风闭证的表现

　　A. 神志昏迷　　　B. 口噤不开　　　C. 大小便秘　　　D. 两手握固　　　E. 肢冷汗多

7. 突然昏仆,不省人事,目合口张,鼻鼾息微,手撒肢冷,汗多,大小便自遗,肢体软瘫,舌萎,脉细弱或脉微欲绝。证属中风之

　　A. 中经　　　B. 脱证　　　C. 中腑　　　D. 阳闭　　　E. 阴闭

8. 地黄饮子适用于中风下列何证

　　A. 气虚血滞之半身不遂　　　B. 肝阳上亢之半身不遂　　　C. 风痰阻络之语言不利

　　D. 肾虚精亏之语言不利　　　E. 风痰阻络之口眼㖞斜

9. 礞石滚痰丸适用于中风之

　　A. 中经　　　B. 中腑　　　C. 阳闭　　　D. 阴闭　　　E. 脱证

10. 肌肤不仁,手足麻木,突然发生口眼㖞斜,语言不利,口角流涎,舌强言謇,甚则半身不遂。或兼见恶寒、发热、手足拘挛、关节酸痛等症。舌苔薄白,脉浮数,其病机是

　　A. 脉络空虚,风邪乘虚入中,气血闭阻

　　B. 肝肾阴虚,阳亢化风,上扰清空

　　C. 肝阳暴张,阳亢风动,痰火壅盛,气血上逆,神窍闭阻

　　D. 痰浊偏盛,上壅清窍,内蒙心神,神机闭塞

　　E. 正不胜邪,元气衰微

11. 中风阳闭的治法是

　　A. 熄风清火,豁痰开窍　　　　B. 化痰熄风,宣郁开窍　　　　C. 熄风清火,豁痰开窍

　　D. 滋养肝肾,潜阳熄风　　　　E. 平肝潜阳,熄风通络

12. 下列关于中风的说法,哪项是正确的

　　A. 中经络是实证　　B. 中脏腑是虚证　　　　C. 中经络是重证　　　　D. 中脏腑是危证　　E. 以上都不对

13. 突然昏仆,不省人事,牙关紧闭,口噤不开,两手握固,大小便闭,肢体强痉,面白唇暗,静卧不烦,四肢不温,痰涎壅盛,苔白腻,脉沉滑缓。证属中风之

　　A. 中经　　　　　　B. 脱证　　　　　　C. 中腑　　　　　　D. 阳闭　　　　　E. 阴闭

14. 中风后遗口眼㖞斜由风痰阻于络道所致者,治疗主方为

　　A. 天麻钩藤饮　　B. 牵正散　　　　　C. 菖蒲郁金汤　　　　D. 大秦艽汤　　　E. 镇肝熄风汤

【B 型题】

　　A. 脉络空虚,风邪乘虚入中,气血闭阻

　　B. 肝肾阴虚,阳亢化风,上扰清空

　　C. 肝阳暴张,阳亢风动,痰火壅盛,气血上逆,神窍闭阻

　　D. 痰浊偏盛,上壅清窍,内蒙心神,神机闭塞

　　E. 正不胜邪,元气衰微

15. 中风中脏阳闭的主要病机是

16. 大秦艽汤证的主要病机是

17. 中风脱证的主要病机是

　　A. 养血祛风通络　　　　　　B. 滋养肝肾,潜阳熄风　　　　C. 熄风清火,豁痰开窍

　　D. 化痰熄风,宣郁开窍　　　　E. 回阳救阴,益气固脱

18. 中脏腑脱证的治法是

19. 中风中脏阳闭的治法是

20. 中经络肝肾阴虚,风阳上扰证的治法是

【X 型题】

21. 突然昏仆,不省人事,牙关紧闭,口噤不开,两手握固,大小便闭,肢体强痉,面赤身热,气粗口臭,躁扰不宁,苔黄腻,脉弦滑而数。证属中风之

　　A. 闭证　　　　　　　　B. 中脏　　　　　　　　C. 中腑

　　D. 阳闭　　　　　　　　E. 阴闭

22. 天麻钩藤饮可用于

　　A. 肝阳上亢,脉络瘀阻之半身不遂　　　B. 肝肾阴虚,风阳上扰之中经络

　　C. 络脉空虚,风邪入中之中经络　　　　D. 肝阳上亢,痰邪阻窍之失语

　　E. 肝阳暴涨,阳亢风动,痰火壅盛,气血上逆,神窍闭阻之阳闭

23. 下列哪种中风可配用通下法治疗

　　A. 中经络　　　　　　　　B. 中腑　　　　　　　　C. 中脏阳闭

　　D. 中脏阴闭　　　　　　　E. 中脏脱证

24. 在古代,中风还有下列不同名称

　　A. 卒中　　　　B. 大厥　　　　　C. 脑风　　　　　D. 仆击　　　　　E. 薄厥

25. 中风常见病因有

　　A. 内伤积损　　　　　　　B. 劳欲过度　　　　　　C. 饮食不节

　　D. 情志所伤　　　　　　　E. 气虚邪中

26. 中风应与下列病证相鉴别

    A. 口僻　　　　B. 厥证　　　　C. 痉证　　　　D. 痿证　　　　E. 痫证

27. 中风的辨证应辨

    A. 中经络和中脏腑　B. 正虚和邪实　　C. 闭证和脱证　　D. 重证和危证　　E. 阳闭和阴闭

28. 中风阳闭证可用以下药物治疗

    A. 至宝丹　　　B. 安营牛黄丸　　C. 礞石滚痰丸　　D. 清开灵注射液　E. 醒脑静注射液

（选择题答案：1. C　2. A　3. D　4. B　5. A　6. E　7. B　8. D　9. C　10. A　11. A　12. D　13. E　14. B　15. A　16. C　17. A　18. E　19. E　20. C　21. ABD　22. ABCE　23. BCD　24. ABDE　25. ABCDE　26. ABCDE　27. ACE　28. ABCDE）

三、填空题

1. 中风是以＿＿＿＿、＿＿＿＿、＿＿＿＿、＿＿＿＿、＿＿＿＿为主症的病证。

2. 历代医家对中风的病因的认识大体可划分为两个阶段。在唐宋以前，以＿＿＿＿学说为主；唐宋以后，突出以＿＿＿＿立论。

3. 中风的基本病机总属＿＿＿＿，＿＿＿＿。病位在＿＿＿＿，与＿＿＿＿密切相关。

4. 中风属于本虚标实之证，＿＿＿＿、＿＿＿＿为本，＿＿＿＿、＿＿＿＿、＿＿＿＿、＿＿＿＿为标，两者可互为因果。

5. 络脉空虚，风邪入中之中经络，治当＿＿＿＿。代表方为＿＿＿＿。

6. 中脏腑阳闭的证机概要为＿＿＿＿，＿＿＿＿，＿＿＿＿，＿＿＿＿，＿＿＿＿。治疗当＿＿＿＿，＿＿＿＿。

7. 中脏腑脱证的治法为＿＿＿＿，＿＿＿＿。常用方为＿＿＿＿合＿＿＿＿加味。

8. 中风常见的后遗症有＿＿＿＿、＿＿＿＿、＿＿＿＿等。

9. 中风后半身不遂，若为气虚血滞，脉络瘀阻者，应选方＿＿＿＿加味；若为肝阳上亢，脉络瘀阻者，应选方＿＿＿＿或＿＿＿＿加减。

10. 中风恢复期要加强偏瘫肢体的被动活动，进行各种功能锻炼，并配合＿＿＿＿、＿＿＿＿、＿＿＿＿、＿＿＿＿等。

11. 中风辨证，应首辨中经络、中脏、中腑。中经络者虽有半身不遂、口眼㖞斜、语言不利，但＿＿＿＿；中腑则见二便闭塞不通，虽有神志障碍但无＿＿＿＿；中脏则＿＿＿＿，＿＿＿＿。

12. 中经络治疗以＿＿＿＿，＿＿＿＿为主；中腑当＿＿＿＿；中脏闭证，治当＿＿＿＿，＿＿＿＿。

四、问答题

1. 中风的病理基础和病理因素是什么？两者有何关系？

2. 试述中风的基本病机，中经络与中脏腑在病机方面有何不同？

3. 如何辨别中风闭证与脱证？

4. 中风患者如何正确使用通下法？

第八节　瘿　病

一、概说

瘿病是以颈前喉结两旁结块肿大为主要临床特征的一类疾病。

二、历史沿革

1. 战国时期的《庄子·德充符》即有"瘿"的病名。

2. 晋代《肘后方》首先用昆布、海藻治疗瘿病。

3.《千金要方》及《外台秘要》记载了数十个治疗瘿病的方剂。

4.《圣济总录·瘿瘤门》从病因的角度进行了分类："石瘿、泥瘿、劳瘿、忧瘿、气瘿是为五瘿。"

5.《三因极一病证方论·瘿瘤证治》提出另一分类法："坚硬不可移者，名曰石瘿；皮色不变，即名肉瘿；筋脉露结者，名筋瘿；赤脉交络者，名血瘿；随忧愁消长者，名气瘿。"

三、讨论范围

以甲状腺肿大为主要临床表现的疾病可参考本节辨证论治,如单纯甲状腺肿、甲状腺功能亢进症、甲状腺炎、甲状腺腺瘤、甲状腺癌等。

四、病因病机

病因主要是情志内伤、饮食及体质因素有密切关系。基本病机是气滞、痰凝、血瘀壅结颈前。

1. 气滞、痰凝、血瘀壅结颈前是瘿病的基本病机。

2. 初期多为气机郁滞,津凝痰聚,痰气搏结颈前所致,日久引起血脉瘀阻,气、痰、瘀三者合而为患。

3. 情志不遂,所愿不得,精神抑郁,肝气郁结,血行不畅,结于颈前。

4. 饮食不节,忧思伤脾,脾失健运,聚湿生痰,痰阻络脉,阻于颈前。或痰瘀互结于颈前。

5. 瘿病日久,气郁化火,灼伤肝阴,亦可见阴阳不足之候。

6. 肝阴不足,心阴受累,可见心悸、烦乱、脉数等症。

7. 瘿病的病理性质以实多,久病由实致虚,可见气虚、阴伤等虚候或虚实夹杂之候。

五、诊查要点

(一)诊断依据

1. 瘿病以颈前喉结两旁结块肿大为临床特征,可随吞吐动作而上下移动,一段生长缓慢。大者可如囊如袋,触之多柔软,光滑,病程日久则质地较硬,或可扪及结节。

2. 多发生女性,常有饮食不节、情志不舒的病史,或发病有一定的地区性。

3. 早期多无明显的伴随症状,发生阴虚火旺的病机转化时,可见低热、多汗、心悸、眼突、手抖,多食易饥,面赤、脉数等表现。

(二)病证鉴别

1. 瘿病与瘰疬:均可在颈项部出现肿块,但二者的具体部位及肿块的性状不同,瘿病肿块在颈部正前方,肿块一般较大,瘰疬的病变部位在两侧或颔下,肿块一般较小,每个约黄豆大,个数多少不等。

2. 瘿病与消渴

(1) 消渴病以多饮、多食、多尿为主要临床表现,"三消"的症状同时并见,尿中常有甜味,而颈部无瘿肿。

(2) 瘿病中的阴虚火旺证虽有多食易饥,但无多饮、多尿等症,而以颈前有瘿肿为主要特征,并伴有烦热心悸,急躁易怒,眼突,脉数等症。

3. 瘿囊与瘿瘤

(1) 瘿囊颈前肿块较大,两侧比较对称,肿块光滑、柔软,主要病机为气郁痰阻,若日久兼瘀血内停者,局部可出现结节。

(2) 瘿瘤表现为颈前肿块偏于一侧,或一侧较大,或两侧均大,瘿肿大小如核桃,质较硬。病情严重者,肿块迅速增大,质地坚硬,表面高低不平。主要病机为气滞、痰结、血瘀。

六、辨证论治

(一)辨证要点

1. 辨在气与在血

(1) 颈前肿块光滑,柔软,属气郁痰阻,病在气分。

(2) 病久肿块质地较硬,甚则质地坚硬,表面高低不平,属痰结血瘀,病在血分。

2. 辨火旺与阴伤

(1) 兼见烦热、易汗、性情急躁、易怒、眼球突出、手指颤抖、面部烘热、口苦,舌红苔黄,脉数者,为火旺。

(2) 见心悸不宁,心烦少寐,易出汗,手指颤动,两眼干涩,头晕目眩,倦怠乏力,舌红,脉弦细数者,为阴虚。

(二)治疗原则

1. 以理气化痰,消瘿散结为基本治则。

2. 瘿肿质地较硬及有结节者,配合活血化瘀。

3. 火郁伤阴而表现虚火旺者,以滋阴降火为主。

（三）证治分类

证型	气郁痰阻	痰结血瘀	肝火旺盛	心肝阴虚
症状	颈前喉结两旁结块肿大，质软不痛，颈部觉胀，胸闷气短，善太息，闷闷不乐，情志抑郁，或兼胸胁窜痛，病情常随情志波动，苔薄白，脉弦	颈前喉结两旁结块肿大，按之较硬或有结节，肿块经久未消，胸闷不舒，情志不畅，纳差舌质暗或紫，苔薄白或白腻，脉弦或涩	颈前喉结两旁轻度或中度肿大，一般柔软光滑，容易出汗，性情急躁易怒，眼球突出，手指颤抖，面红目赤，口苦咽干，小便色黄，大便泄泻，舌质红，苔薄黄，脉弦数	颈前喉结两旁结块或大或小，质软，病起较缓，心悸不宁，心烦少寐，易出汗，手指颤动，眼干目眩，倦怠乏力，性情急躁。舌质红，苔少或无苔，舌体颤动，脉弦细数
证机	气机郁滞，痰浊壅阻。凝结颈前	痰气交阻，血脉瘀滞，搏结成瘿	痰气交阻，气郁化火，壅结颈前	气火内结日久，心肝之阴耗伤
治法	理气舒郁，化痰消瘿	理气活血，化痰消瘿	清肝泄火，消瘿散结	滋阴降火，宁心柔肝
代表方	四海舒郁丸。本方功能理气解郁，化痰软坚，消瘿散结；适用于瘿病早期由痰气郁结所致者	海藻玉壶汤。本方既能理气化痰消瘿，又能养血活血，适用于气滞、痰阻、血瘀壅结颈前所致的瘿病。	栀子清肝汤合消瘰丸加减。栀子清肝汤清肝泻火，适用于肝郁化火之瘿病；消瘰丸清热化痰，软坚散结，适用于痰结化热之瘰病	天王补心丹或一贯煎加减。天王补心丹滋阴清热，宁心安神，适用于心阴亏虚为主者；一贯煎滋养肝阴疏肝，适用于肝阴亏虚兼肝气郁结者
常用药	昆布、海带、海螵蛸、海蛤壳、浙贝母化痰软坚，消瘿散结；郁金、青木香、青皮陈皮舒肝理气	海藻、昆布、海带化痰软坚，消瘿散结；青皮、陈皮、半夏、胆南星、浙贝母、连翘、甘草理气化痰散结；当归、赤芍药、川芎、丹参养血活血	柴胡舒肝解郁；栀子、牡丹皮清肝泻火，当归养血活血；白芍药柔肝；配合牛蒡子散热利咽；生牡蛎、浙贝母化痰软坚散结；玄参滋阴降火	生地黄、沙参、玄参、麦门冬、天门冬养阴清热，人参、茯苓益气宁心；当归、枸杞子养肝补血；丹参、酸枣仁、柏子仁、五味子、远志养心安神；川楝子舒肝理气
加减	肝气不舒明显而见胸闷、胁痛者，加柴胡、枳壳、香附、延胡索、川楝子；咽部不适，声音嘶哑者，加桔梗、牛蒡子、木蝴蝶、射干利咽消肿	胸闷不舒如郁金、枳壳开胸理气解郁；郁久化火而炽热，加夏枯草、牡丹皮、玄参、栀子；纳差、便溏，加白术、山药健脾益气；结块较硬，可加黄药子、三棱、莪术、露蜂房、僵蚕、穿山甲；如结块坚硬不可移，可加上贝母、莪术、山慈姑、天葵子、半枝莲、犀角丸等散瘀通络，解毒消肿	肝火旺盛，烦躁易怒，加龙胆草、黄芩、青黛、夏枯草；手抖，加石决明、钩藤、白蒺藜、天麻平肝熄风；胃热内盛而多食易饥，加生石膏、知母；火郁伤阴，阴虚火旺而烦热，多汗，可用二冬汤合消瘰丸加减	虚风内动，手指、舌体颤抖，加钩藤、白蒺藜、鳖甲、白芍药；大便稀溏，加白术、薏苡仁、麦芽；肾虚阴亏而见耳鸣、腰膝酸软，酌加龟版、桑寄生、牛膝、女贞子；妇女月经量少或经闭，男子阳痿者，可加黄芪、太子参、山茱萸、熟地黄、枸杞子、制首乌等

七、预防调护

因水土失宜所致者，应注意饮食调摄，在容易发生瘿病的地区，可经常食用海带，使用加碘食盐（食盐中加入0.01％的碘化钠或碘化钾）。

八、临证备要

1. 如火盛，宜清热泄火，药用牡丹皮、栀子、生石膏、黄连、黄芩、青黛、夏枯草、玄参等。

2. 如痰凝，宜化痰散结，药用海藻、昆布、浙贝母、海蛤壳、陈皮、半夏、茯苓、制南星、瓜蒌、生牡蛎等。

3. 如血瘀，宜活血软坚，药用当归、赤芍药、川芎、桃仁、三棱、莪术、丹参、炮山甲等。

4. 本病后期，多出现由实转虚，如阴伤，宜养阴生津，药用生地黄、玄参、麦门冬、天门冬、沙参、白芍药、五味子、石斛等。

5. 如气虚，宜益气健脾，药用黄芪、党参、白术、茯苓、山药、黄精等。

6.气阴两虚者,药用黄芪、太子参、麦门冬、五味子、黄精、玉竹、女贞子等。

 考研专题——看未来展宏图

1.瘿病的常见病因是　(165/2009)

　　A. 水土失宜　　　　B. 情志内伤　　　　C. 劳欲久病　　　　D. 体质因素

答案:ABD。瘿病以颈前喉结两旁结块肿大为基本临床特征。病因主要由情志内伤、饮食及水土失宜引起,并与体质有密切关系。

2.患者颈前正中肿大,发胀,质软不痛,常太息,胸闷,两胁窜痛,苔薄白,脉弦,宜选何方　(65/1997)

　　A. 柴胡疏肝散　　　B. 柴枳半夏汤　　　C. 逍遥散　　　　　D. 四海舒郁丸　　　E. 海藻玉壶汤

答案:D。为瘿病之气郁痰阻型,首选四海舒郁丸以理气舒郁,化痰消瘿。

3.治疗痰结血瘀之瘿病,宜用何法　(70/1998)

　　A. 疏肝理气,消痰祛瘀　　　　B. 理气舒郁,化痰消瘿　　　　C. 理气活血,化痰消瘿

　　D. 化痰散结,活血化瘀　　　　E. 活血化瘀,祛痰消瘿

答案:C。痰结血瘀型之瘿病是由气机郁滞,津凝成痰,痰气交阻,日久则血循不畅,血脉瘀滞而成,当以理气活血、化痰消瘿为法。

 课后巩固——练知识增考技

一、名词解释

1. 瘿气　　　　　　　　　2. 影袋

二、选择题

【A型题】

1.我国关于瘿病的记载,最早见于

　　A.《内经》　　　　　　　　B.《庄子》　　　　　　　　C.《三国志》

　　D.《肘后方》　　　　　　　E.《吕氏春秋》

2.首先用昆布、海藻治疗瘿病是

　　A.《诸病源候论》　　　　　B.《千金要方》　　　　　　C.《外台秘要》

　　D.《肘后方》　　　　　　　E.《圣济总录》

3.瘿病多见于

　　A. 女性　　　　　B. 男性　　　　　C. 青年　　　　　D. 壮年　　　　　E. 老年

4.瘿病的病变部位主要在

　　A. 心肝,与脾有关　　B. 肝脾,与肾有关　　C. 心脾,与肝有关　　D. 肝肾,与心有关　　E. 肝脾,与心有关

5.瘿病气郁痰阻证的主方是

　　A. 海藻玉壶汤　　　B. 四海舒郁丸　　　C. 栀子清肝汤　　　D. 藻药散　　　　　E. 鳖甲煎丸

6.瘿病心肝阴虚证的证机概要是

　　A. 气郁化火,肝火旺盛,耗伤心阴　　　　B. 痰气交阻,血脉瘀滞,心肝之阴耗伤

　　C. 气火内结,心肝之阴耗伤　　　　　　　D. 气机郁滞,痰浊壅阻,化热伤阴

　　E. 肝肾阴虚,心肝火旺

7.瘿病证属肝火旺盛者,最佳选方是

　　A. 栀子清肝汤　　　　　　　B. 丹栀逍遥丸　　　　　　　C. 龙胆泻肝汤

　　D. 二冬汤　　　　　　　　　E. 知柏地黄汤

【B型题】

A.《诸病源候论》 B.《千金要方》 C.《外台秘要》

D.《儒门事亲》 E.《圣济总录》

8. 指出瘿病的病因主要是情志内伤及水土因素者是

9. 指出瘿病以山区发病较多者是

10. 指出常食海带、海藻、昆布可消瘿者是

【X型题】

11. 瘿病证属心肝阴虚者,可选方

A. 一贯煎 B. 天王补心丹 C. 二冬汤

D. 黄连阿胶汤 E. 玉女煎

12. 四海舒郁丸中有

A. 海带 B. 海藻 C. 海螵蛸

D. 海浮石 E. 海蛤壳

13. 瘿病的治疗原则是

A. 滋阴降火 B. 消瘿散结 C. 理气化痰

D. 宁心柔肝 E. 活血化瘀

14. 瘿病证属肝火旺盛者,临床表现多有

A. 面部烘热 B. 性情急躁易怒 C. 舌质红,苔薄黄,脉弦数

D. 烦热,易出汗 E. 颈前喉结两旁轻度或中度肿大

(选择题答案:1. B 2. D 3. A 4. E 5. B 6. C 7. A 8. C 9. A 10. E 11. AB 12. ABDE 13. ABCE 14. ABCDE)

三、填空题

1. 瘿病的病因主要是_____、_____,但也与_____因素有密切关系。

2. 气滞痰凝血瘀壅结颈前是瘿病的基本病机,初期多为_____,_____,痰气搏结颈前所致,日久引起_____;_____、_____、_____三者合而为患。

3. 瘿病的病理性质以_____居多,久病由实致虚,可见_____、_____等虚候或虚实夹杂之候。

4. 本病的辨证需辨明_____、_____的不同及病情的_____。

5. 治疗瘿病应以_____,_____为基本治则,瘿肿质地较硬及有结节者,配合_____;火郁阴伤而表现阴虚火旺者,以_____为主。

6. 瘿病气郁痰阻证病机为_____,_____,治当_____,_____,方选_____加减。

四、问答题

1. 试述瘿病气郁痰阻证证治方药。

2. 试述瘿病的辨证要点。

3. 试述瘿病的病因病机。

第九节 疟 疾

一、概说

疟疾是感受疟邪所引起的以寒战、壮热、头痛、汗出、休作有时为临床特征的一类疾病。

二、历史沿革

1.《内经》中有专篇记载。

2.《素问·疟论》指出疟疾的病因是"疟气"。

3.《金匮》又有专篇论及证治。《疟病脉证治》中的柴胡汤、白虎加桂枝汤、鳖甲煎丸等方药一直沿用至今。

4. 后世认识进一步加深,并提出截疟的方法。用药如常山、蜀漆、马鞭草、青蒿等。

5. 分类及有关病名

(1) 正疟:寒战、壮热、头痛、汗出、休作有时的典型疟疾。

(2) 类疟——发作不典型的疟疾：① 热多寒少的称为"温疟"；② 但热不寒的称为"瘅疟"；③ 热少寒多或但寒不热的叫"牝疟"；④ 来势凶险，病情严重的叫"疫疟"；⑤ 感受山岚瘴毒，临床症状严重的疟疾，好发于岭南"瘴疟"；⑥ 病久正虚，形体羸瘦，遇劳即作的叫"劳疟"；⑦ 久疟而左胁下结有疟块的称为"疟母"。

三、讨论范围

主要对应西医学中的疟疾。至于非感受"疟邪"而表现为寒热往来，似疟非疟的类疟疾患，如回归热、黑热病、病毒性感染以及部分血液系统疾病等，亦可参照本篇辨治，但在辨病诊断上应加以推敲。

四、病因病机

(一) 病因

1. 感受疟邪：夏秋暑湿之际，正是蚊毒，"疟邪"肆虐之时，若人体被疟蚊呀吮后，疟邪则入侵致病。

2. 正虚邪乘，体质强壮者，感受疟邪后不一定发病。若饮食劳倦、起居失宜、正气耗伤、营卫空虚，复感风寒、暑湿或瘴毒之气，疟邪乘虚而动，即可发病。

(二) 病机

1. 疟邪伏于半表半里，邪正交争则发，正胜邪却则休止。

疟邪侵入人体后，伏于半表半里，出入营卫之间，邪正交争之时，则疟疾发作，疟邪伏藏则发作休止。

2. 病理性质以实为主，久病可致正虚

(1) 本病总因感受疟邪所致，故病理性质以邪实为主。

(2) 疟邪久留，屡发不已，气血耗伤，不时寒热，可成为遇劳即发的劳疟。

(3) 或久疟不愈，气血瘀滞，痰浊凝结，壅阻于左胁下而形成疟母，表现为邪实正虚。

3. 由于感邪不一，或体质差异，导致不同的病理变化

(1) 热偏盛——温疟。

(2) 寒偏盛——寒疟。

(3) 疫毒所致——瘴虐。

五、诊查要点

(一) 诊断依据

1. 发作时寒战、高热、汗出热退，每日或隔日或三日发作一次，伴有头痛身楚、恶心呕吐等症。

2. 多发于夏秋季节和流行地区，或输入过疟疾患者的血液，反复发作后可出现脾脏肿大。

(二) 病证鉴别

1. 与风温发热鉴别

(1) 风温初起，邪在卫分时，可见寒战发热，多伴有咳嗽气急、胸痛等肺经症状。疟疾则以寒热往来，汗出热退，休作有时为特征，无肺经症状。

(2) 在发病季节上，风温多见于冬春，疟疾常发于夏秋。

2. 与淋证发热鉴别：淋证初起，湿热蕴蒸，邪正相搏，亦常见寒战发热，但多兼小便频急，滴沥刺痛，腰部酸胀疼痛等症，可与疟疾作鉴别。

3. 寒疟、温疟和瘴疟的鉴别

(1) 疟发寒重热轻，或但寒不热者，为偏于寒盛，属于寒疟。

(2) 热重寒轻，或但热不寒者，为偏于热盛，属于温疟。

(3) 如高热不退，头痛甚则出现惊厥，抽搐，颈项强直，昏迷等症，为邪入心肝的危重症，多属疫疟(瘴疟)。

六、辨证论治

(一) 辨证要点

疟疾的辨证应根据病情的轻重，寒热的偏盛，正气的盛衰及病程的久暂，区分正疟、温疟、寒疟、瘴疟、劳疟的不同。

(二) 治疗原则

1. 疟疾的治疗以祛邪截疟为基本治则，区别寒与热的偏盛进行处理。

2. 如温疟兼清，寒疟兼温，瘴疟宜解毒除瘴，劳疟则以扶正为主，佐以截疟。

3. 如属疟母，又当祛瘀化痰软坚。

（三）论治分类

类 型	正疟	温疟	寒疟
症状	发作症状比较典型,常先有呵欠乏力,继则寒战鼓颔,寒罢则内外皆热。每日或间一二日发作一次,寒热休作有时还有头痛面赤,口渴引饮,终则遍身汗出,热退身凉。舌红、苔薄白或黄腻;脉弦	发作时热多寒少,汗出不畅,还有头痛,骨节酸痛,口渴引饮,便秘尿赤。舌红、苔黄,脉弦数	发作时热少寒多,口不渴,胸闷脘痞,神疲体倦。舌苔白腻,脉弦
证机	疟邪伏于少阳与营卫相搏,正邪交争	阳热素盛,疟邪与劳卫相搏,热旺于里	素体阳盛,疟邪入侵,寒湿内盛
治法	祛邪截疟,和解表里	清热解表,和解祛邪	和解表里,温阳达邪
代表方	柴胡截疟饮或截疟七宝饮加减。两方均有祛邪截疟作用。但前方兼能和解表里,导邪外出,主治疟疾寒热往来,休作有时;后方偏重化痰散结,理气和中,用于疟疾痰湿困中,恶心较著,舌苔浊腻者	白虎加桂枝汤或白虎加人参汤加减。两方均系白虎汤加味而成,具有清热祛邪作用。但前方兼有疏表散寒,适用于温疟而有外邪束表,骨节酸痛者;后方加人参益气生津,适用于温疟热势较盛,津气两伤,热多寒少,或但热不寒者	柴胡桂枝干姜汤加减。本方功能和解表里,温阳达邪,用于寒多热少或但热不寒之寒疟
常用药	柴胡、黄芩——和解少阳;常山、草果、槟榔、半夏——化痰截疟;生姜、红枣——调和营卫,兼顾胃气	生石膏、知母、黄芩——清泄邪热;柴胡、青蒿、桂枝——和解疏表;常山——截疟祛邪	柴胡、黄芩——和解少阳;桂枝、干姜、甘草——温阳达邪;常山、草果、槟榔、厚朴、青皮、陈皮——散寒燥湿,化痰截疟
加减	痰湿偏重,胸闷腹胀,舌苔白腻,酌加厚朴、苍术、陈皮;烦渴,苔黄,脉弦数者,去生姜、大枣,加石膏、天花粉清热生津	表邪已解,里热较盛,发热,汗多,无骨节酸痛者,去桂枝。热势较盛而气津两伤者,去桂枝加人参、北沙参。津伤较著,口渴引饮者,酌加生地黄、麦门冬、石斛、玉竹	但寒不热者,去黄芩苦寒之品

类 型	瘴疟		劳疟
	热瘴	冷瘴	
症状	热甚寒微,或壮热不寒。还有头痛,肢体烦疼,面红目赤,胸闷呕吐,烦渴饮冷,大便秘结,小便热赤,甚至神昏谵语。舌质红绛,苔黄腻或垢黑,脉洪数或弦数	寒甚热微,或但寒不热。还有呕吐腹泻,甚则嗜睡不语,神志昏蒙。舌苔厚腻色白,脉弦	疟疾迁延日久,每遇劳累辄易发作,发时寒热较轻。还有面色萎黄,倦怠乏力,短气懒言,纳少自汗。舌质淡,脉细弱
证机	热邪瘴毒内盛,邪陷心包	寒湿瘴毒内盛,蒙蔽心窍	疟邪久留,气血耗伤
治法	解毒除瘴,清热保津	解毒除瘴,芳化湿浊	益气养血,扶正祛邪
代表方	清瘴汤加减。本方清热解毒,除瘴截疟,用于热瘴热甚寒微或壮热不寒者	加味不换金正气散。本方燥湿化浊,除瘴截疟。用于冷瘴见有寒甚热微或但热不寒,呕吐腹泻者	何人饮加减。本方功能补气养血。用于气血亏虚,久疟不已,面色萎黄,倦怠之证

（续表）

类型	瘴疟		劳疟
	热瘴	冷瘴	
常用药	黄芩、黄连、知母、金银花、柴胡——清热解毒除瘴；常山、青蒿——截疟祛邪；半夏、竹茹——和胃化痰；碧玉散——清利湿热	苍术、厚朴、陈皮、藿香、半夏、佩兰、荷叶——燥湿化浊，健脾理气；槟榔、草果——截疟除湿；石菖蒲——豁痰宣窍	何首乌、人参、白术、当归、白芍药——补益气血；陈皮——理气和中；生姜、红枣——调和营卫；青蒿、常山——祛邪截疟
加减	壮热烦渴者去半夏，加生石膏清热泻火；热盛津伤，口渴心烦，舌干红少津者，酌加生地黄、玄参、石斛、玉竹；神昏痉厥，高热不退者，急用紫雪丹清心开窍	嗜睡昏蒙者，可加服苏合香丸芳香开窍。若呕吐较著，可吞服玉枢丹以辟秽和中止呕	气虚较著，倦怠自汗者，可加黄芪、浮小麦；偏于阴虚，下午或夜晚兼见低热，舌质红绛者，加生地黄、鳖甲、白薇；如胸闷脘痞，大便稀溏，舌苔浊腻者，去首乌，加姜半夏、草果芳化湿浊

七、预防调护

1. 加强灭蚊、防蚊措施。做好环境卫生，管理好家畜。

2. 服药宜在疟发前2小时，发作时不宜服药或进食。

3. 饮食以易于消化，富有营养之流质或半流质为宜。

4. 有疟母者，可食用甲鱼滋阴软坚，有助于痞块的消散。

八、临证备要

1. 疟邪伏藏于半表半里，属少阳经脉部位，故历来有"疟不离少阳"之说。

2. 在治疗上一般多使用柴胡之剂，但必须辨证，不能见到疟疾一概使用之，临床应掌握寒热往来的症状特点使用为宜。

3. 疟疾的治疗可在辨证的基础上选加截疟药物，常用的如常山、青蒿、槟榔、马鞭草、豨莶草、乌梅等。

4. 服药时间一般以疟发前2小时为宜。若在疟发之际服药，容易发生呕吐不适，且难以控制发作。

 考研专题——看未来展宏图

1. 最早提出用青蒿治疟的医书是 （67/1994）

　　A.《证治要诀》　　B.《肘后备急方》　　C.《诸病源候论》　　D.《世医得效方》　　E.《备急千金要方》

答案：B。最早提出用青蒿治疟是《肘后备急方》——治寒热诸疟方。

2. A. 和解表里，温阳达邪　　B. 祛邪截疟，和解表里　　C. 解毒除瘴，清热保津

　　D. 清热解表，和解化邪　　E. 祛邪截疟，燥湿化浊

（1）正疟的治法是 （89/2003）

（2）温疟的治法是 （90/2003）

答案：（1）B；（2）D。正疟为疟邪侵入，伏于半表半里而成，以祛邪截疟、和解表里为法。温疟为素体阳盛而复感疟邪，或夏伤暑邪，暑热内蕴而成，以清热解表、和解祛邪为法。

3. 治疗瘴疟宜选 （150/2005）

　　A. 柴胡截疟饮　　　　　　　B. 清瘴汤

　　C. 加味不换金正气散　　　　D. 何人饮

答案：BC。由瘴毒所致者，则成瘴疟。瘴毒疟邪侵入人体，由于素体阳盛，或热重于湿，或湿从热化，热毒内郁，蒙蔽心神而发为热瘴，治疗用清瘴汤以解毒除瘴，清热保津；感受瘴毒疟邪，而素体阳虚，或湿重于热，或湿从寒化，以致瘴毒湿浊壅闭，寒湿内盛，发为冷瘴，治疗用加味不换金正气散以解毒除瘴，芳化湿浊。柴胡截疟饮治疗正疟；何人饮治疗劳疟。

4. 疟疾辨证分型,应以何项为依据 (152/1993)

    A. 寒热之多少   B. 正气之盛衰   C. 病邪之深浅   D. 病程之久暂

答案:ABD。疟疾是根据病情的轻重、寒热之偏盛、正气的盛衰及病程的久暂而确定证型。

5. 用鳖甲煎丸治疗疟母日久,常应与下列哪些方剂配伍使用 (157/2000)

    A. 十全大补丸   B. 五子衍宗丸   C. 八珍汤   D. 一贯煎

答案:AC。疟母有气血亏虚之证候,当配合八珍汤或十全大补汤等补益气血。

6. 治疗疟疾可用 (156/1992)

    A. 蜀漆   B. 马鞭草   C. 草果   D. 青蒿

答案:ABCD。疟疾治疗常用马鞭草、蜀漆、青蒿、常山、草果、槟榔等祛邪截疟。

 课后巩固——练知识增考技

一、名词解释

1. 疫疟   2. 疟母

二、选择题

【A型题】

1. 何人饮是治疗下列哪种疟疾的主方

    A. 正疟   B. 温疟   C. 寒疟   D. 瘴疟   E. 劳疟

2. 治疗疟疾时,服药一般在

    A. 疟疾发作时   B. 疟发前1小时   C. 疟发前2小时   D. 疟发后1小时   E. 疟发后2小时

3. 病情危重、凶险的疟疾是

    A. 正疟   B. 温疟   C. 寒疟   D. 瘴疟   E. 劳疟

4. 正疟的治法是

    A. 清热解表,和解祛邪   B. 和解表里,温阳达邪   C. 祛邪截疟,和解表里

    D. 解毒除瘴,清热保津   E. 益气养血,扶正祛邪

5. 瘴疟的分类是依据

    A. 在气在血   B. 属寒属热   C. 属虚属实   D. 在表在里   E. 病情轻重

【B型题】

    A. 寒多热少   B. 但寒不热   C. 热多寒少   D. 但热不寒   E. 寒热不清

6. 牡疟的特点是

7. 瘴疟的特点是

8. 温疟的特点是

    A. 清热解表,和解祛邪   B. 和解表里,温阳达邪   C. 祛邪截疟,和解表里

    D. 解毒除瘴,清热保津   E. 解毒除瘴,芳化湿浊

9. 热瘴的治疗方法是

10. 寒疟的治疗方法是

11. 正疟的治疗方法是

【X型题】

12. 《神农本草经》就明确记载有治疟功效的药物是

    A. 青蒿   B. 槟榔   C. 常山   D. 马鞭草   E. 蜀漆

13. 常用的截疟药物有

    A. 常山   B. 青蒿   C. 蜀漆   D. 豨莶草   E. 乌梅

14. 治疗正疟可选方

    A. 柴胡截疟饮   B. 截疟七宝饮   C. 不换金正气散   D. 白虎加桂枝汤   E. 白虎加人参汤

15. 疟疾应与哪些病证相鉴别

    A. 外感发热　　　　　　B. 风温发热　　　　　　C. 悬饮发热

    D. 淋证发热　　　　　　E. 内伤发热

（选择题答案：1. E　2. C　3. D　4. C　5. B　6. A　7. E　8. C　9. D　10. B　11. C　12. CE　13. ABDE　14. AB　15. BD）

三、填空题

1. 疟疾是感受疟邪引起的以_____、_____、_____、_____为临床特征的一类疾病。

2. 疟疾之病机为：邪伏_____，出入_____之间。_____，则疟病发作；_____，疟邪伏藏，则发作休止。

3. 瘴疟可以出现_____、_____等危重症状，甚至发生_____的严重后果。若_____，_____，则为热瘴；因_____者，则为冷瘴。

4. 久疟不愈，痰浊瘀血互结，左胁下形成痞块，此即《金匮要略》所称之_____。治宜_____，_____。方用_____。

5. 疟疾的治疗以_____为基本治则，区别_____进行处理。如温疟兼_____，寒疟兼_____，瘴疟宜_____，劳疟则以_____为主，佐以_____。

6. 疟疾为_____传播性疾病，故应加强_____、_____措施。

四、问答题

1. 试述疟疾的辨证要点。

2. 疟疾与风温初起如何鉴别？

3. 如何理解"疟不离少阳"？临床如何运用？

4. 何谓劳疟、疟母？如何治疗？

第五章　肾系病证

课堂记录——听要点抓考点

第一节　水　肿

一、概说

水肿是体内水液潴留，泛溢肌肤，表现以头面、眼睑、四肢、腹背，甚至全身水肿为特征的一类病证。

1.《内经》称本病为风水、石水、涌水。对于水肿的治疗，《素问·汤液醪醴论》提出"平治于权衡，去菀陈莝……开鬼门，洁净府"的治疗原则，一直沿用至今。

2. 汉代张仲景将本病分为风水、皮水、正水、石水、黄汗五类。提出了发汗、利尿两大原则："诸有水者，腰以下肿，当利小便，腰以上肿，当发汗乃愈。"

3. 宋代严用和将水肿分为阴水、阳水两大类，为其后水肿病的临床辨证奠定了基础，治疗上开创了补法。

4.《丹溪心法·水肿》篇指出："若遍身肿，烦渴，小便赤涩，大便闭，此属阳水"；"若遍身肿，不烦渴，大便溏，小便少，不赤涩，此属阴水。"

5.《景岳全书·肿胀》指出："凡水肿等证，乃肺脾肾三脏相干之病，盖水为至阴，故其本在肾；水化于气，故其标在肺；水惟畏土，故其制在脾。今肺虚则气不化精而化水，脾虚则土不制水而反克，肾虚则水无所主而妄行。"

6.《医宗必读·水肿胀病》以虚实为纲，分辨水肿，提出："阳证必热，热者多实；阴证必寒，寒者多虚。"

7.《血证论》提出"瘀血化水"理论,用活血化瘀法治疗水肿。

二、病因病机

(一)病因

1. 风邪袭表:风寒或风热之邪侵袭肺卫,肺失通调,风水相搏,发为水肿。

2. 疮毒内犯:肌肤患痈疡疮毒,湿毒内攻,损伤肺脾,致水液运化失常,发为水肿。

3. 外感水湿:久居湿地,冒雨涉水,水湿内侵,困遏脾阳,水无所制,发为水肿。

4. 饮食不节:饮食不节,损伤脾胃,脾失转输,水湿内停,发为水肿。

5. 禀赋不足,久病劳倦:先天禀赋薄弱,或因劳倦纵欲过度,损伤脾肾,不能化气行水,发为水肿。

(二)病机

1. 基本病机:肺失通调,脾失转输,肾失开阖,三焦气化不利,水液输布失常,停留体内,泛溢肌肤。

2. 病位:在肺、脾、肾,关键在肾。

3. 病理性质:有阴水阳水之别。阳水为风邪、水湿、湿热、疮毒、瘀血等因素所致。阴水多因脾肾不足,气化不利引起。

4. 病理演变

(1) 阴水阳水可相互转换。

(2) 失治误治,后期可影响到心、肝,或水邪凌心犯肺。

(3) 若病变后期,肾阳衰败,气化不利,浊毒内闭,可发展为关格、癃闭。

(4) 若阳损及阴,则可兼见眩晕等证。

三、鉴别诊断

1. 水肿与鼓胀

(1) 共同点:二者均可见肢体水肿或腹部膨隆。

(2) 不同点:①鼓胀的主症是单腹胀大,面色苍黄,腹壁青筋暴露,四肢多不肿,反见瘦削,后期或可伴见轻度肢体水肿。是由于肝、脾、肾功能失调,导致气滞、血瘀、水湿聚于腹中。②水肿则头面或下肢先肿,继及全身,面色苍白,腹壁亦无青筋暴露。乃肺、脾、肾三脏气化失调,而导致水液内停,泛溢肌肤所致。严重时亦可见腹部胀满有水。

四、辨证论治

(一)辨证要点

1. 辨阴水阳水

(1) 阳水:属实,病因多由风、湿、热、毒诸邪导致水液的潴留,病位在肺、脾。发病较急,每成于数日之间,肿多由面目开始,自上而下,继及全身,肿处皮肤绷急光亮,按之凹陷即起,兼有寒热等表证,属表、属实,一般病程较短。

(2) 阴水:病因多为饮食劳倦,先天或后天因素所致疗脏腑亏损。因脾肾虚弱,而致气不化水,久则可见瘀阻水停,发病缓慢,肿多由足踝开始,自下而上,继及全身,肿处皮肤松弛,按之凹陷不易恢复,甚则按之如泥,属里、属虚或虚实夹杂,病程较长。

(3) 联系:阳水迁延不愈,反复发作,正气渐衰,脾肾阳虚,或因失治、误治,损伤脾肾,阳水可转为阴水。反之,阴水复感外邪,或饮食不节,使肿势加剧,呈现阳水的证候,而成本虚标实之证。

2. 辨病变之脏腑,在肺、脾、肾、心之差异。

3. 辨外感和内伤

(1) 外感常有恶寒、发热、头疼、身痛、脉浮等表证,病程短,起病急,以邪实为主。

(2) 内伤多由于内脏亏损,正气不足,或反复感邪,失治或误治,损伤正气所致。水肿的同时多伴有气虚、阳虚甚或有阴伤见症,病程长,迁延反复,虚中夹实,以本虚为主。

(二)治疗原则

1. 阳水:祛邪为主,发汗、利水或攻逐,配合清热解毒、理气化湿等法。

2. 阴水:扶正为主,健脾温肾,同时配以利水、养阴、活血、祛瘀等法。

3. 虚实夹杂者,则当兼顾。

（三）证治分类

	阳水			
证型、证机	风水泛滥（风水相搏）	湿毒浸淫	水湿浸渍	湿热壅盛
症状	眼睑水肿，继则四肢及全身皆肿，来势迅速，多有恶寒，发热，肢节酸楚，小便不利。偏于风热者，伴咽喉红肿疼痛，舌质红，脉浮滑数。偏于风寒者，兼恶寒，咳喘，舌苔薄白，脉浮滑或浮紧	眼睑水肿，延及全身，皮肤光亮，尿少色赤，身发疮痍，甚则溃烂，恶风发热，舌质红，苔薄黄，脉浮数或滑数	全身水肿，下肢明显，按之没指，小便短少，起病缓慢，病程较长，身体困重，胸闷，纳呆，泛恶，苔白腻，脉沉缓	遍体水肿，皮肤绷急光亮，胸脘痞闷，烦热口渴，小便短赤，或大便干结，舌红，苔黄腻，脉沉数或濡数
治法	疏风清热，宣肺行水	宣肺解毒，利湿消肿	运脾化湿，通阳利水	分理湿热
代表方	越婢加术汤加减	麻黄连翘赤小豆汤合五味消毒饮加减	五皮饮合胃苓汤加减	疏凿饮子加减
常用药	麻黄、杏仁、防风、浮萍、白术、茯苓、泽泻、车前子、石膏、桑白皮、黄芩	麻黄、杏仁、桑白皮、赤小豆、金银花、野菊花、蒲公英、紫花地丁、紫背天葵	桑白皮、陈皮、大腹皮、茯苓皮、生姜皮、苍术、厚朴、陈皮、草果、桂枝、白术、猪苓、泽泻	羌活、秦艽、防风、大腹皮、茯苓皮、生姜皮、猪苓、茯苓、泽泻、木通、椒目、赤小豆、黄柏、商陆、槟榔、生大黄
加减	如见汗出恶风，卫阳已虚，则用防己黄芪汤加减，以益气行水			

	阴水		
证型、证机	脾阳虚衰	肾阳衰微	瘀水互结
症状	身肿日久，腰以下为甚，按之凹陷不易恢复，脘腹胀闷，纳减便溏，面色不华，神疲乏力，四肢倦怠，小便短少，舌质淡，苔白腻或白滑，脉沉缓或沉弱	水肿反复，面浮身肿，腰以下为甚，按之凹陷不起，尿量减少或反多，腰酸冷痛，四肢厥冷，怯寒神疲，面色苍白或灰暗，甚者心悸胸闷，喘促难卧，腹大胀满，舌质淡胖，苔白，脉沉细或沉迟无力	水肿延久不退，肿势轻重不一，四肢或全身水肿，以下肢为主，皮肤瘀斑，腰部刺痛，或伴血尿，舌紫暗，苔白，脉沉细涩
治法	健脾温阳利水	温肾助阳，化气行水	活血化瘀，化气行水
代表方	实脾饮加减	济生肾气丸合真武汤加减	桃红四物汤合五苓散加减
常用药	干姜、附子、草果仁、桂枝、白术、茯苓、炙甘草、生姜、大枣、泽泻、车前子、木瓜、木香、厚朴、大腹皮	附子、肉桂、巴戟天、淫羊藿、白术、茯苓、泽泻、车前子、牛膝	当归、赤芍药、川芎、丹参、益母草、红花、凌霄花、路路通、桃仁、桂枝、附子、茯苓、泽泻、车前子
加减		若症见喘促、汗出、脉虚浮而数，是水邪凌肺，肾不纳气，宜重用人参、蛤蚧、五味子、山茱萸。牡蛎或吞服黑锡丹以防喘脱；若症见面部水肿为主，表情淡漠，动作迟缓，形寒肢冷，治以温补肾阳为主，方用右归丸加减；病至后期，导致肾阴亏虚，出现水肿反复发作，精神疲惫，腰酸遗精，口渴干燥，五心烦热，舌红，脉细弱等，治当滋补肾阴为主，兼利水湿，方用左归丸加泽泻、茯苓、冬葵子等；如病程缠绵，反复不愈，正气日衰，复感外邪，症见发热恶寒，肿势增剧，小便短少，此为虚实夹杂，本虚标实之证，治当急则治标，先从风水论治，兼顾正气虚衰，以越婢汤为主，酌加党参、菟丝子等补气温肾之药，扶正与祛邪并用；若肾阴久亏，水不涵木，出现肝肾阴亏，肝阳上亢，上盛下虚之证，症见面色潮红，头晕头痛，心悸失眠，腰酸遗精，步履漂浮无力，或肢体微颤等，乃为肝肾阴虚于下，肝阳上扰所致，治当育阴潜阳，可用左归丸加贝类重镇潜阳之品	如见腰膝酸软，神疲乏力，乃为脾肾亏虚之象，可合用济生肾气丸以温补脾肾，利水消肿；对于久病水肿者，虽无明显瘀阻之象，常配合活血化瘀法，《医门法律·脉病诸方》载用当归、大黄、桂心、赤芍药等药，现代临床上亦常合用益母草、泽兰、桃仁、红花等药，以加强利尿消肿的效果

五、预防调护

1. 避免感受风邪：并可常服玉屏风散等，以提高机体抗病能力。

2. 避免水湿外侵：避免居住潮湿、淋雨涉水。

3. 注意调摄饮食：水肿患者应忌盐，肿势重者应予无盐饮食，轻者予低盐饮食（每日食盐量3～4克），肿退之后，亦应注意饮食不可过咸。

4. 保持皮肤清洁，避免搔抓皮肤：在洗澡时防止擦伤皮肤。

5. 每日记录水液的出入量：水肿期间，应严格记录水分的出入量，每日测量体重、腹围，以了解水肿的进退消长。若每日尿量少于500毫升时，要警惕癃闭的发生。

六、临证备要

1. 提高临床辨证施治水平

(1) 从部位而言，水肿以头面为主，伴有恶风头痛者，多属风邪致病。

(2) 水肿以下肢为主，伴纳呆身重者，多属湿邪为患。

(3) 水肿而伴有咽痛溲赤者，多属热邪。

(4) 因疮痍、猩红赤斑而致水肿者，多属疮毒致病。

(5) 若水肿较甚，咳喘较剧，不能平卧者，病变部位多在肺，为水邪上凌心肺，肺气不宣。

(6) 水肿日久，纳食不佳，四肢无力，苔腻身重者，病变部位多在脾。

(7) 水肿反复，腰膝酸软，耳鸣眼花者，病变部位多在肾。

(8) 水肿以下肢明显，心悸怔忡，胸闷烦躁，甚则不能平卧者，病变部位多位于心。

2. 正确使用攻下逐水法。攻下逐水法为《内经》"去菀陈莝"理论的具体治法之一。

(1) 临床适用证：只适用于病初体实肿甚，正气尚旺，用发汗利水法无效，而且有当下之脉证者，临床症状可见：全身高度水肿，气喘，心悸，腹水，小便不利，脉沉而有力。

(2) 使用该法首先宜抓住时机，本《内经》"小大不利治其标"之旨，以逐水为急，使水邪从大小便而去，但应遵"衰其大半而止"原则，中病即止，不可过剂，以免过用伤正。水退即行调补脾胃，"缓则治其本"以善其后。

(3) 水肿后期峻下逐水药应慎用，因其脾肾两虚，峻猛逐水虽能水消肿退暂安一时，但攻逐之药更易伤正，水邪再来，势更凶猛，病情反重。

3. 活血化瘀利水法的应用

(1) 应用基础：在病理状态下，水病可致瘀血，瘀血也可致水肿。①水病可致血瘀：水湿停积，一则久病入络，气机不利，血流不畅，成为瘀血，二则脏腑阳气受损，血失温运而滞留。②瘀血可致水肿：瘀血阻肺，不能通调水道，水蓄上焦，泛滥为肿。

瘀血阻心，心阳不振，循行不利，发为水肿。

血瘀肝脾，脾之运化失健，肝之输泻失常，水停中焦，发为水肿。

(2) 临证选方：湿热瘀积之水肿，以清热利湿、祛瘀利水为法，可选用三妙丸合血府逐瘀汤。

寒湿凝结的水肿，以散寒除湿，逐瘀消肿为法，可选用麻黄附子细辛汤合桃红四物汤。

气虚阳微，瘀水交阻之水肿，以温阳益气，通瘀利水为法，可选用桂附八味丸合桃红四物汤加黄芪。

肝肾阴虚之水肿，以滋阴养血，化瘀行水为法，可选用六味地黄汤合桃红四物汤加鸡血藤、桑寄生。

(3) 活血化瘀中药具有扩张血管、改善微循环、增加肾血流量、抑制血小板聚集、增加纤维蛋白溶解活性、抗缺血、缺氧，抑制抗体产生等作用，对于心功能衰竭、肝硬化、肾功能衰竭所致水肿，疗效良好。

4. 肾毒性药物与马兜铃酸肾病：含马兜铃酸的中药，如关木通、木防己等亦具有一定的肾毒性，可引起以肾小管间质为主的肾损伤，肾间质出现寡细胞（裸核）为特点的特异性改变，伴有与肾功能损伤不一致的较严重贫血，严重者出现肾功能衰竭，需血液透析治疗。因此，对水肿患者应避免大剂量、长时间使用此类药物，安全起见可避免使用此类药物，或可以功能相似的中药代替，如可用通草代关木通。

5. 及时治疗水肿的严重变证

(1) 水毒内阻，胃失和降：本证多由湿热壅塞及通降受阻发展而来。症见神昏嗜睡、泛恶呕吐，不思饮食，小便短少，甚或二便不通，舌苔浊腻，脉细数。治宜通腑泻浊，和胃降逆。方用黄连温胆汤加大黄、石菖蒲或可用中药复方高位灌肠：如生大黄 30 克，槐花 30 克，枳壳 30 克，玄明粉 6 克，煅牡蛎 30 克，淡附子 10 克，蒲公英 15 克，以上药物水煎 250 毫升，每日高位保留灌肠一次，保留 40 分钟至 2 小时，一周后间歇 2 日，再行第 2 个疗程。

（2）水凌心肺，阳气衰微：本证多由阳虚水泛发展而来，症见心悸胸闷，喘促难卧，咳吐清涎，手足肿甚，舌淡胖，脉沉细而数。治宜通阳泻浊、温振心阳。方用真武汤合黑锡丹。

（3）虚风扰动，神明不守：本证由肾精内竭、肝风内动发展而来。症见头晕头痛，步态飘摇，肢体微颤等。治宜熄风潜阳，助阳固本。方用大补元煎合羚羊钩藤汤。

（4）邪毒内闭，元神涣散：本证由各型阴水迁延补愈发展而来。症见神昏肢冷，面色晦滞，泛恶口臭，二便不通，肌衄牙宣，舌红绛，苔焦黄，脉细数。治宜清热解毒，通窍泻浊。方用安宫牛黄丸或紫雪丹口服，大黄煎液保留灌肠。

记忆处方——重理解活思维

水 肿

（1）是指体内水液潴留，泛滥肌肤，表现以头面、眼睑、四肢、腹背，甚至全身水肿为特征的一类病证。

（2）病因病机：病因有风邪袭表、疮毒内犯、外感水湿、饮食不节及禀赋不足、久病劳倦。病机为肺失通调，脾失转输，肾失开合，三焦气化不利。

（3）辨证要点：临床辨证以阴阳为纲，分清病因、病位，还须注意寒热、虚实的错杂与转化。

（4）治疗原则：发汗、利尿、泻下逐水为治疗水肿的三条基本原则。

（5）治疗方法，阳水应以祛邪为主，发汗、利水、解毒或攻逐。阴水当以扶正为主，温肾健脾。

对于虚实夹杂者或先攻后补，或攻补兼施，须视证的性质、轻重、病势进退转变趋势而灵活应用，各种治法中尤应慎用攻逐法，以免伤正。

（6）预后

1）阳水易消，阴水难治，由于疮毒内侵及饮食不足所致水肿，治疗得当，水肿可望治愈。

2）若阴水日久，导致正气大亏，肺脾肾三脏功能严重受损，则难向愈。

3）且常易转变为关格、癃闭、胸痹、心悸、眩晕等证。

考研专题——看未来展宏图

1. 患者水肿反复发作，日轻夜重，下肢肿甚，腰膝酸软，畏寒肢冷，呼吸急促，呼多吸少，舌淡胖有齿痕，脉沉细。其治法是　（66/2010）

  A. 温肾健脾，行气利水　　　　　　　B. 温肾纳气，化气行水

  C. 温肺散寒，利水消肿　　　　　　　D. 温阳化饮，降气平喘

答案：B。阴水证治：肾阳衰弱主症：面浮身肿，腰以下尤甚，按之凹陷不起；兼症：心悸气促，腰部冷痛酸重尿量减少或增多，四肢厥冷，怯寒神疲，面色灰滞或白；舌质淡胖苔白；脉沉细或沉细无力；证机：阳衰阴盛，气不化水；治法：温肾助阳，化气行水；方药：济生肾气丸、真武汤。

2. 麻黄连翘赤小豆汤合五味消毒饮治疗水肿的证候是　（71/2005）

  A. 风水泛滥　　　B. 湿毒浸淫　　　C. 水湿浸渍　　　D. 湿热壅盛　　　E. 脾阳虚衰

答案：B。水肿在临床上常见有风水泛滥,湿毒浸淫,水湿浸渍,湿热壅盛,脾阳虚衰,肾气衰微等证。麻黄连翘赤小豆汤合五味消毒饮具有宣肺解毒、利湿消肿的作用,治疗湿毒浸淫所致的水肿。而风水泛滥证用越婢加术汤治疗;水湿浸渍证用五皮饮合胃苓汤治疗;湿热壅盛证用疏凿饮子治疗;脾阳虚衰证用实脾饮治疗。

3. 王某,男,22岁,身发疮痍,甚者溃烂已1年,久治不效。近1周眼睑突然水肿,延及全身,伴见恶风发热,小便不利,舌质红,苔薄黄,脉浮数,治疗宜选 (71/1995)

  A. 麻黄连翘赤小豆汤　　　　　　B. 越婢加术汤

  C. 麻黄连翘赤小豆汤合五味消毒饮　　D. 五苓散合五味消毒饮

  E. 防己黄芪汤合麻黄连翘赤小豆汤

答案：C。为水肿之湿热浸淫型,以麻黄连翘赤小豆汤合五味消毒饮宣肺解毒,利湿消肿。

4. 患者水肿10年,反复发作,日轻夜重,下肢肿甚,腰膝酸软,畏寒肢冷,呼吸急促,张口抬肩,舌淡胖有齿痕,脉沉细甚,最佳治法除利水外,还应 (67/1998)

  A. 温肾健脾　　　　　B. 滋阴固肾　　　　　C. 温肺散寒

  D. 温阳化瘀　　　　　E. 温肾纳气

答案：E。为水肿之阴水,肾阳衰微,肾不纳气型,当以温肾纳气为法。

5. 患者遍身水肿而光亮,伴胸腹痞闷,烦热口渴,尿短赤,便干结,苔黄腻,脉沉数,宜选用何方 (67/1992,66/1996)

  A. 五皮饮合五苓散　　　　B. 疏凿饮子　　　　C. 五皮饮合胃苓汤

  D. 猪苓汤　　　　　E. 麻黄连翘赤小豆汤合五苓散

答案：B。为水肿之湿热壅盛型,以分利湿热为法,首选疏凿饮子。

6. 患者水肿8年,未进行系统治疗,现出现心悸、喘咳、不能平卧、小便不利、下肢水肿、畏寒肢冷,舌淡,苔水滑,脉弦滑。其病机是 (66/2005)

  A. 心脾两虚,血不养心　　B. 肺气不足,通调失司　　C. 脾气虚弱,健运失司

  D. 阳虚水泛,水气凌心　　E. 心阳不足,心失温养

答案：D。水为阴邪,赖阳气化之,肾阳虚衰,不能制水,水邪内停,上凌于心,故见心悸喘咳,不能平卧;气化不利,水液内停,则小便不利,下肢水肿;阳气不能达于四肢,不能充于肌表,故畏寒肢冷;舌淡,苔水滑为阳虚水泛,水气凌心之征。可以选用温阳利水的真武汤治疗。

7. 水肿证见湿热久羁,化燥伤阴,治宜选用 (67/2000,64/2004)

  A. 猪苓汤　　B. 知柏地黄丸　　C. 五皮饮　　D. 滋肾通关丸　　E. 大补阴丸

答案：A。水肿证湿热日久,化燥伤阴,治当首选猪苓汤,方中猪苓、茯苓、泽泻、滑石清利水邪,阿胶滋养阴血。

8. 下肢水肿1年,一周来,尿量减少,纳呆脘痞,恶心呕吐,胸闷烦躁,舌胖质淡,舌苔黄腻,脉沉数,主方是 (64/1993)

  A. 滋肾通关丸加车前子　　B. 五苓散加泽泻　　C. 黄连温胆汤加车前子

  D. 胃苓汤　　　　　E. 八正散

答案：C。为水肿之湿热内蕴,脾虚失运,以黄连温胆汤加车前子分利湿热。

9. 水肿后期可演变为 (143/2005)

  A. 癃闭　　　　B. 虚劳　　　　C. 心悸　　　　D. 淋证

答案：ABC。水肿的病理变化主要在肺、脾、肾,以肾为本。水肿日久,反复不愈,病程缠绵。正气日衰,肾阳久衰,阳损及阴,可以导致虚劳、心悸、癃闭。正气衰竭,浊邪上泛,肝风内动,预后不良,每可产生传变,当随症施治,密切观察病情变化。

10. 水湿浸渍之水肿的症状是 (152/1997)

  A. 全身水肿,按之没指　　　　B. 神倦肢冷

  C. 身体困重　　　　　D. 胸闷纳呆

答案：ACD。水湿浸渍型水肿主证为全身水肿,按之没指,小便短少,身体困重,胸闷,纳呆,泛恶,苔白腻等。

课后巩固——练知识增考技

一、名词解释

1. 水肿　　　　　　2. 正水　　　　　　3. 涌水　　　　　　4. 去菀陈莝

二、选择题

【A型题】

1. 水肿瘀水互结证的治法是
　　A. 利水消肿,祛瘀通络　　　　B. 活血祛瘀,化气行水　　　　C. 攻逐瘀血,温化水饮
　　D. 活血通络,健脾利湿　　　　E. 活血化瘀,分利水湿

2. 一水肿患者,症见全身高度水肿,气喘,心悸,腹水,小便不利,脉沉而有力,治疗宜选用
　　A. 葶苈大枣泻肺汤　B. 控涎丹　　　C. 舟车丸　　　　D. 十枣汤　　　E. 桃核承气汤

3. 《金匮要略》首先将水肿分为五类,其中不包括以下那一分类
　　A. 风水　　　B. 皮水　　　C. 正水　　　D. 涌水　　　E. 黄汗

4. 首先创用活血利水法治疗瘀血水肿的古籍是
　　A.《济生方》　　　　　B.《医学入门》　　　　C.《医宗金鉴》
　　D.《仁斋直指方》　　　E.《丹溪心法》

5. 属于水肿肝败不治的是
　　A. 面肿苍黑　　　B. 掌肿无纹理　　　C. 阴肿不起　　　D. 腰肿无纹理　　　E. 脐满反肿者

6. 穿山甲、王不留行、当归等中药对结石的药理作用是使之
　　A. 缩小　　　B. 加快排出　　　C. 变脆　　　D. 溶解　　　E. 软化

7. 水肿患者应控制食盐摄入,水肿轻者应予低盐饮食,每日食盐量应控制在
　　A. 1～2 克　　　B. 2～3 克　　　C. 3～4 克　　　D. 4～5 克　　　E. 5～6 克

8. 水肿期间,应严格记录出入量,每日测体重。当每日尿量少于多少毫升时,要警惕癃闭的发生
　　A. 100 毫升　　　B. 200 毫升　　　C. 500 毫升　　　D. 800 毫升　　　E. 1 000 毫升

【B型题】

　　A. 宣肺解毒,利湿消肿　　　B. 运脾化湿,通阳利水　　　C. 分利湿热
　　D. 温运脾阳利水　　　　　E. 疏风清热,宣肺行水

9. 水湿浸渍的阳水,其治法是

10. 脾阳虚衰的阴水,其治法是
　　A. 张元素　　　B. 严用和　　　C. 朱丹溪　　　D. 李梴　　　E. 张景岳

11. 提出疮毒导致水肿病因学说的医家是

12. 在前人汗、利、攻治疗水肿的基础上,倡导温脾暖肾之"补"法的医家是

【X型题】

13. 水肿的治疗,主要有
　　A. 发汗　　　D. 利尿　　　C. 健脾　　　D. 温肾　　　E. 攻逐

14. 水肿的严重变证可表现为
　　A. 恶心呕吐　　　B. 小便量少　　　C 神昏肢冷　　　D. 口有尿味　　　E. 心悸喘促

15. 《内经》记载的水肿有
　　A. 风水　　　B. 石水　　　C. 皮水　　　D. 涌水　　　E. 黄汗

16. 水肿的发病与哪些脏器病变的关系最为密切
　　A. 肺　　　B. 脾　　　C. 心　　　D. 肝　　　E. 肾

17. 《金匮要略》记载的水肿有
　　A. 风水　　　B. 皮水　　　C. 正水　　　D. 石水　　　E. 黄汗

18. 水肿诸证,病变日久,后期可发生各种严重的变证,包括
    A. 水毒内阻   B. 湿毒侵淫   C. 水凌心肺,阳气衰微
    D. 虚风内动   E. 邪毒内闭,元神涣散

(选择题答案:1. B 2. D 3. D 4. D 5. A 6. C 7. C 8. C 9. B 10. D 11. D 12. B 13. ABCDE
14. ACDE 15. ABD 16. ABE 17. ABCDE 18. ACDE)

三、填空题

1. 肌肤患痈疡疮毒,火热内攻,损伤_____,致津液气化失常,发为水肿。

2. 明代李梴《医学入门》提出_____致水肿的病因学说,对水肿的认识日趋完善。

3. 水肿的发病机理与肺、脾、肾三脏关系最为密切,张景岳说:"盖水为至阴,其_____在肾;水化于气,故其_____在肺;水惟畏土,故其_____在脾。"

4. 水肿的治疗,《内经》提出"_____"、"_____"、"_____"三条基本原则。

5. 水肿的病变部位在_____、_____、_____,而关键在_____。

6.《金匮要略·水气病脉证并治》提出:"诸有水者,腰_____,_____,腰_____,_____乃愈。"

7. 宋代严用和将水肿分为_____、_____两大类。

8. 首先提出水肿必须忌盐,并指出水肿有"五不治"的医家是_____。

9. 水肿若出现肾阴虚证,当滋补肾阴兼利其水湿,但滋阴不宜过于_____,以防匡助_____,伤害_____。

10.《金匮要略·水气病脉证并治》指出:"寸口脉沉滑者,中有水气,面目肿大有热,名曰_____。"

11. 在前人汗、利、攻的基础上开创了补法,即提倡用温脾暖肾法治疗水肿的医家是_____。

12. 水肿可有_____、心悸、疮毒、_____以及久病体虚的病史。

四、问答题

1. 水肿在临证时如何运用攻逐一法?

2. 水肿与鼓胀如何鉴别?

3. 水肿的诊断要点是什么?

4. 试述你对活血化瘀利水法在水肿中应用的认识。

第二节　淋　　证

一、概说

淋证是指小便频数短涩,淋沥刺痛,小腹拘急引痛为主症的病证。

二、历史沿革

1. 淋之名称,始见于《素问·六元正纪大论》谓"阳明司天之政……初之气……小便黄赤,甚则淋",称本病为"淋"、"淋秘"、"淋溲"。

2. 汉代张仲景在《金匮要略·五脏风寒积聚病脉证并治》中称其为"淋秘",将其病机归为"热在下焦",并在《金匮要略·消渴小便不利淋病篇》中对本病的症状作了描述。

3. 汉代华佗《中藏经·论诸淋及小便不利》提出了淋有冷、热、气、劳、膏、砂、虚、实八种,乃为淋证临床分类的雏形。

4. 隋代巢元方指出:"诸淋者,由肾虚而膀胱热故也。"这种以肾虚为本,膀胱热为标的淋证病机分析,成为多数医家临床诊治淋证的主要病机理论。

5. 唐代《千金要方》、《外台秘要》将淋证归纳为石、气、膏、劳、热五淋。

6. 宋代《济生方》又分为气、石、血、膏、劳淋五种。

7. 明代张景岳在《景岳全书·淋浊》中倡导"凡热者宜清,涩者宜利,下陷者宜升提,虚者宜补,阳气不固者宜温补命门"的治疗原则。

三、讨论范围

类似于西医学所指的急、慢性尿路感染,泌尿道结核,尿路结石,急、慢性前列腺炎,化学性膀胱炎,乳糜尿以及尿道综合征等病。

四、病因病机

(一)病因

外感湿热、饮食不节、情志失调、禀赋不足或劳伤久病。

(二)病机

1. **基本病机**：湿热蕴结下焦，膀胱气化不利；脾虚两虚，膀胱气化无权。

(1)湿热内蕴：①若湿热客于下焦，膀胱气化不利，小便灼热刺痛——热淋；②膀胱湿热，灼伤血络，迫血妄行，血随尿出，小便涩痛有血——血淋；③湿热久蕴，熬尿成石——石淋实证；④湿热蕴久，阻滞经脉，脂液不循常道，小便浑浊不清——膏淋实证。

(2)肝气失于疏泄，气火郁于膀胱——气淋实证。

(3)脾肾亏虚：①久淋不愈，湿热留恋膀胱，脾肾受损，正虚邪弱——劳淋；②若肾阴不足，虚火扰动阴血——血淋虚证；③肾虚下元不固，不能摄纳精微脂液——膏淋；④若中气不足，气虚下陷，膀胱气化无权——气淋。

2. **病位**：在膀胱与肾，与肝脾有关。

3. **病理性质**：有实、有虚，且多见虚实夹杂之证。多以肾虚为本，膀胱湿热为标。

(1)初起多因湿热为患，正气尚未虚损，故多属实证。

(2)淋久每致脾肾两虚，而由实转虚。如邪气未尽，正气渐伤，或虚体受邪，则成虚实夹杂之证。

4. **病理演变**

(1)淋证虽有六淋之分，但各种淋证间存在着一定的联系。可发生虚实转化、不同淋证之间的转化等。

(2)甚则转变成水肿、癃闭、关格、虚劳等病证。

五、诊查要点

(一)诊断依据

1. 小便频数，淋沥涩痛，小腹拘急引痛，为各种淋证的主症，是诊断淋证的主要依据。

2. 病久或反复发作后，常伴有低热、腰痛、小腹坠胀、疲劳等。

3. 多见于已婚女性，每因疲劳、情志变化、不洁房事而诱发。

(二)病证鉴别

1. **淋证与癃闭的鉴别**

(1)二者都有小便量少，排尿困难之症状，但淋证尿频而尿痛，且每日排尿总量多为正常。

(2)癃闭则无尿痛，每日排尿量少于正常，严重时甚至无尿。

(3)但癃闭复感湿热，常可并发淋证。

(4)而淋证日久不愈，亦可发展成癃闭，当须明辨。

2. **血淋与尿血的鉴别**

(1)血淋与尿血都有小便出血，尿色红赤，甚至溺出纯血等症状。

(2)其鉴别的要点是有无尿痛。

(3)尿血多无疼痛之感，虽亦间有轻微的胀痛或热痛，但终不若血淋的小便滴沥而疼痛难忍，故一般以痛者为血淋，不痛者为尿血。

3. **膏淋与尿浊的鉴别**

(1)膏淋与尿浊在小便浑浊症状上相似。

(2)但后者在排尿时无疼痛滞涩感，可资鉴别。

(3)即若《临证指南医案·淋浊》所言："大凡痛则为淋，不痛为浊。"膏淋的虚证(脾肾两虚，气不固摄)涩痛不甚，淋出如脂，与尿浊有时较难鉴别，但膏淋的虚证虽排尿时涩痛不甚，但与尿浊的排尿时不痛终究有异，前者尚有明显的虚象。

六、辨证论治

(一)辨证要点

1. **首辨六淋主症**：除小便频涩、滴沥刺痛、小腹拘急引痛的共同症状外，各具特征。

主症	"六淋"类型
以小便灼热刺痛者	热淋
尿中夹血或夹血丝、血块者	血淋
尿中有细小沙石排出者	石淋
尿液混浊乳白或夹凝块,或伴血液、血块者	膏淋
少腹坠胀,尿出不畅,或尿有余沥者	气淋
小便淋沥不尽,遇劳即发者	劳淋

2. 辨淋证虚实,从病程、症状、脉象等方面辨别

(1) 实证系湿热蕴结,膀胱气化不利所致,病程较短,主要表现为小便涩痛不利,苔黄舌红,脉实数。

(2) 虚证系脾肾两虚,膀胱气化无权,病程长,主要表现为小便频急,痛涩不甚,苔薄舌淡,脉细软。

3. 虚实转化过程中,辨标本虚实之主次及六淋相互兼见

(1) 由实转虚的初期多为实多虚少,以后渐为虚多实少。

(2) 虚证兼感新邪,一般多为本虚标实证,但亦可暂时出现以标实为主者。

(3) 各种淋证除自身的虚实转化外,六淋往往互见。

(4) 石、膏、血淋可兼见热淋症状。

(5) 热、石、膏淋可伴血淋,劳淋因复感、疲劳、情志而发作时可见血淋、热淋、气淋(实)证候。诸淋日久皆可见劳淋、气淋特征。

(二) 治疗原则

1. 治分虚实

(1) 实证治予清热利湿通淋。

(2) 虚证宜培补脾肾。

2. 急则治标,缓则治本。

(三) 证治分类

证 型	热淋	石淋	血淋
症 状	小便频数短涩,灼热刺痛,溺色黄赤,少腹拘急胀痛,或有寒热、口苦、呕恶、或有腰痛拒按,或有大便秘结;舌质红,苔黄腻,脉滑数	尿中夹砂石,排尿涩痛,或排尿时突然中断,尿道窘迫疼痛,少腹拘急,往往突发一侧腰腹绞痛难忍,甚则牵及外阴,尿中带血。若病久沙石不去,可伴见面色少华,精神萎顿,少气乏力;或伴腰腹隐痛,手足心热;舌红,苔薄黄,脉弦或带数;或舌淡边有齿印,脉细而弱;或舌红少苔,脉细带数	小便热涩刺痛,尿色深红,或夹有血块。小腹或尿道疼痛满急加剧,或见心烦,口干;舌尖红,苔黄,脉滑数
证 机	湿热蕴结下焦,膀胱气化失司	湿热蕴结下焦,尿液煎熬成石,膀胱气化失司	湿热下注膀胱,热甚灼络,迫血妄行
治 法	清热利湿通淋	清热利湿、排石通淋	清热通淋,凉血止血
代表方	八正散加减。本方有清热解毒,利湿通淋功能,适用于湿热熏蒸下焦之热淋	石苇散加减。本方清热利湿,排石通淋,适用于各种石淋	小蓟饮子加减,本方清热通淋,凉血止血,用于湿热炽盛,损伤血络而致的血淋

（续表）

证型	热淋	石淋	血淋
常用药	瞿麦、萹蓄、车前子、滑石、草薢——利湿通淋；大黄、黄柏、蒲公英、紫花地丁——清热解毒	瞿麦、萹蓄、通草、滑石——清热利湿通淋；金钱草、海金沙、鸡内金、石苇——排石化石；穿山甲、虎杖、王不留行、牛膝——活血软坚；青皮、乌药、沉香——理气导滞	小蓟、生地黄、白茅根、旱莲草——凉血止血；木通、生草梢、山栀、滑石清 热泻火通淋；当归、蒲黄、土大黄、三七、马鞭草——通络止血
加减	若伴寒热、口苦、呕恶者，可加黄芩、柴胡以和解少阳；若大便秘结、腹胀者，可重用大黄、枳实以通腑泄热；若热毒弥漫三焦，用黄连解毒汤合五味消毒饮以清热泻火解毒。若气滞者，加青皮、乌药；若湿热伤阴者去大黄，加生地黄、知母、白茅根以养阴清热	若腰腹绞痛者，加芍药、甘草以缓急止痛；伴有瘀滞，舌质紫者，加桃仁、红花、炮山甲、皂角刺加强破气活血化瘀散结作用；石淋日久，证见神疲乏力，少腹坠胀者，补中益气汤加金钱草、海金沙、冬葵子益气通淋；腰膝酸软，腰部隐痛加杜仲、续断，补骨脂补肾益气；形寒肢冷，夜尿清长，加巴戟肉、肉苁蓉、肉桂以温肾化气；舌红，口干，肾阴亏耗者，配生熟地黄、麦门冬、鳖甲滋养肾阴	若有瘀血征象，加牛膝、桃仁、仙鹤草、琥珀粉以化瘀止血；若久病肾阴不足，虚火扰动阴血，宜滋阴清热，补虚止血，用知柏地黄丸加减；若久病脾虚不摄血，用归脾汤加仙鹤草、泽泻、滑石益气养血通淋

证型	气淋	膏淋	劳淋
症状	郁怒之后，小便涩滞，淋沥不宣，少腹胀满疼痛，心烦易怒；舌苔薄白，脉弦	小便混浊乳白或如米泔水，上有浮油，置之沉淀，或伴有絮状凝块物，或混有血液、血块，尿道热涩疼痛，尿时阻塞不畅，口干；舌质红，苔黄腻，脉濡数	小便不甚赤涩，溺痛不甚，但淋沥不已，时作时止，遇劳即发；腰膝酸软，神疲乏力，病程缠绵；舌质淡，脉细弱
证机	气机郁结，膀胱气化不利	湿热下注，阻滞络脉，脂汁外溢	湿热留恋，脾肾两虚，膀胱气化无权
治法	理气疏导，通淋利尿	清热利湿，分清泄浊	补脾益肾
代表方	沉香散加减。本方用于肝郁气滞的气淋	程氏萆薢分清饮加减。本方清利湿热，分清泄浊，用于湿热下注的膏淋	无比山药丸加减。本方健脾益肾，用于久淋造成脾肾两虚的劳淋
常用药	沉香、青皮、乌药、香附——疏肝理气；石苇、滑石、冬葵子、车前子——利水通淋	萆薢、石菖蒲、黄柏、车前子——清热利湿；飞廉、水蜈蚣、向日葵芯——分清泌浊；莲子芯、连翘芯、牡丹皮、灯心——健脾清心	党参、黄芪、怀山药、莲子肉——补气健脾；茯苓、薏苡仁、泽泻、扁豆衣——化湿利水；山茱萸、菟丝子、芡实、金樱子、煅牡蛎——益肾固摄
加减		若小腹胀，尿涩不畅，加台乌药、青皮疏利肝气。伴有血尿加小蓟、藕节、白茅根凉血止血。病久湿热伤阴，加生地黄、麦门冬、知母滋养肾阴。若膏淋病久不已，反复发作，淋出如脂，证见脾肾两虚，气不固摄，用膏淋汤补脾益肾固涩。偏于脾虚中气下陷者，配用补中益气汤。偏于肾阴虚者，配用七味都气丸。偏于肾阳虚者，用金匮肾气丸加减	若中气下陷，可用补中益气汤加减。若肾阴虚，舌红苔少，加生地黄、熟地黄、龟版滋养肾阴；阴虚火旺，面红烦热，尿黄赤伴有灼热不适者，可用知柏八味丸滋阴降火；低热者，加青蒿、鳖甲清虚热养肾阴；肾阳虚，加附子、肉桂、鹿角片、巴戟天等温补肾阳

七、预防与调护

多饮水，不憋尿，注意外阴清洁。

八、临证备要

1. 排尿疼痛,病位在膀胱。

2. 解尿始疼痛及全尿程疼痛表明病变已累及尿道。

3. 小腹胀痛者,则累及于肝。

4. 若兼有腰膝痠软者,病变部位以肾为主。

5. 若兼有尿急而痛、尿频而涩、常有余沥者,病变部位以膀胱为主。

6. 以石淋兼夹血淋而言,石淋是病因,属本证,血淋是石淋的兼症,属标证,如若血淋不严重,不上升为主要矛盾时,治疗仍应以排石通淋为主,止血为辅。

7. 只有做到本证除,才能达到标证愈。

8. 因此临证抓住主要矛盾是治疗的关键。

9. 淋证的治法,古有忌汗、忌补之说,如《金匮要略·消渴小便不利淋病篇》说:"淋家不可发汗。"《丹溪心法·淋》说:"最不可用补气之药,气得补而愈胀,血得补而愈涩,热得补而愈盛。"验之临床实际,未必都是如此。

10. 淋证往往有畏寒发热,此并非外邪袭表,而是湿热薰蒸,邪正相搏所致,发汗解表,自非所宜。

11. 因淋证多属膀胱有热,阴液常感不足,而辛散发表,用之不当,不仅不能退热,反有劫伤营阴之弊。

12. 若淋证确由外感诱发,或淋家新感外邪,症见恶寒发热、鼻塞流涕、咳嗽咽痛者,仍可适当配合运用辛凉解表之剂。

13. 因淋家膀胱有热,阴液不足,即使感受寒邪,亦容易化热,宜避免辛温之品。

14. 淋家忌补是指实热之证而言,诸如脾虚中气下陷,肾虚下元不固,自当运用健脾益气、补肾固涩等法治之,不必有所禁忌。

【附:尿浊】

1. 概念:尿浊是以小便混浊,白如泔浆,尿时无涩痛不利感为主证的疾患。

2. 讨论范围:西医学中的乳糜尿,多属本病范围。

3. 病因:感受湿热;丝虫内侵;饮食肥甘;病后体虚。

4. 病机:初起以湿热为主,多属实证。病久则脾肾亏虚,多属虚证或虚实夹杂者。

证 型	湿热内蕴证	脾虚气陷证	肾元亏虚证
症 状	小便混浊色白或黄或红,或夹凝块,上有浮油。或伴血块,或尿道有灼热感,口苦,口干;舌质红,苔黄腻,脉濡数	尿浊反复发作,日久不愈,状如白浆。小腹坠胀,神倦无力,面色无华,劳累或进食油腻则发作加重;舌淡,苔白,脉虚软	尿浊日久不愈,小便乳白如脂膏,腰膝酸软,头晕耳鸣。精神委靡,消瘦无力,偏于阴虚者,烦热,口干;偏于阳虚者,面色白,形寒肢冷;舌质红,脉细数;或舌质淡红,脉沉细
证 机	过食肥甘,中焦湿热,脾失升降,清浊不分	病久脾虚气陷,精微下泄	肾失固摄,脂液下漏
治 法	清热利湿,分清泄浊	健脾益气,升清固摄	偏肾阴虚者,宜滋阴益肾;偏于阳虚者,宜温肾固摄
代表方	程氏萆薢分清饮加减。本方清利湿热,分清泄浊,用于脾胃湿热下注膀胱的尿浊	补中益气汤加减。本方补中益气,升清降浊。用于中气下陷,精微下泄之尿浊	偏肾阴虚者,用知柏地黄丸加减;偏肾阳虚者,鹿茸固涩丸加减。前方滋养肾阴,用于肾阴不足之尿浊,后方温肾固摄,用于肾阳虚衰的尿浊
常用药	萆薢、石菖蒲、黄柏、茵陈、滑石、车前子——清热利湿泄浊;莲子芯、连翘芯、牡丹皮、灯心——健脾清心	党参、黄芪、白术——补益中气;山药、益智仁、金樱子、莲子、芡实——健脾固摄;升麻、柴胡——升清降浊	熟地黄、山药、山茱萸、枸杞子——滋养肾阴;鹿茸、附子、菟丝子、肉桂、补骨脂——温补肾阳;桑螵蛸、龙骨、益智仁、芡实——收敛固摄;茯苓、泽泻——利湿健脾

(续表)

证 型	湿热内蕴证	脾虚气陷证	肾元亏虚证
加 减	若小腹胀,尿涩不畅,加台乌药、青皮、郁金疏利肝气。伴有血尿加小蓟、藕节、白茅根凉血止血	若尿浊夹血,加藕节、阿胶、旱莲草补气摄血;若见肢冷便溏,可加附子、炮姜温补脾阳	尿浊夹血者,加阿胶、生地黄、旱莲草养血止血。兼夹湿热者,加知母、黄柏清化湿热。兼有脾气不足者,加黄芪、党参、白术健脾益气

 考研专题——看未来展宏图

1. A. 石苇散   B. 沉香散   C. 代抵当丸   D. 八正散

(1) 小便艰涩,尿中夹有沙石,尿道窘迫疼痛,舌红苔黄,脉弦者,治疗首选的方剂是   (111/2010)

(2) 小便涩滞,淋沥不宣,小腹胀满疼痛,舌苔薄白,脉沉弦者,治疗首选的方剂是   (112/2010)

答案:(1) A;(2) B。石淋:尿中时夹沙石,排尿涩痛,或排尿时突然中断,尿道窘迫疼痛,少腹拘急,往往突发,一侧腰腹绞痛难忍,甚则牵及外阴,尿中带血,舌红,苔黄,脉弦或带数。若病久沙石不去,可伴见面色少华,精神委顿,少气乏力,舌淡边有齿印,脉细而弱;或腰腹隐痛,手足心热,舌红少苔,脉细带数。治法:清热利湿,排石通淋。代表方:石苇散加味。气淋:郁怒之后,小便涩滞,淋沥不宣,少腹胀满疼痛,苔薄白,脉弦。治法:理气疏导,通淋利尿。代表方:沉香散加减。

2. 小便热涩刺痛,尿色鲜红,夹有血块,甚则尿痛尿急,舌苔黄,脉滑数者,主方选   (66/1993)

        A. 八正散   B. 导赤散   C. 小蓟饮子   D. 石苇散   E. 知柏地黄丸

答案:C。为淋证之血淋实证,湿热下注膀胱,热盛伤络,迫血妄行所导致。选小蓟饮子清热通淋,凉血止血。

3. 淋证发生的主要病机是   (68/2001)

        A. 肝肾阴虚   B. 气机不利   C. 气滞血瘀

        D. 脾肾阳虚   E. 湿热蕴结下焦,膀胱气化不利

答案:E。淋证主要是饮食不节,情志不调,下阴不洁等导致湿热壅结下焦,膀胱气化不利而发病。

4. 血淋与尿血的鉴别要点,在于   (68/1991)

        A. 属虚属实   B. 在表在里   C. 属寒属热   D. 尿痛与不痛   E. 血在尿前尿后

答案:D。血淋和尿血共同为尿中带血,或尿色红赤,但血淋排尿时有刺痛感,尿血则无明显尿痛。

5. A. 柴胡疏肝散   B. 大七气汤   C. 八正散   D. 沉香散   E. 六磨汤

(1) 治疗气淋实证的主方为   (93/1994)

(2) 治疗肝郁气滞癃闭的主方为   (94/1994)

答案:(1) D;(2) D。气淋和肝郁气滞癃闭同为肝失条达,气机郁结,膀胱气化不利,水液排泄受阻所导致。选沉香散利气疏导,通利小便。

6. A. 肾   B. 膀胱   C. 肾、膀胱   D. 肾、三焦   E. 脾、肾

(1) 淋证的病位在   (93/1999)

(2) 癃闭的病位在   (94/1999)

答案:(1) C;(2) B。

7. A. 小便混浊如泔浆水   B. 小便不畅,尿道涩痛

    C. 两者均有   D. 两者均无

(1) 膏淋的临床特点是   (117/1995)

(2) 尿浊的临床特点是   (118/1995)

答案:(1) C;(2) A。膏淋与尿浊都有小便混浊如泔浆水,但膏淋尚有小便不畅,尿道疼痛,而尿浊无此症。

8. A. 肾元亏虚   B. 中气下陷   C. 两者均是   D. 两者均非

(1) 癃闭虚证的病理是   (107/2003)

(2) 淋证虚证的病理是　(108/2003)

答案:(1) C;(2) C。肾元亏虚,命门火衰,气化不及,可致癃闭和淋证。又由于中气下陷,清气不升,浊阴不降,也可致小便不利,而发癃闭和淋证。

9. 淋证的病因病机是　(158/1997)

　　A. 膀胱湿热　　　　B. 脾肾亏虚　　　　C. 肺热气壅　　　　D. 肝郁气滞

答案:ABD。淋证是由膀胱湿热,或肝郁气滞,气郁化火,火郁下焦,导致膀胱气化不利;或脾肾亏虚,导致膀胱气化无权。

课后巩固——练知识增考技

一、名词解释

1. 膏淋　　　　　　　　　2. 淋秘　　　　　　　　　3. 尿浊

二、选择题

【A型题】

1. 一患者尿浊反复发作,日久不愈,其尿状如白浆,神疲无力,面色无华,劳累后加重,舌淡苔薄,脉虚软,其治法是

　　A. 滋阴益肾　　　　　　　　B. 温肾固摄　　　　　　　　C. 清热利湿、分清泻浊

　　D. 健脾益气、升清固摄　　　E. 补肾益脾

2. 尿道综合征主要属于以下中医那个疾病认识范畴

　　A. 遗精　　　　B. 腰痛　　　　C. 尿浊　　　　D. 水肿　　　　E. 淋证

3. 穿山甲、王不留行、当归等中药对结石的药理作用是使之

　　A. 缩小　　　　B. 加快排出　　　　C. 变脆　　　　D. 溶解　　　　E. 软化

4. 膏淋日久,精微外泄,可致消瘦乏力,气血大亏,最终可形成以下那种病证

　　A. 关格　　　　B. 尿浊　　　　C. 癃闭　　　　D. 心水　　　　E. 虚劳

5. 患者,女,56岁,患血淋数月,症见小便涩滞不畅,尿色淡红如洗肉色,并见神疲乏力,面色少华,病属脾虚气不摄血者,宜用何方加减治疗

　　A. 无比山药丸　　B. 补中益气汤　　C. 春泽汤　　　D. 十灰散　　　E. 归脾汤

【B型题】

　　A. 小便点滴短少　　　　B. 小便混浊如米泔水　　　　C. 小便时尿道刺痛有血

　　D. 小便点滴不通　　　　E. 小便有血

6. 根据上述症状选出尿浊的主症

7. 根据上述症状选出血淋的主症

　　A. 石苇散　　　B. 八正散　　　C. 无比山药丸　　　D. 沉香散　　　E. 代抵当汤

8. 气淋实证的主方是

9. 劳淋的主方是

10. 石淋的主方是

【X型题】

11. 热淋在临床可根据不同的情况选用

　　A. 八正散　　　B. 小柴胡汤　　　C. 黄连解毒汤　　　D. 五味消毒饮　　　E. 银翘散

12. 淋证的发生,主要与下列哪些脏器有关

　　A. 肝　　　　B. 脾　　　　C. 肾　　　　D. 膀胱　　　　E. 小肠

13. 患者小便不甚赤涩,但淋沥不已,时作时止,遇劳即发,腰酸膝软,神疲乏力,少腹坠胀,舌质淡,脉虚弱,其治法可选用

　　A. 补脾　　　B. 疏肝　　　C. 养心　　　D. 益肾　　　E. 益气升陷

14. 尿浊的主症是

    A. 小便混浊　　　B. 白如泔浆　　　C. 排尿不痛　　　D. 小腹拘急　　　E. 腰酸膝软

15. 膏淋的虚证可选用的方药有

    A. 膏淋汤　　　B. 程氏萆薢分清饮　　C. 补中益气汤　　　D. 七味都气丸　　　E. 金匮肾气丸

（选择题答案：1. D　2. E　3. C　4. E　5. E　6. B　7. C　8. D　9. C　10. A　11. ABCD　12. ABCD　13. ADE　14. ABC　15. ACDE）

三、填空题

1.《诸病源候论·诸淋病候》篇说："诸淋者，由_____故也。"

2.《医学心悟·小便不通》篇说："癃闭与淋证不同，淋则_____；癃闭则_____。"

3. 淋证的主要病机是_____，_____。

4. 尿浊初起以_____为多，属_____。

5. 实则_____虚则_____，是治疗淋证的基本原则。

6. 对于淋证和尿浊的鉴别，《临证指南医案·淋浊》指出："大凡_____为淋，_____为浊。"

7. 尿浊的病机不外乎_____，_____。

8. 张仲景在《金匮要略》中将淋证称为"淋秘"，将其病机归结为"_____"。

9. 血淋与尿血鉴别的要点是_____。

10. 热淋患者，若热毒弥漫三焦，选方用_____合_____以清热泻火解毒。

四、问答题

1. 试述各种淋证之间的联系。

2. 淋证的诊断依据有哪些？膏淋与尿浊如何鉴别？

3. 淋证的治法，古有忌汗、忌补之说，你的看法如何？

第三节　癃　闭

一、概说

癃闭是以小便量少，排尿困难，甚则小便闭塞不通为主症的一种病证。其中小便不畅，点滴而短少，病势较缓者称为癃；小便闭塞，点滴不通，病势较急者称为闭。癃与闭都是指排尿困难。

1. 癃闭之名，首见于《内经》。《素问·宣明五气篇》说："膀胱不利为癃，不约为遗溺。"

2. 孙思邈在《千金要方》中载有用导尿术治小便不通的方法，这是世界上最早关于导尿术的记载。

3. 王焘在《外台秘要》中载有小便不通方剂十三首，小便不利方剂九首，还载有用盐及艾灸等外治法治疗癃闭的论述。

4. 朱丹溪根据辨证施治的精神，运用探吐法来治疗小便不通，并将探吐一法譬之滴水之器，闭其上窍，则下窍不通，开其上窍则下窍必利。

5. 汉代开始，癃闭与淋证不分，明代张景岳开始将癃闭与淋证分开论治，并将癃闭的病因病机归为四个方面。

二、病因病机

（一）病因

1. 外邪侵袭：湿热蕴结膀胱，膀胱气化不利则为癃闭；热邪壅肺，或肺燥津伤，通调不利，亦可形成本病。

2. 饮食不节：饮食不节，酿湿生热，下注膀胱，或脾胃气虚，中气下陷，清气不升，浊阴不降，膀胱气化无权而成癃闭。

3. 情志内伤：肝气郁结，疏泄失司，三焦气化失常，水道通调受阻，形成癃闭。

4. 瘀浊内停：瘀血败精或积块沙石，阻塞尿路，可形成癃闭。

5. 体虚久病：年老体弱或久病，致肾阳不足，膀胱气化无权；或肾阴不足，水府枯竭而成癃闭。

（二）病机

1. 基本病机：膀胱气化功能失调。

2. 病位：主要在膀胱（与肾），与三焦、肺、脾、肾、肝密切相关。

3. 病理性质：有虚实之分。实为膀胱湿热，肺热气壅，肝郁气滞，尿路阻塞，以致膀胱气化不利；虚为脾气不升，肾阳衰惫，导致膀胱气化无权。

4. 病理演变

(1) 虚实转化：形成虚实夹杂之证。

(2) 病情发展，变证迭生：可并发喘证、心悸、水肿，或导致关格，预后多差。

三、鉴别诊断

1. 癃闭与水肿

(1) 共同点：都有小便不利，小便量少。

(2) 不同点：①水肿是体内水液潴留，泛溢肌肤，表现以头面、眼睑、四肢水肿，甚至胸腹水，并无水蓄膀胱之证候。②癃闭多不伴有水肿，部分患者兼有小腹胀满膨隆，小便欲解不能，或点滴而出的水蓄膀胱之证。

2. 癃闭与关格

(1) 共同点：都有小便量少或闭塞不通。

(2) 不同点：①关格：常由水肿、淋证、癃闭等经久不愈发展而来，是小便不通与呕吐并见的病证，常伴有皮肤瘙痒，口中尿味，四肢搐搦，甚或昏迷等症状。②癃闭：不伴有呕吐，部分患者有水蓄膀胱之证候。

联系：癃闭进一步恶化，可转变为关格。

四、辨证论治

(一) 辨证要点

1. 辨虚实

(1) 实证：起病较急，病程较短，体质较好，尿流窘迫，赤热或短涩，苔黄腻或薄黄，脉弦涩或数。

(2) 虚证：若起病较缓，病程较长，体质较差，尿流无力，精神疲乏，舌质淡，脉沉细弱，属于虚证。

2. 辨缓急轻重

(1) 水蓄膀胱，小便闭塞不通为急病。

(2) 小便量少，但点滴而出，无水蓄膀胱者为缓证。

(3) 病势：由癃转闭为加重，由闭转癃为减轻。

(二) 治疗原则

1. 基本原则：以"腑以通为用"为原则。但又不可滥用通利小便之法。

2. 实证：清湿热，利气机，散瘀结，通水道。

3. 虚证：补脾肾，助气化。

4. 对于水蓄膀胱之急症，应配合针灸、取嚏、探吐、外敷、导尿等法急通小便。

(三) 证治分类

证 型	膀胱湿热	肺热壅盛	肝郁气滞
症 状	小便点滴不通，或量极少而短赤灼热，小腹胀满。口苦口黏，或口渴不欲饮，或大便不畅，舌质红，苔黄腻，脉数	小便不畅或点滴不通，咽干，烦渴欲饮，呼吸急促，或有咳嗽，舌红，苔薄黄，脉数	小便不通或通而不爽，情志抑郁，或多烦善怒，胁腹胀满，舌红，苔薄黄，脉弦
证 机	湿热壅结下焦，膀胱气化不利	肺热壅盛，失于肃降，不能通调水道，无以下输膀胱	肝气失于疏泄，三焦气机失宣，膀胱气化不利
治 法	清利湿热，通利小便	清泄肺热，通利水道	疏利气机，通利小便
代表方	八正散加减。本方有清热利湿，通利小便的功能，适用于湿热蕴结膀胱之排尿不畅，小便黄赤灼热等症	清肺饮加减。本方清肺泄热利水，适用于热壅肺气，气不布津之癃闭	沉香散加减。本方疏达肝气，活血行水，适用于气机郁滞所致的癃闭
常用药	黄柏、山栀、大黄、滑石清热利湿；瞿麦、萹蓄、茯苓、泽泻、车前子通利小便	黄芩、桑白皮、鱼腥草清泄肺热；麦门冬、芦根、天花粉、地骨皮清肺生津养阴；车前子、茯苓、泽泻、猪苓通利小便	沉香、陈皮、柴胡、青皮、乌药疏肝理气；当归、王不留行、郁金行下焦气血；石韦、车前子、冬葵子、茯苓通利小便

证　型	膀胱湿热	肺热壅盛	肝郁气滞
加　减	舌苔厚腻加苍术、川柏（二妙散）；若兼心烦、口舌生疮糜烂者合导赤散；湿热久恋下焦→肾阴灼伤，予滋肾通关丸加生地黄、牛膝、车前子；湿热蕴结三焦，气化不利，尿极少或无，予黄连温胆汤加味	有鼻塞、头痛、脉浮（表证）加薄荷、桔梗；肺阴不足加沙参、黄精、石斛；大便不通者加大黄、杏仁；心烦、舌尖红加黄连、竹叶；小腹胀满合八正散上下并治	肝郁气滞症状严重者合六磨汤；气郁化火加牡丹皮、栀子

证　型	浊瘀阻塞	脾气不升	肾阳衰惫
症　状	小便点滴而下，或尿如细线，甚则阻塞不通，小腹胀满疼痛，舌紫暗，或有瘀点，脉涩	小腹坠胀，时欲小便而不得出，或量少而不畅，神疲乏力，食欲不振，气短而语声低微，舌淡，苔薄脉细	小便不通或点滴不爽，排出无力，面色白，神气怯弱，畏寒肢冷，腰膝冷而酸软无力，舌淡胖，苔薄白，脉沉细或弱
证　机	瘀血败精，阻塞尿路，水道不通	脾虚运化无力，升清降浊失职	肾中阳气虚衰，气化不及州都
治　法	行瘀散结，通利水道	升清降浊，化气行水	温补肾阳，化气利水
代表方	代抵当丸加减。本方活血化瘀散结，适用于瘀血阻塞尿道所致的癃闭	补中益气汤合春泽汤加减。前方益气升清，用于中气下陷所致诸病；后方益气通阳利水，用于气阳虚损，不能化水，口渴而小便不利之证。二方合用益气升清，通阳利水，适用于中气下陷之癃闭	济生肾气丸加减。本方温肾通阳，化气行水，适用于肾阳不足，气化无权之癃闭
常用药	当归尾、山甲片、桃仁、莪术活血化瘀；大黄、芒硝、郁金通瘀散结；肉桂、桂枝助膀胱气化	人参、党参、黄芪、白术益气健脾；桂枝、肉桂通阳以助膀胱气化；升麻、柴胡升提中气；茯苓、猪苓、泽泻、车前子利水渗湿	附子、肉桂、桂枝温肾通阳；地黄、山药、山茱萸补肾滋阴；车前子、茯苓、泽泻利尿
加　减	瘀血现象较重加红花、川牛膝；病久气血两虚，面色不华加黄芪、丹参、当归；若尿路有结石，加金钱草、海金沙、冬葵子、瞿麦、石韦；若一时性小便不通，胀闭难忍，可加麝香0.09～0.15克装胶囊吞服，以急通小便	气虚及阴，脾阴不足，清气不升，气阴两虚，证见舌红苔少，改用参苓白术散；若脾虚及肾，可合济生肾气丸以温补脾肾，化气利水	形神萎顿，腰背酸痛，为精气俱亏，病及督脉，多见于老人，治宜香茸丸补养精血，助阳通窍；若肾阳衰惫，命火式微，致三焦气化无权，浊阴内蕴，小便量少，甚至无尿，呕吐、烦躁、神昏者，治宜千金温脾汤合吴茱萸汤

五、预防调护

1. 消除外邪入侵和湿热内生的有关因素，如过食肥甘、辛辣、醇酒，或忍尿，纵欲过度等。

2. 老年人尽量减少使用抗胆碱类药，如阿托品、颠茄等，以免癃闭的发生。

3. 对疫斑热患者，要及时补充体液，维持体内液体的平衡。

4. 保证患者每日尿量在2 500毫升以上。宜每4小时开放一次。

六、临症备要

1. 掌握标本缓急先后治则：癃闭为临床最为急重的病证之一。

2. "提壶揭盖"，宣肺法治疗癃闭。

3. 谨防个别中药的肾毒性

（1）关木通、木防己、马兜铃是中医治疗肾病的常用中药，在癃闭病症的治疗中，亦经常使用。上述药物大剂量使用，可产生蛋白尿、肾功能下降、肾小管坏死、肾间质纤维化。建议木通剂量以5克以内，防己用量5～10克。

（2）对癃闭伴血钾高的患者，应慎用含钾高的中药，如牛膝、杏仁、桃仁等。

（3）其他有肾毒性的中药见诸报道者有雷公藤、斑蝥、益母草、麝香等。

【附：关格】

1. 关格是由于脾肾虚衰，气化不利，浊邪壅塞三焦而致小便不通与呕吐并见为临床特征的危重病症。

2. 小便不通谓之关,呕吐时作称之格。

3. 多见于水肿、淋证、癃闭的晚期。

4. 关格的发生多由多种疾病反复不愈迁延日久而引起。

5. 基本病理变化为脾肾衰惫、气化不利、湿浊毒邪内蕴三焦。

6. 病理性质为本虚标实,脾肾虚衰为本,湿浊毒邪为标。

7. 初起时,病在脾肾,病至后期可损及多个脏器。

8. 若肾阳衰竭,寒水上注,则凌心射肺,久则转变为心悸、胸痹。

9. 若阳损及阴,肾阴亏耗,肝阳上亢,内风自生,则可有眩晕、中风。

10. 若浊邪内盛,内陷心包,而成昏迷、谵妄。

11. 关格的辨证,应首辨脾肾虚损程度,次辨浊邪之性质,再辨是否累及他脏。

12. 治疗宜攻补兼施,标本兼顾。

证　型	脾肾阳虚,湿浊内蕴	肝肾阴虚,肝风内动	肾气衰微,邪陷心包
症　状	小便短少,色清,甚则尿闭,面色晦滞,形寒肢冷,神疲乏力,水肿腰以下为主,纳差,腹胀,泛恶呕吐,大便溏薄,舌淡体胖,边有齿印,苔白腻,脉沉细	小便短少,呕恶频作,头晕头痛,面部烘热,腰膝酸软,手足抽搐,舌红,苔黄腻,脉弦细	无尿或少尿,全身水肿,面白唇暗,四肢厥冷,口中尿臭,神识昏蒙,循衣摸床,舌卷缩,淡胖,苔白腻或灰黑,脉沉细欲绝
证　机	脾肾虚衰,湿浊内蕴	肝肾阴广,肝阳上亢,内风自生	肾气虚衰,浊邪内盛,内陷心包
治　法	温补脾肾,化湿降浊	滋补肝肾,平肝熄风	温阳固脱,豁痰开窍
代表方	温脾汤合吴茱萸汤	杞菊地黄丸合羚羊钩藤汤加减	急用参附汤合苏合香丸,继用涤痰汤
常用药	附子、干姜、淫羊藿温补肾阳;人参、白术、茯苓益气健脾;姜半夏、陈皮、制大黄、六月雪化湿降浊;吴茱萸、生姜降逆止呕	熟地黄、山药、山茱萸、枸杞子滋补肝肾;羚羊角、钩藤、石决明平肝熄风;贝母、竹茹、胆南星、竹沥化痰止呕;制大黄、败酱草、六月雪降浊解毒	人参、附子回阳固脱;苏合香丸开窍醒神;胆南星、石菖蒲、半夏、竹茹豁痰开窍
加　减	若痰湿壅肺证,可合用小青龙汤;若水气凌心者,应加用己椒苈黄丸;尿少或小便不通者,可合用滋肾通关丸,以滋肾阴,助气化;皮肤瘙痒者,加用土茯苓、地肤子、白鲜皮燥湿止痒	若风阳内动,导致中风者,按中风论治;若大便秘结,可加用生大黄以通腑降浊	若昏迷不醒,可静脉滴注醒脑静开窍醒神;若狂躁痉厥,可服紫雪丹。若心阳欲脱,用参附龙牡汤。关格患者,还可用外治灌肠法加强通腑降浊解毒作用

考研专题——看未来展宏图

(1~3题共用题干)患者排尿不畅反复发作,小便点滴而出,腰膝酸痛,神疲乏力,畏寒肢冷,舌淡苔白,脉沉细无力。

1. 对该患者的诊断是 (69/2010)

　　A. 淋证　　　　B. 腰痛　　　　C. 癃闭　　　　D. 关格

2. 该病症证的证候是 (70/2010)

　　A. 中气不足,推动无力　　　　B. 肺脾气虚,水道不利

　　C. 清气不升,浊阴不降　　　　D. 肾阳虚衰,气化无力

3. 治疗宜选用的方剂是 (71/2010)

　　A. 济生肾气丸　　B. 实脾饮　　　C. 补中益气汤　　D. 春泽汤

答案：1. C；2. D；3. A。淋证小便频急刺痛，每日排尿正常，而癃闭无尿道刺激痛，每天排尿量少于正常，甚至无尿排出。癃闭不伴有呕吐，此点可与关格区别。

癃闭之肾阳衰惫主症：小便点滴不爽，排出无力，或有尿闭，腰膝无力，怕冷；兼症：精神萎顿，面色苍白；舌苔脉象：苔白，舌质淡，脉沉细弱；证机：真阳不足，传送无力；治法：温补肾阳，益气通窍；方药：济生肾气丸。

4. 最早记载用导尿术治疗小便不通者，见于何书　（61/1999）

　　A.《内经》　　　B.《外台秘要》　　　C.《诸病源候论》　　　D.《丹溪心法》　　　E.《备急千金要方》

答案：E。《备急千金要方·膀胱腑》最早用导尿术治疗小便不通。

5. 癃闭的发生，是由于何者气化失常所致　（67/1991，67/1996）

　　A. 肺　　　　　　B. 脾　　　　　　C. 肾　　　　　　D. 三焦　　　　　　E. 膀胱

答案：E。

6. 癃闭的病位，主要在　（70/1995）

　　A. 脾　　　　　　B. 肺　　　　　　C. 肾　　　　　　D. 三焦　　　　　　E. 膀胱

答案：E。

7. 癃闭实证的治法是　（140/2006）

　　A. 除痰浊　　　　B. 清湿热　　　　C. 散瘀结　　　　D. 利气机

答案：BCD。癃闭有实证和虚证之分。实证包括膀胱湿热、肺热壅盛、肝郁气滞和尿道阻塞，其病因分别是湿热、肺热、气滞和血瘀，其相应的治法为清热利湿、通利小便，清肺热、利水道，疏调气机、通利小便，行瘀散结、通利水道。

8. 癃闭病在服药的同时还可采用　（158/1992）

　　A. 导尿　　　　　B. 针灸、推拿　　　C. 取嚏　　　　　D. 外敷药物

答案：ABCD。还有外治法，如取嚏，外敷法，针灸推拿，导尿法。

9. 癃闭证的临床表现是　（157/1997）

　　A. 小便频数　　　B. 小便点滴而出　　C. 小便闭塞不通　　D. 小便量减少

答案：BCD。癃闭指小便量少，点滴而出，甚则小便闭塞不通。

 课后巩固——*练知识增考技*

一、名词解释

1. 癃闭　　　　　　　2. 提壶揭盖法　　　　　3. 关格

二、选择题

【A型题】

1. 小便量极少而短赤灼热，小腹胀满，口苦、口黏，舌质红，苔黄腻，脉数。治法宜首选

　　A. 清泄肺热，通利水道　　　　　B. 行瘀散结，通利水道　　　　C. 清利湿热，通利小便

　　D. 升清降浊，化气行水　　　　　E. 温补肾阳，化气利水

2. 六磨汤可用于

　　A. 癃闭脾气不升证　　　　　　　B. 癃闭肝郁气滞证　　　　　　C. 癃闭肾阳衰惫证

　　D. 癃闭肺热壅盛证　　　　　　　E. 癃闭膀胱湿热证

3. 癃闭的发病多见于

　　A. 老年男性　　　B. 青年男性　　　C. 老年女性　　　D. 青年女性　　　E. 经产妇

4. 癃闭膀胱湿热证的预防最主要的是

　　A. 预防感冒　　　　　　　　　　B. 保持心情舒畅　　　　　　　C. 避免过食肥甘、辛辣

　　D. 尽量避免使用抗胆碱药　　　　E. 早期治疗尿路肿块

5. 癃闭浊瘀阻塞证的代表方是

　　A. 济生肾气丸　　　　　　　　　B. 参苓白术散　　　　　　　　C. 补中益气汤合春泽汤

    D. 代抵当汤   E. 补中益气汤

【B型题】

  A. 清肺饮加大黄、杏仁   B. 清肺饮加黄连、竹叶   C. 清肺饮加黄精、石斛

  D. 清肺饮加紫苏、荆芥   E. 清肺饮加薄荷、桔梗

6. 癃闭肺热壅盛证兼有头痛、鼻塞、脉浮宜选用

7. 癃闭肺热壅盛证伴心烦、舌尖红宜选用

【X型题】

8.《诸病源候论》中认为小便不通是因于热在

  A. 三焦   B. 肺   C. 脾   D. 肾   E. 膀胱

9. 下列哪些是癃闭的病理因素

  A. 热毒   B. 风湿   C. 气滞   D. 痰瘀   E. 湿热

10. 下列哪些是癃闭的病因

  A. 饮食不节   B. 劳心太过   C. 瘀浊内停   D. 体虚久病   E. 疮毒内犯

11. 下列哪些是癃闭的变证

  A. 肺胀   B. 喘证   C. 水肿   D. 淋证   E. 关格

12. 癃闭膀胱湿热证可选用

  A. 八正散   B. 沉香散   C. 导赤散   D. 补中益气汤   E. 六磨汤

（选择题答案：1. C 2. B 3. A 4. C 5. D 6. E 7. B 8. DE 9. ACDE 10. ACD 11. BCE 12. AC）

三、填空题

1. 癃闭可由_____、_____等病，迁延日久发展而来。

2. 癃闭的基本病理变化为_____，病位在_____与_____。

3. 癃闭的病理性质有虚实之分，膀胱气化不利者属_____，膀胱气化无权者属_____。

4. 癃闭肺热壅盛证的治则是_____，肝郁气滞证的治则是_____。

5. 癃闭的治法应根据"_____"的原则，着重于_____。

6. 肾阳衰惫证癃闭的治法是_____，_____。

7. 癃闭病证，如尿闭不通，水气内停，上凌于心肺，可并发_____，若脾肾衰败，气化不利，湿浊内壅，则可导致_____。

8. 癃闭脾气不升证的代表方是_____合_____加减。

9. 对于癃闭的治疗《证治汇补·癃闭》中指出：_____，名为正治；_____，名为隔二之治。

10. 对于肾功能不全的癃闭者应慎用_____，_____等肾毒性中药。

四、问答题

1. 简述癃闭的辨证要点和治疗原则。

2. 试述癃闭的主要变证及产生机理。

3. 何谓提壶揭盖法，有何临床意义？

第四节 阳 痿

一、概说

阳痿是指成年男子性交时，由于阴茎痿软不举，或举而不坚，或坚而不久，无法进行正常性生活的病证。

二、历史沿革

1. 以阳痿之意而立病名最早见于《黄帝内经》，《黄帝内经》将其称为"阴萎"、"宗筋弛纵"和"筋萎"，认为虚劳与邪热是引起阳痿的主要原因。

2. 隋唐宋时代的医家对阳痿的发生，多认为由劳伤、肾虚所致。如《诸病源候论·虚劳阳痿候》认为："劳伤于肾，肾虚不能荣于阴器，故萎弱也。"再如《重订济生方·虚损论治》又说："五劳七伤，真阳衰惫，阳事不举。"因此，在治疗上亦以温肾壮阳为主。

3. 明代对阳痿成因的认识更加深入,提出郁火、湿热、情志所伤亦可致阳痿。如《明医杂著·卷三》所言:男子阳痿不起,古方多云命门火衰,精气虚冷,固有之矣。然亦有郁火甚而致痿者。《景岳全书·阳痿》认为:"亦有湿热炽盛,以至宗筋弛纵。"

4. 张介宾在《景岳全书》中以阳痿为篇名进行论述,并且指出"阴痿者,阳不举也"。明确过去的阴痿即是阳痿。

5. 在治疗方面,张景岳提出对命内火衰所致阳痿者用右归丸、赞育九、石刻安肾丸。血气薄弱者宜左归丸、斑龙丸、全鹿丸。思虑、惊恐导致脾肾亏损者必须培养心脾,充养胃气。湿热者须清火以坚肾。

6. 清代《杂病源流犀烛·前阴后阴源流》中又称:"有失志之人,抑郁伤肝,肝木不能疏达,亦致阴痿不起。"

7. 清代医家又主张对肝郁所致者用达郁汤,心火抑郁而不开者运用启阳娱心丸。重视肝郁在阳痿发病中的重要性。

8. 从唐代以后历代医家均认为疲劳过度、房事太过阳痿发病的主要病因。

三、讨论范围

西医学中各种功能及器质性疾病造成的阳痿,可参照本节辨证论治。

四、病因病机

(一)病因

1. 禀赋不足,劳伤久病:先天不足,恣情纵欲,或久病劳伤,精气虚损,命门火衰而致阳事不举。

2. 七情失调:情志不遂,则肝失疏泄,宗筋所聚无能;或过思多虑,损伤心脾,气血不足,宗筋失养;或大惊卒恐,气机逆乱,气血不达宗筋,阳事不举。

3. 饮食不节:过食醇酒厚味,致湿热下注肝肾,经络阻滞,乃成阳痿。

4. 外邪侵袭:久居湿地或湿热外侵,蕴结肝经,下注宗筋,发为阳痿。

(二)病机

1. 基本病机:肝、肾、心、脾受损,气血阴阳亏虚,阴络失荣;或肝郁湿阻,经络失畅导致宗筋不用而成。

2. 病位:在宗筋,病变脏腑主要在于肾、肝、心、脾。

3. 病理性质:有虚实之分,且多虚实相兼。肝郁不舒,湿热下注属实,多责之于肝;命门火衰,心脾两虚,惊恐伤肾属虚,多与肾、心、脾有关。但以命门火衰为主,湿热证较少,正如《景岳全书·杂病谟·阳痿》所云:"火衰者十居七八,而火盛者仅有之耳。"

五、诊查要点

(一)诊断依据

1. 成年男子性交时,阴茎痿而不举,或举而不坚,或坚而不久,无法进行正常性生活。但须除外阴茎发育不良引起的性交不能。

2. 常有神疲乏力、腰酸膝软、畏寒肢冷、夜寐不安、精神苦闷、胆怯多疑,或小便不畅、滴沥不尽等症。

3. 常有房劳过度,手淫频繁,久病体弱,或有消渴、惊悸、郁证等病史。

(二)病证鉴别

阳痿与早泄:阳痿是指欲性交时阴茎不能勃起,或举而不坚,或坚而不久,不能进行正常性生活的病证,而早泄是同房时,阴茎能勃起,但因过早射精,射精后阴茎痿软的病证。二者在临床表现上有明显差别,但在病因病机上有相同之处。

若早泄日久不愈,可进一步导致阳痿,故阳痿病情重于早泄。

六、辨证论治

(一)辨证要点

1. 首先当辨虚实。

2. 标实者需区别气滞、湿热。

3. 本虚者应辨气血阴阳虚损之差别,病变脏腑之不同。

4. 虚实夹杂者,先别虚损之脏器,后辨夹杂之病邪。

(二)治疗原则

1. 实证:肝郁宜疏通,湿热应清利。

2. 虚证:命门火衰宜温补,结合养精,心脾血虚当调养气血,佐以温补开郁。

3. 虚实夹杂者需标本兼顾。

(三)证治分类

证 型	命门火衰	心脾亏虚	肝郁不舒
症 状	阳事不举,或举而不坚,精薄清冷(阳痿的特点)。神疲倦怠,畏寒肢冷,面色㿠白,头晕耳鸣,酸软,夜尿清长,舌淡胖,苔薄白,脉沉细(肾阳虚象)。	阳痿不举。还有心悸,失眠多梦,神疲乏力,面色萎黄,食少纳呆,腹胀便溏,舌淡,苔薄白,脉细弱	阳事不起,或起而不坚。还有心情抑郁,胸胁胀痛,脘闷不适,食少便溏,苔薄白,脉弦
证 机	命门火衰,精气虚冷,宗筋失养	心脾两虚,气血乏源,宗筋失养	肝郁气滞,血行不畅,宗筋所聚无能
治 法	温肾壮阳	补益心脾	疏肝解郁
代表方	赞育丸加减。本方功效温补肾阳,兼以滋养肾阴,适用于真火不足,阳虚之证	归脾汤加减。本方有益气健脾,养心补血作用,适用于心脾不足,气血虚弱之证	逍遥散加减。本方理气开郁,养血健脾,适用于肝气郁结,气机阻滞之证
常用药	巴戟天、肉桂、淫羊藿、韭菜子:壮命门之火;熟地黄、山茱萸、枸杞子:滋阴养血,从阴求阳	党参、黄芪、白术、茯苓——补气助运;当归、熟地黄、枣仁、远志——养血安神;淫羊藿、补骨脂、九香虫、阳起石——温补肾阳;木香、香附理气解郁	柴胡、香附、郁金、川楝子——疏肝理气;当归、白芍药、生地黄、枸杞子——养血柔肝;白术、茯苓、甘草——健脾助运
加 减	滑精频繁,精薄精冷,可加覆盆子、金樱子、益智仁补肾固精;若火衰不甚,精血薄弱,可予左归丸治疗	夜寐不酣,可加夜交藤、合欢皮、柏子仁养心安神;若胸脘胀满,泛恶纳呆,属痰湿内盛者,加用半夏、川朴、竹茹以燥湿化痰	见口干、口苦,急躁易怒,目赤尿黄,此为气郁化火,可加牡丹皮、山栀、龙胆草以泻肝火;郁滞日久,兼有血瘀之证,可加川芎、丹参、赤芍药以活血化瘀

证 型	惊恐伤肾	湿热下注
症 状	阳痿不振。另有心悸易惊,胆怯多疑,夜多噩梦,常有被惊吓史,苔薄白,脉弦细	阴茎痿软,阴囊潮湿,瘙痒腥臭,睾丸坠胀作痛。另有小便赤涩灼痛,胁胀腹闷,肢体困倦,泛恶口苦,舌红苔黄腻,脉滑数
证 机	惊恐伤肾,肾精破散,心气逆乱,气血不达宗筋	湿热下注肝经,宗筋经络失畅
治 法	益肾宁心	清利湿热
代表方	启阳娱心丹加减。本方有益肾壮阳,疏郁宁神作用,适用于恐惧伤肾,心肾亏虚证	龙胆泻肝汤加减。本方清热利湿,泻肝坚阴,适用于湿热下注肝经之证
常用药	人参、菟丝子、当归、白芍药——益肾补肝壮胆;远志、茯神、龙齿、石菖蒲——宁心安神;柴胡、香附、郁金——理气疏郁	龙胆草、牡丹皮、山栀、黄芩——清肝泻火;木通、车前子、泽泻、土茯苓——清利湿热;柴胡、香附——疏肝理气;当归、生地黄、牛膝——凉血坚阴(关木通有肾损害,可用白木通或易用通草)
加 减	惊悸不安,梦中惊叫者,可加青龙齿、灵磁石以重镇安神;久患者络,经络瘀阻者,可加蜈蚣、露蜂房、丹参、川芎通络化瘀	阴部瘙痒,潮湿重者,可加地肤子、苦参、蛇床子以燥湿止痒;若湿盛,困遏脾肾阳气者,可用右归丸合平胃散;若湿热久恋,灼伤肾阴,阴虚火旺者,可合用知柏地黄丸以滋阴降火

七、预防调护

1. 避免恣情纵欲。

2. 不应过食醇酒肥甘厚味,避免湿热内生,壅塞经络,造成阳痿。

3. 积极治疗易造成阳痿的原发病,如糖尿病、动脉硬化、甲状腺功能亢进、皮质醇增多症、慢性肾功能不全、前列腺疾病等。

八、临证备要

1. 从肝郁认识和治疗阳痿。

"因郁致痿","因痿致郁"二者相互影响,往往形成恶性循环,使病机更趋复杂,治疗更加困难。充分认识肝郁在阳痿发病中的普遍性,解郁在阳痿治疗中的重要性是阳痿临证中的重要环节之一。

2. 用药不应过于温补,宜清补,平调阴阳。

3. 提倡多种疗法的综合应用。

 课后巩固——练知识增考技

一、名词解释

1. 阳痿　　　　　　　　　　　2. 早泄

二、选择题

【A 型题】

1. 阳痿日久,而见精薄清冷,神疲倦怠,畏寒肢冷,头晕耳鸣,腰膝酸软,夜尿清长,舌淡胖,苔薄白,脉沉细。宜选用

　　A. 赞育丹　　　　B. 归脾汤　　　　C. 右归丸　　　　D. 大补元煎　　　　E. 天王补心丹

2. 阳痿,小便短赤,下肢酸困,苔黄腻,脉沉滑而数。最宜选用

　　A. 程氏萆薢分清饮　　　　　　B. 龙胆泻肝汤　　　　　　C. 八正散

　　D. 知柏地黄丸　　　　　　　　E. 六君子汤

3. 阳痿不振,心悸易惊,胆怯多疑,夜多噩梦,常有惊吓史,苔薄白,脉弦细。治法宜用

　　A. 温肾壮阳法　　　　　　　　B. 补益心脾法　　　　　　C. 疏肝解郁法

　　D. 益肾宁神法　　　　　　　　E. 清利湿热法

4. 治疗肝郁不舒型阳痿的最佳方剂为

　　A. 补中益气汤　　B. 逍遥散　　　C. 柴胡疏肝散　　　D. 四逆散　　　E. 四逆汤

5. 下列除哪项外,均是湿热下注阳痿的主症

　　A. 阴囊潮湿　　　B. 小便赤涩灼痛　　C. 肢体困倦　　　D. 舌红苔黄腻　　E. 精薄清冷

6. 提出阳痿"火衰者十居七八,火盛者仅有之耳"的医家是

　　A. 李东垣　　　　B. 刘河间　　　　C. 朱丹溪　　　　D. 张介宾　　　　E. 张锡钝

【B 型题】

　　A. 命门火衰证　　　　　　　　B. 心脾亏虚证　　　　　　C. 肝郁不舒证

　　D. 惊恐伤肾证　　　　　　　　E. 湿热下注证

7. 阳痿不振,心悸易惊,胆怯多疑,夜多噩梦,常有惊吓史,苔薄白,脉弦细。此证属

8. 阴茎萎软,阴囊潮湿,搔痒腥臭,睾丸坠胀作痛,小便赤涩灼痛,胁胀腹闷,肢体困倦,泛恶口苦,舌红苔黄腻,脉滑数。此证属

【X 型题】

9. 阳痿的发生主要责之于下列哪些脏器

　　A. 肝脾　　　　　B. 心肾　　　　　C. 心肺　　　　　D. 肺肾　　　　　E. 肺肝

10. 在治疗阳痿选用温阳药时,需要注意温而不燥,下列属于温而不燥的药物有

　　A. 鹿角胶　　　　B. 菟丝子　　　　C. 巴戟肉　　　　D. 肉苁蓉　　　　E. 熟地

11. 湿盛困遏脾肾阳气而见阳痿者,可以选用

    A. 右归丸　　　　　　　　B. 附子理中汤　　　　　　　C. 半夏厚朴汤

    D. 金匮肾气丸　　　　　　E. 平胃散

12. 阳痿的常见病理因素是

    A. 湿热　　　　B. 血瘀　　　　　C. 气滞　　　　　　D. 寒凝　　　　　E. 痰浊

(选择题答案:1. A　2. B　3. B　4. B　5. E　6. D　7. D　8. E　9. AB　10. ABCD　11. AE　12. AC)

三、填空题

1. 阳痿是指成年男子性交时,阴茎萎而不举,或_____,或_____,无法进行正常性生活者。

2. 为了提高治疗阳痿的效果,常可以选用的其他治疗方法是:_____、_____、_____。

3. 阳痿的基本病机是_____,_____经络空虚;或肝郁湿阻,经络失畅导致_____而成。

4. 阳痿的病位在_____、_____、_____、_____。

5. 阳痿的病因有_____、_____,_____,_____。

6. 心脾亏虚证治法为_____,首选方是_____。

四、问答题

1. 何为阳痿,引起阳痿的原因有哪些?

2. 阳痿从肝论治有何临床指导意义?

第五节　遗　精

一、概说

1. 凡成年未婚男子,或婚后夫妻分居,长期无性生活者,一月遗精1~2次属生理现象。

2. 如遗精次数过多,每周2次以上,或清醒时流精,并有头昏、精神萎靡、腰腿酸软、失眠等症,则属病态。

二、历史沿革

1. 本病记载首见于《黄帝内经》,该书称遗精病为"精自下",并明确指出遗精与情志内伤有密切关系。

2. 汉代张仲景在《金匮要略》中称本病为"失精",认为本病是由虚劳所致。

3. 隋唐时期,巢元方和孙思邈分别称遗精为"尿精"、"梦泄精"及"梦泄",并进一步认识到本病的病机由肾虚而致。

4. 宋代以后,随着对遗精认识的日渐深入,明确将遗精从虚劳肾虚门类分离,作为独立的病证。

5.《普济本事方》正式提出遗精和梦遗的名称。

6. 在病机上除将梦遗归为下元虚惫外,还提出经络堕滞,欲动心邪,并分立补肾、清心、利湿诸治法。

7.《济生方》更强调"心肾不交"在本病病机上占绝大多数。

8.《济生方·白浊赤浊遗精论治》论及遗精白浊的病机时指出,"心火炎上而不息,肾水散漫而无归,上下不得交养",因此在治法上主张"肾病者当禁固之,心病者当安宁之"。

9. 金元时期,朱丹溪除了将遗精分为梦遗与滑精外,还倡导"相火"导致遗精理论,指出:"肝与肾皆有相火,每因心火动则相火亦动。"明代方隅继相火之说后,在《医林绳墨·梦遗精滑》中认为"梦遗精滑,湿热之乘",进一步充实了遗精的病机理论。

10.《证治准绳·遗精》说:"独肾泄,治其肾。由他脏而致肾之泄者,则两治之。在他脏自泄者治其本脏,必察其四属以求其治。"

三、讨论范围

根据本病临床表现,西医学中的神经衰弱、神经官能症、前列腺炎、精囊炎,或包皮过长、包茎等疾患,造成以遗精为主要症状者,可参阅本节内容辨证治疗。

四、病因病机

(一)病因

1. 劳心太过

(1)凡情志失调,劳神太过,则心阳独亢,心阴被灼,心火不能下交于肾,肾水不能上济于心,心肾不交,水亏火旺,扰动精室而遗精。

（2）诚如《折肱漫录·遗精》所云："梦遗之证——大半起于心肾不交。"

（3）此外又有思虑太甚，损伤心脾，导致脾气下陷，气不摄精。产生遗精者。

2. 欲念不遂：少年气盛，情动于中，或心有恋慕，所欲不遂，或壮夫久旷，思慕色欲，皆令心动神摇，君相火旺，扰动精室而遗精。

3. 饮食不节：醇酒厚味，损伤脾胃，湿热内生，蕴而生热，湿热扰动精室，或郁于肝胆，迫精下泄均可致遗精。

4. 恣情纵欲："有色欲过度，而滑泄不禁者。"

（二）病机

遗精的基本病理变化：总属肾失封藏，精关不固。病位在肾，与心、肝、脾三脏密切相关。

1. 肾在遗精致病中的主导作用：肾为封藏之本，受五脏六腑之精而藏之，正常情况下肾精不会外泄。如肾脏自病，或其他因素影响肾之封藏功能，则精关不固，精液外泄，发生遗精。

2. 与心、肝的关系

（1）精之藏制虽在肾，但精之主宰则在心，心为君主之官，主神明，性欲之萌动，精液之蓄泄，无不听命于心，神安才可精固。

（2）若劳心太过，心有欲念，以至君火摇于上，心失主宰，则精自遗。

（3）肝、肾内寄相火，相火因肾精的涵育而守位听命，其系上属于心。

（4）若君火妄动，相火随而应之，势必影响肾之封藏。故君相火旺，或心、肝、肾阴虚火旺，皆可扰动精室而成遗泄。

3. 与脾的关系

（1）脾主运化，为气血生化之源，水谷入胃，脾气散精，下归于肾，则为肾中所藏精髓。

（2）若久嗜醇酒厚味，脾胃湿热内生，下扰精室，则迫精外泄。亦或劳倦思虑，脾气下陷，气不摄精而成遗精。

五、诊查要点

（一）诊断依据

1. 男子梦中遗精，每周超过2次以上；或清醒时，不因性生活而排泄精液者。

2. 常伴有头昏、精神委靡、腰腿酸软、失眠等症。

3. 常有恣情纵欲，情志内伤，久嗜醇酒厚味等病史。

（二）病证鉴别

1. 遗精与早泄：遗精是指没有进行性交的情况下，精液流出，而早泄是性交时精液过早泄出，而影响性生活，如《沈氏尊生书》述："未交即泄，或乍交即泄。"明确指出了早泄的特征，以此可资与遗精鉴别。

2. 遗精与走阳：走阳是指性交时，精泄不止。如《医宗必读·遗精》所言："有久旷之人，或纵欲之人，与女交合，泄而不止，谓之走阳。"遗精是没有同房而精液流出，两者不难区别。

3. 遗精与精浊

（1）遗精与精浊都是尿道有白色分泌物流出，流出物均来自精室。

（2）精浊常在大便时或排尿终了时发生，尿道口有米泔样或糊状分泌物溢出，并伴有茎中作痒、作痛，而遗精多发生于梦中或情欲萌动时，不伴有疼痛。

六、辨证论治

（一）辨证要点

1. 辨明虚实，可从病之新久浅深判别：新病梦遗有虚有实，多虚实参见。久病精滑虚多实少。湿热下注常多为实证。

2. 审查脏腑病位。用心过度，邪念妄想梦遗者，多责于心。精关不固，无梦滑泄者，多由于肾。

3. 对肾虚不藏者还应辨别阴阳。

（二）治疗原则

1. 实证以清泄为主，依其君火、相火、湿热的不同，或清或泄。

2. 虚证宜用补涩为要，针对脏腑阴阳不同，分别治以滋阴温肾，调补心脾，固涩精关为宜。

3. 虚实夹杂者，应虚实兼顾。

4. 久病入络夹瘀者，可佐以活血通络。

（三）证治分类

证 型	君相火旺	湿热下注
症 状	少寐多梦,梦则遗精,阳事易举。另有心中烦热,头晕目眩,口苦胁痛,小溲短赤,舌红,苔薄黄,脉弦数	遗精时作。另有小溲黄赤,热涩不畅,口苦而腻,舌质红,苔黄腻,脉濡数
证 机	君火妄动,相火随之,迫精妄泄	湿热蕴滞,下扰精室
治 法	清心泄肝	清热利湿
代表方	黄连清心饮合三才封髓丹加减。前方清心泄火为主,兼以养心安神,适用于心火偏亢扰动精室者。后方宁心滋肾,承制相火,适用于相火妄动,水不济火之遗精	程氏萆薢分清饮加减。本方清化湿热,通利湿浊,适用于脾胃湿热下扰精室而成的遗精
常用药	黄连、山栀、灯心草——清心火;知母、黄柏、牡丹皮——泄相火生地黄、熟地黄、天门冬——滋水养阴;远志、枣仁、茯神——养心安神	萆薢、黄柏、茯苓、车前子——清热利湿;莲子心、石菖蒲、丹参——清心安神;白术、薏苡仁——健脾化湿
加 减	心肾不交,火灼心阴者,可用天王补心丹加石菖蒲、莲子心以滋阴安神。若久遗伤肾,阴虚火旺者,可用知柏地黄丸加减,或用大补阴丸,滋阴泄火。若梦遗日久,烦躁失眠,心神不宁或心悸易惊,可予安神定志丸加减以宁心安神	湿热下注肝经,症见阴囊湿痒,小溲短赤,口苦胁痛,可用龙胆泻肝汤以清热利湿。若兼见胸腹皖闷,口苦或淡,渴不欲饮,头晕肢困,饮食不香,可用苍术二陈汤加黄柏、升麻、柴胡以升清化湿;此外,湿热久恋,耗伤阴液,形成湿热夹阴虚者,应标本同治,用药宜化湿不伤阴,养阴不恋湿
注 意	君相火动,心肾不交之遗精,临床较为多见,病由心而起,在治疗的同时亦特别注意调摄心神,排除杂念。用药不宜过于苦泄,以免伤及阴液,可在清泄中酌加养阴之剂	湿热下注之遗精,不宜过早固涩,以免恋邪。若精滑致虚,需视虚实、先后酌情施治,不宜专事涩摄。其次,用药勿太寒凉和滋腻,以防苦寒败胃,不利脾胃亏弱之体,且火湿互因,早施滋腻,恐碍湿的泄化

证 型	劳伤心脾	肾气不固
症 证	劳则遗精。另有失眠健忘,心悸不宁,面色萎黄,神疲乏力,纳差便溏,舌淡苔薄,脉弱(心脾两虚)	多为无梦而遗,甚则滑泄不禁,精液清稀而冷。另有形寒肢冷,面色㿠白,头昏目眩,腰膝酸软,阳痿早泄。夜尿清长,舌淡胖,苔白滑,脉沉细(肾阳虚精关不固)
证 机	心脾两虚,气虚神浮,气不摄精	肾元虚衰,封藏失职,精关不固
治 法	调补心脾,益气摄精	补肾固精
代表方	妙香散加减。本方益气生精,养心安肾,适用于心脾气虚,气不摄精的遗精	金锁固精丸加减。本方有固肾摄精之功效,适用于肾虚不固之遗精、滑精
常用药	人参、黄芪、山药——益气生精;茯神、远志——清心调神;木香、桔梗、升麻——理气升清	沙苑子、杜仲、菟丝子、山药——补肾益精;莲须、龙骨、牡蛎——涩精止遗;金樱子、芡实、莲子、山茱萸——补肾涩精
加 减	若中气下陷明显者,可用补中益气汤加减;若心脾血虚显著者,可改用归脾汤治疗;若脾虚日久损及肾阳虚损者,宜脾肾双补	肾阳虚为主,症见滑泄久遗,阳痿早泄,阴部有冷感,可加鹿角霜、肉桂、锁阳等加强肾之力;若以肾阴虚为主,症见眩晕,耳鸣,五心烦热,形瘦盗汗,舌红少苔,脉细数者,酌加熟地黄、枸杞子、龟版、阿胶等以滋养肾阴;当阴损及阳,或阳损及阴,肾中阴阳两虚者,可合用右归丸以温润固本
注 意	脾胃虚弱者,不可轻用凉药。益气之中,多寓升提,清气上升则脾湿不生,脾输运则不致化生湿浊,陷溺于肾,影响肾的封藏	肾虚不固,用补肾固涩时,但求阴阳平衡,温阳避免刚燥,需从阴中求阳。对兼有脾虚之人,补肾同时,尤应重视脾之健运,一概滋腻,易于呆滞。久遗不愈者,常有痰瘀滞留精道,瘀阻精窍的病理改变,可酌情用化痰、祛瘀、通络之变法治疗,往往可收到奇效。对于这种患者,临证辨证时不一定囿于舌紫脉涩,应抓住有忍精史,手淫过频、少腹、会阴部及睾丸坠胀疼痛,射精不畅,射精痛,精液黏稠或有硬颗粒状物夹杂其中等特点综合分析

七、预防调护

1. 注意精神调养,排除杂念,不接触黄色书刊、影像,不贪恋女色。

2. 避免过度脑力劳动,做到劳逸结合,丰富文体活动,适当参加体力劳动。

3. 注意生活起居,节制性欲,戒除手淫,夜晚进食不宜过饱。

4. 少食醇酒厚味及辛辣刺激性食品。

八、临证备要

1. 心肾不交,治当调摄心神。用药不宜过于苦泄,以免伤及阴液,可在清泄中酌加养阴之剂。

2. 湿热下注,不宜过早固涩,以免恋邪,若精滑致虚,需视虚实、先后酌情施治,不宜专事涩摄。其次,用药勿太寒凉和滋腻。以防苦寒败胃,不利脾胃亏弱之体。

3. 脾胃虚弱者,不可轻用凉药。益气之中,多寓升提,清气上升则脾湿不生,脾精敛运则营卫流通,不致化生湿浊,陷溺于肾,影响肾的封藏。

4. 固肾当求阴阳平衡,尤应重视脾之健运。肾虚不固,用补肾固涩时,但求阴阳平衡,温阳避免刚燥,需从阴中求阳,对兼有脾虚之人,补肾同时,尤应重视脾之健运,一概滋腻,易成呆滞。

考研专题——看未来展宏图

1. 遗精的病因病机有　(168/2010)

　　A. 肝气郁结　　　B. 湿热下注　　　C. 心脾两虚　　　D. 心肾不交

答案:BCD。由肾气不能固摄所致。①君相火动,心肾不交;②湿热下注,热扰精室;③劳伤心脾,心脾两虚,气不摄精;④肾虚滑脱,精关不固。病变与心、肝、脾、肾等脏腑功能失调有关,其中与心肾关系最为密切。

2. 患者遗精频作,心烦少寐,口苦或渴,小便热赤不爽,舌苔黄腻,脉濡数,其最佳治疗方剂是　(73/1995)

　　A. 程氏萆薢分清饮　B. 二妙散　　　C. 导赤丹　　　D. 龙胆泻肝汤　　　E. 知柏地黄丸

答案:A。遗精之湿热下注,扰动精室型,首选程氏萆薢分清饮以清热利湿。

3. 患者遗精频作,心烦少寐,口渴口苦,口舌生疮,小便热赤浑浊,大便臭不爽,舌苔黄腻,脉象濡数,宜选用(69/2000)

　　　A. 天王补心丹　　B. 三才封髓丹　　C. 知柏地黄丸　　　D. 导赤散　　　　E. 程氏萆薢分清饮

答案:E。

4. 阳痿的发病机理,每多涉及哪几经　(66/1991)

　　A. 心、肺、肾三经　B. 肝、肾、胃三经　C. 肺、脾、肾三经　　D. 脾、胃、肾三经　E. 心、肝、肾三经

答案:B。

5. 阳痿属湿热下注者,治宜选用　(70/2001)

　　A. 知柏地黄丸加减　B. 加味二妙丸　　C. 龙胆泻肝汤　　　D. 虎潜丸　　　　E. 当归芦荟丸

答案:A。湿热下注,宗筋弛纵而致阳痿,首选知柏地黄丸以清热化湿。

6. A. 黄连清心饮　　B. 三才封髓丹　　C. 程氏萆薢分清饮　D. 知柏地黄丸　　E. 龙胆泻肝汤

(1) 湿热下注,扰动精室而遗精的首选方为　(95/1994)

(2) 湿热下注,宗筋弛纵而致阳痿的首选方为　(96/1994)

答案:(1) C;(2) D。遗精之湿热下注,扰动精室型,首选程氏萆薢分清饮以清热利湿。温热下注,宗筋弛纵而致阳痿,首选知柏地黄丸以清热化湿。

7. 遗精属君相火动,心肾不交者,治疗宜选　(147/2003)

　　A. 黄连清心饮　　B. 三才封髓丹　　C. 天王补心丹　　D. 知柏地黄丸

答案:ABCD。若心肾不交,火灼心阴者,可用天王补心丹;若相火妄动,水不济火者,可用三才封髓丹;若久遗伤肾,阴虚火旺者可用知柏地黄丸。遗精之君相火动,心肾不交型宜首选黄连清心饮,以清心安神、滋阴清热。

8. 治疗劳伤心脾,气不摄精之遗精,可用　(144/2006)

　　A. 妙香散　　　B. 炙甘草汤　　C. 人参养荣汤　　　D. 补中益气汤

答案：AD。劳伤心脾，气不摄精之遗精应以调补心脾、益气摄精为治法，方选妙香散来治疗；若中气不升者，可改用补中益气汤以升提中气；亦可用归脾汤调养心脾，益气养血。而炙甘草汤用来治疗心动悸、脉结代之心悸，人参养荣汤用来治疗心脾气血虚弱之心悸、不寐等证。

 课后巩固——练知识增考技

一、名词解释

1. 滑精　　　　　　　　　2. 梦遗

二、选择题

【A型题】

1. 下列何项不属阴虚火旺型遗精的主症
    A. 梦中遗精　　　　　　　　　　B. 无梦而遗精，甚至清醒时精液自出者
    C. 头昏，心悸，精神不振　　　　D. 小便短黄而有热感
    E. 舌质红，脉细数

2. 患者遗精频作或尿时有精液外流，心烦不寐，口苦或渴，小便热赤或不爽，舌苔黄腻，脉濡数。此证属
    A. 湿热内蕴遗精证　　　　B. 阴虚火旺遗精证　　　　C. 肾阴虚遗精证
    D. 肾阳虚遗精近　　　　　E. 以上均不是

3. 肾虚不藏型遗精有以下除哪项以外的症状
    A. 心悸体倦　　　B. 遗精频作　　　C. 头昏目眩　　　D. 耳鸣腰酸　　　E. 畏寒肢冷

4. 患者遗精频作，心烦少寐，口苦或渴，小便热赤或不爽，舌苔黄腻，脉象濡数。其最佳治疗方剂是
    A. 程氏萆薢分清饮　B. 二妙散　　　C. 茵陈蒿汤　　　D. 龙胆泻肝汤　　E. 三仁汤

5. 患者遗精频作，有时滑精，头昏目眩，耳鸣腰酸，面白少华，畏寒肢冷，舌质淡，脉沉细。其最佳治疗方剂是
    A. 金匮肾气丸　　B. 水陆二仙丸　　C. 金锁固精丸　　D. 三才封髓丹　　E. 右归丸

【B型题】

    A. 命火衰微型阳痿　　　　B. 湿热下注型阳痿　　　　C. 阴虚火旺型遗精
    D. 湿热内蕴型遗精　　　　E. 肾虚不藏型遗精

6. 五子衍宗丸用于治疗

7. 金锁固精丸可用于治疗

【X型题】

8. 遗精病的发生的病理机制主要是
    A. 湿热下注，扰动精室　　　B. 壮年气盛，满而自溢　　　C. 肾虚不能固摄
    D. 脾虚下陷　　　　　　　　E. 肝气郁结

9. 滑精是指
    A. 无梦而遗精　　　　　　　B. 尿时精液外流　　　　　　C. 清醒时精液自出
    D. 有梦而遗精　　　　　　　E. 性交时精液过早泄出

10. 梦遗与滑精的鉴别点
    A. 有梦与否　　　　　　　　B. 病之新久　　　　　　　　C. 神志清醒时精液自泄与否
    D. 梦中白淫　　　　　　　　E. 是否伴有阳痿

11. 下列哪些症状是属湿热内蕴夹有瘀热的遗精
    A. 少腹作胀　　B. 尿时不爽　　C. 阴部作胀　　D. 脉细数　　E. 小溲黄赤

（选择题答案：1. B　2. A　3. A　4. A　5. E　6. A　7. E　8. AC　9. ABC　10. ABC　11. ABCE）

三、填空题

1. 遗精的基本病理变化总属_____，或_____而致肾失封藏，精关不固。

2. 用心过度，邪念妄想梦遗者，多责于_____；精关不固无梦滑泄者，多见于_____。

3. 治疗遗精时应当区分虚实,实证以_____为主;虚证用_____为要。

4. 治疗君相火旺证的治法是_____,代表方选用_____合_____加减。

5. 遗精一证,总的治则是:上则清心安神,中则_____,下则_____。

6. 君相火动,心肾不交之遗精,用药不宜过于_____,以免伤及阴液,可在_____中酌加_____之剂。

四、问答题

1. 如何区别生理性遗精与病理性遗精?

2. 试述遗精的病因病机。

3. 遗精如何与精浊、膏淋作鉴别?

第六章　气血津液病证

课堂记录——听要点抓考点

第一节　郁　证

一、定义

郁证是由于情志不舒、气机郁滞所致,以心情抑郁、情绪不宁、胸部满闷、胁肋胀痛,或易怒喜哭,或咽中如有异物梗塞等症为主要临床表现的一类病证。

二、历史沿革

1. 命名:《内经》虽无郁证病名,但有关于五气之郁的论述。

《素问·六元正纪大论》:“郁之甚者,治之奈何”,“木郁达之,火郁发之,土郁夺之,金郁泄之,水郁折之。”

《素问·举痛论》:“思则心有所存,神有所归,正气留而不行,故气结矣。”

《灵枢·本神》:“愁忧者,气闭塞而不行。”

《灵枢·本病论》:“人忧愁思虑即伤心”,“人或恚怒,气逆上而不下,即伤肝也。”

《金匮要略·妇人杂病脉证并治》记载了属于郁证的脏躁及梅核气两种病证,并观察女性多发。

金元时代,开始比较明确地把郁证作为一个独立的病证加以论述。

《医学正传》首先采用郁证这一病证名称。

2. 病因病机:《诸病源候论·气病诸候·结气候》指出忧思会导致气机郁结“结气病者,忧思所生也。心有所存,神有所止,气留而不行,故结于内”。

《丹溪心法·六郁》已将郁证列为一个专篇,提出了气、血、火、食、湿、痰六郁之说,创立了六郁汤、越鞠丸等相应的治疗方剂。

自明代之后,已逐渐把情志之郁作为郁证的主要内容。如《古今医统大全·郁证门》曰:“郁为七情不舒,遂成郁结,既郁之久,变病多端。”

3. 治则:《景岳全书·郁证》将情志之郁称为因郁而病,着重论述了怒郁、思郁、忧郁三种郁证的证治。

《临证指南医案·郁》所载的病例,均属情志之郁,治则涉及疏肝理气、苦辛通降、平肝熄风、清心泻火、健脾和胃、活血通络、化痰涤饮、益气养阴等法,用药清新灵活,颇多启发,并且充分注意到精神治疗对郁证具有重要的意义,认为“郁证全在病者能移情易性”。

王清任对郁证中血行郁滞的病机作了必要的强调,对于活血化瘀法在治疗郁证中的应用做出了贡献。

三、讨论范围

主要见于西医学的神经衰弱、癔症及焦虑症等。也见于更年期综合征及反应性精神病。

四、病因病机

(一)病因

1. 情志失调(外因)尤以悲忧恼怒最易致病。

(1)过度、过久情志刺激,超过机体的调节能力,导致情志失调。

(2)情志刺激伤肝,肝失条达,气失疏泄,而致肝气郁结。

(3)气郁日久化火,则为火郁。

(4)气滞血瘀则为血郁。

(5)谋虑不遂或忧思过度,久郁伤脾,脾失健运,食滞不消而蕴湿、生痰、化热等,则又可成为食郁、湿郁、痰郁、热郁。

2. 体质因素(内因):原本肝旺,或体质素弱,复加情志刺激,肝郁抑脾,饮食渐减,生化乏源,日久必气血不足,心脾失养,或郁火暗耗营血,阴虚火旺,心病及肾,而致心肾阴虚。

(二)病机

1. 成因:七情所伤,情志不遂,或郁怒伤肝——肝气郁结。

2. 病位:肝,涉及心、脾、肾。

3. 机理:气机郁滞、五脏气血失调

(1)肝气郁结——横逆乘土——肝脾失和。

(2)肝郁化火——心火偏亢。

(3)忧思伤脾——思则气结——气郁生痰,心脾两虚或心神失养。

(4)肝郁化火,火郁伤阴,心失所养,肾阴被耗——阴虚火旺或心肾阴虚。

4. 病理性质:初起多实,日久转虚或虚实夹杂。

5. 本病虽以气、血、湿、痰、火、食六郁邪实为主,但病延日久则易由实转虚,或因火郁伤阴而导致阴虚火旺、心肾阴虚之证或因脾伤气血生化不足,心神失养,而导致心脾两虚之证。

五、诊查要点

(一)诊断要点

1. 临床表现:忧郁不畅,情绪不宁,胸胁胀满疼痛,或有易怒易哭,或有咽中如有炙脔,吞之不下,咯之不出的特殊症状。

2. 病史:患者大多数有忧愁、焦虑、悲哀、恐惧、愤满等。

3. 多发于青中年女性。

(二)病证鉴别

1. 郁证梅核气与虚火喉痹

(1)梅核气多见于青中年女性,因情志抑郁而起病,自觉咽中有物梗塞,但无咽痛及吞咽困难,咽中梗塞的感觉与情绪波动有关,在心情愉快、工作繁忙时,症状可减轻或消失,而当心情抑郁或注意力集中于咽部时,则梗塞感觉加重。

(2)虚火喉痹以青中年男性发病较多,多因感冒,长期吸烟饮酒及嗜食辛辣食物而引发,咽部除有异物感外,尚觉咽干、灼热、咽痒,咽部症状与情绪无关,但过度辛劳或感受外邪则易加剧。

2. 梅核气与噎膈:噎膈多见于中老年人,男性居多,梗塞的感觉主要在胸骨后的部位,吞咽困难的程度日渐加重,作食管检查常有异常发现。

3. 脏躁与郁证

(1)脏躁多发于青中年妇女,在精神因素的刺激下里间歇性发作,在不发作时可如常人。

(2)郁证则多发于青壮年,男女发病率无显著差别,病程迁延,心神失常的症状极少自行缓解。

六、辨证论治

(一)辨证要点

1. 辨明受病脏腑与六郁

(1)气郁、血郁、火郁——肝。

(2)食郁、湿郁、痰郁——脾。

（3）虚证——与心关系最为密切。

2. 辨别证候虚实

（1）实证——病程较短，精神抑郁，胸胁胀痛，咽中梗塞，时欲太息，脉弦或滑。

（2）虚证——病已久延，精神不振，心神不宁，心慌，烦寐，悲忧善哭，脉细或细数。

（二）治疗原则

1. 基本治则：理气开郁、调畅气机、怡情易性。

2. 实证——理气开郁，根据是否兼有血瘀、火郁、痰结、湿滞、食积等而分别采用活血、降火、祛痰、化湿、消食等法。

3. 虚证——根据损及的脏腑及气血阴精亏虚的不同情况而补之，或养心安神，或补益心脾，或滋养肝肾。

4. 虚实夹杂——根据虚实的偏重而虚实兼顾。

（三）证治分类

证　型	肝气郁结	气郁化火	痰气郁结
症　状	精神抑郁，情绪不宁，胸部满闷，胁肋胀痛，痛无定处，脘闷嗳气，不思饮食，大便不调，苔薄腻，脉弦	性情急躁易怒，胸胁胀满，口苦而干，或头痛，目赤，耳鸣，或嘈杂吞酸，大便秘结，舌质红，苔黄，脉弦数	精神抑郁，胸部闷塞，胁肋胀满，咽中如有物梗塞，吞之不下，咯之不出，苔白腻，脉弦滑。亦称梅核气
证　机	肝郁气滞，脾胃失和	肝郁化火，横逆犯胃	气郁痰凝，阻滞胸咽
治　法	疏肝解郁，理气畅中	疏肝解郁，清肝泻火	行气开郁，化痰散结
代表方	柴胡疏肝散加减。本方具有疏肝理气，活血止痛功效，适用于肝郁不舒之证	丹栀逍遥散加减。本方由逍遥散加牡丹皮、栀子而成，具有疏肝解郁、清泻肝火之功效，适用于肝郁化火之证	半夏厚朴汤加减。本方行气开郁，降逆化痰，是治疗本病主要方剂
常用药	柴胡、香附、枳壳、陈皮——疏肝解郁，理气畅中；郁金、青皮、苏梗、合欢皮——调气解郁；川芎——理气活血；芍药、甘草——柔肝缓急	柴胡、薄荷、郁金、制香附——疏肝解郁；当归、白芍药——养血柔肝；白术、茯苓——健脾祛湿；牡丹皮、栀子——清肝泻火	厚朴、紫苏——理气宽胸，开郁畅中；半夏、茯苓、生姜——化痰散结，和胃降逆
加　减	肝气犯胃，胃失和降，而见嗳气频作，脘闷不舒者，加旋覆花、代赭石、半夏和胃降逆。食滞腹胀者，加神曲、麦芽、山楂、鸡内金消食化滞。腹胀、腹痛、腹泻者，加苍术、厚朴、茯苓、乌药健脾化湿，理气止痛。胸胁刺痛，舌质有瘀点瘀斑，加当归、丹参、郁金、红花活血化瘀	热势较甚，口苦，大便秘结者，加龙胆草、大黄泻热通腑。肝火犯胃而见胁肋疼痛，口苦，嘈杂吞酸，嗳气，呕吐者，加黄连、吴茱萸清肝泻火，降逆止呕。肝火上炎见头痛，目赤，耳鸣者，加菊花、钩藤、白蒺藜清热平肝。热盛伤阴，而见舌红少苔，脉细数者，去原方中当归、白术、生姜之温燥，酌加生地黄、麦门冬、山药滋阴健脾，或改用滋水清肝饮养阴清火	湿郁气滞而兼胸脘痞闷，嗳气，苔腻者，加香附、佛手片、苍术理气除湿。痰郁化热而见烦躁，舌红苔黄者，加竹茹、瓜蒌、黄芩、黄连清化痰热。病久入络而有瘀血征象，胸胁刺痛，舌质紫暗或有瘀点瘀斑，脉涩者，加郁金、丹参、降香、姜黄活血化瘀

证　型	心神失养	心脾两虚	心肾阴虚
症　状	精神恍惚，心神不宁，多疑易惊，悲忧善哭，喜怒无常，或时时欠伸，或手舞足蹈，骂詈喊叫等，舌质淡，脉弦。亦称脏躁	多思善疑，头晕神疲，心悸胆怯，失眠健忘，纳差，面色不华，舌质淡，苔薄自，脉细	情绪不宁，心悸，健忘，失眠，多梦，五心烦热，盗汗，口咽干燥，舌红少津，脉细数
证　机	营阴暗耗，心神失养	脾虚血亏，心失所养	阴精亏虚，阴不涵阳
治　法	甘润缓急，养心安神	健脾养心，补益气血	滋养心肾
代表方	甘麦大枣汤加减。本方养心安神，和中缓急	归脾汤加减。本方补气生血，健脾养心	天王补心丹合六味地黄丸加减。前方滋阴降火，养心安神，后方滋补肾阴，合用适宜于心肾阴虚之心悸、失眠、腰酸、遗泄

（续表）

证型	心神失养	心脾两虚	心肾阴虚
常用药	甘草——甘润缓急；小麦——味甘微寒,补益心气；大枣——益脾养血；郁金、合欢花——解郁安神	党参、茯苓、白术、甘草、黄芪、当归、龙眼肉——益气健脾生血；酸枣仁、远志、茯苓——养心安神；木香、神曲——理气醒脾	地黄、怀山药、山茱萸、天门冬、麦门冬、玄参当归益气养血；柏子仁、酸枣仁、远志、丹参养心安神
加减	血虚生风而见手足蠕动或抽搐者,加当归、生地黄、珍珠母、钩藤养血熄风。躁扰失眠者,加酸枣仁、柏子仁、获神、制首乌等养心安神。表现喘促气逆者,可合五磨饮子开郁散结,理气降逆	心胸郁闷,情志不舒者,加郁金、佛手止痛。头痛,加川芎、白蒺藜活血祛风止痛	心肾不交而见心烦失眠,多梦遗精者,可合交泰丸者（黄连、肉桂）交通心肾,遗精较频可加芡实、莲须、金樱子补肾固涩

七、预防调护

正确对待各种事物,避免忧思郁怒,防止情志内伤,是防治郁证的重要措施。

考研专题——看未来展宏图

1. 郁证的临床表现是 （169/2010）

  A. 心情抑郁,情绪不宁   B. 咽中如有异物梗塞

  C. 易怒善哭   D. 喃喃独语

答案：ABC。郁证：①肝气郁结证者精神抑郁,情绪不宁；②气郁化火证者性情急躁易怒；③痰气郁结证者精神抑郁,胸部闷塞,胁肋胀满,咽中如有物梗塞；④心神失养证者精神恍惚,多疑易惊,喜悲伤欲哭,喜怒无常。

2. 郁证的主要病机是 （166/2009）

  A. 肝失疏泄   B. 脾失健运   C. 心失所养   D. 肺气郁滞

答案：ABC。由于情志不舒、气机郁滞所致的,以心情抑郁、情绪不宁、胸部满闷、胁肋胀痛,或易怒易哭,或咽中如有异物梗塞等症为主要临床表现的一类病证。肝失疏泄、脾失健运、心失所养是郁证的病机,重点在于气机郁滞。

3. 下列何项不是郁证的临床特点 （62/1999）

  A. 失眠多梦   B. 情绪不宁   C. 烦急易怒   D. 胁肋胀痛   E. 四肢厥冷

答案：E。郁证主要表现为心情抑郁,情绪不宁,胁肋胀痛,或易怒善哭,以及咽中有异物梗阻、失眠等。

4. 患者咽中不适,如有炙脔,胸中窒闷,舌苔白腻,脉弦滑。治宜 （62/2000）

  A. 疏肝理气解郁   B. 行气活血散结   C. 化痰利气解郁   D. 解毒利咽消肿   E. 疏肝和胃化痰

答案：C。为气滞痰郁之郁证,当化痰利气解郁。

5. 咽中不适,如有物梗阻,咳之不出,咽之不下,胸中窒闷,呕恶,口苦,舌苔黄而腻,脉滑数。治疗宜用 （67/2005）

  A. 温胆汤   B. 涤痰汤   C. 二陈汤   D. 半夏厚朴汤   E. 柴胡疏肝散

答案：A。肝郁乘脾,脾运不健,生湿聚痰,痰气交结于胸膈之上,故咽中不适,如有物梗阻,咳之不出,咽之不下；气失舒展则胸中窒闷；而呕恶、口苦、舌苔黄而腻,脉滑数是痰热阻滞所致,可以选用温胆汤加减治疗。半夏厚朴汤化痰利气解郁,治疗痰气阻滞的郁证；二陈汤、涤痰汤具有化痰理气的作用；柴胡疏肝散具有疏肝理气解郁的作用,治疗肝气郁结的郁证。

6. 白某,女,症见精神恍惚,心神不宁,悲忧善哭,舌质淡,苔薄白,脉弦细,属郁证中的哪一证候 （62/1995）

  A. 心脾两虚   B. 阴虚火旺   C. 忧郁伤神   D. 气滞痰凝   E. 气郁化火

答案：C。

7. 郁证的病机有 （168/2008）

A. 肝失疏泄   B. 脾失健运   C. 心失所养   D. 肺失宣降

 课后巩固——练知识增考技

一、名词解释

1. 梅核气   2. 脏躁

二、选择题

【A型题】

1. 各证型的郁证均可出现
   A. 血郁症状   B. 湿郁症状   C. 气郁症状   D. 热郁症状   E. 痰郁症状

2. 郁证肝气郁结证的最佳选方是
   A. 四逆散   B. 柴胡疏肝散   C. 越鞠丸   D. 逍遥散   E. 小柴胡汤

3. 患者咽中不适,如有物梗阻,咯之不出,咽之不下,胸中窒闷,舌苔白腻,脉弦滑。其最佳的治法是
   A. 疏肝理气解郁   B. 化痰利气解郁   C. 利咽消肿解毒   D. 行气活血散结   E. 以上都不是

4. 郁证气郁化火证的最佳选方是
   A. 知柏地黄丸   B. 清金化痰汤   C. 丹栀逍遥散   D. 泻心汤   E. 龙胆泻肝汤

5. 归脾汤最适宜于治疗郁证的证型是
   A. 痰气郁结证   B. 肝气郁结证   C. 心神失养证   D. 心肾阴虚证   E. 心脾两虚证

6. 天王补心丹最适宜于治疗郁证的证型是
   A. 心脾两虚证   B. 气郁化火证   C. 心神失养证   D. 心肾阴虚证   E. 肝气郁结证

【B型题】

   A. 柴胡疏肝散   B. 丹栀逍遥散   C. 半夏厚朴汤   D. 甘麦大枣汤   E. 龙胆泻肝汤

7. 郁病痰气郁结证的治疗宜选用

8. 郁病心神惑乱证的治疗宜选用

9. 郁病气郁化火证的治疗宜选用
   A. 气郁   B. 血郁   C. 痰郁   D. 火郁   E. 湿郁

10. 精神抑郁,情绪不宁,胸胁胀满疼痛,脘腹胀满,咽中如物梗塞,苔腻。多属

11. 精神抑郁,情绪不宁,身重,胸胁、脘腹胀满,嗳气、口腻、便溏。多属

12. 性情急燥易怒,胸胁胀满,口苦而干,舌红,苔黄。多属

【X型题】

13. 与郁证中的梅核气相比较,虚火喉痹的特点有
   A. 多见于青中年男性   B. 多有咽干咽痒   C. 咽部症状与情绪有关
   D. 感受外邪易加重   E. 多因感冒,烟酒过多而引发

14. 郁证主要的临床表现有
   A. 心情抑郁   B. 咽中如有异物梗阻   C. 易怒善哭
   D. 腰膝酸软   E. 情绪不宁

15. 脏躁的临床特点是
   A. 多见于青中年女性   B. 间歇发作,不发时可如常人   C. 发病与精神因素有关
   D. 感受外邪易加重   E. 常有咽干口燥之症

16. 对郁证实证的治疗,常采用的治法有
   A. 理气   B. 活血   C. 降火   D. 祛痰   E. 化湿

(选择题答案:1. C   2. B   3. B   4. C   5. E   6. D   7. C   8. D   9. B   10. C   11. E   12. D   13. ABDE
14. ABCE   15. ABC   16. ABCDE)

三、填空题

1. 郁证的病因为_____,基本病变是_____。

2. 郁证的主要病机是:肝失疏泄,_____,_____,脏腑阴阳失调。

3. 郁证中六郁包括:气郁、火郁、痰郁、湿郁、_____、_____。

4. 郁证中痰气郁结证,在《金匮要略》一书中将其称为_____,而《医宗金鉴》将本证称为_____。

5. 郁证的心神失养证,在《金匮要略》一书中将其称为_____,治疗的主要方剂是_____。

6. 需要和郁证"梅核气"鉴别的主要病证是:_____和_____。

四、问答题

1. 郁证的诊断要点有哪些?

2. 郁证的发生与哪些脏腑的关系最为密切?

3. 郁证为什么要重视理气,在临床上如何掌握理气法?

第二节 血 证

一、概说

凡血液不循常道,或上溢于口鼻诸窍,或下泄于前后二阴,或渗出于肌肤,所形成的一类出血性疾患,统称为血证。

二、历史沿革

1. 关于命名:在古代医籍中,亦称为血病或失血。

《医学正传·血证》率先将各种出血病证归纳在一起,并以"血证"之名概之。自此之后,血证之名即为许多医家所采用。

2. 病因病机:《黄帝内经》即对血的生理及病理有较深入的认识。

《诸病源候论·血病诸候》将血证称为血病,对各种血证的病因病机作了较详细的论述。

《济生方·失血论治》认为失血可由多种原因导致,"所致之由,四大虚损,或饮酒过度,或强食过饱,或饮啖辛热,或忧思恚怒",而对血证的病机,则强调因于热者多。

《素问玄机原病式·热类》亦认为失血主要由热盛所致。

3. 治则

《金匮要略·惊悸吐衄下血胸满瘀血病脉证治》将数种血证与有关病证列为一个篇,并最早记载了泻心汤、柏叶汤、黄土汤等治疗吐血、便血的方剂,沿用至今。

《备急千金要方》收载了一些较好的治疗血证的方剂,至今仍广泛应用的犀角地黄汤即首载于该书。

《先醒斋医学广笔记·吐血》提出了著名的治吐血三要法,强调了行血、补肝、降气在治疗吐血中的重要作用。

《景岳全书·血证》对血证的内容作了比较系统的归纳,将引起出血的病机提纲挈领地概括为"火盛"及"气虚"两个方面。

《血证论》是论述血证的专书,对各种血证的病因病机、辨证论治均有许多精辟论述,该书所提出的止血、消瘀、宁血、补血的治血四法,确实是通治血证之大纲。

三、讨论范围

西医学中多种急慢性疾病所引起的出血,均可参考本病辨证论治。

四、病因病机

(一)病因

1. 感受外邪:以热邪和湿热所致为多。如风、热、燥邪损伤上部脉络,则引起出血、咳血、吐血;热邪或湿热损伤下部脉络,则引起尿血、便血。

2. 情志过极:肝气郁结,肝火上逆犯肺引起咳血、出血;肝火横逆犯胃,引起吐血。

3. 饮食不节:滋生湿热,热伤脉络,引起出血、吐血、便血;或损伤脾胃,脾胃虚弱,血失统摄,而引起吐血、便血、尿血、紫斑等。

4. 劳欲体虚:耗伤气阴,气虚不能摄血,以致血液外溢而形成出血、吐血、便血、紫斑;阴虚则火旺,迫血妄行而致出血、尿血、紫斑等。

5. 久病之后

(1) 耗伤阴精,导致阴虚火旺,迫血妄行。

(2) 正气亏损,气虚不摄,血溢脉外。

(3) 久病入络,血脉瘀阻,血行不畅,血不循经而出血。

(二) 病机

1. 基本病机:火热熏灼,迫血妄行及气虚不摄、血溢脉外两类。火热之中,又有实火及虚火之分。气虚之中,又有仅见气虚和气损及阳,阳气亦虚。此外,瘀血阻络,血不归经,也可导致血证。

2. 病位:在血分,与五脏六腑均有关。

3. 病理性质:有虚实之别,由气火亢盛所致者属实。由阴虚火旺及气虚不摄所致者属虚。

4. 病理演变

(1) 虚实转化:虚实之间可相互转化,以实证转虚为多。

(2) 离经之血,形成瘀血。既可妨碍新血的生长而导致血虚,又会影响气血的正常运行而导致出血。

(3) 出血量多,导致气随血脱。

五、诊查要点

(一) 诊断要点

1. 鼻出血

(1) 临床表现:血自鼻道外溢。

(2) 非因外伤、倒经所致者。

2. 齿衄

(1) 临床表现:血自齿龈或齿缝外溢。

(2) 排除外伤所致者。

3. 咳血

(1) 临床表现:血由肺、气道而来,经咳嗽而出,或觉喉痒胸闷,一咯即出,血色鲜红,或夹泡沫,或痰血相兼,痰中带血。

(2) 病史:多有慢性咳嗽、痰喘、肺痨等病史。

(3) 实验室检查:如红细胞沉降率、痰培养细菌、痰检查抗酸杆菌及脱落细胞,以及胸部 X 线检查、支气管镜检或造影、胸部 CT 等,有助于进一步明确咳血的病因。

4. 吐血

(1) 临床表现:血随呕吐而出,常伴有食物残渣等胃内容物,血色多为咖啡色或紫暗色,也可为鲜红色,大便色黑如漆,或呈暗红色。

(2) 病史:有胃痛、胁痛、黄胆、癥积等病史。

(3) 发病急骤,吐血前多有恶心、胃脘不适、头晕等症。

(4) 实验室检查:纤维胃镜、上消化道钡餐造影、B 型超声波、胃液分析等检查可进一步明确引起吐血的病因。

5. 便血

(1) 临床表现:大便色鲜红、暗红或紫暗,甚至黑如柏油样,次数增多。

(2) 病史:有胃肠或肝病病史。

(3) 实验室检查:呕吐物及大便潜血试验,大便常规检查,直肠指检,直肠乙状结肠镜检查等,有助于进一步明确便血的病因。

6. 尿血

(1) 临床表现:小便中混有血液或夹有血丝。

(2) 特点:排尿时无疼痛。

(3) 实验室检查:小便常规为尿血时必须进行的检查,另可根据情况进一步作尿液细菌学检查,泌尿系 X 线检查,膀胱镜检查等。

7. 紫斑

(1) 临床表现:肌肤出现青紫斑点,小如针尖,大者融合成片,压之不退色。

（2）特点：紫斑好发于四肢，尤以下肢为甚，常反复发作。

（3）小儿及成人皆可患此病，但以女性为多见。

（4）实验室检查：血、尿常规，大便潜血试验，血小板计数，出、凝血时间，血管收缩时间，凝血酶原时间，毛细血管脆性试验等为常需进行的检查，有助于明确出血的病因，帮助诊断。

（二）病证鉴别

1. 鼻出血

（1）内科鼻出血与外伤鼻出血。外伤鼻出血：因碰伤、挖鼻等引起血管破裂而致鼻出血者，出血多在损伤的一侧，且经局部止血治疗不再出血，没有全身症状，与内科所论鼻出血有别。

（2）内科鼻出血与经行出血。经行出血：又名倒经、逆经，其发生与月经周期有密切关系，多于经行前期或经期出现，与内科所论鼻出血机理不同。

2. 齿衄与舌衄：齿衄为血自齿缝、牙龈溢出。舌衄为血出自舌面，舌面上常有如针眼样出血点，与齿衄不难鉴别。

3. 咳血

（1）咳血与吐血。共同点：咳血与吐血血液均经口出，但两者截然不同。两者从出血部位，血色，伴有症状相鉴别。

咳血：血由肺来，经气道随咳嗽而出，血色多为鲜红，常混有痰液，咳血之前多有咳嗽、胸闷、喉痒等症状，大量咳血后，可见痰中带血数天，大便一般不呈黑色。

吐血：血自胃而来，经呕吐而出，血色紫暗，常夹有食物残渣，吐血之前多有胃脘不适或胃痛、恶心等症状，吐血之后无痰中带血，但大便多呈黑色。

（2）咳血与口腔出血。口腔出血：鼻咽部、齿龈及口腔其他部位出血的患者，常为纯血或随唾液而出，血量少，并有口腔、鼻咽部病变的相应症状可寻，可与咳血相区别。

4. 吐血与鼻腔、口腔及咽喉出血

（1）吐血：经呕吐而出，血色紫暗，夹有食物残渣，常有胃病史。

（2）鼻腔、口腔及咽喉出血：血色鲜红，不夹食物残渣，在五官科作有关检查即可明确具体部位。

5. 便血

（1）便血与痢疾。痢疾：初起有发热、恶寒等症，其便血为脓血相兼，且有腹痛、里急后重、肛门灼热等症。血：无里急后重，无脓血相兼，与痢疾不同。

（2）便血与痔疮。痔疮：属外科疾病，其大便下血特点为便时或便后出血，常伴有肛门异物感或疼痛，作肛门直肠检查时，可发现内痔或外痔，与内科所论之便血不难鉴别。

6. 尿血

（1）尿血与血淋。共同点：均表现为血由尿道而出。鉴别要点：疼痛与否，不痛者为尿血，痛（滴沥刺痛）者为血淋。

（2）尿血与石淋。共同点：两者均有血随尿出。石淋：尿中时有沙石夹杂，小便涩滞不畅，时有小便中断，或伴腰腹绞痛等症，若砂石从小便排出则痛止，此与尿血不同。

7. 紫斑

（1）紫斑与出疹。共同点：紫斑与出疹均有局部肤色的改变。紫斑呈点状者需与出疹的疹点区别。紫斑隐于皮内，压之不退色，触之不碍手疹高出于皮肤，压之退色，摸之碍手。且二者成因、病位均有不同。

（2）紫斑与温病发斑。两者在皮肤表现的斑块方面，有时虽可类似，但病情、病势、预后洞然有别。

温病发斑：发病急骤，常伴有高热烦躁、头痛如劈、昏狂谵语、四肢抽搐、鼻出血、齿衄、便血、尿血、舌质红绛等，病情险恶多变。

杂病发斑（紫斑）：一般不如温病发斑急骤，常有反复发作史，也有突然发生者，虽时有热毒亢盛表现，但一般舌不红绛，不具有温病传变急速的特点。

（3）紫斑与丹毒。丹毒属外科皮肤病，以皮肤色红如红丹得名，轻者压之退色，重者压之不退色，但其局部皮肤灼热肿痛，与紫斑有别。

8. 血证主要类证的鉴别：血证以出血为突出表现，随其病因、病位的不同，原有疾病的不同症状及体征有火热亢盛、阴虚火旺及气虚不摄之分，所以掌握这三种证候的特征，对于血证的辨治具重要意义。

(1) 热盛迫血证

特点：多发生在血证的初期，大多起病较急。

临床表现：出血的同时，伴有发热，烦躁，口渴欲饮，便秘，尿黄，舌质红，苔黄少津，脉弦数或滑数等症。

(2) 阴虚火旺证

特点：一般起病较缓，或由热盛迫血证迁延转化而成。

临床表现：反复出血，伴有口干咽燥、颧红、潮热盗汗，头晕耳鸣，腰膝酸软，舌质红，苔少，脉细数等症。

(3) 气虚不摄证

特点：多见于病程较长，久病不愈的出血患者。

临床表现：起病较缓，反复出血，伴有神情倦怠、心悸、气短、懒言、头晕目眩，食欲不振，面色苍白或萎黄，舌质淡，脉弱等症。

六、辨证论治

(一) 辨证要点

1. 辨出血部位：根据出血部分，血证分为鼻出血、齿衄、咳血、吐血、便血、尿血、紫斑等。

2. 脏腑病位：同一血证，可以由不同的脏腑病变而引起，如同属鼻出血，有在肺、在胃、在肝的不同；吐血有病在胃及在肝之别；齿衄有病在胃及在肾之分；尿血则有病在膀胱、肾或脾的不同。

3. 证候虚实

(1) 血证有实证及虚证的不同。

(2) 热迫血行引起者为多。但火热之中，有实火及虚火的区别。

(3) 一般初病多实，久病多虚。

(4) 由实火所致者属实，由阴虚火旺、气虚不摄甚至阳气虚衰所致者属虚。

(二) 治疗原则

1. 针对引起原因及损伤脏腑的不同。

2. 结合证候的虚实及病情的轻重。可归纳为治火、治气、治血三个方面。

(1) 治火：实火当清热泻火，虚火当滋阴降火。

(2) 治气：实证当理气降气，虚证当补气益气。

(3) 治血：在辨证论治的基础上配用凉血止血、收敛止血或祛瘀止血药。

(三) 证治分类

1. 鼻出血

证　型	热邪犯肺	胃热炽盛	肝火上炎	气血亏虚
症　状	鼻燥出血，口干咽燥，或兼有身热、恶风，头痛，咳嗽，痰少等症，舌质红，苔薄，脉数	鼻出血，或兼齿衄，血色鲜红，口渴欲饮，鼻干，口干臭秽，烦躁，便秘，舌红，苔黄，脉数	鼻出血，头痛，目眩，耳鸣，烦躁易怒，两目红赤，口苦，舌红，脉弦数	鼻出血，或兼齿衄、肌衄，神疲乏力，面色㿠白，头晕，耳鸣，心悸，夜寐不宁，舌质淡，脉细无力
证　机	燥热伤肺，血热妄行，上溢清窍	胃火上炎，迫血妄行	火热上炎，迫血妄行，上溢清窍	气虚不摄，血溢清窍，血去气伤，气血两亏
治　法	清泄肺热，凉血止血	清胃泻火，凉血止血	清肝泻火，凉血止血	补气摄血
代表方	桑菊饮加减。本方疏散风热，宣肺止咳，适用于热邪犯肺的鼻衄，恶风发热，咳嗽等症	玉女煎加减。本方滋阴清胃泻火，适用于胃热炽盛的鼻衄，或齿衄，头痛，牙痛，烦热口渴，舌红，苔黄等症	龙胆泻肝汤加减。本方清泻肝胆火热，适用于肝火上炎的鼻衄	归脾汤加减。本方补气生血，健脾养心，适用于吐血、衄血，神疲乏力，心悸气短，面色苍白，舌淡，脉细等症
常用药	桑叶、菊花、薄荷、连翘辛凉轻透，宣散风热；桔梗、杏仁、甘草宣降肺气，利咽止咳；芦根清热生津；牡丹皮、茅根、旱莲草、侧柏叶凉血止血	石膏、知母清胃泻火；地黄、麦门冬养阴清热；牛膝引血下行；大蓟、小蓟、白茅根、藕节凉血止血	龙胆草、柴胡、栀子、黄芩清肝泻火；木通、泽泻、车前子清利湿热；生地黄、当归、甘草滋阴养血；白茅根、蒲黄、大蓟、小蓟、藕节凉血止血	党参、茯苓、白木、甘草补气健脾；当归、黄芪益气生血；酸枣仁、远志、龙眼肉补心益脾，安神定志；木香理气醒脾；阿胶、仙鹤草、茜草养血止血

(续表)

证　型	热邪犯肺	胃热炽盛	肝火上炎	气血亏虚
加　减	肺热盛而无表证者,去薄荷、桔梗,加黄芩、栀子清泄肺热;阴伤较甚,口、鼻、咽干燥显著者,加玄参、麦门冬、生地养阴润肺	热势甚者,加山栀、牡丹皮、黄芩清热泻火;大便秘结,加生大黄通腑泻热;阴伤较甚,口渴,舌红苔少,脉细数者,加天花粉、石斛、玉竹养胃生津	阴液亏耗,口鼻干燥,舌红少津,脉细数者,可去车前子、泽泻、当归,酌加玄参、麦门冬、女贞子、旱莲草滋阴凉血止血;阴虚内热,手足心热,加玄参、龟版、地骨皮、知母滋阴清热	其他治法:对以上各种证候的鼻出血,除内服汤药治疗外,鼻出血当时,应结合局部用药治疗,以期及时止血。可选用:①局部用云南白药止血;②用棉花蘸青黛粉塞入鼻腔止血;③用湿棉条蘸塞鼻散(百草霜15克,龙骨15克,枯矾60克,共研极细末)塞鼻等

2. 齿衄

证　型	胃火炽盛	阴虚火旺
症　状	齿衄,血色鲜红,齿龈红肿疼痛,头痛,口臭,舌红,苔黄,脉洪数	齿衄,血色淡红,起病较缓,常因受热及烦劳而诱发,齿摇不坚,舌质红,苔少,脉细数
证　机	胃火内炽,循经上犯,灼伤血络	肾阴不足,虚火上炎,络损血溢
治　法	清胃泻火,凉血止血	滋阴降火,凉血止血
代表方	加味清胃散合泻心汤加减。前方清胃凉血,后方泻火解毒,二方合用,有较强的清胃泻火,凉血止血作用	六味地黄丸合茜根散加减。前方滋阴补肾,后方养阴清热,凉血止血,合用于阴虚火旺之血证
常用药	生地黄、牡丹皮、水牛角清热凉血;大黄、黄连、黄芩、连翘清热泻火;当归、甘草养血和中;白茅根、大蓟、小蓟、藕节凉血止血	熟地黄、山药、山茱萸、茯苓、牡丹皮、泽泻养阴补肾,滋阴降火;茜草根、黄芩、侧柏叶凉血止血;阿胶养血止血
加　减	烦热、口渴者,加石膏、知母清热除烦	可酌加白茅根、仙鹤草、藕节以加强凉血止血的作用;虚火较甚而见低热、手足心热,加地骨皮、白薇、知母清退虚热

3. 咳血

证　型	燥热伤肺	肝火犯肺	阴虚肺热
症　状	喉痒咳嗽,痰中带血,口干鼻燥,或有身热,舌质红,少津,苔薄黄,脉数	咳嗽阵作,痰中带血或纯血鲜红,胸胁胀痛,烦躁易怒,口苦,舌质红,苔薄黄,脉弦数	咳嗽痰少,痰中带血,或反复咳血,血色鲜红,口干咽燥,颧红,潮热盗汗,舌质红,脉细数
证　机	燥热伤肺,肺失清肃,肺络受损	木火刑金,肺失清肃,肺络受损	虚火灼肺,肺失清肃,肺络受损
治　法	清热润肺,宁络止血	清肝泻火,凉血止血	滋阴润肺,宁络止血
代表方	桑杏汤加减。本方清宣肺热,肃肺止咳,适用于燥热、伤肺之咳嗽,口鼻干燥,痰黏带血;舌红少津之症	泻白散合黛蛤散加减。前方清泻肺热,后方泻肝化痰,合用并加止血药适用于肝火犯肺的咳血	百合固金汤加减。本方养阴润肺止咳,适用于阴虚肺热的咳嗽痰少,痰中带血,口燥咽干,潮热、颧红等
常用药	桑叶、栀子、淡豆豉清宣肺热;沙参、梨皮养阴清热;贝母、杏仁肃肺止咳;白茅根、茜草、藕节、侧柏叶凉血止血	青黛、黄芩清肝凉血;桑白皮、地骨皮清泻肺热;海蛤壳、甘草清肺化痰;旱莲草、白茅根、大小蓟凉血止血	百合、麦门冬、玄参、生地黄、熟地黄滋阴清热,养阴生津;当归、白芍药柔润养血;贝母、甘草肃肺化痰止咳;白及、藕节、白茅根、茜草止血;可合用十灰散凉血止血

(续表)

证 型	燥热伤肺	肝火犯肺	阴虚肺热
加 减	兼见发热,头痛,咳嗽,咽痛等症,为风热犯肺,加金银花、连翘、牛蒡子以辛凉解表,清热利咽;津伤较甚,而见干咳无痰,或痰黏不易咯出,苔少,舌红乏津者,可加麦门冬、玄参、天门冬、天花粉等养阴润燥;痰热蕴肺,肺络受损,症见发热、面红、咳嗽、咳血,咯痰黄稠,舌红,苔黄,脉数者,可加桑白皮、黄芩、知母、山栀、大蓟、小蓟、茜草等,以清肺化痰,凉血止血;热势较甚,咳血较多者,加连翘、黄芩、白茅根、芦根,冲服三七粉	肝火较甚,头晕目赤,心烦易怒者,加牡丹皮、栀子清肝泻火;咳血量较多,血色鲜红,可用犀角地黄汤加三七粉冲服,以清热泻火,凉血止血	反复及咳血量多者,加阿胶、三七养血止血;潮热、颧红者,加青蒿、鳖甲、地骨皮、白薇等清退虚热;盗汗加糯稻根、浮小麦、五味子、牡蛎等收敛固涩

4. 吐血

证 型	胃热壅盛	肝火犯胃	气虚血溢
症 状	脘腹胀闷,嘈杂不适,甚则作痛,吐血色红或紫暗,常夹有食物残渣,口臭,便秘,大便色黑,舌质红,苔黄腻,脉滑数	吐血色红或紫黯,口苦胁痛,心烦易怒,寐少梦多,舌质红绛,脉弦数	吐血缠绵不止,时轻时重,血色暗淡,神疲乏力,心悸气短,面色苍白,舌质淡,脉细弱
证 机	胃热内郁,热伤胃络	肝火横逆,胃络损伤	中气亏虚,统血无权,血液外溢
治 法	清胃泻火,化瘀止血	泻肝清胃,凉血止血	健脾益气摄血
代表方	泻心汤合十灰散加减。前方清胃泻火;后方清热凉血,收涩止血,为治疗血证的常用方剂。两方合用适于胃热壅盛的吐血	龙胆泻肝汤加减。本方清肝泄热,清利湿热,适用于肝火犯胃的吐血	归脾汤加减。本方补气生血,健脾养心,适用于吐血、便血,神疲气短,心悸乏力,舌淡脉细等
常用药	黄芩、黄连、大黄苦寒泻火;牡丹皮、栀子清热凉血;大蓟、小蓟、侧柏叶、茜草根、白茅根清热凉血止血;棕榈皮收敛止血	龙胆草、柴胡、黄芩、栀子清肝泻火;泽泻、木通、车前子清热利湿;生地黄、当归滋阴养血;白茅根、藕节、旱莲草、茜草凉血止血	党参、茯苓、白术、甘草补气健脾;当归、黄芪益气生血木香理气醒脾;阿胶、仙鹤草养血止血;炮姜炭、白及、乌贼骨温经固涩止血
加 减	胃气上逆而见恶心呕吐者,可加代赭石、竹茹、旋覆花和胃降逆;热伤胃阴而表现口渴、舌红而干、脉象细数者,加麦门冬、石斛、天花粉养胃生津	胁痛甚者,加郁金、制香附理气活络定痛;血热妄行,吐血量多,加犀角、赤芍药清热凉血止血	若气损及阳,脾胃虚寒,症见肤冷、畏寒、便溏者,治宜温经摄血,可改用柏叶汤;若出血过多,导致气随血脱,表现面色苍白、四肢厥冷、汗出、脉微等症者,当用独参汤等益气固脱,并结合西医方法积极救治

5. 便血

证 型	肠道湿热	气虚不摄	脾胃虚寒
症 状	便血色红,大便不畅或稀溏,或有腹痛,口苦,舌质红,苔黄腻,脉濡数	便血色红或皮肤紫癜,食少,体倦,面色萎黄,心悸,少寐,舌质淡,脉细	便血紫黯,甚则黑色,腹部隐痛,喜热饮,面色不华,神倦懒言,便溏,舌质淡,脉细
证 机	湿热蕴结,脉络受损,血溢肠道	中气亏虚,气不摄血,血溢胃肠	中焦虚寒,统血无力,血溢胃肠
治 法	清化湿热,凉血止血	益气摄血	健脾温中,养血止血

（续表）

证型	肠道湿热	气虚不摄	脾胃虚寒
代表方	地榆散合槐角丸加减。两方均能清热化湿，凉血止血。地榆散清化湿热动较强，而槐角丸兼能理气活血，可根据临床需要酌情选用	归脾汤加减。本方补气生血，健脾养心，适用于气虚不摄之血证	黄土汤加减。本方温阳健脾，养血止血。适用于脾阳不足之便血，吐血，四肢不温，面色萎黄，舌淡脉细者
常用药	地榆、茜草、槐角凉血止血；栀子、黄芩、黄连清热燥湿，泻火解毒；茯苓淡渗利湿；防风、枳壳、当归疏风理气活血	党参、茯苓、白术、甘草补气健脾；当归、黄芪益气生血；酸枣仁、远志、龙眼肉补心益脾，安神定志；木香理气醒脾；阿胶、槐花、地榆、仙鹤草养血止血	灶心土、炮姜温中止血；白术、附子、甘草温中健脾；地黄、阿胶养血止血；黄芩苦寒坚阴，起反佐作用；白及、乌贼骨收敛止血；三七、花蕊石活血止血
加减	若使血日久，湿热未尽而营阴已亏，应清热除湿与补益阴血双管齐下，虚实兼顾；扶正祛邪，可酌情选用清脏汤或脏连丸	中气下陷，神疲气短，肛坠，加柴胡、升麻、黄芪益气升陷	阳虚较甚，畏寒肢冷者，去黄芩、地黄之苦寒滋润，加鹿角霜、炮姜、艾叶等温阳止血；轻症便血应注意休息，重症者则应卧床。可根据病情进食流质、半流质或无渣饮食。应注意观察便血的颜色、性状及次数。若出现头昏、心慌、烦躁不安、面色苍白、脉细数等症状，常为大出血的征兆，应积极救治

6. 尿血

证型	下焦湿热	肾虚火旺	脾不统血	肾气不固
症状	小便黄赤灼热，尿血鲜红，心烦口渴，面赤口疮，夜寐不安，舌质红，脉数	小便短赤带血，头晕耳鸣，神疲，颧红潮热，腰膝酸软，舌质红，脉细数	久病尿血，甚或兼见齿衄、肌衄，食少，体倦乏力，气短声低，面色不华，舌质淡，脉细弱	久病尿血，血色淡红，头晕耳鸣，精神困惫，腰脊酸痛，舌质淡，脉沉弱
证机	热伤阴络，血渗膀胱	虚火内炽，灼伤脉络	中气亏虚，统血无力，血渗膀胱	肾虚不固，血失藏摄
治法	清热利湿，凉血止血	滋阴降火，凉血止血	补中健脾，益气摄血	补益肾气，固摄止血
代表方	小蓟饮子加减。本方清热利水，凉血止血，适用于尿血鲜红，小便频数，灼热黄赤	知柏地黄丸加减。本方滋阴降火，适用于肾虚火旺的尿血，骨蒸潮热，盗汗梦遗，腰膝酸软	归脾汤加减。本方补气生血，健脾养心，适用于脾不统血的尿血	无比山药丸加减。本方补肾固摄，适用于肾气不固所致的尿血、腰膝酸软，头晕耳鸣
常用药	小蓟、生地黄、藕节、蒲黄凉血止血；栀子、木通、竹叶清热泻火；滑石、甘草利水清热，导热下行；当归养血活血	地黄、怀山药、山茱萸、茯苓、泽泻、牡丹皮滋补肾阴，"壮水之主，以制阳光"；知母、黄柏滋阴降火；旱莲草、大蓟、小蓟、藕节、蒲黄凉血止血	党参、茯苓、白术、甘草补气健脾；当归、黄芪益气生血；酸枣仁、远志、龙眼肉补心益脾，安神定志；木香理气醒脾；熟地黄、阿胶、仙鹤草、槐花养血止血	熟地黄、山药、山茱萸、怀牛膝补肾益精；肉从蓉、菟丝子、杜仲、巴戟天温肾助阳；茯苓、泽泻健脾利水；五味子、赤石脂益气固涩；仙鹤草、蒲黄、槐花、紫珠草等止血
加减	热盛而心烦口渴者，加黄芩、天花粉清热生津；尿血较甚者，加槐花、白茅根凉血止血；尿中央有血块者，加桃仁、红花、牛膝活血化瘀；大便秘结，酌加大黄通腑泻热	颧红潮热者，加地骨皮、白薇清退虚热	气虚下陷而且少腹坠胀者，可加升麻、柴胡，配合原方中的党参、黄芪、白术，以起到益气升阳的作用	尿血较重者，可再加牡蛎、金樱子、补骨脂等固涩止血；腰脊酸痛，畏寒神怯者，加鹿角片、狗脊温补督脉

7. 紫斑

证 型	血热妄行	阴盛火旺	气不摄血
症 状	皮肤出现青紫斑点或斑块，或伴有鼻出血、齿衄、便血、尿血，或有发热，口渴，便秘，舌质红，苔黄，脉弦数	皮肤出现青紫斑点或斑块，时发时止，常伴鼻出血、齿衄或月经过多，颧红，心烦，口渴，手足心热，或有潮热，盗汗，舌质红，苔少，脉细数	反复发生肌衄，久病不愈，神疲乏力，头晕目眩，面色苍白或萎黄，食欲不振，舌质淡，脉细弱
证 机	热壅经络，迫血妄行，血溢肌腠	虚火内炽，灼伤脉络，血溢肌腠	中气亏虚，统摄无力，血溢肌腠
治 法	清热解毒，凉血止血	滋阴降火，宁络止血	补气摄血
代表方	十灰散加减。本方清热凉血止血，并兼有化瘀止血的作用，适用于血热妄行之紫斑、咳血、衄血、面赤、身热、舌绛等	茜根散加减。本方养阴清热，凉血止血，适用于阴虚火旺所致的紫斑	归脾汤加减。本方补气生血，健脾养心，适用于气不摄血引起的紫斑
常用药	大蓟、小蓟、侧柏叶、茜草根、白茅根清热凉血止血；棕榈皮收敛止血；牡丹皮、栀子清热凉血；大黄通腑泻热	茜草根、黄芩、侧柏叶清热凉血止血；生地黄、阿胶滋阴养血止血；甘草和中解毒	党参、茯苓、白术、甘草补气健脾；当归、黄芪益气生血；酸枣仁、远志、龙眼肉补心益脾；安神定志；木香理气醒脾；仙鹤草、棕榈炭、地榆、蒲黄、茜草根、紫草止血消斑
加 减	热毒炽盛，发热，出血广泛者，加生石膏、龙胆草、紫草，冲服紫雪丹；热壅胃肠，气机郁滞，症见腹痛、便血者，加白芍药、甘草、地榆、槐花，缓急止痛，凉血止血；邪热阻滞经络，兼见关节肿痛者，酌加秦艽、木瓜、桑枝等舒筋通络	阴虚较甚者，可加玄参、龟版、女贞子、旱莲草养阴清热止血；潮热可加地骨皮、白薇、秦艽清退虚热；肾阴亏虚而火热不甚，症见腰膝酸软，头晕乏力，手足心热，舌红少苔，脉细数者，可改用六味地黄丸滋阴补肾，酌加茜草根、大蓟、槐花、紫草等凉血止血，化瘀消斑	若兼肾气不足而见腰膝酸软者，可加山茱萸、菟丝子、续断补益肾气；其他治法：上述各种证候的紫斑，兼有齿衄且较甚者，可合用漱口药：生石膏30克，黄柏15克，五倍子15克，儿茶6克，浓煎漱口，每次5～10分钟

七、预防调护

吐血量大或频频吐血者，应暂予禁食，并应积极治疗引起血证的原发疾病。

八、临证备要

1. 在中医学对此证的特色理论中，缪希雍的"治吐血三要法"及唐容川的"治血四法"尤其值得重视。

(1) 明代缪希雍《先醒斋医学广笔记·吐血》强调了行血、补肝、降气在治疗吐血中的重要作用，提出了"宜行血不宜止血"、"宜补肝不宜伐肝"、"宜降气不宜降火"的治吐血三要法。从历史的角度看，这是对吐血治法的新发展，并带有补偏救弊的性质。对文中的"不宜"三字，不能绝对化，应根据病情辩证地对待行血—止血、补肝—伐肝、降气—降火这三对治法。

(2) 清代唐容川在《血证论》中提出止血、消瘀、宁血、补虚的治血四法。

(3) 唐氏认为吐血之时"惟以止血为第一要法。血止之后，其离经而未吐出者，是为瘀血，既与好血不相合，反与好血不相能……必亟为消除，以免后来诸患，故以消瘀为第二治法。止吐消瘀之后，又恐血再潮动，则须用药安之，故以宁血为第三法。邪之所凑，真气必虚，去血既多，阴无有不虚者矣，阴者阳之守，阴虚则阳无所附，久且阳随而亡，故又以补虚为收功之法。四者乃通治血证之大纲"。止、消、宁、补治血四法，确实是通治血证之大纲，值得临床借鉴参考。

2. 据临床观察，火热与瘀血是鼻出血的主要原因，祛瘀凉血是常用的治法。而在辨证的基础上加川牛膝、白茅根、仙鹤草等，可以起到引血归经、活血止血的作用。

3. 在急性上消化道出血(可表现为吐血及便血)的现代治疗中，大黄、白及、云南白药、三七、地榆等药常被选用。尤其是大黄，其疗效确切，安全无毒。

4. 尿血的病因病机主要有热、湿、瘀、虚，尤以前三者多见。

(1) 清热利湿、凉血止血，滋阴降火、养血止血，补脾固肾、益气摄血三法为治疗尿血重要治法。

(2) 白茅根、小蓟、石韦、琥珀等药，既有止血作用，又可利小便，可酌情选用。

考研专题——看未来展宏图

1. 治吐血三要法：宜行血不宜止血，宜补肝不宜伐肝，宜降气不宜降火。出自何书 （50/1991）
   A.《景岳全书》　　　　　　　　B.《济生方》　　　　　　C.《血证论》
   D.《丹溪心法》　　　　　　　　E.《先醒斋医学广笔记》
   答案：E。《先醒斋医学广笔记》提出了治吐血三要法。

2. 止血、消瘀、宁血、补血的治血四法，出于何书 （58/1993）
   A.《景岳全书》　　　　　　　　B.《济生方》　　　　　　C.《血证论》
   D.《先醒斋医学广笔记》　　　　E.《医林改错》
   答案：C。《血证论》提出的止血、消瘀、宁血、补血的治血四法是通治血证之大纲。

3. 患者鼻出血，血色鲜红，口渴欲饮，鼻干，口干臭秽，烦躁，便秘，舌红苔黄，脉数。治疗宜选 （60/2003）
   A. 白虎汤　　　　B. 玉女煎　　　　C. 泻白散　　　　D. 茜根散　　　　E. 化肝煎
   答案：B。为胃热炽盛之鼻出血，当以玉女煎清胃泻火。

4. 吐血过多，面色苍白，四肢厥冷，汗出，脉微，在止血同时，应选 （65/1996）
   A. 独参汤　　　　B. 黄土汤　　　　C. 四逆汤　　　　D. 生脉散　　　　E. 归脾汤
   答案：A。应急服独参汤益气固脱并积极抢救。

5. 患者小便频数带血，其色淡红，饮食减少，精神困惫，面色萎黄，腰背酸痛，少腹坠胀不舒，头晕耳鸣，舌质淡，脉虚软，治疗主方宜选 （59/1992）
   A. 六味地黄丸合补中益气汤　　　　B. 六味地黄丸合无比山药丸　　C. 无比山药丸合补中益气汤
   D. 无比山药丸合六君子汤　　　　　E. 六味地黄丸合六君子汤
   答案：C。为肾气不固，气虚下陷之尿血，用无比山药丸合补中益气汤。

6. 小便短赤带血，头晕耳鸣，神疲，颧红潮热，腰膝酸软，舌红，脉细数。其治法是 （65/2006）
   A. 清热泻火，凉血止血　　　　　　B. 清热化湿，凉血止血　　　　C. 滋阴降火，凉血止血
   D. 清热利湿，化瘀止血　　　　　　E. 清热解毒，凉血止血
   答案：C。诊断为血证之尿血，为阴虚火旺证，其治法为滋阴降火，凉血止血。

7. 下列哪一种治法，不是《血证论》提出的治血大法 （68/1997）
   A. 止血　　　　B. 宁血　　　　C. 补血　　　　D. 凉血　　　　E. 消瘀
   答案：D。《血证论》提出的止血、消瘀、宁血、补血的治血四法是通治血证之大纲。

8. A. 石韦散　　　B. 小蓟饮子　　　C. 两者均可　　　D. 两者均非
   (1) 小便黄赤灼热，尿血鲜红，心烦口渴，面赤口疮，夜寐不安，舌红，脉数，治疗宜用 （117/2000）
   (2) 小便热涩刺痛，尿血深红，或夹有血块，疼痛满急加剧，或见心烦，苔黄、脉滑数，治疗宜用 （118/2000）
   答案：(1) B；(2) B。前者为下焦热盛之尿血，以小蓟饮子清热泻火，凉血止血；后者为血淋实证，以小蓟饮子合导赤散清热通淋，凉血止血。

9. A. 泻白散合黛蛤散 B. 龙胆泻肝汤　　　C. 两者均是　　　　D. 两者均非
   (1) 吐血色红或紫暗，口苦胁痛，心烦易怒，寐少梦多，舌质红绛，脉弦数。治疗宜选 （109/2004）
   (2) 咳嗽阵作，痰中带血，胸胁胀痛，烦躁易怒，口苦，舌质红，苔薄黄，脉弦数。治疗宜选 （110/2004）
   答案：(1) B；(2) A。前者为肝火犯胃之吐血，以龙胆泻肝汤泻肝清胃，凉血止血；后者为肝火犯肺之咳血，以泻白散合黛蛤散清肺泻肝，凉血止血。

10. 血证属于气不摄血者可见 （149/2006）
    A. 便血　　　　B. 吐血　　　　C. 咯血　　　　D. 尿血
    答案：ABD。便血的证候主要有肠道湿热和脾胃虚寒；吐血的证候主要有胃中积热、肝火犯胃和气虚血溢；咯血总由肺络受损所致，其病变性质属热证，虚热实热皆可使肺络损伤，其证候主要有燥热犯肺、肝火犯肺和阴虚肺热，而属气不摄血证临床少见；尿血的证候主要有下焦热盛、阴虚火旺、脾不统血和肾气不固。便血、吐血和尿

血中均可见气不摄血证。

11. 龙胆泻肝汤适用于哪种病证　(151/1991)

　　　A. 出血　　　　　B. 不寐　　　　　C. 耳鸣、耳聋　　　D. 遗精

答案：ABCD。肝火上炎之鼻出血，肝郁化火之不寐，肝胆火盛之耳鸣、耳聋，湿热流注肝脉不泄之遗精都可以用龙胆泻肝汤治疗。

12. 《先醒斋医学广笔记》治疗吐血的要诀是　(140/2003)

　　　A. 宜行血不宜止血　B. 宜降气不宜降火　C. 宜补脾不宜损脾　D. 宜补肝不宜伐肝

答案：ABD。

 课后巩固——练知识增考技

一、名词解释

1. 葡萄疫　　　　　　　　2. 近血

二、选择题

【A型题】

1. 患者咳嗽阵作半月，牵引胸胁作痛，咯痰黄稠带血，或咳鲜血，急躁易怒，大便秘，小便短赤，舌红苔薄黄，脉弦数。此病机是

　　　A. 肝阴不足，虚火损肺　　　　B. 肝火犯肺，肺络受损　　　C. 肺阴不足，火盛灼肺

　　　D. 胃热炽盛，迫血妄行　　　　E. 以上均不是

2. 证见鼻出血，血鲜红，口渴引饮，胸闷口臭，便秘，舌红，苔黄，脉数，其病机是

　　　A. 肺有蕴热，迫血妄行　　　　B. 气郁化火，迫血逆上　　　C. 热蕴于胃，迫血妄行

　　　D. 阴虚火旺，灼伤血络　　　　E. 以上均不是

3. 患者便血已半年，怯寒神疲，肛门下坠，舌质淡薄，脉细弱。治则宜用

　　　A. 健脾益气止血　B. 补气升阳止血　C. 健脾温中止血　D. 补益气血　　E. 凉血止血

4. 血证病出血部位与脏腑的关系，下列哪项是错误的

　　　A. 咳血、咯血、鼻出血多与肺有关　　　　B. 吐血、呕血、齿衄多与胃有关

　　　C. 便血多与肠或胃有关　　　　　　　　D. 尿血多与膀胱或肾有关

　　　E. 肌衄多与心有关

5. 下列哪项不是肝火犯胃型吐血的主症

　　　A. 吐血鲜红或紫　B. 胁痛　　　　C. 口臭　　　　D. 烦躁善怒　　E. 脉弦数

6. 下列哪项为诊断心火亢盛型尿血的小便特点

　　　A. 小便短赤带血　　　　　B. 小便热赤带血　　　　C. 小便频数带血

　　　D. 小便热涩刺痛带血　　　　E. 小便挟有沙石带血

7. 治疗胃热鼻出血的最佳方剂是

　　　A. 清胃散　　　B. 白虎汤　　　C. 玉女煎　　　D. 泻黄散　　E. 泻心场

8. 患者小便热赤，其血鲜红，心烦口渴，面赤口疮，夜寐不安，舌尖红，脉数。其治疗宜用

　　　A. 小蓟饮子　B. 龙胆泻肝汤　C. 清营扬　　　D. 知柏地黄丸　　E. 泻心汤

9. 《血证论·吐血》篇认为："能推陈致新……既速下降之势，又无遗留之邪"的药物是

　　　A. 参三七　　　B. 童便　　　C. 花蕊石　　　D. 代赭石　　E. 大黄

【B型题】

　　　A. 桑菊饮　　　B. 桑杏汤　　　C. 犀角地黄汤　　D. 泻白散合黛蛤散E. 百合固金汤

10. 患者咳嗽阵作，痰中带血，咳时胸胁牵痛，烦躁易怒，大便干燥，小便短赤，舌质红，苔薄黄，胎弦数，其治疗宜选用

11. 患者咳嗽少痰，痰中带血，血色鲜红，潮热，盗汗，颧红，口干咽燥，舌质红，脉细而数，其治疗宜采用

A. 小蓟饮子　　　B. 龙胆泻肝汤　　　C. 知柏地黄丸　　　D. 导赤散　　　E. 清营汤

12. 患者小便短赤带血,头晕目眩,神疲,颧红潮热,腰腿酸软,舌质红,脉细数。其治疗宜选用

13. 患者小便热赤,其血鲜红,心烦口褐,面赤口疮,夜寐不安,舌尖红,脉数。其治疗宜选用

【X 型题】

14. 肝火犯肺型咳血可选用

　　A. 桑杏汤　　　B. 泻白散　　　C. 百合固金汤　　　D. 黛蛤散　　　E. 逍遥丸

15. 血证的发生,可因为下列何种因素

　　A. 肺胃热盛,迫血妄行　　　B. 气血亏虚,气不摄血　　　C. 肝肾阴虚,虚火上炎

　　D. 肝火上扰,迫血妄行　　　E. 肾气不足,固摄无权

16. 证见久病尿血,伴见肌衄,食少,体倦乏力,少腹坠胀,气短声低,面色不华,舌质淡,脉细弱。可选用下列何方

　　A. 补中益气汤　　　B. 知柏地黄丸　　　C. 无比山药丸　　　D. 八正散　　　E. 归脾汤

17. 气血亏虚,气不摄血引起的血证有

　　A. 鼻出血　　　B. 齿衄　　　C. 吐血　　　D. 肌衄　　　E. 咳血

（选择题答案：1. B　2. C　3. B　4. E　5. C　6. B　7. C　8. A　9. E　10. D　11. E　12. C　13. A　14. BD　15. ABCD　16. AE　17. ABCDE）

三、填空题

1. 胃热壅盛证的吐血可以选用_____和_____。

2. 鼻出血的常见证型包括_____、_____、_____、_____。

3.《血证论·吐血》说:"存得_____,便保得_____。"

4.《景岳全书·血证》说:"凡治血证,须知其要,而血动之由,_____耳。故察火者但察其_____,察气者但察其_____。知此四者而得其所以,则治血之法无余义矣。"

5.《景岳全书·血证》说:"血本_____,_____也,而_____。"

6. 血证的病机可以归结为_____、_____及_____、_____两类。

四、问答题

1. 治疗血证的三个基本原则是什么?

2. 试述肺热、胃热、肝火所致鼻出血血的临床症状。以何法何方治疗?

3. 诊治咳血患者要注意哪几方面,应采取哪些预防措施?

4. 试述瘀血引起出血的机理及治疗方法。

第三节 痰 饮

一、定义

痰饮是指体内水液输布、运化失常,停积于某些部位的一类病证。

二、历史沿革

1. 关于命名

(1)《内经》无"痰"之证,而有"饮"、"饮积"之说。如《素问·经脉别论》说:"饮入于胃,游溢精气,上输于脾,脾气散精,上归于肺,通调水道,下输膀胱,水精四布,五经并行。"论述了正常的水液代谢。《素问·气交变大论》又说:"岁土太过,雨湿流行,肾水受邪,甚则饮发,中满食减",《素问·至真要大论》又云:"太阴之胜,……饮发于中。"《素问·六元正纪大论》有"土郁之发,民病饮发湿下"之说,认为脾肾功能失调,湿邪淫溢,可发生停饮之病。这些论述,是对痰饮认识的开端,又为后世痰饮学说的形成和发展奠定了理论基础。

(2) 汉代张仲景《金匮要略》始有"痰饮"名称,并立专篇加以论述,有广义、狭义之分。广义痰饮包括痰饮、悬饮、溢饮、支饮四类,是诸饮的总称。狭义的痰饮则是指饮停胃肠之证。

(3) 杨仁斋所著《仁斋直指方》首先将饮与痰的概念作了明确的区分,提出饮清稀而痰稠浊。

2. 病因病机

(1) 隋唐至金元,有痰证、饮证之分,逐渐发展了痰的病理学说,提出"百病兼痰"的论点,对临床实践有十分

重要的指导价值。

(2) 孙思邈《千金方·痰饮第六》有五饮之说:"夫五饮者,由饮酒后及伤寒饮冷水过多所致。"立论悉本仲景。

(3) 严用和提出"气滞"可以生痰饮。如《济生方·痰饮论治》中说:"人之气道,贵乎顺,顺则津液流通,决无痰饮之患,调摄失宜,气道闭塞,水饮停脯。"从气与水的关系来论述本病的病机,明确阐明了气滞津凝则生痰饮,甚为精辟。

3. 治则

(1) 汉代张仲景《金匮要略》提出"用温药和之"的治疗原则,至今仍为临床遵循。

(2) 孙思邈《千金方·痰饮第六》治法方药颇有发明,如治胸中痰僻,用吐法以怯其邪。治"僻饮停结,满闷目暗",用中军侯黑龙(芫花、巴豆、杏仁、桂心、桔梗)以温下。

(3) 清代叶天士总结前人治疗痰饮病的经验,重视脾、肾,提出了"外饮治脾,内饮治肾"的大法。

三、讨论范围

与西医学中的慢性支气管炎、支气管哮喘、渗出性胸膜炎、慢性胃炎、心力衰竭、肾炎水肿等均有较密切联系。

四、病因病机

(一)病因

1. 外感寒湿:寒湿侵袭,困遏卫阳,肺不能宣布水津,脾不能运化水湿,水津停滞,积而成饮。

2. 饮食不当:饮食不当,损伤脾胃,脾失健运,湿从内生,水液停积成痰饮。

3. 劳欲所伤:劳欲久病,损伤脾肾之阳,水液失于输化,停而成饮。

(二)病机

1. 成因:三焦失通失宣——阳虚水液不运——水饮停积。

2. 病位:三焦、肺、脾、肾。

3. 机理:三焦气化失宣,肺、脾、肾功能失调。

4. 三焦气塞,脉道塞闭——水积为饮,不得宣行——聚成痰饮。

5. 肺气失宣,通调失司——津液失于布散——聚为痰饮。

6. 肾气肾阳不足——蒸化失司——水湿泛滥——痰饮内生。

7. 病理性质:总属阳虚阴盛,输化失调,因虚致实,水饮停积为患。

8. 痰饮之病,主要为肺、脾、肾三脏气化功能失常所致,若施治得法,一般预后尚佳。

9. 若饮邪内伏或久留体内,其病势多缠绵难愈,且易因感外邪或饮食不当而诱发。

10. 《金匮要略》根据脉诊推断痰饮病的预后,认为久病正虚而脉弱,是脉证相符,可治。如脉反实大而数是,正衰邪盛,病为重危之候。脉弦而数亦为难治之症,因饮为阴邪,脉当弦或沉,如弦而数乃脉证相反之征。

五、诊查要点

痰饮	诊查要点
痰饮	心下满闷,呕吐清水痰涎,胃肠沥沥有声,形体昔肥今瘦,属饮停胃肠
悬饮	胸胁饱满,咳唾引痛,喘促不能平卧,或肺痨病史,属饮流胁下
溢饮	身体疼痛而沉重,甚则肢体水肿,当汗出不汗出,或伴咳喘,属饮溢肢体
支饮	咳逆倚息,短气不得平卧,其形如肿,属饮邪支撑胸肺

(二)病证鉴别

1. 悬饮与胸痹

(1) 共同点:两者均有胸痛。

(2) 胸痹:为胸膺部或心前区闷痛,且可引及左侧肩背或左臂内侧,常于劳累、饱餐、受寒、情绪激动后突然发作,历时较短,休息或用药后得以缓解。

(3) 悬饮:为胸胁胀痛,持续不解,多伴咳唾,转侧、呼吸时疼痛加重,肋间饱满,并有咳嗽、咯痰等肺系证候。

2. 溢饮与风水证

(1) 水肿之风水相搏证,可分为表实、表虚两个类型。

(2) 表实者,水肿而无汗,身体疼重,与水泛肌表之溢饮基本相同。

(3) 如见肢体水肿而汗出恶风,则属表虚,与溢饮有异。

3. 支饮、伏饮与肺胀、喘证、哮病

(1) 共同点:均有咳逆上气,喘满,咳痰等表现。

(2) 肺胀:是肺系多种慢性疾患日久积渐而成。

(3) 喘证:是多种急慢性疾病的重要主症。

(4) 哮病:是呈反复发作的一个独立疾病。

(5) 支饮:是痰饮的一个类型,因饮邪支撑胸肺而致。

(6) 伏饮:是指伏而时发的饮证。

(7) 其发生、发展、转归均有不同,但其间亦有一定联系。如肺胀在急性发病阶段,可以表现支饮证候。喘证的肺寒、痰饮两证,又常具支饮特点。哮病又属于伏饮范围。

六、辨证论治

(一) 辨证要点

1. 辨标本的主次:本虚——阳气不足;标实——水饮留聚。

2. 辨病邪的兼夹

夹表邪——痰饮虽多为阴邪,寒证居多,但亦有郁久化热者,初起若有寒热见证。

兼气滞——饮积不化,气机升降受阻。

(二) 治疗原则

1. 以温化为原则

(1) 饮为阴邪,遇寒则聚,得温则行。

(2) 通过温阳化气,可杜绝水饮之生成。

(3)《金匮要略·痰饮咳嗽病脉证并治》篇提出:"病痰饮者,当以温药和之。"

2. 辩表里虚实

(1) 水饮壅盛——祛饮以治标。

(2) 阳微气衰——温阳以治本。

(3) 表——温散发汗。里——温化利水。

(4) 正虚——补之。邪实——攻之。邪实正虚——消补兼施。

(5) 饮热相杂——当温清并用。

(三) 证治分类

1. 痰饮

证　型	脾阳虚弱	饮留胃肠
症　状	胸胁支满,心下痞闷,胃中有振水音,泛吐清水痰涎,饮入易吐。脘腹喜温畏冷,口渴不欲饮水,头晕目眩,心悸气短,食少,大便或溏,形体逐渐消瘦。舌苔白滑,脉弦细而滑	心下坚满或痛,自利,利后反快,虽利心下续坚满,或水走肠间,沥沥有声。腹满、便秘、口舌干燥。舌苔腻、色白或黄,脉沉弦或伏
证　机	脾阳虚弱,饮停于胃,清阳不升	水饮壅结,留于胃肠,郁久化热
治　法	温脾化饮	攻下逐饮
代表方	苓桂术甘汤合小半夏加茯苓汤加减。前方温脾阳,利水饮,用于胸胁支满,目眩,气短;后方和胃降逆,用于水停心下,脘痞,呕吐,眩悸	甘遂半夏汤或己椒苈黄丸加减。前方攻守兼施,因势利导,用于水饮在胃;后方苦辛宣泄,前后分消,用于水饮在肠,饮郁化热之证
常用药	桂枝、甘草辛甘化阳,通阳化气;白术、茯苓健脾渗湿;半夏、生姜和胃降逆	甘遂、半夏逐饮降逆;白芍药、蜂蜜酸甘缓中,以防伤正,借遂、草相反相激,祛逐留饮;大黄、葶苈攻坚决壅,泻下逐水;防己、椒目辛宣苦泄,导水利尿

（续表）

证　型	脾阳虚弱	饮留胃肠
加　减	水饮内阻，清气不升而见致眩冒、小便不利者，加泽泻、猪苓；脘部冷痛、吐涎沫，为寒凝冷滞，饮邪上逆，酌配干姜、吴茱萸、川椒目、肉桂；心下胀满者，加枳实以开痞	饮邪上逆，胸满者加枳实、厚朴以泄满，但不能图快一时，攻逐太过，损伤正气

2. 悬饮

证　型	邪犯胸肺	饮停胸胁	络气不和	阴虚内热
症　状	咳嗽，痰少，气急，胸胁刺痛，呼吸、转侧疼痛加重，心下痞硬。寒热往来，身热起伏，汗少，或发热不恶寒，有汗而热不解，干呕，口苦，咽干。舌苔白，脉沉弦或弦滑	胸胁疼痛，咳唾引痛，痛势较前减轻，而呼吸困难加重，咳逆气喘，息促不能平卧，或仅能偏卧于停饮的一侧，病侧肋间胀满，甚则可见病侧胸廓隆起。舌苔薄白或黄，脉弦数	胸胁疼痛，如灼如刺，或有闷咳，甚则迁延经久不已，阴雨更甚，可见病侧胸廓变形。胸闷不舒，呼吸不畅。舌苔薄，质黯，脉弦	咳呛时作，咯吐少量黏痰，或伴胸胁闷痛。口干咽燥，或午后潮热，颧红，心烦，手足心热，盗汗，形体消瘦。舌质偏红，少苔，脉小数
证　机	邪犯胸肺，枢机不利，肺失宣降	饮停胸胁，脉络受阻，肺气郁滞	饮邪久郁，气机不利，络脉痹阻	饮阻气郁，化热伤阴，阴虚肺燥
治　法	和解宣利	泻肺祛饮	理气和络	滋阴清热
代表方	柴枳半夏汤加减。本方功能和解清热，宣肺利气，涤饮开结，用于悬饮动期出现寒热往来，胸胁闷痛等	椒目瓜蒌汤合十枣汤或控涎丹加减。三方均为攻逐水饮之剂。椒目瓜蒌汤去泻肺行水化痰；十枣汤和控涎丹攻逐水饮，用于形体壮实，积饮量多者	香附旋覆花汤加减。本方功能理气化饮和络，用于咳嗽、痰少、胸痛属络脉痹阻者	沙参麦冬汤合泻白散加减。前方清肺润燥，养阴生津，用于干咳，痰少，口干，舌红；后方清肺降火，用于咳呛气逆，肌肤蒸热
常用药	柴胡、黄芩清解少阳；瓜蒌、半夏、枳壳宽胸化痰开结；青皮、赤芍药理气和络止痛；桔梗、杏仁宣肺止咳	葶苈子、桑白皮泻肺逐饮；苏子、瓜蒌皮、杏仁、枳壳降气化痰；川椒目、茯苓、猪苓、泽泻、冬瓜皮、车前子利水导饮；甘遂、大戟、芫花攻逐水饮	旋覆花、苏子降气化痰；柴胡、香附、枳壳舒肝理气解郁；郁金、延胡索利气通络；当归须、赤芍药、沉香行瘀通络	沙参、麦门冬、玉竹、白芍药、天花粉养阴生津；桑白皮、桑叶、地骨皮、甘草清肺降火止咳
加　减	痰饮内结，肺气失肃，见咳逆气急，加白芥子、桑白皮；胁痛甚者，加郁金、桃仁、延胡索以通络止痛；心下痞硬，口苦，干呕加黄连，与半夏、瓜蒌合伍以苦辛开痞散结；身热盛汗出，咳嗽气粗，去柴胡，加麻黄、杏仁、石膏以清热宣肺化痰	痰浊偏盛，胸部满闷，舌苔浊腻者，加薤白、杏仁；如水饮久停难去，胸胁支满，体弱，食少者，加桂枝、白术、甘草等通阳健脾化饮，不宜再予峻攻；若见络气不和之候，可同时配合理气和络之剂，以冀气行水行	痰气郁阻，胸闷苔腻者，加瓜蒌、枳壳豁痰开痹；久痛入络，痛势如刺者，加桃仁、红花、乳香、没药以行气活血和络；饮留不净者，胁痛迁延，经久不已，可加通草、路路通、冬瓜皮等以祛饮通络	阴虚内热，潮热显著，可加鳖甲、功劳叶以清虚热；虚热灼津为痰，肺失宣肃而见咳嗽，可加百部、川贝母；痰阻气滞，络脉失畅见胸胁闷痛，酌加瓜蒌皮、枳壳、广郁金、丝瓜络；日久积液未尽，加牡蛎、泽泻利水化饮；兼有神疲、气短、易汗、面色苍白者，酌加太子参、黄芪、五味子益气敛液

3. 溢饮

症　状	身体沉重而疼痛，甚则肢体水肿。还有恶寒，无汗，或有咳喘，痰多白沫，胸闷，干呕，口不渴；苔白，脉弦紧
证　机	肺脾失调，寒水内留，泛流肢体
治　法	发表化饮

代表方	小青龙汤加减
常用药	麻黄、桂枝解表散寒;半夏、干姜、细辛温化寒饮;五味子温敛肺气;白芍药、炙甘草甘缓和中,缓和麻、桂辛散太过
加 减	表寒外束,内有郁热,伴有发热、烦躁,苔白而兼黄,加石膏以清泄内热;若表寒之象已不著者,改用大青龙汤以发表清里;水饮内聚而见肢体水肿明显,尿少者,可配茯苓、猪苓、泽泻;饮邪犯肺,喘息痰鸣不得卧者,加杏仁、射干、葶苈子

4. 支饮

证 型	寒饮伏肺	脾肾阳虚
症 状	咳逆喘满不得卧,痰吐白沫量多,经久不愈,天冷受寒加重,甚至引起面浮跗肿。或平素伏而不作,遇寒即发,发则寒热。还有背痛、腰疼、目泣自出、身体振振眲动。舌苔白滑或白腻,脉弦紧	喘促动则为甚,心悸,气短,或咳而气怯,痰多胸闷。还有食少,怯寒肢冷,神疲,少腹拘急不仁,脐下动悸,小便不利,足跗水肿,或吐涎沫而头目昏眩;舌体胖大,质淡,苔白润或腻,脉沉细而滑
证 机	寒饮伏肺,遇感引动,肺失宣降	支饮日久,脾肾阳虚,饮凌心肺
治 法	宣肺化饮	温脾补肾,以化水饮
代表方	小青龙汤加减。本方有温里发表之功,用于支饮遇寒触发,表寒里饮之证	金匮肾气丸合苓桂术甘汤加减。二方均能温阳化饮,但前方补肾,后方温脾,主治各异,二方合用,温补脾肾,以化水饮,用于喘促,气短、胸闷,怯寒肢冷,心悸气短者
常用药	麻黄、桂枝、干姜、细辛温肺散寒化饮;半夏、厚朴、苏子、杏仁、甘草化痰利气;五味子温敛肺气	桂枝、附子温阳化饮;黄芪、怀山药、白术、炙甘草补气健脾;苏子、干姜、款冬花化饮降逆;钟乳石、沉香、补骨脂、山茱萸补肾纳气
加 减	若无寒热身痛等表证,见动则喘甚,易汗,为肺气已虚,可改用苓甘五味姜辛汤,不宜再用麻黄、桂枝表散;若饮多寒少,外无表证,喘咳痰或不得息,胸满气逆,可用葶苈大枣泻肺汤加白芥子,莱菔子以泻肺通饮;饮邪壅实,咳逆喘急,胸痛烦闷,加甘遂、大戟峻逐水饮,以缓其急;若邪实正虚,饮郁化热,喘满胸闷,心下痞坚,烦渴,面色黧黑,苔黄而腻,脉沉紧,或经吐下而不愈者,当行水散结,补虚清热,用木防己汤加减;水邪结实者,去石膏加茯苓、芒硝导水破结;若痰饮久郁化为痰热,伤及阴津,咳喘咯痰稠厚,口干咽燥,舌红少津,脉细滑数,用麦门冬汤加瓜蒌、川贝母、木防己、海蛤粉养肺生津、清化痰热	痰涎壅盛,食少痰多,可加半夏、陈皮化痰和中;水湿偏盛,足肿,小便不利,四肢沉重疼痛,可加茯苓、泽泻以利水湿;脐下悸,吐涎沫,头目昏眩,是饮邪上逆,虚中夹实之候,可用五苓散化气行水

七、预防调护

凡有痰饮病史者,平时应避免风寒湿冷,注意保暖。食宜清淡,忌甘肥,生冷,戒烟酒。

八、临证备要

1. 健脾、温肾为其正治,发汗、利水、攻逐,乃属治标的权宜之法,待水饮渐去,仍当温补脾肾,扶正固本,以杜水饮生成之源。

2. 若痰饮壅盛,其证属实,可相机采用攻下逐饮、理气分消等法以祛其邪,继则扶脾固肾以治其本,至于脾肾阳虚之微饮,则以扶正为首务,略参化饮之品。

3. 痰饮停积,影响气机升降,久郁又可化热,故本病有夹气滞、夹热的不同,饮邪内蓄,复感外邪,易诱发而使证情加剧。

考研专题——看未来展宏图

1. 治疗悬饮邪犯胸肺证,应首选 （67/2009）

　　A. 椒目瓜蒌汤 　　B. 己椒苈黄丸 　　C. 柴枳半夏汤 　　D. 大青龙汤

答案：C。邪犯胸肺证：邪犯胸肺枢机不利,肺失宣降。治法：和解宣利。方药：柴枳半夏汤。

2. 治疗邪犯胸肺之悬饮易选用 （54/2003）

　　A. 柴枳半夏汤 　　B. 椒目瓜蒌汤 　　C. 香附旋覆花汤 　　D. 己椒苈黄丸 　　E. 柴胡疏肝散

答案：A。悬饮犯胸肺治宜和解宣利,方用柴枳半夏汤。

3. 治疗饮证的总则是 （60/1994）

　　A. 发汗 　　B. 利水 　　C. 逐饮 　　D. 温化 　　E. 祛湿

答案：D。饮为阴邪,遇寒则聚,得温则行,因而痰饮的治疗主以温化为原则。

4. 患者病痰饮,心下坚满而痛,自利,利后反快,虽利心下续坚满,口舌干燥,舌苔黄腻,脉沉弦。治疗宜首选 （64/2006）

　　A. 甘遂半夏汤 　　B. 己椒苈黄丸 　　C. 小陷胸汤 　　D. 小半夏加茯苓汤 E. 苓桂术甘汤

答案：A。主证是心下坚满而痛,自利,利后反快,虽利心下续坚满;兼次证是口舌干燥;舌脉象是舌苔黄腻,脉沉弦。从主证中可诊断为痰饮,结合兼次证及舌脉象可知为饮邪化热。治疗宜首选甘遂半夏汤,以清热逐饮。

5. 水饮在胃,化热伤阴时,应用何方治疗为佳 （59/1995）

　　A. 黄芩温胆汤 　　B. 大半夏汤 　　C. 己椒苈黄汤 　　D. 木防己汤 　　E. 甘遂半夏汤

答案：E。甘遂半夏汤攻守兼施,用于水饮在胃者。

6. 某患者,女性,45岁。心下痞满一周,自利,利后反快,虽利心下续坚满,舌苔腻微黄,脉沉弦。治疗选用 （71/2002）

　　A. 胃苓汤 　　B. 甘遂半夏汤 　　C. 二陈汤 　　D. 香砂六君子汤 　　E. 枳术丸

答案：B。为痰饮留于胃,用甘遂半夏汤。

7. 饮证与水肿,同为津液病变,其不同在于 （43/1991）

　　A. 邪在表与在里 　　B. 正虚与邪盛 　　C. 饮邪的多少 　　D. 局部与全身 　　E. 上部与下部

答案：D。饮之为病,多停于体内局部;水之为病,可泛滥体表、全身。

8. A. 甘遂半夏汤 　　B. 己椒苈黄汤 　　C. 十枣汤 　　D. 葶苈大枣泻肺汤 E. 木防己汤

(1) 饮留于胃,治宜攻守兼施,因势利导,方用 （93/1992）

(2) 饮犯胸肺而喘咳,痰涎壅盛,治宜急攻其标,以挫其邪势,方用 （94/1992）

答案：(1) A;(2) D。饮留于胃的治疗方宜甘遂半夏汤;饮犯胸肺而喘咳,痰涎壅盛属支饮之饮多寒少,可用葶苈大枣泻肺汤。

9. A. 小青龙汤 　　B. 五苓散 　　C. 两者均可 　　D. 两者均不可

(1) 患者咳喘胸闷,痰多白沫样,甚则颜面肢体水肿,两天前着凉后加重,伴有恶寒无汗,舌苔白滑,脉弦紧,治疗选 （117/1999）

(2) 患者久喘胸闷,头目昏眩,脐下悸动,吐涎沫,足跗水肿,舌苔白润,舌质胖大,脉沉滑,治疗选用 （118/1999）

答案：(1) A;(2) B。前者为寒饮伏肺之支饮,用小青龙汤;后者为饮邪上逆,虚中夹实之支饮,用五苓散。

10. 痰饮的病理变化为 （154/1998）

　　A. 本虚标实 　　B. 标实致虚 　　C. 阳虚及阴 　　D. 阳虚阴盛

答案：AD。痰饮总属阳虚阴盛,本虚标实之证。

11. 下列何方治疗支饮 （147/1991,156/1996）

　　A. 苓甘五味姜辛汤 B. 小青龙汤 　　C. 木防己汤 　　D. 苓桂术甘汤

答案：ABCD。属脾肾阳虚者方用苓桂术甘汤;属饮伏于肺者方用小青龙汤,属体虚表证不著者方用苓甘五味姜辛汤,属邪实正虚、饮郁化热者方用木防己汤。

课后巩固——练知识增考技

一、名词解释

1. 痰饮　　　　　2. 悬饮　　　　　3. 溢饮　　　　　4. 支饮

二、选择题

【A型题】

1. "痰饮"的病症名称首见于

　　A.《内经》　　　B.《金匮要略》　　C.《备急千金要方》　　D.《济生方》　　E.《仁斋直指方》

2. 痰饮病的病机,主要关系到

　　A. 肺心肾　　　B. 肝心肾　　　C. 肺肝脾　　　D. 肺脾肾　　　E. 心肝脾

【B型题】

　　A. 胃肠　　　B. 胁下　　　C. 肢体　　　D. 胸肺　　　E. 腹内

3. 狭义的痰饮是指饮邪留于

4. 悬饮是指饮邪留于

5. 溢饮是指饮邪留于

6. 支饮是指饮邪留于

7. 治疗痰饮的主要原则是

　　A. 痰饮脾阳虚弱证　　　　　　B. 痰饮饮留胃肠证　　　　　　C. 悬饮邪犯胸肺证

　　D. 悬饮饮停胸胁证　　　　　　E. 悬饮络气不和证

8. 痰饮病,症见胸胁支满,心下痞闷,胃中有振水音,脘腹喜温畏冷,泛吐清水痰涎,饮入易吐,口渴不欲饮水,头晕目眩,心悸气短,食少,大便溏薄,舌苔白滑,脉弦细而滑。辨证应属

9. 痰饮病,症见心下坚满或痛,自利,利后反快,水走肠间,沥沥有声,腹满、便秘、口舌干燥,舌苔腻,脉沉弦。辨证应属

10. 痰饮病,症见寒热往来,身热起伏,汗少,咳嗽,痰少,气急,胸胁刺痛,呼吸及转侧时疼痛加重,心下痞满,干呕、口苦、咽干、舌苔薄白,脉弦数。辨证应属

11. 痰饮病,症见胸胁疼痛,咳唾引痛,呼吸困难,咳逆气喘,仅能偏卧一侧,舌苔白,脉沉滑。辨证应属

　　A. 痰饮脾阳虚弱证　　　　　　B. 悬饮阴虚内热证　　　　　　C. 悬饮邪犯胸肺证

　　D. 悬饮饮停胸胁证　　　　　　E. 悬饮络气不和证

12. 痰饮病,症见胸胁疼痛,如灼如刺,胸闷不舒,呼吸不畅,时有咳嗽,舌苔薄,脉弦。辨证应属

13. 痰饮病,症见咳呛时作,咯吐少量黏痰,口干咽燥,午后潮热,颧红心烦,手足心热,盗汗,胸胁闷痛,舌红少苔,脉数。辨证应属

　　A. 痰饮脾阳虚弱证　　　　　　B. 溢饮表寒里饮证　　　　　　C. 支饮寒饮伏肺证

　　D. 悬饮饮停胸胁证　　　　　　E. 支饮脾肾阳虚证

14. 痰饮病,症见身体沉重而疼痛,恶寒、无汗、咳喘、痰多白沫、胸闷、干呕、口不渴,苔白,脉弦紧。辨证应属

15. 痰饮病,症见咳逆喘满不得卧,痰吐白沫量多,经久不愈,天冷受寒加重,发则寒热,背痛,腰痛,苔白滑,脉弦紧。辨证应属

16. 痰饮病,症见喘促,动则尤甚,气短,咳而痰多,食少胸闷,怯寒肢冷,神疲,少腹拘急不仁,小便不利,足跗水肿,舌体胖大,质淡,苔白润,脉沉细而滑。辨证应属

　　A.《内经》　　　　　　　　　　B.《金匮要略》　　　　　　　　C.《备急千金要方》

　　D.《济生方》　　　　　　　　　E.《仁斋直指方》

17. "痰饮"的病证名称首见于

18. 首先将饮与痰的概念作明确区分的著作

【X型题】

19. 痰饮病的病机,主要关系到
　　A. 心　　　　　　B. 肝　　　　　　C. 脾　　　　　　D. 肺　　　　　　E. 肾

20. 广义的痰饮包括
　　A. 痰饮　　　　　B. 悬饮　　　　　C. 溢饮　　　　　D. 流饮　　　　　E. 支饮

21. 狭义痰饮的辨证分型有
　　A. 脾阳虚弱证　　B. 脾肾阳虚证　　C. 寒湿困脾证　　D. 饮留胃肠证　　E. 脾胃虚寒证

22. 悬饮的辨证分型有
　　A. 邪犯胸肺证　　B. 饮停胸胁证　　C. 络气不和证　　D. 饮留胃肠证　　E. 阴虚内热证

23. 支饮的辨证分型有
　　A. 脾阳虚弱证　　B. 脾肾阳虚证　　C. 寒湿困脾证　　D. 饮留胃肠证　　E. 寒饮伏肺证

24. 小青龙汤可用于治疗痰饮病的
　　A. 悬饮邪犯胸肺证　　　　　B. 支饮脾肾阳虚证　　　　　C. 悬饮饮停胸胁证
　　D. 溢饮表寒里饮证　　　　　E. 支饮寒饮伏肺证

25. 治疗痰饮脾阳虚弱证,宜选用
　　A. 肾气丸　　　B. 苓甘五味姜辛汤　C. 小半夏加茯苓汤　D. 已椒苈黄丸　　E. 苓桂术甘汤

26. 治疗支饮脾肾阳弱证,宜选用
　　A. 肾气丸　　　B. 苓甘五味姜辛汤　C. 小半夏加茯苓汤　D. 桂附理中汤　　E. 苓桂术甘汤

(选择题答案:1. B　2. D　3. A　4. B　5. C　6. D　7. D　8. A　9. B　10. C　11. D　12. E　13. B　14. B　15. C　16. E　17. B　18. E　19. CDE　20. ABCE　21. AD　22. ABCE　23. AE　24. DE　25. CE　26. AE)

三、填空题

1. 古代所称的_____及_____,实均指痰饮而言。

2. 广义的痰饮,包括_____、_____、_____和_____四种饮证在内。

3. 痰饮脾阳虚弱证的治法是_____,其代表方为_____。

4. 悬饮邪犯胸肺证的治法是_____,其代表方为_____。

5. 溢饮表寒里饮证的治法是_____,其代表方为_____。

6. 支饮寒饮伏肺证的治法是_____,其代表方为_____。

7. 《金匮要略·痰饮咳嗽病脉证并治》提出痰饮的治疗原则是_____。

8. 在痰饮病的治疗中,小青龙汤可用于溢饮_____和支饮_____。

四、问答题

1. 试述支饮、伏饮与肺胀、喘证、哮病的关系。

2. 试述痰饮病的治疗原则。

五、病例题

卢某,男,42岁。发热伴左侧胸痛3天。患者最近工作繁忙,频繁出差,十分劳累。3天前受凉后出现发热38.8℃,头痛、身痛,自服维C银翘片等感冒药,头痛、身痛好转,但仍发热,38～39℃,左侧胸痛明显,身体转侧及咳嗽时加剧,咳嗽,痰少,气急,咽干,舌苔薄黄,脉弦数。胸片提示:左下肺纹理增粗,左肋膈角变钝。

第四节　消　渴

一、概说

定义:消渴是以多饮、多食、多尿、乏力、消瘦、或尿有甜味为主要临床表现的一种疾病。

二、历史沿革

1. 关于命名:消渴之名首见于《素问·奇病论》。《内经》还有消瘅、肺消、膈消、消中等名称。

2. 病因病机:《灵枢·五变》说:“五脏皆柔弱者,善病消瘅。”

明代戴思恭《证治要诀》明确提出上、中、下之分类。

《证治准绳·消瘅》在前人论述的基础上,对三消的临床分类作了规范,"渴而多饮为上消(经谓膈消),消谷善饥为中消(经谓消中),消而便数有膏为下消(经谓肾消)"。

3. 治则:《金匮要略》有专篇讨论,并最早提出治疗方药,主方有白虎加人参汤、肾气丸等。

三、讨论范围

主要是指西医学的糖尿病。

四、病因病机

（一）病因

1. 禀赋不足:是引起消渴病的主要内在因素。尤以阴虚体质最易罹患。

2. 饮食失节:过食肥甘,醇酒厚味,辛辣香燥,损伤脾胃,致脾胃运化失职,积热内蕴,化燥伤津,消谷耗液,发为消渴。

3. 情志失调,如郁怒伤肝,肝气郁结,或劳心竭虑,营谋强思等,以致郁久化火,火热内燔,消灼肺胃阴津而发为消渴。

4. 劳欲过度,肾精亏损,虚火内生,则火因水竭益烈,水因火烈而益终致肾虚肺燥胃热俱现,发为消渴。

（二）病机

1. 成因:阴津亏损,燥热偏胜,而以阴虚为本,燥热为标。两者互为因果,阴愈虚则燥热愈盛,燥热愈盛则阴愈虚。

2. 病位:肺胃肾,尤以肾为关键。

3. 机理:消渴病日久,则易发生以下病变:一是阴损及阳,阴阳俱损,以肾阳虚及脾阳虚为多见;二是病久入络,血脉瘀滞。

五、诊查要点

（一）诊断要点

1. 口渴、多饮、多食易饥、尿频量多形体消瘦或尿有甜味等具有特征性的临床症状,是诊断消渴病的主要依据。

2. 有的患者三多症状不著,但若干中年后发病,且嗜食膏粱厚味、醇酒炙,以及病久并发眩晕、肺痨、胸痹、心痛、中风、雀目、疮痈等病症者,应考虑消渴的可能性。

3. 本病的发生与禀赋不足有较为密切的关系,故消渴病的家族史可供诊断。

（二）病证鉴别

1. 消渴与口渴证:口渴症是口渴饮水的一个临床症状,可出现于多种疾病过程中,尤以外感热病为多见。这类口渴会随其所患病症的不同而出现相应的临床症状,不伴多食、多尿、尿甜、消瘦等消渴的特点。

2. 消渴与瘿病:瘿病中气郁化火、阴虚火旺的类型,以情绪激动,多食易饥,形体日渐消瘦,心悸,眼突,颈部一侧或两侧肿大为特征。其中的多食易饥、消瘦,类似消渴病的中消,但眼球突出,颈前瘿肿有形则与消渴有别,且无消渴病的多饮、多尿、尿甜等症。

六、辨证论治

（一）辨证要点

1. 辨病位

(1) 对以肺燥为主,多饮症状突出者,称为上消。

(2) 以胃热为主,多食症状较为突出者,称为中消。

(3) 以肾虚为主,多尿症状突出者,称为下消。

2. 辨标本

(1) 本病以阴虚为主,燥热为标,两者互为因果。

(2) 常因病程长短及病情轻重的不同而阴虚和燥热之表现各有侧重。

(3) 一般初病多以燥热为主,病程较长者则阴虚与燥热互见,日久则以阴虚为主,进而由于阴损及阳,导致阴阳俱虚。

3. 辨本症与并发症

(1) 多饮、多食、多尿和乏力、消瘦为消渴病本症的基本临床表现,而易发生诸多并发症为本病的另一特点。

(2) 一般以本症为主,并发症为次。

（3）多数患者，先见本症，随病情的发展而出现并发症。

（4）有少数患者与此相反，如少数中老年患者，三多及消瘦的本症不明显，常因痈疽、眼疾、心脑病证等为线索，最后确诊为本病。

（二）治疗原则

本病的基本病机是阴虚为本，燥热为标，故清热润燥、养阴生津为本病的治疗大法。

1. 证治分类

（1）上消：肺热津伤

症状	口渴多饮，口舌干燥，尿频量多，烦热多汗，舌边尖红，苔薄黄，脉洪数
证机	肺脏燥热，津液失布
治法	清热润肺，生津止渴
代表方	消渴方加减。本方清热降火，生津止渴，适用于消渴肺热津伤之证
常用药	天花粉、葛根、麦门冬、生地黄、藕汁生津清热，养阴增液；黄连、黄芩、知母清热降火

（2）中消

证型	胃热炽盛	气阴亏虚
症状	多食易饥，口渴，尿多，形体消瘦，大便干燥，苔黄，脉滑实有力	口渴引饮，能食与便溏并见，或饮食减少，精神不振，四肢乏力，体瘦，舌质淡红，苔白而干，脉弱
证机	胃火内炽，胃热消谷，耗伤津液	气阴不足，脾失健运
治法	清胃泻火，养阴增液	益气健脾，生津止渴
代表方	玉女煎加减。本方清胃滋阴，适用于消渴胃热阴虚，多食易饥，口渴等症	七味白术散加减。本方益气健脾，生津止渴，适用于消渴之津气亏虚者，并可合生脉散益气生津止渴
常用药	生石膏、知母、黄连、栀子清胃泻火；玄参、生地黄、麦门冬滋肺胃之阴；川牛膝活血化瘀，引热下行	黄芪、党参、白术、茯苓、怀山药、甘草益气健脾；木香、藿香醒脾行气散津；葛根升清生津；天门冬、麦门冬养阴生津

（3）下消

证型	肾阴亏虚	阴阳两虚
症状	尿频量多，混浊如脂膏，或尿甜，腰膝酸软，乏力，头晕耳鸣，口干唇燥，皮肤干燥，瘙痒，舌红苔少，脉细数	小便频数，混浊如膏，甚至饮一溲一，面容憔悴，耳轮干枯，腰膝酸软，四肢欠温，畏寒肢冷，阳痿或月经不调，舌苔淡白而干，脉沉细无力
证机	肾阴亏虚，肾失固摄	阴损及阳，肾阳衰微，肾失固摄
治法	滋阴固肾	滋阴温阳，补肾固涩
代表方	六味地黄丸加减。本方滋养肾阴，适用于消渴肾阴亏虚之证	金匮肾气丸加减。方中以六味地黄丸滋阴补肾，并用附子、肉桂以温补肾阳。主治阴阳两虚，尿频量多，腰膝酸软，形寒，面色黎黑等症
常用药	熟地黄、山茱萸、枸杞子、五味子固肾益精；怀山药滋补脾阴，固摄精微；茯苓健脾渗湿；泽泻、牡丹皮清泄火热	熟地黄、山茱萸、枸杞子、五味子固肾益精；怀山药滋补脾阴，固摄精微；茯苓健脾渗湿；附子、肉桂温肾助阳
		消渴多伴有瘀血的病变，可酌加活血化瘀的方药，如丹参、川芎、郁金、红花、泽兰、鬼箭羽、山楂等

七、预防调护

限制粮食、油脂的摄入,忌食糖类,饮食宜以适量米麦杂粮,配以蔬菜、豆类、瘦肉、鸡蛋等,定时定量进餐。

> **记忆处方——重理解活思维**
>
> (1) 消渴是以多饮、多食、多尿及消瘦为临床特征的一种慢性疾病。
> (2) 前三个症状,也是作为上消、中消、下消临床分类的侧重症状。
> (3) 其病位主要在肺、胃(脾)、肾,尤与肾的关系最为密切。
> (4) 在治疗上,以清热润燥、养阴生津为基本治则,对上、中、下消有侧重润肺、养胃(脾)、益肾之别。

八、临证备要

1. 控制饮食,对于本病的治疗有极为重要的意义,少数患者经过严格而合理的饮食控制,即能收到良好的效果。

2. 临床观察及实验研究认为,瘀血是贯穿糖尿病发病始终的重要病机。因此,可以在原有消渴病机"阴虚为本,燥热为标"的基础上,补充"瘀血为患"。

3. 血管损害是糖尿病多种并发症的病理基础,如糖尿病眼底病变、糖尿病脑血管病变、糖尿病心血管病变、糖尿病肾病等,其中医病机以血脉涩滞,瘀血痹阻为核心,活血化瘀是防治糖尿病并发症的关键。

考研专题——看未来展宏图

1. "渴而多饮为上消,消谷善饥为中消,渴而便数有膏为下消",此论见于　(70/1992)

　　A.《诸病源候论》　　　　　B.《儒门事亲》　　　　　C.《景岳全书》
　　D.《丹溪心法》　　　　　　E.《医学心悟》

答案:E。

2. 尿量频多,混浊如脂膏,尿有甜味,口干唇燥,舌质红,脉沉细数者,治疗主方首选　(61/1993,66/2000)

　　A. 程氏萆薢分清饮　　　　B. 水陆二仙丹　　　　　C. 六味地黄丸
　　D. 左归丸　　　　　　　　E. 知柏地黄丸

答案:C。为消渴病下消,肾阴亏虚型。肾阴不足,阴虚火旺且肾虚无以约束小便,肾失固涩所导致,首选六味地黄丸滋阴固肾。

3. 下列哪一项不是消渴的典型症状　(58/1997)

　　A. 多饮　　　　　B. 多食　　　　　C. 多尿　　　　　D. 雀盲耳聋　　　　　E. 身体消瘦

答案:D。消渴病以多饮、多尿、多食,身体消瘦,尿有甜味为特征,而雀盲耳聋为其变证。

4. 消渴病的主要病位在　(67/1997)

　　A. 肺、脾、肾　　　B. 肺、胃、肾　　　C. 肝、脾、肾　　　D. 肺、心、肾　　　E. 肺、肝、肾

答案:B。病位主要在肺、胃、肾。消渴病上消因为肺燥阴虚;中消由于胃热炽盛,耗伤肺肾之阴;下消由于肾阴不足,阴虚火旺。

5. 消渴的病理主要是　(69/1991)

　　A. 劳累过度,伤肺损脾　　　B. 劳欲过度,损伤元气　　　C. 饮食不节,食积化热
　　D. 燥热偏胜,阴津亏耗　　　E. 气郁化火,消烁阴津

答案:D。

6. 患者烦渴多饮较甚,口干舌燥,小便频数,尿量较多,舌苔薄黄,脉洪数无力,治疗宜选　(67/2003)

　　A. 消渴方　　　B. 二阴煎　　　C. 清肺饮　　　D. 二冬汤　　　E. 白虎汤

答案:A。为消渴病之上消,肺热津伤型,首选消渴方清热润肺,生津止渴。

7. 多食易饥,形体消瘦,大便干燥,舌苔黄,脉滑数。治疗宜用 (72/2005)

    A. 消渴方   B. 白虎加人参汤   C. 知柏地黄丸   D. 玉女煎   E. 二冬汤

答案:D。消渴病在临床上常见有肺热津伤、胃热炽盛、肾阴亏虚、阴阳两虚等证。若胃热炽盛,腐熟水谷力强,故多食易饥;阳明热盛,耗伤津液,无以充养肌肉,故形体消瘦;胃津不足,大肠失其濡润,故大便干燥;舌苔黄、脉滑数是胃热炽盛之征。临床治疗要清胃泻火,养阴增液,常用玉女煎加黄连、栀子等。而消渴方具有清热润肺、生津止渴作用,治疗肺热津伤证;白虎加人参汤具有清泄肺胃、益气生津作用;知柏地黄丸具有养阴清热作用;而二冬汤治疗肺肾气阴两虚证。

8. 患者口干唇燥,口渴多饮,尿频量多,混浊如脂膏,时或烦躁,遗精,舌质红,脉象细数。治疗选用 (62/2002)

    A. 左归丸   B. 玉女煎   C. 消渴方

    D. 白虎加人参汤   E. 知柏地黄丸

答案:E。为消渴病之下消,肾阴亏虚,阴虚火旺型,宜选知柏地黄丸养阴清热固肾。

9. A. 燥热内结,营阴被灼,络脉瘀阻,蕴毒而成 B. 肾阴亏损,肝失濡养,肝肾精血不足,无以上承

    C. 阴虚燥热,肺失滋润   D. 阴虚热炽,炼液成痰,痰阻经络,蒙蔽心窍

    E. 阴损及阳,脾肾衰败

(1) 消渴病并发中风偏瘫的机理是 (97/1994)

(2) 消渴病并发白内障的机理是 (98/1994)

答案:(1) D;(2) B。消渴病阴虚燥热内炽,炼液成痰,痰阻经络,蒙蔽心窍,而为中风偏瘫。肾阴亏损,肝失濡养,肝肾精血不能上承于目而并发白内障。

10. A.《外台秘要》 B.《古今录验》   C. 两者均是   D. 两者均非

(1) "渴而饮水多,小便数,如脂,似麸片甜者,皆消渴病也。"出自何书 (117/2001)

(2) "消渴者……久不治,则经络壅塞,留于肌肉,变为痈疽。"出自何书 (118/2001)

答案:(1) B;(2) D。《古今录验》载:"渴而饮水多,小便数,……皆是消渴病也。"《圣济总录·消渴门》载:"消渴者……久不治,由经络壅塞……变为痈疽。"

11. 消渴日久不愈,常可并发的病证是 (144/2005)

    A. 疮疡   B. 关格   C. 水肿   D. 中风

答案:ACD。消渴的病机是阴虚为本,燥热为标;气阴两虚,阴阳俱虚;阴虚燥热,常见变证百出。燥热内结,营阴被灼,络脉瘀阻,蕴毒成脓,发为疮疡;阴损及阳,脾肾衰败,水湿潴留,泛溢肌肤,则成水肿;阴虚燥热内炽,炼液成痰,痰阻经络,蒙蔽心窍而为中风偏瘫。

12. 消渴日久,可见哪些合并病证 (157/1995)

    A. 肺痨   B. 水肿   C. 中风   D. 厥证

答案:ABCD。肺失滋润,并发肺痨;阴损及阳,脾肾衰败,水湿潴留,泛溢肌肤,则成水肿;阴虚燥热,炼液成痰,阻滞经络,蒙闭心窍而中风;阴竭阳亡而至昏迷之厥证。

13. 消渴病出现雀盲者,治疗宜选 (150/2004)

    A. 杞菊地黄丸   B. 泽泻汤   C. 羊肝丸   D. 拯阳理劳汤

答案:AC。肝肾精血不足,无以上承于目宜用杞菊地黄丸合羊肝丸,滋补肝肾。

14. 患者神疲乏力,多食善饥,大便干结已二年,渐致腰膝酸楚,小便频多,下肢水肿,视物模糊,耳鸣耳聋,舌淡胖,脉沉细,其诊断是 (156/2002)

    A. 虚劳   B. 消渴   C. 水肿   D. 腰痛

答案:BC。多食善饥二年,伴小便频数,视物模糊,可确诊为消渴病,又下肢水肿,可确诊为水肿。

15. 消渴并发白内障、雀盲宜选用 (159/1991)

    A. 羊肝丸   B. 知柏地黄丸   C. 六味地黄丸   D. 杞菊地黄丸

答案:AD。肝肾精血不足,不能上承于目,宜杞菊地黄丸合羊肝丸。

课后巩固——练知识增考技

一、名词解释

1. 肺消、膈消　　　　　2. 消中　　　　　3. 下消

二、选择题

【A型题】

1. 《灵枢·五变》说："五脏皆柔弱,善病"是指易患什么病
   A. 非消渴　　B. 中消　　C. 肺消　　D. 消中　　E. 消瘅

2. 消渴病病久多种并发症的发生与下列何者关系密切有关
   A. 瘀血　　B. 寒湿　　C. 气滞　　D. 气虚　　E. 郁火

3. "消渴"上消临床表现突出的症状是
   A. 消谷善饥　　B. 烦躁不安　　C. 身体消瘦　　D. 烦渴引饮　　E. 尿频量多

4. 多食易饥,口渴,尿多,形体消瘦,苔黄,脉滑实有力。证属
   A. 上消肺热津伤证　B. 中消胃热炽盛证　C. 中消气阴亏虚证　D. 下消肾阴亏虚证　E. 下消阴阳两虚证

5. 患者尿频量多,混浊如脂膏,时或尿甜,口干舌燥,舌红,脉沉细数。治法宜用
   A. 清利湿热　　B. 清热化湿　　C. 滋阴固肾　　D. 健脾益肾　　E. 滋肾固涩

6. 七味白术散是治疗下列何证的常用方剂
   A. 上消肺热津伤证　B. 中消胃热炽盛证　C. 中消气阴亏虚证　D. 下消肾阴亏虚证　E. 下消阴阳两虚证

7. 消渴病,小便频数,混浊如膏,甚至饮一溲一,面容憔悴,耳轮干枯,腰膝酸软,四肢欠温,畏寒肢冷,阳痿,舌苔淡白而干,脉沉细无力。宜选下述何方加减治疗
   A. 消渴方　　B. 玉女煎　　C. 七味白术散　　D. 六味地黄丸　　E. 金匮肾气丸

8. 治疗消渴合并疮毒痈疽,常选用
   A. 五味消毒饮　　B. 玉女煎　　C. 七味白术散　　D. 六味地黄丸　　E. 四七汤

9. 消渴病的发生与下列何者关系密切
   A. 心　　B. 肝　　C. 肾　　D. 脾　　E. 肺

10. 下列除哪项外均是消渴病常见的并发症
    A. 胃痛　　B. 肺痨　　C. 痈疽　　D. 眼疾　　E. 中风

11. 消渴初病病机重点为
    A. 燥热为主　　B. 阴虚为主　　C. 阴虚与燥热并重　　D. 瘀血为主　　E. 湿热为主

【B型题】

   A. 上消肺热津伤证　　　　B. 中消胃热炽盛证　　　　C. 中消气阴亏虚证
   D. 下消肾阴亏虚证　　　　E. 下消阴阳两虚证

12. 消渴病,尿频量多,混浊如脂膏,尿有甜味,腰膝酸软,乏力,头晕耳鸣,口干唇燥,皮肤干燥,瘙痒,舌红苔少,脉细数。辨证应属

13. 消渴病,口渴引饮,能食与便溏并见,精神不振,四肢乏力,舌质淡,苔白而干,脉弱。辨证应属
    A. 膈消　　B. 消中　　C. 消瘅　　D. 肾消　　E. 热瘅

14. 古代将"上消"又称为

15. 古代将"中消"又称为

16. 古代将"下消"又称为

【X型题】

17. 诊断消渴病的主要依据是
    A. "三多"症状　　　　B. 中年之后发病　　　　C. 嗜食膏粱厚味
    D. 消渴病家族史　　　　E. 温热病史

18. 对消渴病的辨证应着重辨
    A. 病位   B. 标本   C. 寒热   D. 气血   E. 本症与并发症

19. 对消渴病的预防调摄,应着重注意
    A. 忌糖   B. 忌盐   C. 戒烟酒
    D. 气血保持情志平和   E. 限制淀粉类食物

20. 消渴病的主要临床表现有
    A. 多饮   B. 多食   C. 多尿   D. 乏力   E. 消瘦

21. 消渴治疗的基本原则有
    A. 养阴   B. 化湿   C. 生津   D. 清热   E. 润燥

(选择题答案:1. E 2. A 3. D 4. B 5. C 6. C 7. E 8. C 9. C 10. A 11. A 12. D 13. C 14. A 15. B 16. D 17. ABCD 18. ABE 19. ACDE 20. ABCDE 21. ACDE)

三、填空题

1. 消渴的病变脏腑与_____有关,关键在_____。

2. "消渴"之名,首见于_____。首先记载"消渴"患者尿甜的是_____。

3. 认为消渴病"多变聋盲"的中医著作是_____。首先规范消渴三消的临床分类书籍的是_____。

4. 消渴的病机特点为_____为本,_____为标。

5. 消渴的治疗,《医学心悟》说:"治上消者,宜润其肺,兼_____;治中消者,宜_____,兼滋其肾。"

6. 中消气阴亏虚证的治法是_____,其代表方为_____。

7. 下消肾阴亏虚证的治法是_____,其代表方为_____。

8. 消渴日久易发生两种病理改变一是_____,一是_____。

9. 消渴证属肺热津伤,气阴两伤,可选用的方剂为_____或_____。

10. 消渴并发白内障的主要病机为_____,治法为_____。

四、问答题

1. 消渴的主要病机是什么,它是如何形成的?

2. 消渴的辨治原则是什么?

3. 消渴后期可出现哪些并发症? 为什么?

4. 试述消渴的预防调摄要点。

第五节　自汗、盗汗

一、概说

1. 定义:自汗、盗汗是指由于阴阳失调,腠理不固,而致汗液外泄失常的病证。

2. 不因外界环境因素的影响,而白昼时时汗出,动辄益甚者,称为自汗。

3. 寐中汗出,醒来自止者,称为盗汗,亦称为寝汗。

二、历史沿革

1. 关于命名:汉代张仲景《金匮要略·水气病脉证并治》首先记载了盗汗的名称,并认为由虚劳所致者较多。

宋代陈无择《三因极一病证方论·自汗论治》对自汗、盗汗作了鉴别:"无论昏醒,浸浸自出者,名曰自汗。或睡着汗出,即名盗汗,或云寝汗。若其饮食劳役,负重涉远,登顿疾走,因动汗出,非自汗也。"

2. 病因病机:朱丹溪对自汗、盗汗的病理属性作了概括,认为自汗属气虚、血虚、湿、阳虚、痰,盗汗属血虚、阴虚。

明代张景岳《景岳全书·汗证》对汗证作了系统的整理,认为一般情况下自汗属阳虚,盗汗属阴虚。

王清任在《医林改错·血府逐瘀汤所治之症目》中补充了针对血瘀所致自汗、盗汗的治疗方药。

三、讨论范围

西医学中的甲状腺功能亢进、自主神经功能紊乱、风湿热、结核病等所致的自汗、盗汗可参考本病。

四、病因病机

（一）病因

1. 病后体虚

（1）素体薄弱，病后体虚，或久患咳喘，耗伤肺气，肺与皮毛相表里，肺气不足之人，肌表疏松，表虚不固，腠理开泄而致自汗。

（2）因表虚卫弱，复加微受风邪，导致营卫不和，卫外失司，而致汗出。

2. 情志不调

（1）思虑烦劳过度，损伤心脾，血不养心，心不敛营，则汗液外泄。

（2）因耗伤阴精，虚火内生，阴津被扰，不能自藏而汗泄。

（3）忿郁恼怒，气机郁滞，肝郁化火，火热逼津外泄，而致自汗、盗汗。

3. 嗜食辛辣。

（二）病机

1. 汗由津液化生而成。

2. 上述病因，主要是通过以下两方面的原因而形成汗证：一是肺气不足或营卫不和，以致卫外失司而津液外泄；二是由于阴虚火旺或邪热郁蒸，逼津外泄。

3. 病机总属阴阳失调，腠理不固，营卫失和，汗液外泄失常。

4. 机理：病理性质有虚实之分，但虚多实少，一般自汗多为气虚，盗汗多为阴虚。

5. 属实证者，多由肝火或湿热郁蒸所致。

6. 虚实之间每可兼见或相互转化，如邪热郁蒸，久则伤阴耗气，转为虚证。

7. 虚证亦可兼有火旺或湿热。

8. 虚证着自汗日久可伤阳，盗汗久延则伤阳，以致出现气阴两虚或阴阳两虚之候。

9. 汗为心之液，由精气所化，不可过泄。若汗证持续时间较长，常发生精气耗伤的病变，以致出现神情倦怠，肢软乏力，不思饮食等症。

五、诊查要点

（一）诊断要点

1. 不因外界环境影响，在头面、颈胸，或四肢、全身出汗者，昼日汗出漆漆，动则益甚为自汗；睡眠中汗出津津，醒后汗止为盗汗。

2. 除外其他疾病引起的自汗、盗汗。

3. 作为其他疾病过程中出现的自汗、盗汗，因疾病不同，各具有该疾病的症状及体征，且出汗大多不居于突出地位。

4. 有病后体虚、表虚受风、思虑烦劳过度、情志不舒、嗜食辛辣等易于引起自汗、盗汗的病因存在。

（二）病证鉴别

1. 自汗、盗汗与脱汗：脱汗表现为大汗淋漓，汗出如珠，常同时出现声低息微，精神疲惫，四肢厥冷，脉微欲绝或散大无力，多在疾病危重时出现，为病势危急的征象，故脱汗又称为绝汗。其汗出的情况及病情的程度均较自汗、盗汗为重。

2. 自汗、盗汗与战汗

（1）战汗主要出现于急性热病过程中，表现为突然恶寒战栗，全身汗出，发热，口渴，烦躁不安，为邪正交争的征象。

（2）若汗出之后，热退脉静，气息调畅，为正气拒邪，病趋好转。

（3）与阴阳失调、营卫不和之自汗、盗汗迥然有别。

3. 自汗、盗汗与黄汗：黄汗汗出色黄，染衣着色，常伴见口中黏苦，渴不欲饮，小便不利，苔黄腻，脉弦滑等湿热内郁之症。可以为自汗、盗汗中的邪热郁蒸型，但汗出色黄的程度较重。

六、辨证论治

（一）辨证要点

1. 应着重辨明阴阳虚实。

2. 汗证属虚者多。

　　3. 自汗多属气虚不固,盗汗多属阴虚内热。

　　4. 因肝火、湿热等邪热郁蒸所致者,则属实证。

　　5. 病程较久或病重者,会出现阴阳虚实错杂的情况。

　　6. 自汗久则可以伤阴,盗汗久则可以伤阳,出现气阴两虚或阴阳两虚之证。

(二) 治疗原则

　　1. 虚证当根据证候的不同而治以益气、养阴、补血、调和营卫。

　　2. 实证当清肝泄热,化湿和营。

　　3. 虚实夹杂者,根据虚实的主次而适当兼顾。

　　4. 自汗、盗汗均以腠理不固,津液外泄为共同病变,故可酌加麻黄根、浮小麦、糯稻根、五味子、瘪桃干、牡蛎等固涩敛汗之品,以增强止汗的功能。

(三) 证治分类

证 型	肺卫不固	心血不足	阴虚火旺	邪热郁蒸
症 状	汗出恶风,稍劳汗出尤甚,或表现半身、某一局部出汗,易于感冒,体倦乏力,周身酸楚,面色㿠白少华,苔薄白,脉细弱	自汗或盗汗,心悸少寐,神疲气短,面色不华,舌质淡,脉细	夜寐盗汗,或有自汗,五心烦热,或兼午后潮热,两颧色红,口渴,舌红少苔,脉细数	蒸蒸汗出,汗液易使出汗部位衣服黄染,面赤烘热,烦躁,口苦,小便色黄,舌苔薄黄,脉象弦数
证 机	肺气不足,表虚失固,营卫不和,汗液外泄	心血耗伤,心液不藏	虚火内灼,逼津外泄	湿热内蕴,逼津外泄
治 法	益气固表	养血补心	滋阴降火	清肝泄热,化湿和营
代表方	桂枝加黄芪汤或玉屏风散加减。两方均能补气固表止汗,但前方能调和营卫,适用于表虚卫弱、营卫不和引起的汗证。后方补肺益气,固表止汗,适用于表虚不固的汗证	归脾汤加减。本方益气生血,健脾养心,适用于心血不足引起的汗证	当归六黄汤加减。本方具有滋阴清热,固表止汗的功效,适用于阴虚火旺引起的汗证	龙胆泻肝汤加减。本方清肝泻火,清利湿热,适用于邪热郁蒸所致的汗证
常用药	桂枝温经解肌,白芍药和营敛阴,两药合用,一散一收,调和营卫;生姜、大枣、甘草,辛温和中;黄芪益气固表,少佐防风达表	人参、黄芪、白术、茯苓益气健脾;当归、龙眼肉补血养心;酸枣仁、远志养心安神;五味子、牡蛎、浮小麦收涩敛汗	当归、生地黄、熟地黄滋阴养血,壮水之主,以制阳光;黄连、黄芩、黄柏苦寒清热,泻火坚阴;五味子、乌梅敛阴止汗	龙胆草、黄芩、栀子、柴胡清肝泄热;泽泻、木通、车前子清利湿热;当归、生地黄滋阴养血和营;糯稻根清热利湿,敛阴止汗
加 减	气虚甚加党参、白术健脾补肺;兼有阴虚,而见舌红、脉细数者,加麦门冬、五味子养阴敛汗;兼阳虚者,加附子温阳敛汗;汗多者加浮小麦、糯稻根、龙骨、牡蛎固涩敛汗;如半身或局部出汗者,可配合甘麦大枣汤甘润以缓急	血虚甚者,加制首乌、枸杞子、熟地黄补益精血	汗出多者,加牡蛎、浮小麦、糯稻根固涩敛汗;潮热甚者,加秦艽、银柴胡、白薇清退虚热;兼气虚者,加黄芪益气固表	里热较甚,小便短赤者,加茵陈清解郁热。湿热内蕴面热势干盛,面赤烘热、口苦等症不显著者,可改用回妙丸清热除湿。方中以黄柏清热,苍术、薏苡仁除湿,牛膝通利经脉

七、预防调护

　　注意劳逸结合,避免思虑烦劳过度,保持精神愉快,少食辛辣厚味,是预防自汗、盗汗的重要措施。

八、临证备要

　　1. 汗证临床特征是:①自汗表现为白昼时时汗出,动则益甚,常伴有气虚不固的症状。盗汗表现为寐中汗出,醒后即止,常伴者阴虚内热的症状。②无其他疾病的症状及体征。

　　2. 自汗、盗汗是临床杂病中较为常见的一个病证,多与心悸、失眠、眩晕、耳鸣等病症同时并见,也是虚劳、失血、妇人产后血虚等病证中的一个常见症状。

3. 自汗多属气虚,盗汗多属阴虚,但也有阳虚盗汗,阴虚自汗,因而必须四诊合参,才能辨证准确。

考研专题——看未来展宏图

1. 治疗盗汗阴虚火旺证,应首选 (68/2009)

    A. 六味地黄丸   B. 当归六黄汤   C. 知柏地黄丸   D. 无比山药丸

答案:B。盗汗阴虚火旺证:虚火内灼,逼津外泄。治法:滋阴降火。方药:当归六黄汤。

2. 症见夜寐盗汗,时有自汗,五心烦热,两颧发红,口渴欲饮,舌红少苔,脉细数者,宜用何方 (63/1997)

    A. 大补阴丸   B. 知柏地黄丸   C. 清骨散   D. 滋水清肝饮   E. 当归六黄汤

答案:E。为阴虚火旺之汗证,宜滋阴降火,用当归六黄汤。

3. 夜寐盗汗,五心烦热,或兼午后潮热,两颧色红,口渴,舌红苔少,脉细数,治疗宜选 (63/2004)

    A. 当归六黄汤   B. 知柏地黄丸   C. 麦味地黄丸   D. 玉屏风散   E. 左归丸

答案:A。为阴虚火旺之汗证,当滋阴降火,用当归六黄汤。

4. 盗汗,阴虚为主而火热不甚者,治疗宜首选 (66/2006)

    A. 当归六黄汤   B. 七味都气丸   C. 知柏地黄丸   D. 麦味地黄丸   E. 大补阴丸

答案:D。备选项中的方剂均有滋补肾阴的作用。其中当归六黄汤、知柏地黄丸和大补阴丸皆可滋阴降火,治疗阴虚火旺证;麦味地黄丸滋养肺肾之阴,治疗阴虚为主而火热不甚者;而七味都气丸仅能滋阴,无降火作用。

5. 患者朱某,男,50岁,素有咳喘少痰,腰膝酸软,头晕、舌红,脉细数,重按无力,久治不愈,近来又入寐则汗出,沾衣湿被。辨证为肾阴亏之盗汗证,应选用 (61/1994)

    A. 当归汤   B. 当归六黄汤   C. 知柏地黄汤   D. 八仙长寿丸   E. 清燥救肺汤

答案:D。为肺肾阴虚之盗汗,以八仙长寿丸滋补肺肾。

6. 症见自汗或盗汗,汗液黏或衣服黄染,小便色黄,舌苔薄黄,脉象沉滑,属湿热内蕴而热势不盛者,宜用 (48/1991)

    A. 龙胆泻肝汤   B. 黄芩滑石汤   C. 三仁汤

    D. 四妙丸   E. 麻黄连翘赤小豆汤

答案:D。诊断为湿热内蕴而热势不盛者,宜用四妙丸。

7. 汗证属营卫不和者,如半身或局部出汗,可用桂枝汤配合下列何方治疗 (69/1997)

    A. 玉屏风散   B. 四君子汤   C. 甘麦大枣汤   D. 当归六黄汤   E. 补中益气汤

答案:C。营卫不和之汗证,如半身或局部出汗者,以桂枝汤调和营卫,配合甘麦大枣汤甘润缓急。

8. A. 营卫不和   B. 肺卫不固   C. 邪热郁蒸   D. 心血不足   E. 阴虚火旺

(1) 玉屏风散适用于哪种汗证 (95/1995)

(2) 当归六黄汤作用哪种汗证 (96/1995)

答案:(1) B;(2) E。当归六黄汤有滋阴降火之功效,可用于自汗、盗汗之阴虚火旺。玉屏风散有益气固表之功效,主治自汗、盗汗之肺卫不固。

9. 汗证的主要治法是 (142/2003)

    A. 调和营卫   B. 清化湿热   C. 益气固表   D. 滋阴降火

答案:ABCD。清化湿热,益气固表,调和营卫,滋阴降火是汗证主要的治法。

课后巩固——练知识增考技

一、名词解释

1. 脱汗   2. 战汗   3. 黄汗

二、选择题

【A型题】

1. 治疗自汗盗汗的邪热郁蒸证的最佳选方是
   A. 茵陈蒿汤　　　B. 四妙丸　　　　C. 黄连温胆汤　　　D. 龙胆泻肝汤　　　E. 黄连解毒汤

2. 患者,女,自汗1月,伴神疲气短,面色不华,舌质淡,脉细。治法
   A. 益气固表　　　B. 调和营卫　　　C. 滋阴降火　　　D. 清肝泄热　　　E. 补血养心

3. 玉屏风散的组成药物中含
   A. 黄芪、白芍药、防风　　　　B. 生地黄、白术、防风　　　　C. 百合、白芍药、防风
   D. 黄芪、白术、防风　　　　　E. 荆芥、百合、防风

4. 治疗自汗盗汗阴虚火旺证的最佳选方是
   A. 百合固金汤　　　B. 知柏地黄丸　　　C. 天王补心丹　　　D. 当归六黄汤　　　E. 滋水清肝饮

5. 汗证,"无论昏醒,浸浸自出者,名曰自汗;或睡着汗出,即名盗汗,或云寝汗"。载于下列何书
   A.《三因极一病证方论》　　　B.《景岳全书》　　　C.《临证指南医案》
   D.《医林改错》　　　　　　　E.《笔花医镜》

6. 汗是有下列何者化生而出的
   A. 津液　　　B. 卫气　　　C. 水液　　　D. 血液　　　E. 痰浊

7.《内经》汗为何脏之液
   A. 肺　　　B. 心　　　C. 脾　　　D. 肝　　　E. 肾

【B型题】

   A. 白昼时时汗出,动辄益甚　　　B. 盗汗是指寐中汗出,醒来自止　　　C. 汗出色黄,染衣着色
   D. 大汗淋漓,汗出如珠　　　　　E. 急性热病中,突然恶寒战栗,全身汗出

8. 自汗的临床特点是

9. 盗汗的临床特点是

10. 战汗临床特点是

   A. 归脾汤　　　B. 当归六黄汤　　　C. 龙胆泻肝汤　　　D. 桂枝加黄芪汤　　　E. 左归丸

11. 治疗自汗、盗汗、心血不足证常选用

12. 治疗自汗、盗汗、阴虚火旺证常选用

   A.《内经》　　　　　　　　B.《景岳全书》　　　　　　C.《临证指南医案》
   D.《医林改错》　　　　　　E.《笔花医镜》

13. "盗汗"在中医文献中首见于

14. "自汗、盗汗亦各有阴阳之证,不得谓自汗必属阳虚,盗汗必属阴虚也"。载于下列何书

15. "盗汗为阴虚,自汗为阳虚,然亦有禀质如此,终岁习以为常,此不必治也"。载于是下列何书

【X型题】

16. 自汗盗汗的主要治法有
   A. 益气固表　　　　　　B. 疏肝解郁　　　　　　C. 滋阴降火
   D. 清肝泄热　　　　　　E. 补血养心

17. 当归六黄汤包括下列哪些药物
   A. 黄芪　　　B. 生地黄　　　C. 熟地黄　　　D. 片姜黄　　　E. 黄芩

18. 自汗盗汗的常见病因有
   A. 久病体虚　　　B. 情志不调　　　C. 嗜食辛辣　　　D. 心血不足　　　E. 天气炎热

19. 自汗、盗汗的常与下列哪些病证同时并见
   A. 心悸　　　B. 失眠　　　C. 耳鸣　　　D. 癃闭　　　E. 眩晕

20. 麦味地黄汤的功效是
   A. 补益肺肾　　　　　　B. 滋阴清热　　　　　　C. 温阳益肾
   D. 养心补血　　　　　　E. 调和营卫

(选择题答案：1. D 2. E 3. D 4. D 5. A 6. A 7. B 8. A 9. B 10. E 11. A 12. B 13. A 14. B 15. E 16. ACDE 17. ABCE 18. ABCD 19. ABCE 20. AB)

三、填空题

1. 一般说来自汗的病机多属_____，盗汗多属_____。

2. 自汗盗汗是由于_____，_____，而致汗液外泄失常所致。

3. 肺卫不固证自汗盗汗的病机为_____，治法为_____。

4.《灵枢·决气》："腠理发泄，_____，是谓_____。"

5.《灵枢·营卫生会》："_____者无汗，_____者无血。"

四、问答题

1. 自汗与盗汗在临床表现和发病机理上有何异同？

2. 自汗与盗汗在临床上常酌情配用哪类药，常用药有哪些？

第六节　内 伤 发 热

一、概说

定义：是指以内伤为病因，脏腑功能失调，气、血、阴、阳失衡为基本病机，以发热为主要临床表现的病证。

二、历史沿革

1. 关于命名

(1)《内经》中有关于内伤发热的记载，其中对阴虚发热的论述较详。

(2)《症因脉治·内伤发热》最先明确提出"内伤发热"这一病证名称，拟定的气虚柴胡汤及血虚柴胡汤，可供治疗气虚发热及血虚发热参考。

(3) 清代李用粹《证治汇补·发热》将外感发热以外的发热分为郁火发热、阳郁发热、骨蒸发热、内伤发热（主要指气虚发热）、阳虚发热、阴虚发热、血虚发热、痰证发热、伤食发热、瘀血发热、疮毒发热共 11 种，对发热的类型进行了详细的归纳。

2. 病因病机

(1) 宋代钱乙《小儿药证直诀》在《内经》五脏热病学说的基础上，提出了五脏热证的用方，钱氏并将肾气丸化裁为六味地黄丸，为阴虚内热的治疗提供了一个重要的方剂。

(2) 李氏在《内外伤辨惑论》里，对内伤发热与外感发热的鉴别作了详细的论述。

(3)《景岳全书·寒热》对内伤发热的病因作了比较详细的论述，特别对阳虚发热的认识，足以补前人之所未及，其用右归饮、理中汤、大补元煎、六味回阳饮等作为治疗阳虚发热的主要方剂，值得参考。

(4)《医林改错》及《血证论》二书对瘀血发热的辨证及治疗做出了重要贡献。

3. 治则

(1) 汉代张仲景《金匮要略·血痹虚劳病脉证并治》以小建中汤治疗手足烦热，可谓是后世甘温除热治法的先声。

(2) 宋代王怀隐《太平圣惠方·第二十九卷》治疗虚劳热的柴胡散、生地黄散、地骨皮散等方剂，在处方的配伍组成方面，为后世治疗阴虚发热提供了借鉴。

(3) 金元李东垣对气虚发热的辨证及治疗做出了重要的贡献，以其所拟定的补中益气汤作为治疗的主要方剂，便甘温除热的治法具体化。

(4) 朱丹溪对阴虚发热有较多的论述，强调保养阴精的重要性。

4. 凡是不因感受外邪所导致的发热，均属内伤发热的范畴。

三、讨论范围

西医学所称的功能性低热，肿瘤、血液病、结缔组织疾病、内分泌疾病及部分慢性感染性疾病所引起的发热，和某些原因不明的发热，具有内伤发热的临床表现时，均可参照本病。

四、病因病机

引起内伤发热的病因主要是久病体虚、饮食劳倦、情志失调及外伤出血，其病机主要为气、血、阴、阳亏虚，以及气、血、湿等郁结壅遏而致发热两类。

1. 虚——由气郁化火、瘀血阻滞及痰湿停聚所致者属实,其基本病机为气、血、湿等郁结,壅遏化热而引起发热。

2. 实——由中气不足、血虚失养、阴精亏虚及阳气虚衰所致者属虚。

3. 其基本病机是气、血、阴、阳亏虚,或因阴血不足,阴不配阳,水不济火,阳气充盛而发热,或因阳气虚衰,阴火内主,阳气外浮而发热。

4. 总属脏腑功能失调,阴阳失衡所导致。

5. 脉诊对病情的判断有较大的意义,如《张氏医通·热》说:"热而脉静者难治,脉盛汗出不解者死,脉虚热不止者死,脉弱四肢厥,不欲见人,利下不止者死。"

五、诊查要点

(一)诊断要点

1. 内伤发热起病缓慢,病程较长,多为低热,或自觉发热,而体温并不升高,表现为高热者较少。不恶寒,或虽有怯冷,但得衣被则温。常兼见头晕、神疲、自汗、盗汗、脉弱等症。

2. 一般有气、血、阴、阳亏虚或气郁、血瘀、湿阻的病史,或有反复发热史。无感受外邪所致的头身疼痛、鼻塞、流涕、脉浮等症。

(二)病证鉴别

1. 内伤发热与外感发热:外感发热表现的特点是:因感受外邪而起,起病较急,病程较短,发热初期大多伴有恶寒,其恶寒得衣被而不减。

2. 发热的热度大多较高,发热的类型随病种的不同而有所差异。

3. 初起常兼有头身疼痛、鼻塞、流涕、咳嗽、脉浮等表证。

4. 外感发热由感受外邪,正邪相争所致,属实证者居多。

六、辨证论治

(一)辨证要点

1. 辨证候虚实

(1)气郁、血瘀、痰湿所致的内伤发热——属实。

(2)气虚、血虚、阴虚、阳虚所致的内伤发热——属虚。

2. 辨病情轻重。

(二)治疗原则

1. 属实者——治宜解郁、活血、除湿为主,适当配伍清热。

2. 属虚者——治宜益气、养血、滋阴、温阳。

(三)证治分类

证　型	阴虚发热	血虚发热	气虚发热	阳虚发热
症　状	午后潮热,或夜间发热,不欲近衣,手足心热,烦躁,少寐多梦,盗汗,口干咽燥,舌质红,或有裂纹,苔少甚至无苔,脉细数	发热,热势多为低热,头晕眼花,身倦乏力,心悸不宁,面白少华,唇甲色淡,舌质淡,脉细弱	发热,热势或低或高,常在劳累后发作或加剧,倦怠乏力,气短懒言,自汗,易于感冒,食少便溏,舌质淡,苔白薄,脉细弱	发热而欲近衣,形寒怯冷,四肢不温,少气懒言,头晕嗜卧,腰膝酸软,纳少便溏,面色㿠白,舌质淡胖,或有齿痕,苔白润,脉沉细无力
证　机	阴虚阳盛,虚火内炽	血虚失养,阴不配阳	中气不足,阴火内生	肾阳亏虚,火不归原
治　法	滋阴清热	益气养血	益气健脾,甘温除热	温补阳气,引火归原
代表方	清骨散加减。本方具有清虚热,退骨蒸的功效,为治疗阴虚发热的常用方剂	归脾汤加减。本方具有补气生血,健脾养心的功效,适用于心脾气血不足之发热	补中益气汤加减。本方具有益气升阳,调补脾胃的功效,适用于气虚发热证,是甘温除热的代表方剂	金匮肾气丸加减。本方具有温补肾阳的功效,适用于阳虚发热证。本方虽为温阳剂,但方中却配伍了养阴药,其意义在于阴阳相济

（续表）

证 型	阴虚发热	血虚发热	气虚发热	阳虚发热
常用药	银柴胡、知母、胡黄连、地骨皮、青蒿、秦艽清退虚热；鳖甲滋阴潜阳	黄芪、党参、茯苓、白术、甘草益气健脾；当归、龙眼肉补血养血；酸枣仁、远志养心安神；木香健脾理气	黄芪、党参、白术、甘草益气健脾；当归养血活血；陈皮理气和胃；升麻、柴胡既能升举清阳，又能透泄热邪	附子、桂枝温补阳气；山茱萸、地黄补养肝肾；山药、茯苓补肾健脾；牡丹皮、泽泻清泄肝肾
加 减	盗汗较甚者，可去青蒿，加牡蛎、浮小麦、糯稻根固表敛汗；阴虚较甚者，加玄参、生地黄、制首乌滋养阴精；失眠者，加酸枣仁、柏子仁、夜交藤养心安神；兼有气虚而见头晕气短、体倦乏力者，加太子参、麦门冬、五味子益气养阴	血虚较甚者，加熟地黄、枸杞子、制首乌补益精血；发热较甚者，可加银柴胡、白薇清退虚热；由慢性失血所致的血虚，若仍有少许出血者，可酌加三七粉、仙鹤草、茜草、棕榈炭等止血；脾虚失健，纳差腹胀者，去黄芪、龙眼肉，加陈皮、神曲、谷麦芽等健脾助运	自汗较多者，加牡蛎、浮小麦、糯稻根固表敛汗；时冷时热，汗出恶风者，加桂枝、芍药调和营卫；脾虚夹湿，而见胸闷脘痞，舌苔白腻者，加苍术、茯苓、厚朴健脾燥湿	短气甚者加人参补益元气；阳虚较甚者加仙茅、淫羊藿温肾助阳；便溏腹泻者，加白术、炮干姜温运中焦

证 型	气郁发热	痰湿郁热	血虚发热
症 状	发热多为低热或潮热，热势常随情绪波动而起伏，精神抑郁，胁肋胀满，烦躁易怒，口干而苦，纳食减少，舌红，苔黄，脉弦数	低热，午后热甚，心内烦热，胸闷脘痞，不思饮食，渴不欲饮，呕恶，大便稀薄或胃滞不爽，舌苔白腻或黄腻，脉濡数	午后或夜晚发热，或自觉身体某些部位发热，口燥咽干，但不多饮，肢体或躯干有固定痛处或肿块，面色萎黄或晦暗，舌质青紫或有瘀点、瘀斑，脉弦或涩
证 机	气郁日久，化火生热	痰湿内蕴，壅遏化热	血行瘀滞，瘀热内生
治 法	疏肝理气，解郁泻热	燥湿化痰，清热和中	活血化瘀
代表方	丹栀逍遥散加减。本方由逍遥散加牡丹皮、栀子而成，具有疏肝解郁，清热泻火的功效，适用于气郁发热证	黄连温胆汤合中和汤加减。前方理气化痰，燥湿清热，适用于痰湿郁而化热之证后方清热燥湿，理气化痰，适用于湿痰气热证	血府逐瘀汤加减。本方具有活血化瘀，行气止痛的功效，适用于血瘀气滞所致的胸痛、头痛、发热等症
常用药	牡丹皮、栀子清肝泻热；柴胡、薄荷疏肝解热；当归、白芍药养血柔肝；白术、茯苓、甘草培补脾土	半夏、厚朴燥湿化痰；枳实、陈皮理气和中；茯苓、通草、竹叶清热利湿；黄连清热除烦	当归、川芎、赤芍药、地黄养血活血；桃仁、红花、牛膝活血祛瘀；柴胡、枳壳、桔梗理气行气
加 减	气郁较甚，可加郁金、香附、青皮理气解郁；热象较甚，舌红口干，便秘者，可去白术，加龙胆草、黄芩清肝泻火妇女若兼月经不调，可加泽兰、益母草活血调经	呕恶加竹茹、藿香、白蔻仁和胃泄浊；胸闷、苔腻加藿香、佩兰芳化湿邪；湿热阻滞少阳枢机，症见寒热如疟，寒轻热重，口苦呕逆者，加青蒿、黄芩清解少阳	发热较甚者，可加秦艽、白薇、牡丹皮清热凉血；肢体肿痛者，可加丹参、郁金、延胡索活血散肿定痛

七、预防调护

由于内伤发热的患者常卫表不固而有自汗、盗汗，故应注意保暖、避风，防止感受外邪。

八、临证备要

1.《医学心悟·火字解》将外邪引起的发热称为"贼火"，认为"贼可驱而不可留"，由久病伤正、情志不舒、饮食失调、劳倦过度等引起的内伤发热称为"子火"，"子可养而不可害"。

2. 甘温除热法源于《内经》，创于东垣，为中医治疗气虚发热的有效方法。

考研专题——看未来展宏图

1. 下列哪项不是导致内伤发热的病由　(58/2002)

　　A. 肝经郁热　　　　　　　B. 暑湿中阻　　　　　　　C. 瘀血内停

　　D. 气血亏虚　　　　　　　E. 阴精耗损

答案：B。内伤发热主要是由于肝经郁热，瘀血阻滞，中气不足，血虚失养所导致，无暑湿中阻。

2. 治疗内伤发热，属阴虚内热证候者，首选方剂为　(72/1992)

　　A. 六味地黄丸　　B. 二至丸　　　　C. 清骨散　　　　D. 青蒿鳖甲散　　E. 大补阴丸

答案：C。内伤发热之阴虚发热，首选清骨散以滋阴清热。

3. 患者低热半载，时觉身热心烦，热势随情绪好坏而起伏，平时急躁易怒，胸胁胀闷，两乳作胀，月经不调，口苦，脉弦略数，治宜选用　(71/1992)

　　A. 龙胆泻肝汤　　B. 柴芩温胆汤　　C. 丹栀逍遥丸　　D. 滋水清肝饮　　E. 血府逐瘀汤

答案：D。

4. 肝郁发热日久，热邪伤阴，治宜滋养肝肾，疏肝清热，宜选用何方为先　(74/1995)

　　A. 青蒿鳖甲汤　　B. 滋水清肝饮　　C. 一贯煎　　　　D. 丹栀逍遥散　　E. 知柏地黄丸

答案：B。肝郁发热日久热邪伤阴，选滋水清肝饮以滋养肝肾，疏肝清热。

5. 瘀血阻滞，气血壅遏而导致的内伤发热，治疗宜选　(62/2004)

　　A. 通瘀煎　　　　B. 血府逐瘀汤　　C. 通窍活血汤　　D. 调营饮　　　　E. 桃红饮

答案：B。瘀血阻滞所导致内伤发热当，首选血府逐瘀汤以活血化瘀。

6. 治疗阴虚发热，最佳选方为　(58/2001)

　　A. 一贯煎　　　　B. 麦味地黄丸　　C. 清骨散　　　　D. 当归六黄汤　　E. 左归丸

答案：C。阴虚发热，以滋阴清热为法，首选清骨散。

7. 午后或夜间潮热，或手足心热，或骨蒸颧红，心烦盗汗，失眠多梦，口干咽燥，大便干结，尿少色黄，舌红而干，或有裂纹，无苔或少苔，脉象细数，治疗应取何法　(46/1991)

　　A. 益气生血，甘温除热　　　　B. 滋阴清热　　　　　　C. 益气养阴

　　D. 养血解表　　　　　　　　　E. 以上都不是

答案：B。为内伤发热之阴虚发热，当以滋阴清热为法。

8. 患者劳累后即见低热已5年，近旬每日上午低热，伴头痛头晕，倦怠无力，舌淡薄白，脉细弱。证属　(72/1998)

　　A. 阴虚　　　　　　B. 气虚　　　　　C. 血瘀　　　　　D. 阳虚　　　　　E. 肝郁

答案：B。中气不足，阴火内生导致气虚发热。

9. 内伤发热属瘀血内结者，其临床特点是　(146/2005)

　　A. 肢体常有固定痛处或肿块　　　　B. 肌肤甲错

　　C. 口干咽燥多饮　　　　　　　　　D. 舌质紫暗或有瘀斑

答案：ABD。内伤发热临床上常有肝郁发热、瘀血发热、气虚发热、血虚发热、阴虚发热等。而瘀血阻滞，气血壅遏是瘀血发热的主要病机。瘀血停着之处，气血运行受阻，故表现为肢体常有固定痛处或肿块；瘀血内阻，新血不生，血气不能濡养头面肌肤，以致肌肤甲错；舌质紫暗或有瘀斑为瘀血的重要征象。

课后巩固——练知识增考技

一、名词解释

1. 贼火　　　　　　　　2. 子火

二、选择题

【A 型题】

1. 肝经郁热型内伤发热的特点

    A. 发热常在劳累后发作或加重   B. 午后或夜间发热   C. 热势常随患者情绪的变化而波动

    D. 五心烦热   E. 骨蒸劳热命门火衰

2. 某人,男性,劳累后即低热已数年,近来每日低热以上午为著,伴头痛头晕,倦怠乏力,舌淡,脉虚,证属

    A. 阴虚型内伤发热   B. 气虚型内伤发热   C. 血瘀型内伤发热

    D. 肝郁型内伤发热   E. 阳虚型内伤发热

3. 患者,女性,38 岁,盛夏来诊,诉反复发热四周,劳累后加重,伴见头晕乏力自汗,气短懒言,近一周来发热不退,心烦多汗,汗出热不解,舌淡苔黄腻,脉濡数,此属何证

    A. 气虚感冒挟湿   B. 气虚挟暑湿型内伤发热   C. 气虚感冒

    D. 阳虚感冒   E. 阳虚型内伤发热

4. 内伤发热的特点,下列卿一项是错误的

    A. 发热缓慢   B. 发热病程较长

    C. 其热时作时止,或有定时,且多感手足心热   D. 发热而不恶寒,或感到怯冷,但得衣被则减

    E. 发热时常伴有恶寒,其寒虽得衣被而不减

5. 治疗阴虚内热型内伤发热的首选方剂为

    A. 补中益气汤   B. 逍遥散   C. 柴胡疏肝散   D. 清骨散   E. 四逆汤

6. 肝经郁热型内伤发热,其治疗主方为

    A. 龙胆泻肝汤   B. 滋水清肝饮   C. 越鞠丸   D. 丹栀逍遥散   E. 清骨散

7. 一老翁体弱多病,症见发热,兼见形寒怯冷,四肢不温,面色㿠白无华,头晕嗜卧,腰膝酸痛,舌质胖润,苔白滑,脉浮大无力,治宜

    A. 小建中汤   B. 补中益气汤   C. 真武汤   D. 金匮肾气九   E. 以上都不是

【B 型题】

    A. 补中益气汤   B. 升阳益胃场   C. 东垣清暑益气汤   D. 归脾汤   E. 金匮肾气丸

8. 气虚血亏型内伤发热,以血亏为主者可选用

9. 气虚血亏型内伤发热,兼气虚下陷者可选用

【X 型题】

10. 内伤发热的常见病因有

    A. 肝气郁结   B. 阴虚火旺   C. 瘀血内结   D. 气虚血亏   E. 痰湿郁结

11. 内伤发热的一般特点是

    A. 发热缓慢,病程较长   B. 发热而不恶寒   C. 其热时作时止

    D. 伴手足心热   E. 病情容易反复

12. 瘀血内结之内伤发热其临床特点为

    A. 肢体常有固定痛处或肿块   B. 肌肤甲错   C. 舌质紫暗或有瘀斑

    D. 口干咽燥多饮   E. 午夜或夜晚发热

13. 易和内伤发热混淆的证候有

    A. 湿热为患所致的发热   B. 热邪在少阳而致久热不退   C. 外感发热失治,致热邪郁遏之热

    D. 营卫不和的发热   E. 温病发热

(选择题答案:1. C 2. B 3. B 4. E 5. D 6. D 7. D 8. D 9. A 10. ABCDE 11. ABCDE 12. ABCE 13. ABC)

三、填空题

1. 内伤发热的基本病机是_____,_____。

2.《丹溪心法・火》曰:"凡气_____便是_____。"

3. 血虚型内伤发热,治法为_____,代表方是_____。

4. 气虚型内伤发热,治法为_____,_____,代表方是_____。

5.《景岳全书》说:"善补阳者,必于_____,则_____而生化无穷。"

6. _____,郁结壅遏化热,以及_____,阴阳失衡发热,是内伤发热的两类病机。

四、问答题

1.《脾胃论》提出"温能除大热"的代表方是什么? 在内伤发热一证中如何应用?

2. 试述内伤发热的治疗原则。

第七节 虚 劳

一、概说

定义:虚劳又称虚损,是以脏腑亏损,气血阴阳虚衰,久虚不复成劳为主要病机,以五脏虚证为主要临床表现的多种慢性虚弱证候的总称。

二、历史沿革

1. 关于命名:《金匮要略·血痹虚劳病脉证并治》首先提出了虚劳的病名,详述证因脉治,分阳虚、阴虚、阴阳两虚三类,治疗重在温补脾肾,并提出扶正法邪,祛瘀生新等治法,首倡补虚不忘治实的治疗要点。

2. 病因病机

(1)《素问·通评虚实论》所说的"精气夺则虚"可视为虚证的提纲。

(2)《素问·调经论》谓"阳虚则外寒,阴虚则内热",进一步说明虚证有阴虚、阳虚的区别,并指明阴虚、阳虚的主要特点。

(3)《诸病源候论·虚劳病诸侯》比较详细地论述了虚劳的原因及各类症状,对五劳、六极、七伤的具体内容作了说明。

(4)五劳指心劳、肝劳、肺劳、脾劳、肾劳七伤指大饱伤脾,大怒气逆伤肝,强力举重,久坐湿地伤肾,形寒,寒饮伤肺,忧愁思虑伤心,风雨寒暑伤形,大恐惧不节伤志六极指气极、血极、筋极、骨极、肌极、精极五脏虚损至极所表现的病证。

3. 治则:《难经·十四难》论述了"五损"的症状,上损及下,下损及上的病势传变,并提出治疗大法。如:"损其肺者益真气,损其心者调其营卫,损其脾者调其饮食,适其寒温,损其肝者缓其中,损其肾者益其精。"

(1)金元以后,对虚劳的理论认识及临床治疗都有较大的发展。如李东垣重视脾胃,长于甘温补中。朱丹溪重视肝肾,善用滋阴降火。

(2)明代张景岳对阴阳互根的理论作了深刻的阐发,提出阴中求阳,阳中求阴"的治则,在治疗肾阴虚、肾阳虚的理论及方药方面有新的发展。李中梓《医宗必读》强调脾、肾在虚劳中的重要性。汪绮石《理虚元鉴》为虚劳专书,对虚劳的病因、病机、治疗、预防及护理均有较好的论述。

(3)清代吴澄的《不居集》对虚劳的资料作了比较系统的汇集整理,是研究虚劳的一部有价值的参考书。

三、讨论范围

西医学中多个系统的多种慢性消耗性和功能衰退性疾病,出现类似虚劳的临床表现时,均可参照本病。

四、病因病机

(一)病因

1. 禀赋薄弱,素质不强。

2. 烦劳过度,损伤五脏。

3. 饮食不节,损伤脾胃。

4. 大病久病,失于调理。

5. 误治失治,损耗精气。

(二)病机

1. 病理性质:主要为气、血、阴、阳的亏虚。

2. 病损,主要在五脏。

3. 一脏受病,累及他脏,气虚不能生血,血虚无以生气气虚者,日久阳也渐衰血虚者,日久阴也不足阳损日久,累及于阴阴虚日久,累及于阳,以致病势日渐发展,而病情趋于复杂。

4. 病变涉及五脏,尤以脾肾为主。因脾肾为先后天之本,五脏有相互资生和制约的整体关系,在病理情况下可以互为影响转化。

5.《难经》有"上损及下,下损及上"的论点。

6. 气虚——以肺、脾为主,但病重者每可影响心、肾。

7. 血虚——以心、肝为主,并与脾之化源不足有关。

8. 阴虚——以肾、肝、肺为主,涉及心、胃。

9. 阳虚——以脾、肾为主,重者每易影响到心。

10. 虚劳一般病程较长,多为久病痼疾,症状逐渐加重,短期不易康复。

11. 脾肾未衰,元气未败,形气未脱,饮食尚可,无大热,或虽有热而治之能解,无喘息不续,能受补益等,为虚劳的顺证表现,其预后较好。

12. 形神衰惫,肉脱骨痿,不思饮食,泄泻不止,喘急气促,发热难解,声哑息微,或内有实邪而不任攻,或诸虚并集而不受补,舌质淡胖无华或光红如镜,脉象急促细弦或浮大无根,为虚劳的逆证表现——其预后不良。

五、诊查要点

(一)诊断要点

1. 临床表现:多见形神衰败,身体羸瘦,大肉尽脱,食少厌食,心悸气短,自汗盗汗,面容憔悴,或五心烦热,或畏寒肢冷,脉虚无力等症。

2. 病史:具有引起虚劳的致病因素及较长的病史。

3. 排除类似病证:应着重排除其他病证中的虚证。

(二)病证鉴别

1. 虚劳与肺痨

(1)在唐代以前,尚未将这两种病证加以区分,一般都统括在虚劳之内。

(2)宋代以后,对虚劳与肺痨的区别有了明确的认识。

(3)两者鉴别的要点是:肺痨系正气不足而被痨虫侵袭所致,主要病位在肺,具有传染性,以阴虚火旺为其病理特点,以咳嗽、咯痰、咯血、潮热、盗汗、消瘦为主要临床症状;而虚劳则由多种原因所导致,久虚不复,病程较长,无传染性,以脏腑气、血、阴、阳亏虚为其基本病机,分别出现五脏气、血、阴、阳亏虚的多种症状。

2. 虚劳与其他疾病的虚证

(1)虚劳与内科其他病证中的虚证在临床表现、治疗方药方面有类似之处,两者主要区别有二:①虚劳的各种证候,均以出现一系列精气亏虚的症状为特征,而其他病证的虚证则各以其病证的主要症状为突出表现。例如眩晕一证的气血亏虚型,虽有气血亏虚的症状,但以眩晕为最突出、最基本的表现;水肿一证的脾阳不振型,虽有脾阳亏虚的症状,但以水肿为最突出、最基本的表现。②虚劳病程较长,程度更重,往往涉及多脏甚至整体。

(2)其他病证中的虚证虽然也以久病属虚者为多,但亦有病程较短而呈现虚证者,且病变脏器单一。例如泄泻一证的脾胃虚弱型,以泄泻伴有脾胃亏虚的症状为主要表现。

六、辨证论治

(一)辨证要点

1. 辨别五脏气血阴阳亏虚。

2. 辨有无兼夹病证

(1)因病致虚、久虚不复者,应辨明原有疾病是否还继续存在。如因热病、寒病或瘀结致虚者,原发疾病是否已经治愈。

(2)有无因虚致实的表现。如因气虚运血无力,形成瘀血;脾气虚不能运化水湿,以致水湿内停等。

(3)是否兼夹外邪。

(二)治疗原则

1. 基本治则:对于虚劳的治疗,根据"虚则补之"、"损者益之"的理论,当以补益为基本原则。

2. 在进行补益的时候,一是必须根据病理属性的不同,分别采取益气、养血、滋阴、温阳的治疗方药;二是要密切结合五脏病位的不同而选方用药,以加强治疗的针对性。

(1)重视补益脾肾在治疗虚劳中的作用。以脾胃为后天之本,为气血生化之源,脾胃健运,五脏六腑、四肢百骸方能得以滋养。

肾为先天之本,寓元阴元阳,为生命的本元。重视补益脾肾,先后天之本不败,则能促进各脏虚损的恢复。

(2)对于虚中夹实及兼感外邪者,当补中有泻,扶正祛邪。从辨证的关系看,祛邪亦可起到固护正气的作用,防止因邪恋而进一步损伤正气。

(3)虚劳既可因虚致病,亦可因病致虚,因此,应辨证结合辨病,针对不同疾病的特殊性,一方面补正以复其虚,一方面求因以治其病。

(三)证治分类

1. 气虚:面色㿠白或萎黄,气短懒言,语声低微,头昏神疲,肢体无力,舌苔淡白,脉细软弱。

证　型	肺气虚	心气虚	脾气虚	肾气虚
症　状	咳嗽无力,痰液清稀,短气自汗,声音低怯,时寒时热,平素易于感冒,面色㿠白	心悸,气短,劳则尤甚,神疲体倦,自汗	饮食减少,食后胃脘不舒,倦怠乏力,大便溏薄,面色萎黄	神疲乏力,腰膝酸软,小便频数而清,白带清稀,舌质淡,脉弱
证　机	肺气不足,表虚不固	心气不足,心失所养	脾虚失健,生化乏源	肾气不充,腰督失养,固摄无权
治　法	补益肺气	益气养心	健脾益气	益气补肾
代表方	补肺汤加减。本方补益肺气,肃肺止咳,适用于肺气虚短气息促,咳嗽无力者	七福饮加减。本方补益气血,宁心安神,适用于心气不足者	加味四君子汤加减。本方益气健脾除湿,适用于脾气亏虚而夹湿者	大补元煎加减。本方补益肾气,适用于肾气不足之证
常用药	人参、黄芪、沙参益气补肺;熟地黄、五味子、百合益肾敛肺	人参、白术、炙甘草益气养心;熟地黄、当归滋补阴血;酸枣仁、远志宁心安神	人参、黄芪、白术、甘草益气健脾;茯苓、扁豆健脾除湿	人参、山药、炙甘草益气固肾;杜仲、山茱萸温补肾气;熟地黄、枸杞子、当归补养精血
加　减	自汗较多者,加牡蛎、麻黄根固表敛汗;若气阴两虚而兼见潮热、盗汗者,加鳖甲、地骨皮、秦艽等养阴清热;若气虚卫弱,外邪入侵,寒热,身重,头目眩冒,表现正虚感邪者,当扶正祛邪,仿《金匮要略》薯蓣丸意,佐以防风、豆卷、桂枝、生姜、杏仁、桔梗	自汗多者,可加黄芪、五味子益气固摄;饮食少思,加砂仁、茯苓开胃健脾	胃失和降而兼见胃脘胀满,嗳气呕吐者,加陈皮、半夏和胃理气降逆;食少运滞而见脘闷腹胀,嗳气,苔腻者,加神曲、麦芽、山楂、鸡内金消食健胃;气虚及阳,脾阳渐虚而兼见腹痛即泻,手足欠温者,加肉桂、炮姜温中散寒。若中气不足,气虚下陷,脘腹坠胀,气短,脱肛者,可改用补中益气汤补气升陷	神疲乏力甚者,加黄芪益气;尿频较甚及小便失禁者,加菟丝子、五味子、益智仁补肾固摄脾失健运而兼见大便溏薄者,去熟地黄、当归,加肉豆蔻,补骨脂温补固涩

2. 血虚:面色淡黄或淡白无华,唇、舌、指甲色淡,头晕目花,肌肤枯糙,舌质淡红苔少,脉细。

证　型	心血虚	肝血虚
症　状	心悸怔忡,健忘,失眠,多梦,面色不华	头晕,目眩,胁痛,肢体麻木,筋脉拘急,或惊惕肉瞤,妇女月经不调甚则闭经,面色不华
证　机	心血亏虚,心失所养	肝血亏虚,筋脉失养
治　法	养血宁心	补血养肝
代表方	养心汤加减。本方益气生血,养心安神,适用于心血虚证	四物汤加减。本方补血调血,加味后适用于肝血虚证

（续表）

证型	心血虚	肝血虚
常用药	人参、黄芪、茯苓、五味子、甘草益气生血；当归、川芎、柏子仁、酸枣仁、远志养血宁心；肉桂、半夏曲温中健脾，以助气血之生化	熟地黄、当归补血养肝；芍药、川芎和营调血；黄芪、党参、白术补气生血
加减	失眠、多梦较甚，可加合欢花、夜交藤养心安神；脾血虚常与心血虚同时并见，故临床常称心脾血虚。除前述的养心汤外，归脾汤为补脾与养心并进，益气与养血相融之剂，具有补益心脾、益气摄血的功能，是治疗心脾血虚的常用方剂	血虚甚者，加制首乌、枸杞子、鸡血藤增强补血养肝的作用；胁痛，加丝瓜络、郁金、香附理气通络

3. 阴虚：面颧红赤，唇红，低热潮热，手足心热，虚烦不安，盗汗，口干，舌质光红少津，脉细数无力。

证型	肺阴虚	心阴虚	脾胃阴虚	肝阴虚	肾阴虚
症状	干咳，咽燥，甚或失音，咯血，潮热，盗汗，面色潮红	心悸，失眠，烦躁，潮热，盗汗，或口舌生疮，面色潮红	口干唇燥，不思饮食，大便燥结，甚则干呕，呃逆，面色潮红	头痛，眩晕，耳鸣，目干畏光，视物不明，急躁易怒，或肢体麻木，筋惕肉瞤，面潮红	腰酸，遗精，两足痿弱，眩晕，耳鸣，甚则耳聋，口干，咽痛，颧红，舌红，少津，脉沉细
证机	肺阴亏虚，肺失清润	心阴亏耗，心失濡养	脾胃阴伤，失于濡养	阴虚阳亢，上扰清空	肾精不足，失于濡养
治法	养阴润肺	滋阴养心	养阴和胃	滋养肝阴	滋补肾阴
代表方	沙参麦冬汤加减。本方滋养肺胃，生津润燥，适用于肺胃阴虚之证	天王补心丹加减。本方益气滋阴，养心安神，适用于心阴虚证	益胃汤加减。本方养阴和胃，适用于脾胃阴虚之证	补肝汤加减。本方养血柔肝，滋养肝阴，适用于肝阴虚证	左归丸加减。本方滋补肾阴，适用于肾阴虚证
常用药	沙参、麦门冬、玉竹滋养肺阴；天花粉、桑叶、甘草清热润燥	生地黄、玄参、麦门冬、天门冬养阴清热；人参、茯苓、五味子、当归益气养血；丹参、柏子仁、酸枣仁、远志养心安神	沙参、麦门冬、生地黄、玉竹滋阴养液；白芍、乌梅、甘草酸甘化阴；谷芽、鸡内金、玫瑰花醒脾健胃	地黄、当归、芍药、川芎养血柔肝；木瓜、甘草酸甘化阴；山茱萸、首乌滋养肝阴	熟地黄、龟版胶、枸杞、山药、菟丝子、牛膝滋补肾阴；山茱萸、鹿角胶温补肾气，助阳生阴
加减	咳嗽甚者，加百部、款冬花肃肺止咳；咯血，加白及、仙鹤草、小蓟凉血止血；潮热，加地骨皮、银柴胡、秦艽、鳖甲养阴清热；盗汗，加五味子、乌梅、瘪桃干敛阴止汗	火热偏盛而见烦躁不安，口舌生疮者，去当归、远志之辛温，加黄连、木通、淡竹叶清心泄火，导热下行；潮热，加地骨皮、银柴胡清退虚热；盗汗，加牡蛎、浮小麦敛汗止汗	口干唇燥，津亏较甚者，加石斛、花粉滋养胃阴；不思饮食甚者，加麦芽、扁豆、山药益胃健脾；呃逆，加刀豆、柿蒂、竹茹降逆止呃；大便干结，用蜂蜜润肠通便	头痛、眩晕、耳鸣较甚，或筋惕肉瞤，为风阳内盛，加石决明、菊花、钩藤、刺蒺藜平肝熄风潜阳；目干涩畏光，或视物不明者，加枸杞子、女贞子、草决明养肝明目；急躁易怒，尿赤便秘，舌红脉数者，为肝火亢盛，加夏枯草、牡丹皮、栀子清肝泻火	遗精，加牡蛎、金樱子、芡实、莲须固肾涩精；潮热，口干咽痛，脉数，为阴虚火旺，去鹿角胶、山茱萸，加知母、黄柏、地骨皮滋阴泻火；五脏的阴虚在临床上均较常见，而以肾、肝、肺为主，且以肝肾为根本

4. 阳虚：面色苍白或晦暗，怕冷，手足不温，出冷汗，精神疲倦，气息微弱，或有水肿，下肢为甚，舌质胖嫩，边有齿印，苔淡白而润，脉细微、沉迟或虚大。

证　型	心阳虚	脾阳虚	肾阳虚
症　状	心悸,自汗,神倦嗜卧,心胸憋闷疼痛,形寒肢冷,面色苍白	面色萎黄,食少,形寒,神倦乏力,少气懒言,大便溏薄,肠鸣腹痛,每因受寒或饮食不慎而加剧	腰背酸痛,遗精,阳痿,多尿或不禁,面色苍白,畏寒肢冷,下利清谷或五更泻泄,舌质淡胖,有齿痕
证　机	心阳不振,心气亏虚,运血无力	中阳亏虚,温照乏力,运化失常	肾阳亏虚,失于温煦,固摄无权
治　法	益气温阳	温中健脾	温补肾阳
代表方	保元汤加减。本方益气温阳,适用于阳虚气弱之证	附子理中汤加减。本方益气温中健脾,适用于脾阳虚证	右归丸加减。本方温补肾阳,适用于肾阳虚证
常用药	人参、黄芪益气扶正;肉桂、甘草、生姜温通阳气	党参、白术、甘草益气健脾;附子、干姜温中祛寒	附子、肉桂温补肾阳;杜仲、山茱萸、菟丝子、鹿角胶温补肾气;熟地黄、山药、枸杞子、当归补益精血,滋阴以助阳
加　减	心胸疼痛者,酌加郁金、川芎、丹参、三七活血定痛;形寒肢冷,为阳虚较甚,酌加附子、巴戟天、仙茅、淫羊藿、鹿茸温补阳气	腹中冷痛较甚,为寒凝气滞,可加高良姜、香附或丁香、吴茱萸温中散寒,理气止痛;食后腹胀及呕逆者,为胃寒气逆,加砂仁、半夏、陈皮温中和胃降逆;腹泻较甚,为阳虚寒甚,加肉豆蔻、补骨脂、薏苡仁温补脾肾,涩肠除湿止泻	遗精,加金樱子、桑螵蛸、莲须,或金锁固精丸以收涩固精。脾虚以致下利清谷者,减去熟地黄、当归等滋腻滑润之品,加党参、白术、薏苡仁益气健脾,渗湿止泻。命门火衰以致五更泄泻者,合四神丸温脾暖肾,固肠止泻。阳虚水泛以致水肿、尿少者,加茯苓、泽泻、车前子,或合五苓散利水消肿。肾不纳气而见喘促短气,动则更甚者,加补骨脂、五味子、蛤蚧补肾纳气;阳虚常由气虚进一步发展而成,阳虚则生寒,症状比气虚重,并出现里寒的症状。阳虚之中,以心、脾、肾的阳虚为多见。由于肾阳为人身之元阳,所以心脾之阳虚日久,亦必病及于肾,而出现心肾阳虚或脾肾阳虚的病变

5. 气血与阴阳的亏虚既有联系又有区别

(1) 津液精血都属于阴的范畴,但血虚与阴虚的区别在于:血虚主要表现血脉不充,失于濡养的症状,如面色不华,唇舌色淡,脉细弱等阴虚则多表现阴虚生内热的症状,如五心烦热,颧红,口干咽燥,舌红少津,脉细数等。

(2) 阳虚可以包括气虚在内,且阳虚往往是由气虚进一步发展而成。

(3) 气虚表现短气乏力,自汗,食少,便溏,舌淡,脉弱等症阳虚则症状进一步加重,且出现阳虚里寒的症状,如倦怠嗜卧,形寒肢冷,肠鸣泄泻,舌质淡胖,脉虚弱或沉迟等。

(4) 虚劳的治疗应从多方面着手,除药物外,气功、针灸、推拿、食疗等均可配合使用。

七、预防调护

消除及避免引起虚劳的病因是预防虚劳的根本措施。

八、临证备要

1. 补血需兼补气。黄芪、人参、党参、白术等药,为常选用的益气(进而生血)之药。

2. 在补阴补阳中,注意阴阳互根:《景岳全书·新方大略》说:"善补阳者,必于阴中求阳,则阳得阴助而生化无穷善补阴者,必于阳中求阴,则阴得阳升而泉源不竭。"张景岳所制滋肾阴的左归丸及温肾阳的右归丸正体现了这一治疗原则。两方的大部分组成药物相同,均有补阳的菟丝子和鹿角胶,即是取其阴中求阳"和"阳中求阴"之意。

左归丸中更有龟版胶滋阴,而右归丸中则有桂、附温阳。

考研专题——看未来展宏图

1. 以下哪一项不是虚劳的病因病机 （72/1997）

A. 禀赋薄弱,体质不强　　　B. 情志不舒,肝气郁滞　　　C. 饮食不节,损伤脾胃

D. 烦劳过度,损伤五脏　　　E. 大病久病,失于调理

答案：B。虚劳主要是由于禀赋薄弱,体质不强;烦劳失度,损及五脏;饮食不节,损伤脾胃;大病久病,失于调理所导致。

2. 虚劳的预后,与哪些脏腑的关系最密切 （71/2001）

A. 肺、脾　　　B. 脾、胃　　　C. 肝、肾　　　D. 脾、肾　　　E. 心、肾

答案：D。虚劳的预后与体质强弱,脾肾的盛衰有密切关系。

3. 虚劳感邪之后,易伤元气,宜扶正祛邪,治疗选用 （69/2004）

A. 化积丸　　　B. 薯蓣丸　　　C. 四七汤　　　D. 神术散　　　E. 保元汤

答案：B。虚劳患者宜扶正与祛邪兼顾,用薯蓣丸治疗。

4.《理虚元鉴》所说的"治虚有三本"是指哪三脏 （72/1991）

A. 心、肝、肾　　　B. 肺、肝、肾　　　C. 心、肝、脾　　　D. 肺、肝、脾　　　E. 肺、脾、肾

答案：E。《理虚元鉴·治虚有三本》:"治虚有三本,肺、脾、肾是也。"

5. A. 头晕目眩,胁痛肢麻,惊惕肉, 面色不华,舌质淡,脉弦细

B. 心悸怔忡,健忘失眠,烦躁盗汗,口舌生疮,舌红少津,脉细数

C. 两者均是　　　D. 两者均不是

（1）肝。肾阴虚型虚劳的证候是 （119/1998）

（2）肝血虚型虚劳的证候是 （120/1998）

答案：(1) D;(2) A。虚风内动而出现肢麻、筋惕肉。肝血虚型虚劳,由于血虚失养,血虚生风导致眩晕、胁痛、肢麻、惊惕肉,面色无华肝肾阴虚的虚劳是因肾阴虚与肝血虚而失养,出现畏光,视物不清,腰酸、眩晕、耳鸣;虚火上炎,而出现面潮红,遗精,口干。

6. A. 眩晕耳鸣　　　B. 腰酸遗精　　　C. 两者均有　　　D. 两者均无

（1）虚劳属肾阴虚者,可见 （119/2001）

（2）虚劳属肝阴虚者,可见 （120/2001）

答案：(1) C;(2) A。肾阴虚,除脑络和腰失于濡养而见眩晕、耳鸣、腰酸外,亦可阴虚火旺、精关不固而遗精。

7. 虚劳的预后,与下述哪些因素关系密切 （158/1995）

A. 病因的去留　　　　　　B. 及时、正确的治疗与护理

C. 脾肾的盛衰　　　　　　D. 反复感冒

答案：ABCD。虚劳的预后与体质强弱,解除病因与否,脾肾的盛衰,是否及时正确的治疗、护理等有密切关系。

8.《景岳全书》在虚劳治疗理论和方药方面的发展,在于 （143/2006）

A. 补肾阴　　　B. 补肾阳　　　C. 补脾气　　　D. 补脾阴

答案：AB。明代张景岳《景岳全书》,在治疗肾阴虚、肾阳虚的理论及方药方面有新的发展。金元时代李东垣《脾胃论》重视脾胃,长于甘温补中。

9. 虚劳日久,气血运行不畅而有血瘀者,症见肌肤甲错,面目黧黑,治当合用祛瘀生新之法,可选用 （154/1999）

A. 丹参饮　　　B. 桃红四物汤　　　C. 鳖甲煎丸　　　D. 大黄䗪虫丸

答案：D。虚劳日久,气血运行不畅而有血瘀者首选大黄䗪虫丸祛瘀生新。

10. 百合固金汤治疗以下何种病证 （158/1991）

A. 肺阴不足之咳嗽　B. 肺脾两虚之虚劳　C. 肺阴亏虚之肺痨　D. 阴虚火旺之咳血

答案：ACD。百合固金汤可用于肺阴不足之咳嗽、肺痨,阴虚火旺的咳血。

11. 虚劳证,属脾阳虚者,其症状是　(155/1996)

　　A. 神疲乏力　　　　B. 少气懒言　　　　C. 形寒肢冷　　　　D. 食少便溏

答案：ABCD。脾阳虚之虚劳是由脾阳虚,不能运化水谷,清阳不展所导致,主要表现为面色萎黄,少气懒言,神倦乏力,大便溏薄等。

 课后巩固——练知识增考技

一、名词解释

1. 虚劳　　　　　　　　2. 因虚致实　　　　　　　3. 五劳

二、选择题

【A型题】

1. 虚劳证出现头晕、目眩、胁痛、肢体麻木、筋脉拘急、妇女月经不调、面色不华,舌质淡,苔白薄,脉细。辨证应属

　　A. 肝阴虚证　　　B. 肝血虚证　　　　C. 心气虚证　　　　D. 脾气虚证　　　E. 肾气虚证

2. 虚劳证出现心悸、失眠、烦躁、潮热、盗汗、口舌生疮、面色潮红,舌质红,脉细略数。辨证应属

　　A. 肝阴虚证　　　B. 心阴虚证　　　　C. 心气虚证　　　　D. 心血虚证　　　E. 肾阴虚证

3. 虚劳证出现心悸、自汗、神倦嗜卧、心胸憋闷疼痛、形寒肢冷、面色苍白,舌质淡,有齿印,脉弱。辨证应属

　　A. 脾阳虚证　　　B. 心阴虚证　　　　C. 心气虚证　　　　D. 心阳虚证　　　E. 肾阳虚证

4. 虚劳证出现面色萎黄、食少、形寒、神疲乏力、少气懒言、肠鸣腹痛、大便溏薄,舌质淡,脉弱。辨证应属

　　A. 脾气虚证　　　B. 脾阳虚证　　　　C. 脾胃阴虚证　　　D. 肾阳虚证　　　E. 肾气虚证

5. 虚劳正虚感邪的治疗主方宜选

　　A. 薯蓣丸　　　　B. 大黄䗪虫丸　　　C. 四物汤　　　　　D. 四君子汤　　　E. 拯阳理劳汤

【B型题】

　　A.《内经》　　　B.《金匮要略》　　　C.《难经》　　　　D.《医宗必读》　　　E.《诸病源候论》

6. "精气夺则虚"可视为虚证的提纲,该论出自于

7. 最先提出"虚劳"病名的著作是

8. 论述了虚劳"五损"症状并提出治疗大法的中医著作是

　　A.《内经》　　　B.《金匮要略》　　　C.《难经》　　　　D.《医宗必读》　　　E.《诸病源候论》

9. "阳虚则外寒,阴虚则内热",此论出自于

10. 对"五劳"、"六极"、"七伤"的具体内容作了说明的的中医著作是

11. 强调脾、肾二脏在虚劳中重要性的中医著作是

【X型题】

12. 引起虚劳的病因有

　　A. 禀赋薄弱　　　B. 烦劳过度　　　　C. 饮食不节　　　　D. 大病久病　　　E. 误治失治

13. 诊断虚劳的主要依据有

　　A. 起病多较缓　　　　　　B. 常见腹痛腰痛心痛等症　　　C. 有引起虚劳的病因

　　D. 久虚不复则症状加重　　E. 多见神疲乏力,心悸气短,自汗盗汗等症

14. 虚劳辨证的纲目是

　　A. 阴阳气血为纲　　B. 先天后天为纲　　C. 营卫气血为目　　D. 三焦辨证为目　　E. 五脏虚候为目

15. 虚劳的基本治疗法则是

　　A. 损者益之　　　　　　B. 劳者温之　　　　　　C. 塞因塞用

　　D. 形不足者,温之以气　　E. 精不足者,补之以味

16. 虚劳脾阳虚的主症是

A. 食少便溏　　　B. 形寒　　　　C. 神疲乏力　　　D. 舌苔厚腻　　　E. 脉弱

17. 虚劳脾气虚的主症是

A. 食少便溏　　　B. 形寒肢冷　　　C. 倦怠乏力　　　D. 舌苔厚腻　　　E. 食后胃脘不舒

（选择题答案：1. B 2. B 3. D 4. B 5. A 6. A 7. B 8. C 9. A 10. E 11. D 12. ABCDE 13. ACDE 14. AE 15. ABDE 16. ABCE 17. ACE）

三、填空题

1. 虚劳的辨证，应以_____为纲，_____为目。

2. "阳虚则外寒，阴虚则内热"，此论出自于_____。

3. 论述了虚劳"五损"症状并提出治疗大法的中医著作是_____。

4. 对"五劳"、"六极"、"七伤"的具体内容作了说明的的中医著作是_____。

5. 虚劳肺气虚证的治法是_____，其代表方为_____。

6. 虚劳心阳虚证的治法是_____，其代表方为_____。

四、问答题

1. 试述虚劳与肺痨的鉴别。

2. 试述虚劳与其他疾病虚证的鉴别。

3. 虚劳正虚邪实的变证是什么，如何治疗？

4. 虚劳在治疗中要为什么要阳中求阴、阴中求阳？

第八节 肥 胖

一、概说

肥胖是由于多种原因导致体内膏脂堆积过多，体重异常增加，身肥体胖，并多伴有头晕乏力，神疲懒言，少动气短等症状的一类病证。

二、历史沿革

（一）历代医家对本病病因病机的认识

1. 本病的最早记载见于《内经》，对其病因、证候、分类有较祥的论述。

病因："食甘美而多肥也"，"久卧伤气，久坐伤肉。"

证候："广肩腋项，肉薄厚皮而黑色，唇临临然，其血黑以浊，其气涩以迟。"

分类：分为"有肥，有膏，有肉"三种证型。

2.《景岳全书·杂证谟·非风》认为肥人多气虚。

3.《医门法律》认为肥人多痰湿。

4.《丹溪心法·中湿》认为肥胖应从湿热及气虚两方面论治。

5. 现代名老中医蒲辅周认为："能食肌丰而胖者，体强也；若食少而肥者，非强也，乃病痰也，肥人最怕按之如棉絮，多病气虚和中风。"

（二）治则

《素问·三部九候论》：必先度其形之肥瘦，以调其气之虚实；实则泄之，虚则补之……无问其数，以平为期。"

《灵枢·论痛》："人之胜毒，何以知之？胃厚色黑大骨及肥者，皆胜毒。故其瘦而薄胃者，皆不胜毒也。"肥胖发病往往是因七情或饮食而导致"耗其真元"或"肥甘积于肠胃"，因此其治疗宜采用气重味厚之药物。

《石室秘录·肥治法》认为治痰须补气兼消痰，并补命火，使气足而痰消。

三、讨论范围

主要见于西医学的单纯性（体质性）肥胖病，继发性肥胖病（如继发于下丘脑、垂体病、胰岛病及"甲减"等的肥胖病）。

四、病因病机

（一）病因

1. 年老体弱：中年以后，脾肾虚衰，运化功能减退——运化不及，聚湿生痰，痰湿壅结，故而肥胖。

2. 饮食不节。

3. 缺乏运动,喜卧好坐——运行不畅,痰浊内聚而致肥胖。

4. 先天禀赋：胃热偏盛者——食量过大,脾运不及——膏脂痰湿堆积,而成肥胖。此外,肥胖的发生还与性别,地理环境等因素有关,由于女性活动量较男性少,故女性肥胖者较男性为多。

（二）病机

1. 成因：阳气虚衰、痰湿偏盛。

（1）脾气虚弱——水谷精微失于输布,化为膏脂和水湿,留滞体内而致肥胖。

（2）肾阳虚衰——水液失于蒸腾气化,致血行迟缓,水湿内停,而成肥胖。

（3）病位：脾,涉及肾、肝、心、肺。

2. 机理：水湿痰浊壅滞。

脾主运化,脾主肌肉,又为"生痰之器"故病位主要在脾与肌肉。

肾主水,肾虚水湿不化,变湿为浊,故与肾虚关系密切。

肝主疏泄,调畅气机,气滞血瘀,津液不布,水湿痰浊内停,与肝有关。

若心肺气虚,亦可致病,与心肺的功能失调有关。

3. 病理性质：本虚标实,虚实之间可以相互转化。

本虚多为脾肾阳气虚衰,或兼心肺气虚。

标实为痰湿膏脂内停,或兼水湿,血瘀,气滞等。

临床常有偏于本虚及标实之不同。

前人有"肥人多痰"、"肥人多湿"、"肥人多气虚"之说,即是针对其不同病机而言。

4. 病机转化

虚实转化：如胃热滞脾,食欲亢进,过多水谷积聚体内,化为膏脂,形成肥胖,但长期饮食不节,可损伤脾胃,致脾虚不运,甚至脾病及肾,导致脾肾两虚,从而由实证转为虚证。

脾虚日久——肾阳虚衰——肥胖加重。

病理因素相互转化：痰湿内停日久——气滞或血瘀。

气滞、痰湿、瘀血日久——成郁热、痰热、湿热、瘀热——又可伤阴。

日久变生他病：易合并消渴、头痛、眩晕、胸痹、中风、胆胀、痹证等。

五、诊查要点

（一）诊断要点

1. 体重：体重超出标准体重20％以上,或体重质量指数（BMI）超过24为肥胖,排除肌肉发达或水分潴留因素,即可诊断为本病。

标准体重(kg)＝[身高(cm)－100]×0.9(Broca 标准体重)

体重质量指数＝体重(kg)/身高^2(m^2)

2. 临床症状：初期轻度肥胖仅体重增加20％～30％,常无自觉症状。中重度肥胖常见伴随症状,如神疲乏力,少气懒言,气短气喘,腹大胀满等。

（二）病证鉴别

1. 水肿：水肿严重时,体重亦增加,也可出现肥胖的伴随症状,但水肿以颜面及四肢水肿为主,严重者可见腹部胀满,全身皆肿,与本病症状有别。

2. 黄胖：由肠道寄生虫与食积所致,以面部黄胖肿大为特征,与肥胖迥然有别。

六、辨证论治

（一）辨证要点

1. 辨病理属性。

2. 辨明脏腑病位

脾——临床症见身体重着,神疲乏力,腹大胀满,头沉胸闷,或有恶心,痰多。

肾——久病腰膝酸软疼痛,动则气喘,嗜睡,形寒肢冷,下肢水肿,夜尿频多。

心、肺——见心悸、气短、少气懒言、神疲自汗等。

（二）治疗原则

1. 基本治则：补虚泄实。

2. 补虚：常用健脾益气。

3. 脾病及肾，结合益气补肾。

4. 泄实：常用祛湿化痰，结合行气、利水、消导、通腑、化瘀等法，以祛除体内病理性痰浊、水湿、瘀血、膏脂等。

5. 祛湿化痰法为最常用的方法，贯穿于本病治疗过程的始终。

（三）证治分类

证　型	胃热滞脾	痰湿内盛	脾虚不运	脾肾阳虚
症　状	多食，消谷善饥，形体肥胖，脘腹胀满，面色红润，心烦头昏，口干口苦，胃脘灼痛，嘈杂，得食则缓，舌红苔黄腻，脉弦滑	形盛体胖，身体重着，肢体困倦，胸膈痞满，痰涎壅盛，头晕目眩，口干而不欲饮，嗜食肥甘醇酒，神疲嗜卧，苔白腻或白滑，脉滑	肥胖壅肿，神疲乏力，身体困重，胸闷脘胀，四肢轻度水肿，晨轻暮重，劳累后明显，饮食如常或偏少，既往多有暴饮暴食史，小便不利，便溏或便秘，舌淡苔边有齿印，苔薄白或白腻，脉濡细	形体肥胖，颜面虚浮，神疲嗜卧，气短乏力，腹胀便溏，自汗气喘，动则更甚，畏寒肢冷，下肢水肿，尿昼少夜频，舌淡胖苔薄白，脉沉细
证　机	胃热滞脾，精微不化，膏脂瘀积	痰湿内盛，留于体内，阻滞气机	脾胃虚弱，运化无权，水湿内停	脾肾阳虚，气化不行，水饮内停
治　法	清胃泻火，佐以消导	燥湿化痰，理气消痞	健脾益气，渗利水湿	温补脾肾，利水化饮
代表方	小承气汤合保和丸加减。前方通腑滞热，行气散结，用于肠胃有积热，热邪伤滞而见肠中有燥屎者；后方重在消食导滞，用于食积于胃而见胃气不和者。两方合用，有清热泻火、导滞化积之功，使胃热除、脾湿化，水谷精微归于正化。	导痰汤加减。本方燥湿化痰和胃，理气开郁消痞，适用于痰湿内盛，气机壅滞之肥胖	参苓白术散合防己黄芪汤加减。前方健脾益气渗理，适用于脾虚不适之肥胖；后方益气健脾利水，适用于气虚水停之肥胖。两方相合，健脾益气作用加强，恢复脾的运化功能，以杜生湿之源，同时应用渗湿利水之品，祛除水湿的减肥	真武汤合苓桂术甘汤加减。前方温阳利水，适用于肾阳虚衰，水气内停之肥胖；后方健脾利湿，温阳化饮，适用于脾虚湿聚饮停之肥胖，两方合用，共奏温补脾肾，利水化饮之功
常用药	大黄泻热通便；连翘、黄连清胃泻火；枳实、厚朴行气散结；山楂、神曲、莱菔子消食导滞；陈皮、半夏理气化痰和胃；茯苓健脾利湿	半夏、制南星、生姜燥湿化痰和胃；橘红、枳实理气化痰；冬瓜皮、泽泻淡渗利湿；决明子通便；莱菔子消食化痰；白术、茯苓健脾化湿；甘草调和诸药	党参、黄芪、茯苓、白术、甘草、大枣健脾益气，桔梗性上浮，兼益肺气；山药、扁豆、薏苡仁、莲子肉渗湿健脾；陈皮、砂仁理气化滞、醒脾和胃；防己、猪苓、泽泻、车前子利水渗湿	附子、桂枝补脾肾之阳，温煦阳气；茯苓、白术健脾利水化饮；白芍药敛阴；甘草和中；生姜温阳散寒
加　减	肝胃郁热，症见胸胁苦满，烦躁易怒，口苦舌燥，腹胀纳呆，月经不调，脉弦，加柴胡、黄芩、栀子；食积化热，形成湿热，内阻肠胃而致脘腹胀满，大便秘结，或泄泻，小便短赤，苔黄腻，脉沉有力，可用枳实导滞丸或木香槟榔丸；肝火致便秘者，加更衣丸；湿热郁于肝胆，可用龙胆泻肝汤。风火积滞壅阻肠胃，表里俱实者，可用防风通圣散	湿邪偏盛者，加苍术、薏苡仁、赤小豆、防己、车前子；痰湿化热，症见心烦少寐，纳少便秘，舌红苔黄，脉滑数，可酌加竹茹、浙贝母、黄芩黄连、瓜蒌仁等，并以胆南星易制南星；痰湿郁久，壅阻气机，以致痰瘀交阻，伴见舌暗或有瘀斑者，可酌加当归、赤芍药、川芎、桃仁、红花、丹参、泽兰等	脾虚水停，肢体肿胀明显者，加大腹皮、桑白皮、木瓜，或加入五皮饮；腹满便溏者，加厚朴、陈皮、广木香以理气消胀；腹中畏寒者，加肉桂、干姜等以温中散寒	气虚明显，伴见气短、自汗者，加人参、黄芪；水湿内停明显，症见尿少水肿，加五苓散或泽泻、猪苓、大腹皮；畏寒肢冷者，加补骨脂、仙茅、淫羊藿、益智仁，并重用肉桂、附子以温肾祛寒；兼瘀血阻滞者，加当归、赤芍药、川芎、泽兰、益母草

七、预防调护

饮食宜清淡。宜低糖、低脂、低盐。忌多食、暴饮暴食,忌食零食。

八、临证备要

1. 肥胖常可兼血瘀,尤其是痰湿体质者,痰湿阻滞气机,气滞则血瘀,血行不畅,瘀血内停,形成气滞血瘀证,症见体形丰满,面色紫红或暗红,胸闷胁胀,心烦易怒,夜寐不安或夜不能寐,大便秘结,舌暗红或有瘀点瘀斑,或舌下脉络怒张,苔薄白或薄黄,脉沉细或涩。

2. 治以活血祛瘀,行气散结。

3. 方用血府逐瘀汤合失笑散加减。

4. 气滞明显者,见胸闷,脘腹胀满,加郁金,厚朴,陈皮、莱菔子。

5. 兼肝胆郁热内结,见心烦易怒、口干、口苦、目黄、胁痛、便秘,加大黄、龙胆草、栀子、黄芩。

6. 湿热明显,兼见纳呆脘痞,舌暗红苔黄腻,加金钱草、泽泻、茵陈、栀子、虎杖等。

7. 本证也可选用桃核承气汤、桂枝茯苓丸等。

 课后巩固——练知识增考技

一、名词解释

1. 肥胖　　　　2. 标准体重

二、选择题

【B型题】

A.《内经》　　　　B.《丹溪心法》　　　　C.《景岳全书》　　　　D.《石室秘录》　　　　E.《女科切要》

1. "喜食甘美而多肥"的记载见于

2. 认为肥人多气虚的说法见于

3. 认为肥人多痰湿的说法见于

4. 认为对肥胖证治痰须补气兼消痰,并补命火,使气足而痰消。此说见于

A. 胃热滞脾证　　B. 痰湿内盛证　　C. 脾虚不运证　　D. 脾肾阳虚证　　E. 气虚血瘀证

5. 肥胖,多食,消谷善饥,脘腹胀满,面色红润,心烦头昏,口干、口苦,胃脘灼痛嘈杂,得食则缓,苔厚腻,脉弦滑。辨证应属

6. 形体肥胖,身体重着,肢体困倦,胸膈痞满,痰涎壅盛,头晕目眩,口干而不欲饮,神疲嗜卧,苔白腻,脉滑。辨证应属

7. 形体肥胖,神疲乏力,身体困重,胸闷脘胀,四肢轻度水肿,晨轻暮重,舌质淡胖,边有齿印,苔白薄,脉濡。辨证应属

8. 形体肥胖,颜面虚浮,神疲嗜卧,气短乏力,腹胀便溏,自汗,气喘,动则更甚,畏寒肢冷,夜尿较多,舌质淡胖,苔白薄,脉沉细。辨证应属

A. 导痰汤　　　　　　B. 小承气汤合保和丸　　　　C. 参苓白术散合防己黄芪汤

D. 真武汤合苓桂术甘汤　　E. 补阳还五汤

9. 肥胖,胃热滞脾证的最佳选方是

10. 肥胖,痰湿内盛证的最佳选方是

11. 肥胖,脾虚不运证的最佳选方是

12. 肥胖,脾肾阳虚证的最佳选方是

A. 清胃泻火,佐以消导　　　B. 健脾益气,渗利水湿　　　C. 燥湿化痰,理气消痞

D. 温补脾肾,利水化饮　　　E. 疏肝理气,活血化瘀

13. 肥胖、多食、消谷善饥、脘腹胀满、面色红润、心烦头昏、口干口苦、胃脘灼痛嘈杂、得食则缓,苔厚腻,脉弦滑。其治法宜

14. 形体肥胖,身体重着,肢体困倦,胸膈痞满,痰涎壅盛,头晕目眩,口干而不欲饮,神疲嗜卧,苔白腻,脉滑。

其治法宜

15. 形体肥胖,神疲乏力,身体困重,胸闷脘胀,四肢轻度水肿,晨轻暮重,舌质淡胖,边有齿印,苔白薄,脉濡。

其治法宜

【X型题】

16. 肥胖诊断的主要依据有

    A. 体重质量指数＞24   B. 实际体重超过标准体重20％

    C. 除外水肿   D. 肥胖呈全身性分布

    E. 形盛体胖,伴见少气,动则气短

17. 肥胖在辨证时应注意区别

    A. 寒热   B. 虚实   C. 脏腑病位   D. 标本   E. 舌象

18. 治疗肥胖常用的泻实之法有

    A. 消导   B. 利水   C. 通腑   D. 化瘀   E. 祛湿化痰

19. 肥胖的饮食宜忌是

    A. 忌肥甘醇酒   B. 忌食零食   C. 忌盐   D. 宜富含纤维   E. 宜清淡

(选择题答案:1. A 2. C 3. B 4. D 5. A 6. B 7. C 8. D 9. B 10. A 11. C 12. D 13. A
14. C 15. B 16. ABCE 17. BCDE 18. ABCDE 19. ABDE)

三、填空题

1. 肥胖的病位主要在_____与_____,并与_____密切有关。

2. 肥胖总的病机是_____和_____。

3. 肥胖胃热滞脾证的治法是_____,其代表方为_____。

4. 肥胖脾肾阳虚证的治法是_____,其代表方为_____。

四、问答题

1. 试述肥胖与水肿及黄胖的鉴别。

2. 试述肥胖的治疗原则。

3. 肥胖为什么要重视瘀血证的调治,临床应如何运用?

第九节 癌 病

一、概念

1. 癌病是多种恶性肿瘤的总称,以脏腑组织发生异常增生为其基本特征。

2. 临床表现主要为肿块逐渐增大,表面高低不平,质地坚硬,时有疼痛,发热,并常伴见纳差,乏力,日渐消瘦等全身症状。

二、历史沿革

1. 远在殷墟甲骨文就有"瘤"的记载。

2.《说文解字》:"瘤,肿也,从病,留声。"

3.《圣济总录》说:"瘤之为义,留滞不去也。"对瘤的含义作了精辟的解释。

4. "癌"自首见于宋·东轩居士所著的《卫济宝书》(公元1171年),该书将"癌"作为痈疽五发之一。

5. 命名:在中医学著作中,较多的结合各种癌病的临床特点而予以相应的命名,如甲状腺癌类属于"石瘿",肝癌类属于"肝积"等。也有一些现代癌症在古代未作特殊命名,可根据癌症的临床表现参见相关病症的中医理论与实践。

6. 中医古籍对一些癌病的临床表现、病因病机、治疗、预后、预防等均有所记载,至今仍有重要的参考价值。

(1)《素问·玉机真脏论》说:"大骨枯槁,大肉陷下,胸中气满,喘息不便,内痛引肩项,身热,脱肉破胭,真脏见,十月之内死。"所述症状类似肺癌晚期临床表现,并明确指出预后不良。

(2)清代祁坤《外科大成·论痔漏》说:"锁肛痔,肛门内外如竹节锁紧,形如海蜇,里急后重,便粪细而带扁,时流臭水,此无治法。"上述症状的描述与直肠癌基本相符。

7. 对癌病的病因病机多认为是由于阴阳失调,七情郁结,脏腑受损等原因,导致气滞血瘀,久则成为"癥瘕"、

"积聚"。如《诸病源候论·积聚病诸候》说："诸脏受邪,初未能成积聚,留滞不去,乃成积聚。"

8. 关于癌病的治疗,中医学著作中论述更多,有内治与外治,单方与复方,药物与手术等丰富多彩的治疗方法。

(1) 明代张景岳《景岳全书·积聚》说："凡积聚之治,如经之云者,亦既尽矣。然欲总其要,不过四法,曰攻,曰消,曰散,曰补,四者而已。"对积聚之治法作了高度概括。

(2) 唐代《晋书》中说："初帝目有瘤疾,使医割之。"为我国手术治疗癌病的最早记载。

9. 现代医学:癌病是一种难治性疾病,目前已认识到癌病是一类全身性疾病的局部表现,任何单一手段的局部治疗,均难以彻底治愈。

三、病因病机

(一)病因

1. 六淫邪毒:外感六淫之邪,或工业废气、石棉、煤焦烟炱、放射性物质等邪毒之气入侵,若正气不能抗邪,则致客邪久留,脏腑气血阴阳失调,而致气滞、血瘀、痰浊、热毒等。

2. 七情怫郁,久则导致气滞血瘀,或气不布津,久则津凝为痰,血瘀、痰浊互结,渐而成块。

3. 饮食失调:嗜好烟酒辛辣腌炸烧烤,损伤脾胃,脾失健运,正气亏虚,气虚血瘀;另一方面,脾失健运,不能升清降浊,敷布运化水湿,则痰湿内生。

4. 宿有旧疾。

5. 久病伤正、年老体衰。

(二)病机

1. 基本病理变化为正气内虚,气滞、血瘀、痰结、湿聚、热毒等相互纠结,日久积滞而成有形之肿块。

2. 病理属性总属本虚标实。

3. 多是因虚而得病,因虚而致实,是一种全身属虚,局部属实的疾病。

4. 初期邪盛而正虚不显,故以气滞、血瘀、痰结、湿聚、热毒等实证为主。

5. 中晚期由于癌瘤耗伤人体气血津液,故多出现气血亏虚、阴阳两虚等病机转变,由于邪愈盛而正愈虚,本虚标实,病变错综复杂,病势日益深重。

6. 脑瘤的本虚以肝肾亏虚、气血两亏多见,标实以痰浊、瘀血、风毒多见。

7. 肺癌之本虚以阴虚、气阴两虚多见,标实以气阻、瘀血、痰浊多见。

8. 大肠癌的本虚则以脾肾双亏、肝肾阴虚为多见,标实以湿热、瘀毒多见。

9. 肾癌及膀胱癌的本虚以脾肾两虚、肝肾阴虚多见,标实以湿热蕴结、瘀血内阻多见。

四、诊查要点

【脑瘤】

(1) 脑瘤是颅内肿瘤的简称,指生长于颅腔内的新生物,以头痛、呕吐、视力下降、感觉障碍、运动障碍、人格障碍等为主要临床表现。

(2) 脑瘤可发生于任何年龄,但以20～40岁者最多。

(3) 一般为缓慢起病,症状的演变以月、年计。转移性脑瘤的发展较快,病情的变化以日、周计。

(4) 根据脑瘤的临床表现,中医古籍有关脑瘤的论述散见于"头痛"、"眩晕"、"呕吐"等病证中。

(一)诊断依据

1. 患者有头痛、呕吐、视力障碍等临床表现。

2. 随脑组织受损部位的不同而有相应的局部症状,有助于定位诊断。

(1) 大脑额叶前部肿瘤可见精神障碍,出现性格改变、进行性痴呆、癫痫发作等。

(2) 额下回后部肿瘤可出现运动性失语。

(3) 额叶后部中央前回运动区受压则产生对侧偏瘫。

(4) 大脑顶叶部肿瘤以感觉障碍为主,感觉定位和感觉区别的能力消失。

(5) 大脑颞叶部肿瘤则以听觉障碍为主。

(6) 大脑枕叶部肿瘤定位征为视野缺损。

(7) 胼胝体部肿瘤精神症状明显。

(8) 中脑部肿瘤早期易出现脑积水,而发生头痛、视神经乳头水肿及呕吐等。

(9) 小脑部肿瘤以运动失调为特征。

(10) 桥脑部肿瘤则以交叉性偏瘫、交叉性感觉麻木及眼球垂直性震颤与眼外展麻痹为特征。

（二）病证鉴别

1. 脑瘤与脑血管疾病

(1) 部分脑瘤患者可见颅内压增高、偏瘫,应注意与脑血管疾病相鉴别。

(2) 脑血管疾病多见于老年人,常有高血压和动脉硬化病史,多突然出现昏迷,可有颅内压增高症状和偏瘫。

(3) CT、MRI 有助于鉴别。

2. 脑瘤与癫痫

(1) 脑瘤患者可以有症状性癫痫,常伴有颅内压增高的症状（如头痛、呕吐、视力下降等）和其他局灶性症状（如精神障碍、感觉障碍、运动障碍等）持续存在。

(2) 原发性癫痫通常缺少局灶性脑症状,发作过后多无明显症状。

【肺癌】

(1) 肺癌又称原发性支气管肺癌,为最常见的恶性肺肿瘤。

(2) 肿瘤细胞源于支气管黏膜或腺体,常有区域性淋巴结转移和血行播散。

(3) 早期常有刺激性咳嗽、痰中带血。

(4) 进展速度与细胞生物学特性有关。

(5) 肺癌是常见的恶性肿瘤之一,发病率居全部肿瘤的第一或第二位,且有逐年增高的趋势。

(6) 发病年龄多在 40 岁以上,男性发病率高于女性,但近年来女性发病率上升特别快,男女两性发病比例逐步缩小（约为 2∶1）。

(7) 5 年生存率为 8%～13%。

(8) 根据肺癌的临床表现,中医古籍有关肺癌的论述散见于"肺积"、"咳嗽"、"咯血"、"胸痛"等病证中。

（一）诊断依据

1. 近期发生的呛咳,顽固性干咳持续数周不愈,或反复咯血痰,或不明原因的顽固性胸痛、气急、发热,或伴消瘦、疲乏等。

2. 多发生于年龄在 40 岁以上,有长期吸烟史的男性。

（二）病证鉴别

1. 肺癌与肺痨

(1) 肺痨与肺癌均有咳嗽、咯血、胸痛、发热、消瘦等症状。

(2) 肺痨多发生于青壮年,而肺癌好发于 40 岁以上的中老年男性。

(3) 部分肺痨患者的已愈合的结核病灶所引起的肺部瘢痕可恶变为肺癌。

(4) 肺痨经抗痨治疗有效,肺癌经抗痨治疗病情无好转。

(5) 借助肺部 X 线检查、痰结核菌检查、痰脱落细胞学检查、纤维支气管镜检查等,有助于两者的鉴别。

2. 肺癌与肺痈

(1) 肺痈患者也可有发热、咳嗽、咯痰的临床表现,应注意鉴别。

(2) 典型的肺痈是急性发病,高热、寒战、咳嗽、咳吐大量脓臭痰,痰中可带血,伴有胸痛。

(3) 肺癌发病较缓,热势一般不高,呛咳,咯痰不爽或痰中带血,伴见神疲乏力、消瘦等全身症状。

(4) 肺癌患者在感受外邪时,也可出现高热、咳嗽加剧等症,此时更应详细询问病史,四诊合参,并借助肺部 X 线检查、痰和血的病原体检查、痰脱落细胞学检查等实验室检查加以鉴别。

3. 肺癌与肺胀

(1) 肺胀是多种慢性肺系疾患反复发作,迁延不愈所致的慢性肺部疾病。

(2) 病程长达数年,反复发作,多发生于 40 岁以上人群,以咳嗽、咯痰、喘息、胸部膨满为主症。

(3) 肺癌则起病较为隐匿,以咳嗽、咯血、胸痛、发热、气急为主要临床表现,伴见消瘦、乏力等全身症状,借助肺部 X 线检查、痰脱落细胞学检查等不难鉴别。

【大肠癌】

(1) 大肠癌包括结肠癌与直肠癌,是常见的消化道恶性肿瘤,以排便习惯与粪便性状改变,腹痛,肛门坠痛,里急后重,甚至腹内结块、消瘦为主要临床表现。

(2) 在北美、西欧各国大肠癌的发病率仍有上升趋势,占全部癌证死亡原因中的第二位。近 30 年来我国的发病率也不断上升。

(3) 根据其发病及临床特征分析,中医古籍有关大肠癌的论述散见于"肠积"、"积聚"、"癥瘕"、"肠覃"、"肠风"、"脏毒"、"下痢"、"锁肛痔"等病证中。

(一) 诊断依据

凡 30 岁以上的患者有下列症状时需高度重视,考虑有大肠癌的可能:

1. 近期出现持续性腹部不适,隐痛,胀气,经一般治疗症状不缓解。

2. 无明显诱因的大便习惯改变,如腹泻或便秘等。

3. 粪便带脓血、黏液或血便,而无痢疾、肠道慢性炎症等病史。

4. 结肠部位出现肿块。

5. 原因不明的贫血或体重减轻。

(二) 病证鉴别

1. 大肠癌与痢疾

(1) 痢疾与大肠癌在腹痛、泄泻、里急后重、排脓血便等临床症状上有相似点,要注意区别。

(2) 痢疾是以腹痛腹泻,里急后重,排赤白脓血便为主要临床表现的具有传染性的外感疾病。

(3) 一般发病较急,常以发热伴有呕吐开始,继则腹痛腹泻、里急后重、排赤白脓血便为突出的临床特征,其腹痛多呈阵发性,常在腹泻后减轻,腹泻次数可达每日 10～20 次,粪便呈胶冻状、脓血状。

(4) 而大肠癌起病较为隐匿,早期症状多较轻或不明显,中晚期伴见明显的全身症状,如神疲倦怠、消瘦等,腹痛常为持续性隐痛,常见腹泻,但每日次数不多,泄泻与便秘交替出现是其特点。

(5) 实验室检查对明确诊断具有重要价值,如血常规、大便细菌培养、大便隐血试验、直肠指诊、全结肠镜检查等。

2. 大肠癌与痔疾

(1) 痔疾也常见大便带血、肛门坠胀或异物感的临床表现,应注意区别。

(2) 痔疾属外科疾病,起病缓,病程长,一般不伴有全身症状,其大便下血特点为便时或便后出血,常伴有肛门坠胀或异物感,多因劳累、过食辛辣等而诱发或加重。

(3) 直肠指诊、直肠镜等检查有助于明确诊断。

【肾癌、膀胱癌】

(1) 肾癌是泌尿系统常见的肿瘤,以血尿、腰痛、肿块、消瘦乏力等为主要临床表现。

(2) 男性多于女性,40～60 岁多发。

(3) 根据肾癌的起病及临床表现,中医古籍有关肾癌的论述散见于"尿血"、"腰痛"等病证中。

(4) 膀胱癌是泌尿系统常见的肿瘤,以血尿、尿频、尿急、尿痛、排尿困难、发热消瘦、恶病质等为主要临床表现。

(5) 男性多于女性,50～70 岁多发。

(6) 中医古籍有关膀胱癌的论述散见于"尿血"、"血淋"、"癃闭"等病证中。

(一) 诊断依据

1. 肾癌早期常无症状,晚期部分患者可有典型的三联症:血尿、腰部疼痛、上腹或腰部肿块。

2. 膀胱癌典型临床表现为血尿、尿急、尿频、尿痛,或持续性尿意感。

(二) 病症鉴别

1. 肾癌与多囊肾

(1) 多囊肾常有腰、腹疼痛,血尿或蛋白尿,出现肾功能障碍和高血压的患者较多,往往合并其他多囊脏器。

(2) B 超、CT、MRI 有助于鉴别诊断。

2. 肾癌、膀胱癌与泌尿系结石。

3. 肾癌、膀胱癌与肾及膀胱结核：

(1) 肾及膀胱结核也常有尿路刺激征，尿血，脓尿，并伴低热、盗汗、消瘦等症状，尿中查到结核杆菌。

(2) 抗结核治疗有效。

五、辨证论治

(一) 辨证要点

1. 首先应辨各种癌病的脏腑病位。

2. 辨病邪的性质，分清痰结、湿聚、气滞、血瘀、热毒的不同，以及有否兼夹。

3. 辨标本虚实，分清虚实标本的主次。

4. 辨脏腑阴阳，分清受病脏腑气血阴阳失调的不同。

5. 辨病程的阶段，明确患者处于早、中、晚期的不同，以选择适当的治法和估计预后。

(二) 治疗原则

1. 癌病属于正虚邪实，邪盛正衰的一类疾病，所以治疗的基本原则是扶正祛邪，攻补兼施。

2. 结合病史、病程、四诊及实验室检查等临床资料，综合分析，辨证施治，做到"治实当顾虚，补虚勿忘实"。

3. 初期邪盛正虚不明显，当先攻之。中期宜攻补兼施。晚期正气大伤，不耐攻伐，当以补为主，扶正培本以抗邪气。

4. 扶正之法主要是根据正虚侧重的不同，并结合主要病变脏腑而分别采用补气、补血、补阴、补阳的治法。

5. 祛邪主要针对病变采用理气、除湿、化痰散结、活血化瘀、清热解毒等法，并应适当配伍有抗肿瘤作用的中药。

(三) 证治分类

1. 脑瘤

证 型	痰瘀阻窍	风毒上扰	阴虚风动
症 状	头晕头痛，项强，目眩，视物不清，呕吐，失眠健忘，肢体麻木，面唇暗红或紫暗，舌质紫暗或瘀点或有瘀斑，脉涩	头痛头晕，耳鸣目眩，视物不清，呕吐，面红目赤，失眠健忘，肢体麻木，咽干，大便干燥，重则抽搐，震颤，或偏瘫，或角弓反张，或神昏谵语，项强，舌质红或红绛，苔黄，脉弦	头痛头晕，神疲乏力，虚烦不宁，肢体麻木，语言謇涩，颈项强直，手足蠕动或瘛疭，口眼歪斜，偏瘫，口干，小便短赤，大便干，舌质红，苔薄，脉弦细或细数
证 机	痰瘀互结，蔽阻清窍	阳亢化风，热毒内炽，上扰清窍	肝肾阴亏，虚风内动
治 法	熄风化痰，祛瘀通窍	平肝潜阳，清热解毒	滋阴潜阳熄风
代表方	通窍活血汤加减。本方有活血通窍的功效，适用于瘀血阻窍证	天麻钩藤饮合黄连解毒汤加减。前方清肝熄风，清热活血，补益肝肾，适用于肝阳偏亢者；后方清热泻火，凉血解毒，适用于火热邪毒炽盛之病证	大定风珠加减。本方具有滋液填阴，育阴潜阳熄风的功能，适用于脑瘤阴虚风动者
常用药	石菖蒲芳香开窍；桃仁、红花、川芎、赤芍药、三七活血化瘀；白芥子、胆南星化痰散结	天麻、钩藤、石决明平肝潜阳；山栀、黄芩、黄连、黄柏泻火解毒；牛膝引血下行；杜仲、桑寄生补益肝肾；夜交藤、茯神安神定志	阿胶、熟地、白芍药滋养肝肾之阴；龟版、鳖甲、牡蛎育阴潜阳熄风；钩藤、僵蚕熄风止痉
加减	呕吐者，加竹茹、姜半夏和胃止呕；失眠者，加酸枣仁、夜交藤养心安神	阳亢风动之势较著者，加代赭石、生龙骨、生牡蛎，重镇潜阳，镇熄肝风；大便干燥者，加番泻叶、火麻仁，通腑泻热	虚热之象显者，加青蒿、白薇清退虚热；大便秘结者，加火麻仁、郁李仁润肠通便

2. 肺癌

证 型	瘀阻肺络	痰湿蕴肺	阴虚毒热	气阴两虚
症 状	咳嗽不畅,胸闷气憋,胸痛有定处,如锥如刺,或痰血暗红,口唇紫暗,舌质暗或有瘀点、瘀斑,苔薄,脉细弦或细涩	咳嗽咯痰,气憋,痰质稠黏,痰白或黄白相兼,胸闷胸痛,纳呆便溏,神疲乏力,舌质淡,苔白腻,脉滑	咳嗽无痰或少痰,或痰中带血,甚则咯血不止,胸痛,心烦寐差,低热盗汗,或热势壮盛,久稽不退,口渴,大便干结,舌质红,舌苔黄,脉细数或数大	咳嗽痰少,或痰稀,咳声低弱,气短喘促,神疲乏力,面色㿠白,形瘦恶风,自汗或盗汗,口干少饮,舌质红或淡,脉细弱
证 机	气滞血瘀,痹阻于肺	脾湿生痰,痰湿蕴肺	肺阴亏虚,热毒炽盛	气虚阴伤,肺痿失用
治 法	行气活血,散瘀消结	健脾燥湿,行气祛痰	养阴清热,解毒散结	益气养阴
代表方	血府逐瘀汤加减。本方有活血化瘀,理气止痛的功效,适用于肺癌瘀阻肺络者	二陈汤合栝蒌薤白半夏汤加减。二陈汤燥湿化痰;栝蒌薤白半夏汤宽胸散结。适用于痰浊中阻,咳嗽痰多,胸闷胸痛之证	沙参麦冬汤合五味消毒饮加减。前方养阴清热,适用于肺阴亏虚者;后方以清热解毒为主,适用于热毒炽盛者	生脉散合百合固金汤加减。前方益气生津,适用于气阴两伤者;后方养阴清热,润肺化痰,适用于肺虚阴伤而有热者
常用药	桃仁、红花、川芎、赤芍药、牛膝活血化瘀;当归、熟地黄养血活血;柴胡、枳壳疏肝理气;甘草调和诸药	陈皮、法半夏、茯苓理气燥湿化痰;瓜蒌、薤白行气祛痰,宽胸散结;紫菀、款冬花止咳化痰	沙参、玉竹、麦门冬、甘草、桑叶、天花粉养阴清热;金银花、野菊花、蒲公英、紫花地丁、紫背天葵清热解毒散结	人参大补元气;麦门冬养阴生津;五味子敛补肺津;生地黄、熟地黄、玄参滋阴补肾;当归、芍药养血平肝;百合、麦门冬、甘草润肺止咳;桔梗止咳祛痰。气虚症状明显者,加生黄芪、太子参、白术等益气补肺健脾;咯痰不利,痰少而黏者,加贝母、百部、杏仁利肺化痰。若肺肾同病,阴损及阳,出现以阳气虚衰为突出临床表现时,可选用右归丸温补肾阳
加 减	胸痛明显者,可配伍香附、延胡索、郁金等理气通络、活血定痛;若反复咯血,血色暗红者,可去桃仁、红花,加蒲黄、三七、藕节、仙鹤草、茜草根祛瘀止血;瘀滞化热,耗伤气津,见口干舌燥者,加沙参、天花粉、生地黄、玄参、知母等,清热养阴生津;食少、乏力、气短者,加黄芪、党参、白术,益气健脾	若见胸脘胀闷、喘咳较甚者,可加用葶苈大枣泻肺汤以泻肺行水;痰郁化热,痰黄稠黏难出者,加海蛤壳、鱼腥草、金荞麦根、黄芩、栀子清化痰热;胸痛甚,且瘀象明显者,加川芎、郁金、延胡索行瘀止痛;神疲、纳呆者,加党参、白术、鸡内金健运脾气	若见咯血不止,可选加白及、仙鹤草、茜草根、三七凉血止血,收敛止血;低热盗汗,加地骨皮、白薇、五味子,育阴清热敛汗;大便干结,加全瓜蒌、火麻仁润燥通便	上述证候中,如合并有上腔静脉压迫综合征,出现颜面、胸膺上部青紫水肿,声音嘶哑,头痛晕眩,呼吸困难,甚至昏迷的严重症状,危重者可在短期内死亡。中医治疗从瘀血、水肿论治,活血化瘀,利水消肿,可使部分患者缓解。常用方剂如通窍活血汤、五苓散、五皮饮、真武汤等。压迫症状较轻者,可在辨证施治方药中,酌加葶苈子、猪苓、生麻黄、益母草等泻肺除壅,活血利水

3. 大肠癌

证型	湿热郁毒	瘀毒内阻	脾肾双亏	肝肾阴虚
症状	腹部阵痛，便中带血或黏液脓血便，里急后重，或大便干稀不调，肛门灼热，或有发热、恶心、胸闷，口干，小便黄等症，舌质红，苔黄腻，脉滑数	腹部拒按，或腹内结块，里急后重，大便脓血，色紫暗，量多，烦热口渴，面色晦暗，或有肌肤甲错，舌质紫暗或有瘀点、瘀斑，脉涩	腹痛喜温喜按，或腹内结块，下利清谷或五更泄泻，或见大便带血，面色苍白，少气无力，畏寒肢冷，腰酸膝冷，苔薄白，舌质淡胖，有齿痕，脉沉细弱	腹痛隐隐，或腹内结块，便秘，大便带血，腰膝酸软，头晕耳鸣，视物昏花，五心烦热，口咽干燥，盗汗，遗精，月经不调，形瘦纳差，舌红少苔，脉弦细数
证机	肠腑湿热，灼血为瘀，热盛酿毒	瘀血内结，瘀滞化热，热毒内生	脾肾气虚，气损及阳	肝肾阴伤，阴虚火旺
治法	清热利湿，化瘀解毒	活血化瘀，清热解毒	温阳益精	滋肾养肝
代表方	槐角丸加减。本方有清热燥湿，泻火解毒，凉血止血，疏风理气之功，适用于湿热下注，瘀毒互结之大肠癌	膈下逐瘀汤加减。本方有活血通经，化瘀止痛，理气的功效，适用于瘀血痹阻重者。由于瘀血常壅遏化热，故适当配伍清热解毒之品	大补元煎加减。本方健脾益气，补肾填精，适用于脾肾精气亏虚	知柏地黄丸加减。本方滋补肝肾，清泻虚火，适用于肝肾阴虚，兼有火旺者
常用药	槐角、地榆、侧柏叶凉血止血；黄芩、黄连、黄柏清热燥湿，泻火解毒；荆芥、防风、枳壳疏风理气；当归尾活血祛瘀	桃仁、红花、五灵脂、延胡索、丹皮、赤芍药、当归、川芎活血通经，化瘀止痛；香附、乌药、枳壳调理气机；黄连、黄柏、败酱草，清热解毒；甘草调和诸药	人参、山药、黄芪健脾益气；熟地、杜仲、枸杞子、山茱萸补肾填精；肉苁蓉、巴戟天温肾助阳	熟地黄、山茱萸、山药、泽泻、牡丹皮、茯苓滋补肝肾；知母、黄柏清泻虚火
加减	腹痛较著者可加香附、郁金，行气活血定痛；大便脓血黏液，泻下臭秽，为热毒炽盛，加白头翁、败酱草、马齿苋以清热解毒，散血消肿		如下利清谷、腰酸膝冷之症突出，可配四神丸以温补脾肾，涩肠止泻，药用补骨脂、肉豆蔻、吴茱萸、五味子	便秘者，加火麻仁、郁李仁润肠通便；大便带血，加三七、茜草、仙鹤草化瘀止血；遗精，加芡实、金樱子益肾固精；月经不调者，加香附、当归理气、活血、调经

4. 肾癌、膀胱癌

证型	湿热蕴毒	瘀血内阻	脾肾两虚	阴虚内热
症状	腰痛，腰腹坠胀不适，尿血，尿急，尿频，尿痛，发热，消瘦，纳差，舌红苔黄腻，脉濡数	面色晦暗，腰腹疼痛，甚则腰腹部肿块，尿血，发热，舌质紫暗或有瘀点、瘀斑，苔薄白，脉涩	腰痛，腹胀，尿血，腰腹部肿块，纳差，呕恶，消瘦，气短乏力，便溏，畏寒肢冷，舌质淡，苔薄白，脉沉细	腰痛，腰腹部肿块，五心烦热，口干，小便短赤，大便秘结，消瘦乏力，舌质红，苔薄黄少津，脉细数
证机	湿热蕴结下焦，膀胱气化不利	瘀血蓄结，壅阻气机	脾肾气虚，气损及阳	肝肾阴亏，虚火内生
治法		活血化瘀，理气散结	健脾益肾，软坚散结	滋阴清热，化瘀止痛
代表方	八正散或龙胆泻肝汤加减。前方清热利尿通淋，适用于下焦热盛者；后方清热利湿之力均较强，适用于湿热俱盛者			

（续表）

证　型	湿热蕴毒	瘀血内阻	脾肾两虚	阴虚内热
常用药	瞿麦、萹蓄、车前子、泽泻、芒硝清热利尿通淋；连翘、龙胆草、栀子、黄芩清热解毒利湿；当归、生地黄养血益阴；柴胡疏肝理气；甘草调和诸药	桃红四物汤加减。本方活血化瘀之力较强，适用于瘀血内阻者；桃仁、红花、川芎、当归活血化瘀；白芍药、熟地黄养血生新；香附、木香、枳壳理气散结	大补元煎加减。本方健脾益气，补肾填精，适用于脾肾不足者；人参、山药、黄芪健脾益气；熟地黄、杜仲、枸杞子、山茱萸补肾填精；海藻、昆布软坚散结	知柏地黄九加减。本方滋补肝肾，清泻虚火，适用于肝肾阴亏，虚火内生者；熟地黄、山茱萸、山药、泽泻、牡丹皮、茯苓滋补肝肾；知母、黄柏清泻虚火；延胡索、郁金活血化瘀止痛
加　减	尿血者，酌加小蓟、白茅根、仙鹤草，清热凉血止血；腰痛甚者，酌加郁金、三七，活血定痛	血尿较著者，酌减破血逐瘀的桃仁、红花，加三七、花蕊石化瘀止血；发热者，加牡丹皮、丹参清热凉血	尿血者，酌加仙鹤草，血余炭收敛止血；畏寒肢冷、便溏者，可合附子理中汤温中健脾，药用炮附子、党参、白术、炮姜、炙甘草	尿血，加三七、茜草、仙鹤草化瘀止血；便秘者，加火麻仁、郁李仁润肠通便；心悸失眠者，加酸枣仁、柏子仁、五味子养心安神；遗精，加芡实、金樱子益肾固精；月经不调者，加香附、当归理气活血调经

六、临证备要

常用抗癌中药

1. 清热解毒类：白花蛇舌草、半边莲、半枝莲、藤梨根、龙葵、蚤休、蒲公英、野菊花、苦参、青黛等。
2. 活血化瘀类：莪术、三棱、丹参、桃仁、穿山甲、鬼箭羽、大黄、紫草、延胡索、郁金等。
3. 化痰散结类：瓜蒌、贝母、南星、半夏、杏仁、百部、马兜铃、海蛤壳、牡蛎、海藻等。
4. 利水渗湿类：猪苓、泽泻、防己、土茯苓、瞿麦、菝葜、萆薢等。
5. 虫类攻毒药的抗癌祛毒作用应予重视，如蟾皮、蜈蚣、蜂房、全蝎、土鳖虫、蛴螂等，可辨证选用。

 课后巩固——练知识增考技

一、名词解释

1. 癌病　　　　　　　　　2. 肾癌三联症

二、选择题

【B型题】

　　A. 通窍活血汤　　　　　B. 天麻钩藤饮合黄连解毒汤　　C. 大定风珠

　　D. 血府逐瘀汤　　　　　E. 膈下逐瘀汤

1. 治疗脑癌风毒上扰证的代表方是
2. 治疗脑癌阴虚风动证的代表方是

　　A. 血府逐瘀汤　　　　　B. 二陈汤合瓜蒌薤白半夏汤　　C. 沙参麦冬汤合五味消毒饮

　　D. 生脉散合百合固金汤　　E. 膈下逐瘀汤

3. 治疗肺癌痰湿蕴肺证的代表方是
4. 治疗肺癌阴虚毒热证的代表方是
5. 治疗肺癌气阴两虚证的代表方是

　　A. 槐角丸　　　　　　　B. 膈下逐瘀汤　　　　　　　　C. 大补元煎

　　D. 知柏地黄丸　　　　　E. 葛根芩连汤

6. 治疗大肠癌湿热郁毒证的代表方是
7. 治疗大肠癌瘀毒内阻证的代表方是
8. 治疗大肠癌脾肾双亏证的代表方是

9. 治疗大肠癌肝肾阴虚证的代表方是

    A. 八正散合龙胆泻肝汤　　　　B. 桃红四物汤　　　　C. 大补元煎

    D. 知柏地黄丸　　　　E. 小蓟饮子

10. 治疗肾膀胱癌湿热蕴毒证的代表方是

11. 治疗肾膀胱癌瘀血内阻证的代表方是

12. 治疗肾膀胱癌脾肾两亏证的代表方是

13. 治疗肾膀胱癌阴虚内热证的代表方是

    A. 通窍活血汤　　　　B. 血府逐瘀汤　　　　C. 膈下逐瘀汤

    D. 身痛逐瘀汤　　　　E. 桃红四物汤

14. 适用于治疗脑癌痰瘀阻窍证的代表方是

15. 适用于治疗肺癌瘀阻肺络证的代表方是

16. 适用于治疗大肠癌瘀毒内阻证的代表方是

    A. 脑瘤痰瘀阻窍证　　　　B. 脑瘤风毒上扰证　　　　C. 脑瘤阴虚风动证

    D. 肺癌瘀阻肺络证　　　　E. 肺癌痰湿蕴肺证

17. 癌病,头晕头痛,项强,目眩,视物不清,呕吐,失眠,健忘,肢体麻木,面唇暗红,舌质紫暗,有瘀点,脉涩。辨证应属

18. 癌病,头晕头痛,耳鸣,目眩,视物不清,呕吐,失眠,健忘,肢体麻木,咽干,大便干燥,抽搐震颤,项强,舌质红,苔黄,脉弦。辨证应属

19. 癌病,头晕头痛,神疲乏力,虚烦不宁,肢体麻木,颈项强直,手足蠕动,口眼歪斜,口干,小便短赤,舌质红,苔薄,脉弦细。辨证应属

    A. 肺癌瘀阻肺络证　　　　B. 肺癌痰湿蕴肺证　　　　C. 肺癌阴虚毒热证

    D. 肺癌气阴两虚证　　　　E. 脑瘤痰瘀阻窍证

20. 癌病,咳嗽不畅,胸闷气憋,胸痛有定处,如锥如刺,痰血暗红,舌质暗,有瘀点,苔薄,脉弦细。辨证应属

21. 癌病,咳嗽咯痰,气憋,痰质稠粘,痰色黄白相兼,胸闷胸痛,纳呆便溏,神疲乏力,舌质淡,苔白腻,脉滑。辨证应属

22. 癌病,咳嗽,痰中带血,胸痛,心烦少寐,低热,盗汗,口渴,大便干结,舌质红,苔黄,脉细数。辨证应属

23. 癌病,咳嗽,咳声低弱,痰质清稀,气短喘促,神疲乏力,面白,自汗盗汗,口干少饮,舌质红,脉细弱。辨证应属

    A. 大肠癌湿热郁毒证　　　　B. 大肠癌瘀毒内阻证　　　　C. 大肠癌脾肾双亏证

    D. 大肠癌肝肾阴虚证　　　　E. 膀胱癌湿热蕴毒证

24. 癌病,腹部阵痛,大便带黏液脓血,里急后重,肛门灼热,有时恶心,口干,舌质红,苔黄腻,脉滑数。辨证应属

25. 癌病,腹痛拒按,腹内结块,里急后重,便下脓血,色紫暗,量多,烦热口渴,面色晦暗,肌肤甲错,舌质紫暗,有瘀点,脉涩。辨证应属

26. 癌病,腹痛喜温喜按,腹内结块,下利清谷,有时五更泄泻,大便带血,面色苍白,少气无力,畏寒肢冷,腰酸膝冷,舌质淡胖,有齿痕,脉沉细。辨证应属

27. 癌病,腹痛隐隐,腹内结块,便秘,大便带血,腰酸膝软,头晕耳鸣,视物昏花,五心烦热,口干咽燥,盗汗,形瘦纳差,舌红少苔,脉弦细数。辨证应属

【X 型题】

28. 导致癌病的病因有

    A. 六淫邪毒　　　　B. 七情怫郁　　　　C. 饮食失调

    D. 宿有归疾　　　　E. 久病体衰

29. 导致癌症的病理因素主要有

    A. 气滞　　　　B. 血瘀　　　　C. 痰浊

    D. 湿浊　　　　E. 热毒

30.《景岳全书·积聚》认为癌的治法:"然欲总其要,不过四法",此四法指

    A. 曰温　　　　B. 曰攻　　　　C. 曰消

D. 曰散　　　　　　　　　E. 曰补

31. 诊断肺癌的主要依据有
   A. 呛咳或干咳持续数周不愈　B. 反复咯血痰　　　　C. 顽固性胸痛气急
   D. 长期吸烟史　　　　　　E. 年龄在 40 岁以上

32. 诊断大肠癌的主要依据有
   A. 持续腹部隐痛胀气　　　B. 无明显诱因的大便习惯改变　C. 大便带黏液脓血
   D. 结肠部位出现肿块　　　E. 原因不明的贫血或体重减轻

33. 大肠癌的主要临床表现有
   A. 粪便性状改变　　　　　B. 腹痛　　　　　　　C. 肛门坠痛
   D. 里急后重　　　　　　　E. 腹内结块

34. 肾癌的三联症是指
   A. 尿频　　　　　　　　　B. 尿急　　　　　　　C. 血尿
   D. 腰部疼痛　　　　　　　E. 上腹或腰部肿块

35. 膀胱癌典型的临床表现是
   A. 血尿　　　　　　　　　B. 尿急　　　　　　　C. 尿频
   D. 尿痛　　　　　　　　　E. 持续性尿意感

36. 中医有关膀胱癌的论述散见于下述病证
   A. 尿血　　　B. 血淋　　　　C. 癃闭　　　　D. 积聚　　　　E. 肠覃

37. 中医治疗癌症常用的祛邪之法是
   A. 理气、除湿　　　　　　B. 活血化瘀　　　　　C. 化痰散结
   D. 疏风解表　　　　　　　E. 清热解毒

（选择题答案：1. B　2. C　3. B　4. C　5. D　6. A　7. B　8. C　9. D　10. A　11. B　12. C　13. D　14. A　15. B　16. C　17. A　18. B　19. C　20. A　21. B　22. C　23. D　24. A　25. B　26. C　27. D　28. ABCDE　29. ABCDE　30. BCDE　31. ABCDE　32. ABCDE　33. ABCDE　34. CDE　35. ABCDE　36. ABC　37. ABCE）

三、填空题

1. 癌病是多种_____的总称，以_____为其特征。
2. 癌病的病因主要有六淫邪毒、七情怫郁、饮食失调、_____及_____。
3. 癌病的基本的病理变化是正气内虚，气滞、血瘀、痰结、_____及_____等相互纠结，日久积成肿块。
4. 癌病的病理属性总属_____，是一种全身_____，局部_____的疾病。
5. 脑瘤的本虚以肝肾亏虚、气血两亏为多见，标实以痰浊、_____及_____多见。
6. 肺癌的本虚以阴虚、气阴两虚为多见，标实以气阻、_____及_____多见。
7. 大肠癌的本虚以脾肾双亏、肝肾阴虚为多见，标实以_____及_____多见。
8. 肾及膀胱癌的本虚以脾肾两虚、肝肾阴虚为多见，标实以_____及_____多见。
9. 脑瘤要着重与_____及_____相鉴别。
10. 肺癌要着重与_____、_____及_____相鉴别。
11. 大肠癌要着重与_____及_____相鉴别。
12. 肾及膀胱癌要着重与_____及_____相鉴别。
13. 肺癌瘀阻肺络证的治法是_____，其代表方为_____。
14. 肺癌痰湿蕴肺证的治法是_____，其代表方为_____。
15. 大肠癌湿热郁毒证的治法是_____，其代表方为_____。

四、简答题

1. 试述癌病的病因病机。
2. 试述癌病的辨证要点及治疗原则。
3. 在癌病的治疗中如何掌握攻与补的关系？

第七章　肢体经络病证

课堂记录——听要点抓考点

第一节　痹　证

一、概说

痹证是由于风、寒、湿、热等邪气闭阻经络,影响气血运行,导致肢体筋骨、关节、肌肉等处发生疼痛、重着、酸楚、麻木,或关节屈伸不利、僵硬、肿大、变形等症状的一种疾病。

二、历史沿革

1. 《素问·痹论》指出:"风、寒、湿三气杂至,合而为痹。其风气胜者为行痹,寒气胜者为痛痹,湿气胜者为着痹也。"

2. 《素问·四时刺逆从论》云:"厥阴有余病阴痹,不足病生热痹。"

3. 因感邪季节、患病部位及临床症状的不同,《内经》又有五痹之分。

4. 张仲景《金匮要略》有湿痹、血痹、历节之名,所创桂枝芍药知母汤、乌头汤等方,至今仍为临床常用。

5. 巢元方《诸病源候论》又称为"历节风"。

6. 王焘《外台秘要》述其症状痛如虎咬,昼轻夜重,而称"白虎病"。

7. 严用和《济生方》则称"白虎历节"。

8. 朱丹溪《格致余论》又称"痛风"。

9. 王肯堂《证治准绳》对膝关节肿大者称为"鹤膝风",手指关节肿大者称为"鼓槌风"。

10. 李中梓《医宗必读·痹》阐明"治风先治血,血行风自灭"的治则。

11. 叶天士对痹久不愈,邪入与络,用活血化瘀法治疗,并重用虫类药剔络搜风,对临床均有较大指导意义。

三、讨论范围

与西医学的结缔组织病、骨关节炎等疾病相关,常见疾病有如类风湿关节炎、反应性关节炎、骨关节炎、强直性脊柱炎、痛风等。

四、病因病机

（一）病因

1. 外因

（1）感受风寒湿邪:久居潮湿之地、严寒冻伤、贪凉露宿、睡卧当风、暴雨浇淋、水中作业或汗出入水等。

（2）感受风湿热邪:久居炎热潮湿之地,外感风湿热邪。

2. 内因

（1）劳逸不当:劳欲过度,激烈活动后感邪。

（2）久病体虚:老年体虚,病后、产后气血不足。

（3）饮食不节。

（二）病机

1. 风、寒、湿、热、痰、瘀等邪气滞留肢体筋脉、关节、肌肉,经脉闭阻,不通则痛,是痹证的基本病机。

2. 素体阳气偏盛,内有蓄热者,感受风寒湿邪,易从阳化热,而成为风湿热痹。

3. 阳气虚衰者,寒自内生,复感风寒湿邪,多从阴化寒,而成为风寒湿痹。

4. 痰浊、瘀血、水湿在疾病的发生发展过程中起着重要作用。

5. 邪痹经脉,脉道阻滞,迁延不愈,影响气血津液的运行输布。

6. 血滞而为瘀,津停而为痰,酿成痰浊瘀血。

7. 痰瘀水湿可相互影响,兼夹转化,如湿聚为痰,血滞为瘀,痰可碍血,瘀能化水,痰瘀水湿互结,旧病新邪胶着,而致病程缠绵,顽固不愈。

8. 病初邪在经脉,累及筋骨、肌肉、关节,日久耗伤气血,损及肝肾,虚实相兼。

9. 痹证日久,也可由经络累及脏腑,出现相应的脏腑病变,其中以心痹较为多见。

五、诊查要点

(一)诊断依据

1. 临床表现为肢体关节、肌肉疼痛,屈伸不利,或疼痛游走不定,甚则关节剧痛、肿大、强硬、变形。

2. 发病及病情的轻重常与劳累以及季节、气候的寒冷、潮湿等天气变化有关,某些痹证的发生和加重可与饮食不当有关。

3. 本病可发生于任何年龄,但不同年龄的发病与疾病的类型有一定的关系。

(二)病证鉴别

痹证与痿证的鉴别:痹证是由风、寒、湿、热之邪流注肌腠经络,痹阻经络关节而致。

(1) 鉴别要点首先在于痛与不痛,痹证以关节疼痛为主,而痿证则为肢体力弱,无疼痛症状。

(2) 其次要观察肢体的活动障碍,痿证是无力运动,痹证是因痛而影响活动。

(3) 再者,部分痿证病初即有肌肉萎缩,而痹证则是由于疼痛甚或关节僵直不能活动,日久废而不用导致肌肉萎缩。

六、辨证论治

(一)辨证要点

1. 临床痹痛游走不定者为行痹,属风邪盛。

2. 病势较甚,痛有定处,遇寒加重者为痛痹,属寒邪盛。

3. 关节酸痛、重着、漫肿者为着痹,属湿邪盛。

4. 关节肿痛,肌肤焮红,灼热疼痛为热痹,属热邪盛。

5. 关节疼痛日久,肿痛局限,或见皮下结节者为痰。

6. 关节肿胀,僵硬,疼痛不移,肌肤紫暗或瘀斑等为瘀。

7. 一般说来,痹证新发,风、寒、湿、热之邪明显者为实。

8. 痹证日久,耗伤气血,损及脏腑,肝肾不足为虚。

9. 病程缠绵,日久不愈,常为痰瘀互结,肝肾亏虚之虚实夹杂证。

(二)治疗原则

1. 痹病以风、寒、湿、热、瘀痹阻气血为基本病机,其治疗应以祛邪通络为基本原则,根据邪气的偏盛,分别予以祛风、散寒、除湿、清热、化痰、行瘀,兼顾"宣痹通络"。

2. 痹证的治疗,还宜重视养血活血,即所谓"治风先治血,血行风自灭"。

3. 久痹正虚者,应重视扶正,补肝肾、益气血是常用之法。

(三)证治分类

证 型	风寒湿痹		
	行痹	痛痹	着痹
症 状	肢体关节、肌肉疼痛酸楚,屈伸不利,活动受限,可涉及肢体多个关节,疼痛呈游走性,初起可见有恶风、发热等表证。舌苔薄白,脉浮或缓	肢体关节疼痛,痛势较剧,部位固定,遇寒则痛甚,得热则痛缓,关节屈伸不利,局部皮肤或有寒冷感,时有肌肉酸楚疼痛。舌质淡,舌苔薄白,脉弦紧	肢体关节、肌肉酸楚、重着、疼痛,肿胀散漫,关节活动不利,肌肤麻木不仁,胸脘痞闷,食少纳呆,大便不爽。质淡,舌苔白腻,脉濡缓
证 机	风邪兼夹寒湿,留滞经脉,痹阻气血	寒邪兼夹风湿,留滞经脉,闭阻气血	湿邪兼夹风寒,留滞经脉,闭阻气血

证 型	风寒湿痹		
	行痹	痛痹	着痹
治 法	祛风通络,散寒除湿	散寒通络,祛风除湿	除湿通络,祛风散寒
代表方	防风汤加减。本方有发散风寒、祛湿通络作用,适用于痹证风邪偏盛,游走性关节疼痛	乌头汤加减。本方重在温经散寒止痛,适用于痹证寒邪偏盛,关节疼痛明显	薏苡仁汤加减。本方有健脾祛湿,发散风寒的作用,适用于痹证湿邪偏盛,关节疼痛肿胀重者
常用药	防风、麻黄、桂枝、葛根祛风散寒,解肌通络止痛;当归养血活血通络;茯苓、生姜、大枣、甘草健脾渗湿,调和营卫	制川乌、麻黄温经散寒,通络镇痛;芍药、甘草、蜂蜜缓急止痛;黄芪益气固表,利血通痹	薏苡仁、苍术、甘草益气健脾除湿;羌活、独活、防风祛风除湿;麻黄、桂枝、制川乌温经散寒,祛湿止痛;当归、川芎养血活血通脉
加 减	腰背酸痛者,加杜仲、桑寄生、淫羊藿、巴戟天、续断等补肾壮骨;如见关节肿大,苔薄黄,邪有化热之象者,宜寒热并用,投桂枝芍药知母汤加减	如寒湿甚者,制川乌可改用生川乌或生草乌;关节发凉,疼痛剧烈,遇冷更甚,加附子、细辛、桂枝、干姜、全当归,温经散寒,通脉止痛	如关节胀痛甚者,加革薢、木通以利水通络;若肌肤麻木不仁,加海桐皮、豨莶草以祛风通络;久痹风、寒湿偏盛不明显者,可选用蠲痹汤作为治疗风寒湿痹的基本方剂,该方具有益气和营,祛风胜湿,通络止痛之功效

证 型	风湿热痹	痰瘀痹阻	肝肾两虚
症 状	游走性关节疼痛,可涉及一个或多个关节,活动不便,局部灼热红肿,痛不可触,得冷则舒,可有皮下结节或红斑,常伴有发热、恶风、汗出、口渴、烦躁不安,尿黄,便干等全身症状。舌质红,舌苔黄或黄腻,脉滑数或浮数	痹证日久,肌肉关节刺痛,固定不移,或关节肌肤紫暗、肿胀,按之较硬,肢体顽麻或重着,或关节僵硬变形,屈伸不利,有硬结、瘀斑、面色黯黧,眼睑水肿,或胸闷痰多。舌质紫暗或有瘀斑,舌苔白腻,脉弦涩	痹证日久不愈,关节屈伸不利,肌肉瘦削,腰膝酸软,或畏寒肢冷,阳痿、遗精,大便溏薄,小便清长,或骨蒸劳热,心烦口干,形体消瘦。舌质淡红,舌苔薄白或少津,脉沉细弱或细数
证 机	风湿热邪壅滞经脉,气血痹阻不通	痰瘀互结,留滞肌肤,闭阻经脉	肝肾不足,筋脉失于濡养、温煦
治 法	清热通络,祛风除湿	化痰行瘀,蠲痹通络	培补肝肾,舒筋止痛
代表方	白虎加桂枝汤合宣痹汤加减。前方以清热宣痹为主,适用于风湿热痹,热象明显者;后方重在清热利湿,宣痹通络,适用于风湿热痹,关节疼痛明显者	双合汤加减。本方有活血化瘀、祛痰通络作用,适用于痰瘀痹阻筋脉,关节重着疼痛者	补血荣筋丸加减。本方有益肝肾、补气血、祛风湿,止痹痛作用
常用药	生石膏、知母、黄柏、连翘清热坚阴;桂枝疏风解肌通络;防己、杏仁、薏苡仁、滑石、赤小豆、蚕沙清利湿热,通络宣痹	桃仁、红花、当归、川芎、白芍药活血化瘀,通络止痛;茯苓、半夏、陈皮、白芥子、竹沥、姜汁健脾化痰	熟地黄、肉苁蓉、五味子滋阴补肾,养血暖肝;鹿茸、菟丝子、牛膝、杜仲补肝肾,壮筋骨;桑寄生、天麻、木瓜祛风湿,舒筋通络止痛
加 减	若皮肤有红斑者,加牡丹皮、赤芍药、生地黄、紫草以清热凉血,活血化瘀	瘀血明显,关节疼痛、肿大、强直、畸形,活动不利,舌质紫暗,脉涩,可加莪术、三七、地鳖虫;痰瘀互结,疼痛不已者,加穿山甲、白花蛇、全蝎、蜈蚣、地龙搜剔络道	肾之虚,腰膝酸软,乏力较著,加鹿角霜、续断、狗脊;阳虚,畏寒肢冷,关节疼痛拘急,加附子、干姜、巴戟天,或合用阳和汤加减;肝肾阴亏,腰膝疼痛或午后潮热,加龟版、熟地、女贞子,或合用河车大造丸加减。痹久内舍心,心悸,短气,动则尤甚,舌淡,脉细数或结代,可用炙甘草汤加减

七、预防调护

平素应注意防风、防寒、防潮,避免久居湿地,以水为事。

八、临证备要

(一)止痛药物应用

祛风散寒止痛	适用于外感风寒之邪,痹阻经脉而致关节疼痛,通过辛温发散,温经散寒,达到祛邪通脉止痛作用,常用药物如羌活、独活、白芷、威灵仙、秦艽、细辛、川椒、桂枝等,祛风药物能发汗祛湿,多为辛温香燥之品,易伤阴耗血,用药当中病即止,阴血不足者当慎用或禁用
清热消肿止痛	主要适用于湿热蕴结,痹阻经络,流注关节,或热毒炽盛,脏腑气机失宣,热壅血瘀,导致关节疼痛、肿胀等,通过清热解毒药物祛除热毒之邪,达到祛邪止痛目的,常用药物如金银花、连翘、黄柏、牡丹皮、土茯苓、薏苡仁、泽泻、草薢、木防己等,此类药物多苦寒,有伤阳败胃之弊,脾胃虚寒者当慎用
活血化瘀止痛	主要适用于瘀血阻滞筋脉引起关节疼痛,常用药物如丹参、红花、赤芍药、三七、川芎、三棱、莪术、桃仁、水蛭等,此类药物易耗血动血,有出血倾向者当慎用
补虚止痛	适应于痹证日久,阴虚血少,筋脉失养,"不荣则痛",常用药物如鸡血藤、当归、熟地黄、丹参、芍药、甘草等,此类药物多属甘味滋补之品,有腻滞脾胃,妨碍脾胃运化之弊,对正虚有邪者,也当慎用
搜风止痛	适用于痹证久病入络,抽掣疼痛,肢体拘挛者,多用虫类搜风止痛药物,深入隧络,攻剔痼结之痰瘀,以通经达络止痛,常用药物如全蝎、蜈蚣、地龙、水蛭、穿山甲、白花蛇、乌梢蛇、露蜂房等,这些药物多偏辛温,作用较猛,也有一定毒性,故用量不可太大,不宜久服,中病即止,其中全蝎、蜈蚣二味可焙干研末吞服,既可减少药物用量,又能提高临床疗效

(二)辨病位用药

1. 痹在上肢可选用片姜黄、羌活、桂枝以通经达络,祛风胜湿。

2. 下肢疼痛者可选用独活、川牛膝、木瓜以引药下行。

3. 痹证累及颈椎,出现颈部僵硬不适、疼痛,左右前后活动受限者,可选用葛根、伸筋草、桂枝、羌活以舒筋通络,祛风止痛。

4. 痹证腰部疼痛、僵硬,弯腰活动受限者,可选用桑寄生、杜仲、巴戟天、淫羊藿、䗪虫以补肾、强腰、化瘀止痛。

5. 痹证两膝关节肿胀,或有积液者,可用土茯苓、车前子、薏苡仁、猫爪草以清热利湿,消肿止痛。

6. 痹证四肢小关节疼痛、肿胀、灼热者,可选用土贝母、猫眼草、蜂房、威灵仙以解毒散结,消肿止痛。

(三)附子、乌头等剧毒药的使用

1. 应用这些药物时,用量宜从小剂量开始递增,适量为度,不可久服。

2. 应用时可文火久煎,或与甘草同煎有缓解毒性作用。

3. 服药后出现唇舌发麻、头晕、心悸、恶心、脉迟等中毒反应,即应停服,并用绿豆甘草汤频饮,无效或危重者,按药物中毒急救处理。

考研专题——看未来展宏图

1. 患者肩臂重着酸痛,疼痛游走,遇寒加重,舌苔白,脉弦。治宜选用的方剂是　(67/2010)

　　A. 乌附麻辛桂姜汤　　　　　　B. 蠲痹汤

　　C. 防风汤　　　　　　　　　　D. 薏苡仁汤

答案:B。对于风寒湿偏盛不明显者,可用蠲痹汤作为风寒湿痹通用的基础方进行治疗。

2. 阳虚血亏,寒凝痰滞所致的下列病症中,适宜用阳和汤治疗的是　(160/2010)

　　A. 贴骨疽　　　B. 流注　　　C. 痰核　　　　　D. 鹤膝风

答案:ABCD。阳和汤来自《外科证治全生集》。功效:温阳补血,散寒通滞。主治:阴疽。症见漫肿无头,皮色不变,酸痛无热,口中不渴,舌淡苔白,脉沉细或迟细或贴骨疽,脱疽、流注、痰核、鹤膝风等属于阴寒证者。

3. 患者两个月来关节肿大窜痛,屈伸不利,恶风怕冷,虽已治疗,症无改善,又增关节局部灼热,口干便燥,脉滑稍数,舌苔薄黄,主方选用 (67/1999)

    A. 白虎桂枝汤 B. 薏苡仁汤   C. 防风汤   D. 桂枝芍药知母汤 E. 犀角散

答案:D。痹证之行痹由风寒湿邪留滞经络,阻滞气血所引起,且邪有化热之象。首选寒热并用的桂枝芍药知母汤,祛风通络散寒除湿清热。

4. 痹证属风寒湿偏盛不明显者,可选用何方为通用基础方进行治疗 (71/1991)

    A. 防风汤   B. 羌活胜湿汤   C. 独活寄生汤   D. 蠲痹汤   E. 当归四逆汤

答案:D。

5. 治疗风寒湿痹可以通用的基础方是 (59/1996)

    A. 防风汤   B. 独活寄生汤   C. 宣痹汤   D. 蠲痹汤   E. 以上均不是

答案:D。

6. 风寒湿痹的通治方为 (68/2000)

    A. 羌活胜湿汤 B. 乌附麻辛桂姜汤 C. 宣痹汤   D. 蠲痹汤   E. 独活寄生汤

答案:D。蠲痹汤是痹证风寒湿通用的基础方,用于风寒湿偏盛不明显者。

7. 李某某,男,30岁,肢体关节重浊酸痛,恶风怕冷,疼痛游走,舌胖苔白,脉弦滑,治当选用 (71/1994)

    A. 乌附麻辛桂姜汤   B. 乌头汤   C. 防风汤

    D. 薏苡仁汤   E. 蠲痹汤

答案:E。痹证之风寒湿痹中,风寒湿偏胜不明显者,当首选蠲痹汤。

8. 患者肢体关节疼痛重着,痛处不移,局部微肿,扪之无灼热感,四肢沉重,肌肤麻木,接近关节处尤为明显,舌淡胖,边有齿痕,苔白腻,脉濡缓,治当选用何方 (69/1992)

    A. 乌头汤   B. 防风汤   C. 薏苡仁汤   D. 三痹汤   E. 桂枝汤

答案:C。由感受风寒湿邪而以湿邪偏盛,湿性重著黏滞所导致,首选取薏苡仁汤除湿通络,祛风散寒。

9. A. 桃红饮加味 B. 炙甘草汤加味   C. 独活寄生汤   D. 蠲痹汤   E. 犀角散加味

(1) 各种痹证迁延不愈,痰瘀痹阻,治疗宜选用 (97/2001)

(2) 痹证日久,除见关节肿痛外,兼见气血不足及肝肾亏虚症状,治疗宜选用 (98/2001)

答案:(1) A;(2) C。独活寄生汤具有补益气血、滋养肝肾、散寒除湿祛风止痛之功效,适用痹证日久,气血不足,肝肾阴亏者。由于桃红饮具有化痰祛瘀、搜风通络之功,适用于痹证日久不愈,痰瘀痹阻者。

10. A. 关节肿大变形   B. 肢体瘦削枯萎

    C. 两者均有   D. 两者均无

(1) 痿证日久不愈,肢体软弱无力,可见 (121/1995)

(2) 痹证反复发作,肢体活动受限,可见 (122/1995)

答案:(1) B;(2) C。

11. A. 肢体关节疼痛   B. 肢体瘦削,软弱无力

    C. 两者均有   D. 两者均无

(1) 痹证后期表现为 (117/1997)

(2) 痿证后期表现为 (118/1997)

答案:(1) C;(2) B。痹证日久不愈,因正虚邪恋,痰瘀痹阻,出现关节肿大疼痛,甚至强直畸形,屈伸不利,肢体瘦削枯萎,软弱无力。痿证日久不愈不能随意运动而致肌肉萎缩,故可出现肢体软弱无力,瘦削枯萎,但无关节肿大疼痛。

12. 痹病日久,出现的病理变化是 (145/2006)

    A. 寒湿闭阻   B. 痰瘀阻滞   C. 气血亏虚   D. 累及脏腑

答案:BCD。痹病日久,容易出现三种病理变化:一是风寒湿痹或热痹日久不愈,气血运行不畅日甚,瘀血痰浊阻痹经络,出现皮肤瘀斑、关节周围结节、关节肿大、屈伸不利等症状;二是病久使气血伤耗,因而呈现不同程度的气血亏虚证候;三是痹证日久不愈复感于邪,病邪由经络而病及脏腑出现脏腑痹的证候。

课后巩固——练知识增考技

一、名词解释

1. 着痹　　　　　3. 痛痹　　　　　4. 心痹　　　　　5. 鹤膝风

2. 行痹

二、选择题

【A 型题】

1. 痹证日久不愈,正虚邪恋,气血不足,肝肾亏损,见有面色苍白,少气懒言,自汗疲乏,肌肉萎缩,腰腿酸软,头晕耳鸣,可选用下列何方

　　A. 双合汤　　　B. 独活寄生汤　　　C. 金匮肾气丸　　　D. 宣痹汤　　　E. 补中益气汤

2. 关节红肿,触之灼热,痛剧如刀割,筋脉拘急抽挛,入夜尤甚,壮热烦渴,舌红少津,脉弦数,宜选用

　　A. 白虎加桂枝汤合宣痹汤　　　B. 清营汤　　　　　　C. 蠲痹汤

　　D. 五味消毒饮合犀黄丸　　　E. 双合汤

3. 某女,38 岁,恶风,发热,咽痛 3 日,现多个肢体关节肌肉疼痛酸楚,屈伸不利,疼痛呈游走性,舌苔薄白,脉浮缓,治宜

　　A. 祛风通络,散寒除湿　　　B. 散寒通络,祛风除湿　　　C. 除湿通络,祛风散寒

　　D. 清热通络,祛风除湿　　　E. 培补肝肾,舒筋止痛

4. 关节疼痛日久,肿胀局限,或见皮下结节者为

　　A. 痰　　　B. 瘀　　　C. 湿　　　D. 寒　　　E. 热

5. 关节肿胀,僵硬,疼痛不移,肌肤紫暗或瘀斑等为

　　A. 痰　　　B. 瘀　　　C. 湿　　　D. 寒　　　E. 热

6. 根据病因,最早将痹证分为行痹、痛痹、着痹的医著

　　A.《金匮要略》　　B.《内经》　　　C.《伤寒论》　　　D.《外台秘要》　　　E.《济生方》

【B 型题】

　　A. 防风汤　　　B. 乌头汤　　　C. 薏苡仁汤　　　D. 蠲痹汤　　　E. 双合汤

7. 痛痹的代表方宜选

8. 着痹的代表方宜选

　　A. 补血荣筋丸　　B. 双合汤　　　C. 犀黄丸　　　D. 蠲痹汤　　　E. 宣痹汤

9. 痹证属痰瘀痹阻型代表方宜用

10. 风湿热痹的代表方宜用

【X 型题】

11. 着痹的主症为

　　A. 肢体关节肌肉酸楚、重着、疼痛　　　B. 关节活动不利

　　C. 肌肤麻木不仁　　　　　　　　　　D. 局部灼热红肿

　　E. 疼痛呈游走性

12. 风湿热痹的治疗主方为

　　A. 薏苡仁汤　　B. 白虎加桂枝汤　　C. 双合汤　　　D. 防风汤　　　E. 宣痹汤

13. 痹证的致病病因有

　　A. 风　　　B. 寒　　　C. 湿　　　D. 热　　　E. 暑

14. 痹在下肢,可选用

　　A. 独活　　B. 桂枝　　　C. 川牛膝　　　D. 木瓜　　　E. 羌活

15. 痛痹的主症为

　　A. 肢体关节疼痛剧烈　　　B. 遇寒痛甚　　　C. 局部灼热红肿

　　D. 得冷则舒　　　　　　　E. 部位固定

（选择题答案：1. B　2. D　3. A　4. A　5. B　6. B　7. A　8. E　9. B　10. B　11. ABC　12. BE　13. ABCD　14. ACD　15. ABE）

三、填空题

1. 《素问·痹论》指出："所谓痹者，各以其时重感于_____之气也。"

2. 痹证以_____为基本病机，其治疗应以_____为基本原则。

3. 着痹的治法是_____，方用_____加减。

4. 痹证的病因主要有_____、_____、_____、_____和_____。

5. 《素问·痹论》云："脉痹不已，复感于邪，内舍于_____。"

6. 痹证的辨证，一是要辩_____，二是辨别_____。

四、问答题

1. 风寒湿痹与风湿热痹应如何鉴别？

2. 痹证的治疗原则是什么，临床应如何运用？

3. 试述痹证的辨证要点。

4. 如何安全使用乌头类药物治疗痹证？

第二节　痉　证

一、概说

痉证是以项背强直，四肢抽搐，甚至口噤、角弓反张为主要临床表现的一种病证。

二、历史沿革

1. 《内经》对痉证有较多论述，如《素问·至真要大论》认为："诸痉项强，皆属于湿"，"诸暴强直，皆属于风。"

2. 《金匮要略》在继承《内经》理论的基础上，明确了外感表实无汗为刚痉，表虚有汗为柔痉。

3. 巢元方《诸病源候论·风痉候》描述痉证的症状为"口噤不开，背强而直，如发痫状"。

4. 朱丹溪《医学明理·痉门论》指出："方书皆谓感受风湿而致，多用风药，予细详之，恐仍未备，当作气血内虚，外物干之所致。"认为痉证也可以由于气血亏虚所致。

5. 张景岳《景岳全书·痉证》说："凡属阴虚血少之辈，不能养营筋脉，以致抽挛僵仆者，皆是此证。"强调阴虚精血亏损致痉。

6. 清代对痉证的认识日趋完善，阐述了痉证和肝脏的关系。

7. 中医学里尚有"瘛疭"一证，瘛，即抽搐。

8. 清代张璐《张氏医通·瘛疭》说："瘛者，筋脉拘急也。疭者，筋脉弛纵也，俗谓之抽。"

9. 吴鞠通《温病条辨·痉病瘛疭总论》中又说："痉者，强直之谓，后人所谓角弓反张，古人所谓痉也。瘛者，蠕动引缩之谓，后人所谓抽掣、抽惕，古人所谓瘛也。"可见瘛疭既可为痉证的症状之一，也可单独出现而为病。

三、讨论范围

西医学中各种原因引起的热性惊厥以及某些中枢神经系统病变，如流行性脑脊髓膜炎、流行性乙型脑炎、中毒性脑病、脑脓肿、脑寄生虫病、脑血管疾病等出现痉证表现，符合本病临床特征者均可参照本证诊治。

四、病因病机

（一）病因

感受外邪；久病过劳；误治或失治。

（二）病机

1. 痉证病在筋脉，属肝所主，筋脉有约束联系和保护骨节肌肉的作用，其依赖肝血的濡养而保持刚柔兼之性。

2. 如阴血不足，肝失濡养，筋脉刚劲太过，失却柔和之性，则发为痉证。

3. 病变脏腑除肝之外，尚与心、脾、胃、肾等脏腑密切相关。

4. 痉证的病理性质有虚实两方面，虚为脏腑虚损，阴阳、气血、津液不足，实者为邪气盛。

5. 外感风、寒、湿、热致痉者，病理性质以实为主。

6. 内伤久病、误治失治所致者,病理性质以虚为主。

7. 痉证的病理变化主要在于阴虚血少,筋脉失养。

8. 外感因风、寒、湿邪壅阻经络,气血不运,阴血不得濡养筋脉。或热盛伤津,阴血亏乏,筋脉失于濡养。

9. 内伤由亡血、过汗、误治失治,或久病伤正,导致阴血亏少,筋脉失养,发为痉证。

五、诊查要点

(一) 诊断依据

1. 多突然起病,以项背强急,四肢抽搐,甚至角弓反张为其证候特征。

2. 部分危重患者可有神昏谵语等意识障碍。

3. 发病前多有外感或内伤等病史。

(二) 病证鉴别

1. 痉证与痫证

(1) 痫证是一种发作性的神志异常的疾病,其大发作的特点为突然仆倒,昏不知人,口吐涎沫,两目上视,四肢抽搐,或口中如作猪羊声,大多发作片刻即自行苏醒,醒后如常人。

(2) 鉴别要点是:痫证多为突然发病,其抽搐、痉挛症状发作片刻可自行缓解,既往有类似发病史。痉证的抽搐、痉挛发作多呈持续性,不经治疗难以自行恢复,痉证多有发热、头痛等伴发症状。

2. 痉证与厥证

(1) 厥证是由于阴阳失调,气机逆乱,以致突然昏倒、不省人事、四肢逆冷为主要表现的一种病证。

(2) 厥证以四肢逆冷,无项背强硬、四肢抽搐等表现为其鉴别要点。

3. 痉证与中风

(1) 中风以突然昏仆,不省人事,或不经昏仆,而表现为以半身不遂,口舌㖞斜为主要特点。

(2) 痉证以项背强急,四肢抽搐,无偏瘫症状为临床特点。

4. 痉证与颤证

(1) 颤证是一种慢性疾病过程,以头颈、手足不自主颤动、振摇为主要症状,手足颤抖动作幅度小,频率较快,多呈持续性,无发热、神昏等症状。

(2) 痉证肢体抽搐幅度大,抽搐多呈持续性,有时伴短阵性间歇,手足屈伸牵引,弛纵交替,部分患者可有发热,两目上视,神昏等症状,再结合病史分析,二者不难鉴别。

5. 痉证与破伤风

(1) 破伤风古称"金疮痉"。

(2) 破伤风因金疮破伤,伤口不洁,感受风度之邪致痉,临床表现为项背强急,四肢抽搐,角弓反张,发痉多始于头面部,肌肉痉挛,口噤,苦笑面容,逐渐延及四肢或全身,病前有金疮破伤,伤口不洁病史,可与痉证鉴别。

六、辨证论治

(一) 辨证要点

1. 临床辨证中,首先要根据痉证的特征,确定患者是属于外感致痉,还是内伤致痉。

(1) 外感致痉多有恶寒、发热、脉浮等表证,即使热邪直中,可无恶寒,但必有发热。

(2) 内伤发痉则多无恶寒发热。

2. 辨虚证与实证

(1) 颈项强直,牙关紧闭,角弓反张,四肢抽搐频繁有力而幅度较大者多属实证,多由外感或瘀血、痰浊所致。

(2) 手足蠕动,或抽搐时休时止,神疲倦怠,多属虚证,多由内伤所致气血津液不足。

(二) 治疗原则

1. 治标应针药并施,舒筋解痉。

2. 病势较缓则治其本,治以养血滋阴,舒筋止痉。

（三）证治分类

证 型	邪壅经络	肝经热盛	阳明热盛
症 状	头颈疼痛，项背强直，恶寒发热，无汗或汗出，肢体酸重，甚至口噤不能语，四肢抽搐。舌苔薄白或白腻，脉浮紧	高热头痛，口噤蚧齿，手足躁动，甚则项背强急，四肢抽搐，角弓反张，神志不清。舌质红绛，舌苔薄黄或少苔，脉弦细而数	壮热汗出，项背强急，手足挛急，甚则角弓反张，腹满便结，口渴喜冷饮，小便黄赤。舌质红，苔薄黄，脉弦数
证 机	风寒湿邪侵于肌表，壅滞经络	邪热炽盛，动风伤津，筋脉失和	阳明胃热亢盛，腑气不通，热盛伤津，筋脉失养
治 法	祛风散寒，燥湿和营	清肝潜阳，熄风镇痉	清泄胃热，增液止痉
代表方	羌活胜湿汤加减。本方有祛风、散寒、燥湿、解肌和营作用，适用于风寒湿邪阻滞经脉，四肢抽搐，项强头痛	羚羊钩藤汤加减。本方有平肝熄风，清热止痉作用，适用于治肝经热盛，热极动风证	白虎汤合增液承气汤加减。前方清泄阳明实热，后方滋阴增液，泄热通便，二方和用有泄热通腑，存阴止痉作用，适用于阳明热盛，热结阴亏痉证
常用药	羌活、独活、防风、藁本、川芎、蔓荆子祛风胜湿；葛根、白芍药、甘草解肌和营，缓急止痉	水牛角、钩藤、桑叶、菊花凉肝熄风止痉；川贝母、竹茹清热化痰以通络；茯神宁神定志；白芍药、生地黄、甘草酸甘化阴，补养肝血，缓急止痉	生石膏、知母、玄参、生地黄、麦门冬清热养阴生津，濡润筋脉；大黄、芒硝软坚润燥，荡涤胃腑积热；粳米、甘草和胃养阴
加 减	若寒邪较甚，项背强急，肢痛拘挛，以葛根汤为主方，葛根、麻黄、桂枝、生姜温经散寒，解肌止痉；芍药、甘草、大枣酸甘缓急，调和营卫。若风邪偏盛，项背强急，发热不恶寒，汗出，头痛者，以栝楼桂枝汤为主方，方用桂枝汤调和营卫，解表散邪；栝楼根清热生津、和络柔筋。若湿邪偏盛，筋脉拘急，胸脘痞闷，身热，渴不欲饮，溲短赤，苔黄腻，脉滑数，用三仁汤加地龙、丝瓜络、威灵仙，清热化湿，通经和络	若口苦苔黄，加龙胆草、栀子、黄芩清肝热，泻肝火；口干渴甚者，加生石膏、花粉、麦冬以甘寒清热生津止渴；痉证反复发作，加全蝎、蜈蚣、僵蚕、蝉蜕，熄风止痉；神昏痉厥者，选用安宫牛黄丸、局方至宝丹或紫雪丹	

证 型	心营热盛	痰浊阻滞	阴血亏虚
症 状	高热烦躁，神昏谵语，项背强急，口渴不欲饮，四肢抽搐，甚则角弓反张。舌质红绛，苔黄少津，脉细数	头痛昏蒙，神识呆滞，项背强急，四肢抽搐，胸脘满闷，呕吐痰涎。舌苔白腻，脉滑或弦滑	项背强急，四肢麻木，抽搐或筋惕肉瞤，直视口噤，头目昏眩，自汗，神疲气短，或低热，脚弓反张。舌质淡或舌红无苔，脉细数
证 机	热入心营，扰动神明，灼伤阴津，筋脉失养	痰浊中阻，上蒙清窍，经络阻塞，筋脉失养	失血或伤津，阴血亏耗，筋脉失养
治 法	清心透营，开窍止痉	豁痰开窍，熄风止痉	滋阴养血，熄风止痉
代表方	清营汤加减。本方有清心凉血解毒，泻热养阴作用，适用于温邪传营，热伤营阴证	导痰汤加减。本方有运脾豁痰作用。适用于脾不化湿，痰浊壅阻证	四物汤合大定风珠加减。前方以补血为主，用治血虚血滞，筋脉失养证；后方滋液育阴，柔肝熄风，适用于热灼真阴，阴血亏虚，虚风内动证
常用药	水牛角、莲子心、淡竹叶、连翘清心泄热，凉血解毒；玄参、生地黄、麦门冬滋阴养津	半夏、石菖蒲、陈皮、胆南星、姜汁、竹沥豁痰化浊开窍；茯苓、白术健脾化湿；全蝎、地龙、蜈蚣熄风止痉	生地黄、熟地黄、白芍药、麦门冬、阿胶、五味子、当归、麻子仁补血滋阴柔肝；生龟版、生鳖甲、生牡蛎熄风止痉；鸡子黄养阴宁心

（续表）

证　型	心营热盛	痰浊阻滞	阴血亏虚
加　减	本证为心营热盛致痉,临证时辨其营血热毒深浅轻重,可分别选用化斑汤、清瘟败毒饮、神犀丹化裁；若肢体抽搐无力,面色苍白,四肢厥冷,气短汗出,舌淡,脉细弱,证属亡阳脱证,当予急服独参汤、生脉散	若言语不利者,加白芥子、远志以祛痰开窍醒神	

七、预防调护

对痉证先兆症状密切观察,及时处理。

八、临证备要

1. 颈项强直、角弓反张、四肢抽搐频繁有力而幅度大者多属实。

2. 手足蠕动或时而抽掣、神疲倦怠者多属虚。

3. 项背强急或四肢抽搐、恶寒发热、肢体酸重、脉浮紧,病属风寒。

4. 四肢牵引拘急、胸满痞闷、苔黄腻、脉滑数,病属湿热。

5. 手足抽搐、角弓反张、抽搐有力、神昏烦躁、壮热、舌红、苔黄或燥,病属阳明热盛。

6. 手足蠕动或抽掣、形消神倦、舌红无苔,病属阴虚。

7. 在治疗上,外感者,当先祛其邪,宜祛风、散寒、除湿,若邪热入里,消灼津液,当泄热存阴。

8. 内伤者,在临床上属阴伤血少者为多见,所以其治疗以滋阴养血为大法。

记忆处方——重理解活思维

痉　证

（1）是以项背强急、四肢抽搐、甚则角弓反张为主要特征的急性病。

（2）其发病原因,外则风寒湿热之邪,内则脏腑失调、气血亏虚、痰阻血瘀而筋脉失养。

（3）临床虽以邪壅经络、肝经热盛、阳明热盛、心营热盛、痰浊阻滞、阴血亏虚等证型常见,但各种证型之间常相互关联,如感受温热致痉,迁延日久可导致阴血亏损。

（4）痉证治疗的原则是急则舒筋解痉以治其标,缓则扶正益损以治其本。

考研专题——看未来展宏图

1. 患者发热胸闷,口噤齿介齿,项背强直,手足挛急,腹胀便秘,舌红,苔黄厚腻,脉弦数。其诊断为　（68/2010）

　　A. 痹证　　　　B. 痿证　　　　C. 痉证　　　　D. 中风

　　答案：C。为痉证之热甚发痉型,由热邪熏蒸阳明气分,宿滞中焦,阳明燥热内结,筋脉失养所导致。项背强直是痉证的特点。

2. 壮热汗出,项背强急,手足挛急,腹满便结,口渴喜冷饮,舌质红,苔黄燥,脉弦数。治宜选用　（71/2009）

　　A. 白虎汤合增液承气汤　　　　B. 当归六黄汤合葛根汤

　　C. 白虎汤合大承气汤　　　　　D. 羚角钩藤汤合葛根汤

　　答案：A。为痉证阳明热盛证。病机：阳明胃热亢盛,腑气不通,热盛伤津,筋脉失养。治法：清泄胃热,存阴增液止痉。方药：白虎汤合增液承气汤。

3. 表证过汗,风病误下,疮家误汗,致使外邪侵入,津液耗伤,筋脉失养,皆可致痉。此种误治致痉的理论始于何书 (59/1998)

    A.《黄帝内经》 B.《金匮要略》   C.《诸病源候论》   D.《景岳全书》   E.《张氏医通》

答案:B。《金匮要略》对伤亡津液而致痉的认识,为内伤致痉提供理论基础。

4. 患者项背强直,口噤不语,时作抽搐,伴有恶寒发热,头痛,无汗等表证,苔薄白,脉浮紧,病前无创史,治当选用何方 (62/1992,63/2000)

    A. 葛根汤   B. 玉真散   C. 五虎追风散   D. 瓜蒌桂枝汤   E. 防风汤

答案:A。为痉证之邪壅经络,且寒邪较甚,宜选用葛根汤解肌发汗,和营止痉。

5. 邪壅经络之痉证,如寒邪较甚,舌苔薄白,脉象浮紧,病属刚痉者,其最佳治法是 (66/2003)

    A. 祛风通络,养血和营   B. 解肌发汗,和营止痉   C. 祛风通络,豁痰开窍

    D. 熄风通络,散寒除湿   E. 祛风散寒,化湿通络

答案:B。风寒湿三邪外束肌表,阻滞经络,营卫不和,宜解肌发汗、和营止痉。

6. 患者,男,15岁,发热胸闷,口噤蚧齿,颈背强直,甚则弓反张,手足挛急,腹胀便秘,舌红,苔黄厚腻,脉弦数,应属痉证中哪一证候 (62/1994)

    A. 邪壅经络   B. 热甚发痉   C. 湿热入络   D. 痰瘀互阻   E. 阴血亏虚

答案:B。为痉证之热甚发痉型。由热邪熏蒸阳明气分,宿滞中焦,阳明燥热内结,筋脉失养所导致。

7. A. 经络闭阻   B. 气机不和   C. 血行不畅   D. 筋脉失养   E. 骨髓失充

(1) 痉证的主要病机是 (97/1996)

(2) 痹证的主要病机是 (98/1996)

答案:(1) D;(2) A。痉证为筋脉之病,其主要为筋脉失其濡养则筋脉拘急而发痉证;痹证主要是由于外邪侵袭人体,闭阻经络,气血运行不畅所导致。

8. A. 项背强直,口噤不得语,四肢抽搐,伴发热恶寒,头痛无汗,苔薄白,脉紧急

    B. 项背强直,发热不恶寒,头痛汗出,苔薄白,脉沉细而迟

    C. 两者均是   D. 两者均不是

(1) 柔痉的临床表现为 (119/1991)

(2) 刚痉的临床表现为 (120/1991)

答案:(1) B;(2) A。表实无汗为刚痉,表虚有汗为柔痉。

9. 妇人产后大出血,经治血止,刻下头目昏眩,面色无华,四肢抽搐,项背强急,神疲乏力,舌淡红,脉弦细,治疗选用 (160/1999)

    A. 当归补血汤   B. 四物汤   C. 羚羊钩藤汤   D. 大定风珠

答案:BD。痉证之阴血亏虚型,是由于气血两虚,不荣筋脉所导致。选用四物汤合大定风珠滋阴养血止痉。

10. 痉证的临床表现是 (156/1993,155/2002)

    A. 突然昏仆   B. 角弓反张   C. 项背强急   D. 四肢抽搐

答案:BCD。痉证是以项背强直,四肢抽搐,甚至角弓反张为主要表现的病证。

 课后巩固——练知识增考技

一、名词解释

1. 痉证   2. 瘛纵

二、选择题

【A型题】

1. 痉证之邪壅经络证的代表方为

    A. 防风通圣散   B. 羌活胜湿汤   C. 清营汤

    D. 银翘散   E. 荆防败毒散

2. 头痛昏蒙,神识呆滞,项背强急,四肢抽搐,胸脘满闷,呕吐痰涎,苔白腻,脉弦滑,治宜选用

　　A. 涤痰汤　　　　　　　　B. 二陈汤　　　　　　　　C. 半夏白术天麻汤

　　D. 导痰汤　　　　　　　　E. 顺气导痰汤

3. 痉证日久,阴血不足,气虚血滞,瘀血阻络,可选用

　　A. 身痛逐瘀汤　　　　　　B. 补中益气汤　　　　　　C. 河车大造丸

　　D. 一贯煎　　　　　　　　E. 补阳还五汤

4. 痉证之邪壅经络,若寒邪较甚,项背强急,肢痛拘挛,选用

　　A. 麻黄汤　　　　　　　　B. 桂枝汤　　　　　　　　C. 荆防败毒散

　　D. 葛根汤　　　　　　　　E. 大青龙汤

5. 项背强直,肢体酸重,筋脉拘急,胸脘痞闷,身热,渴不欲饮,溲短赤,苔黄腻,脉滑数,选用

　　A. 薏苡仁汤　　　　　　　B. 三仁汤　　　　　　　　C. 茵陈蒿汤

　　D. 五苓散　　　　　　　　E. 越婢加术汤

6. 项背强直,发热不恶寒,汗出头痛者,治宜选用

　　A. 羌活胜湿汤　　B. 葛根汤　　　　　C. 栝楼桂枝汤　　　D. 荆防败毒散　　　E. 防风汤

【B型题】

　　A. 三仁汤　　　B. 羚角钩藤汤　　　C. 羌活胜湿汤　　　D. 白虎汤　　　　　E. 清营汤

7. 痉证之阳明热盛证的代表方为

8. 痉证之肝经热盛证的代表方为

9. 痉证之心营热盛证的代表方为

　　A. 外感表实无汗B. 表虚有汗　　　C. 自汗　　　　　D. 汗出不畅　　　E. 汗出如油如珠

10. 刚痉表现为

11. 柔痉表现为

12. 痉证之阴血亏虚证表现为

【X型题】

13. 高热头痛,口噤龄齿,强背强急,四肢抽搐,角弓反张,甚则神昏痉厥者,可选用

　　A. 安宫牛黄丸　　B. 至宝丸　　　　　C. 独参汤　　　　D. 回阳救急汤　　　E. 紫血丹

14. 古代医家根据临床经验被认为属预后不良的征象有

　　A. 口张目瞪　　B. 口噤　　　　　　C. 昏昧无知　　　D. 戴眼反折　　　　E. 遗尿

15. 痉证发生的外感病因有

　　A. 感受风邪　　B. 感受湿邪　　　　C. 感受寒邪　　　D. 感受热邪　　　　E. 感受暑邪

16. 心营热盛致痉,临证时辨其营血热毒深浅轻重,可分别选用

　　A. 化斑汤　　　B. 清瘟败毒饮　　　C. 黑锡丹　　　　D. 神犀丹　　　　　E. 羚角钩藤汤

(选择题答案:1. C　2. B　3. D　4. A　5. B　6. E　7. D　8. B　9. E　10. A　11. B　12. C　13. ABE
14. ACDE　15. ABCD　16. ABD)

三、填空题

1. 痉证病在_____,属_____所主。

2. 痉证的病理变化主要在于_____。

3. 痉证之邪壅经络证的治法是_____,代表方为_____加减。

4. 痉证治疗原则为_____。

5.《素问·至真要大论》认为:"诸痉项强,皆属于_____","诸暴强直,皆属于_____。"

6. 外感发痉多属_____,内伤发痉多为_____。

四、问答题

1. 试述痉证的治疗原则。

2. 试述痉证的病因病机。

第三节 痿　证

一、概说

痿证是指肢体筋脉弛缓,软弱无力,不能随意运动,或伴有肌肉萎缩的一种病证,临床以下肢痿弱较为常见,亦称"痿躄"。

二、历史沿革

1.《内经》对本病论述颇详,阐述了痿证的并因病机、病证分类及治疗原则。

2.《素问·痿论》指出本病的主要病机是"肺热叶焦",肺燥不能输精于五脏,因而五体失养,肢体痿软。还将痿证分为皮、筋、骨、肉五痿,以示病情的浅深轻重以及与五脏的关系。

3. 在治疗上,《素问·痿论》提出"治痿独取阳明"的基本原则,其理论依据是:"阳明者,五脏六腑之海,主润宗筋,宗筋主束骨而利机关也。"冲、任、督、带脉皆络合于阳明,故"阳明虚则宗筋纵,带脉不引,故足痿不用也"。"独取阳明"成为指导临床治疗痿证的重要原则。

三、讨论范围

西医学中多发性神经炎、运动神经元疾病、脊髓病变、重症肌无力、周期性麻痹等表现为肢体痿软无力,不能随意运动者,均可参照本证诊治。

四、病因病机

外感温热毒邪,内伤情志,饮食劳倦、先天不足、房室不节、跌打损伤以及接触神经毒性药物等,均可致使五脏。

（一）病因

1. 感受温毒温热毒邪内侵,或病后余邪未尽,低热不解,或温病高热持续不退。

2. 湿热浸淫久处湿地或涉水冒雨,感受外来湿邪。

3. 饮食所伤素体脾胃虚弱或饮食不节,劳倦思虑过度,或久病致虚。

4. 久病房劳先天不足,或久病体虚,或房劳太过。

5. 血脉瘀阻劳作不慎,跌打损伤。

（二）病机

1. 感受温热毒邪,内舍于肺,津液不布,肌肉筋脉失养,发为痿证。

2. 久居湿处,以水为事,水湿内蕴,阻遏气血运行,肌肉筋脉失养,发为痿证。

3. 饮食不节,或暴饮暴食,或过食肥甘,损伤脾气,脾失健运,不能运化水谷精微,肌肉筋脉失养,发为痿证。

4. 先天不足,或久病体虚,或早婚纵欲房劳多产,损伤肾气,肾精不足,肌肉筋脉失养,发为痿证。

5. 摄生不慎,跌仆损伤,气血瘀滞,发为痿证。

（1）痿证病变部位在筋脉肌肉,但根底在于五脏虚损。

（2）各种致病因素耗伤五脏精气,致使精血津液亏损。

（3）五脏受损,功能失调,生化乏源,又加重了精血津液的不足,筋脉肌肉因之失养而弛纵,不能束骨而利关节,以致肌肉软弱无力,消瘦枯萎,发为痿证。

（4）一般而言,本病以热证、虚证为多,虚实夹杂者亦不少见。

（5）外感温邪、湿热所致者,病初阴津耗伤不甚,邪热偏重,故属实证。

（6）但久延肺胃津伤,肝肾阴血耗损,则由实转虚,或许是夹杂。

（7）内伤致病,脾胃虚弱,肝肾亏损,病久不已,气血阴津亏耗,则以虚证为主,但可夹湿、夹热、夹痰、夹瘀,表现本虚标实之候。

五、诊查要点

（一）诊断依据

1. 肢体筋脉弛缓不收,下肢或上肢,一侧或双侧,软弱无力,甚则瘫痪,部分患者伴有肌肉萎缩。

2. 由于肌肉痿软无力,可有睑废,视歧,声嘶低暗,抬头无力等症状,甚则影响呼吸、吞咽。

3. 部分患者发病前有感冒、腹泻病史,有的患者有神经毒性药物接触史或家族遗传史。

（二）病证鉴别

1. 痿证与偏枯:偏枯亦称半身不遂,是中风症状,病见一侧上下肢偏废不用,常伴有语言蹇涩、口眼㖞斜,久则患肢肌肉枯瘦,其瘫痪是由于中风而致,二者临床不难鉴别。

2. 痿证与痹证:痹证后期,由于肢体关节疼痛,不能运动,肢体长期废用,亦有类似痿证之瘦削枯萎者。但痿证肢体关节一般不痛,痹证均有疼痛,其病因病机、治法也不相同,应予鉴别。

六、辨证论治

(一)辨证要点

1. 重在辨脏腑病位,审标本虚实。

2. 痿证初起,症见发热,咳嗽,咽痛,或在热病之后出现肢体软弱不用者,病位多在肺。

3. 凡见四肢萎软,食少便溏,面浮,下肢微肿,纳呆腹胀,病位多在脾胃。

4. 凡以下肢痿软无力明显,甚则不能站立,腰脊酸软,头晕耳鸣,遗精阳痿,月经不调,咽干目眩,病位多在肝肾。

5. 痿证以虚为本,或本虚标实。

6. 因感受温热毒邪或湿热浸淫者,多急性发病,病程发展较快,属实证。

7. 热邪最易耗津伤正,故疾病早期就常见虚实错杂。

8. 内伤积损,久病不愈,主要为肝肾阴虚和脾胃虚弱,多属虚证,但又常兼夹郁热、湿热、痰浊,而虚中有实。

9. 跌打损伤,瘀阻脉络或痿证日久,气虚血瘀,也属常见。

(二)治疗原则

虚证宜扶正补虚为主,实证宜祛邪和络。

(三)证治分类

证型	肺热津伤	湿热浸淫	脾胃虚弱	肝肾亏损	脉络瘀阻
症状	发病急,病起发热,或热后突然出现肢体软弱无力,可较快发生肌肉瘦削,皮肤干燥,心烦口渴,咳呛少痰,咽干不利,小便黄赤或热痛,大便干燥。舌质红,苔黄,脉细数	起病较缓,逐渐出现肢体困重,痿软无力,尤以下肢或两足痿弱为甚,兼见微肿,手足麻木,扪及微热,喜凉恶热,或有发热,胸脘痞闷,小便赤涩热痛,大便不爽。舌质红,舌苔黄腻,脉濡数或滑数	起病缓慢,肢体软弱无力逐渐加重,神疲肢倦,肌肉萎缩,少气懒言,纳呆便溏,面色㿠白或萎黄无华,面浮。舌淡苔薄白,脉细弱	起病缓慢,渐见肢体痿软无力,尤以下肢明显,腰膝酸软,不能久立,甚至步履全废,腿胫大肉渐脱,或伴有眩晕耳鸣,舌咽干燥,遗精或遗尿,或妇女月经不调。舌红少苔,脉细数	久病体虚,四肢痿弱,肌肉瘦削,手足麻木不仁,使之青筋显露,可伴有肌肉活动时隐痛不适。舌痿不能伸缩,舌质黯淡或有瘀点、瘀斑,脉细涩
病机	肺燥津伤,五脏失润,筋脉失养	湿热浸淫,壅遏经脉,营卫受阻	脾虚不健,生化乏源,气血亏虚,筋脉失养	肝肾耗损,阴精不足,筋脉失养	气虚血瘀,阻滞经络,筋脉失养
治法	清热润燥,养阴生津	清热利湿,通利经脉	补中益气,健脾升清	补益肝肾,滋阴清热	益气养营,活血行瘀
代表方	清燥救肺汤加减。本方有清热润燥,养阴宣肺作用,适用于温燥伤肺,气阴两伤之证	加味二妙散加减。本方清利湿热,补肾通脉,用于湿热内盛,兼见虚火之痿证	参苓白术散和补中益气汤加减。参苓白术散健脾益气利湿,由于脾胃虚弱,健运失常,水湿内盛者;补中益气汤健脾益气养血,用于脾胃虚弱,中气不足,气血亏虚者	虎骨(用狗骨代)、牛膝壮筋骨利关节;熟地黄、龟版、知母、黄柏填精补髓,滋阴补肾,清虚热;锁阳温肾益精;当归、白芍药养血柔肝;陈皮、干姜理气温中和胃,既防苦寒败胃,又使滋补而不滞	圣愈汤合补阳还五汤加减。圣愈汤益气养血,用于气血亏虚,血行滞涩,经脉失养证;补阳还五汤补气活血通络,用于气虚无力推动血行,经脉瘀阻证

（续表）

证　型	肺热津伤	湿热浸淫	脾胃虚弱	肝肾亏损	脉络瘀阻
常用药	北沙参、西洋参、麦门冬、生甘草甘润生津养阴；阿胶、胡麻仁养阴血以润燥；生石膏、霜桑叶、苦杏仁、炙枇杷叶清热宣肺	苍术、黄柏清热燥湿，防己、薏苡仁渗湿风利；蚕砂、木瓜、牛膝利湿，通经活络；龟版滋阴益肾强骨。若湿邪偏盛，胸脘痞闷，肢重且肿，加厚朴、茯苓、枳壳、陈皮以理气化湿；夏令季节，加藿香、佩兰芳香化浊，健脾祛湿	人参、白术、山药、扁豆、莲肉、甘草、大枣补脾益气；黄芪、当归益气养血；薏苡仁、茯苓、砂仁、陈皮健脾理气化湿；升麻、柴胡升举清阳；神曲消食行滞	虎骨（狗骨代）、牛膝壮筋骨利关节；熟地黄、龟版、知母、黄柏填精益髓，滋阴补肾，清虚热；锁阳温肾益精；当归、白芍药养血柔肝；陈皮、干姜理气温中和胃	人参、黄芪益气；当归、川芎、熟地黄、白芍药养血和血；川牛膝、地龙、桃仁、红花、鸡血藤活血化瘀通脉
加减	高热、口渴有汗者，可重用生石膏，加金银花、连翘、知母以清气分之热，解毒祛邪；咳嗽痰多，加瓜蒌、桑白皮、川贝母宣肺清热化痰；咳呛少痰，咽喉干燥，加桑白皮、天花粉、芦根以润肺清热	湿邪偏盛，胸脘痞闷，四肢重，加厚朴、茯苓、枳壳、陈皮以理气化湿；夏季加藿香、佩兰；热邪偏盛，小便赤涩热痛，加忍冬藤、连翘、蒲公英、赤小豆清热解毒利湿；湿热伤阴，兼见两足灼热，心烦口干者，可去苍术，重用龟版、加玄参、山药、生地黄；如有瘀血阻滞者，加丹参、鸡血藤、赤芍、当归、桃仁	脾胃虚弱者，兼夹食积不运，可加谷麦芽、山楂、神曲；气血虚甚者，重用黄芪、党参、当归，加阿胶；气血不足兼血瘀者，加丹参、川芎、川牛膝；肥人痰多湿盛者，可用六君子汤加减	病久阴损及阳，阴阳两虚，兼神瘦、形寒，阳痿早泄，妇女月经不调者，去黄柚、知母，加淫羊藿、鹿角霜、紫河车、附子、肉桂或服鹿角胶丸；如面色无华、姜黄，加黄芪、党参、首乌、龙眼肉、当归以补气养血；腰脊酸软，加续断、补骨脂、狗脊补肾壮腰，热甚可去锁阳、干姜，或服六味地黄丸加牛骨髓、鹿角胶、枸杞子滋阴补肾，以去虚火，阳虚胃寒，加右归丸加减	手足麻木，舌苔厚腻者，加橘络、木瓜；下肢痿软无力，加杜仲、锁阳、桑寄生；如见肌肤甲错，形体消瘦，手足痿弱，为瘀血久留，可用圣愈汤送服大黄䗪虫丸，补虚活血，以丸图缓

七、预防调护

避居湿地，防御外邪侵袭。

八、临证备要

1. 祛邪不可伤正，补益防止助邪。

2. 重视调畅气血。

3. "治痿独取阳明"。

4. 治痿慎用风药。治风之剂，皆发散风邪，开通腠理，若误用之，阴血愈燥，常酿成坏病。

考研专题——看未来展宏图

1. 下列哪一项不是致痿的主要原因　（60/1999）

　　A. 肺热津伤，津液失布　　　B. 湿热浸淫，气血失运　　　C. 脾胃亏虚，精微失输

　　D. 肝肾耗损，筋脉失养　　　E. 血瘀痰阻，肢体失荣

　　答案：E。痿证主要是肺热伤津，津伤不布；湿热浸淫，气血不运；肝肾亏损，髓枯筋痿而致寒湿侵袭；脾胃亏虚，精微不输。

2. 痿证的病因，下列哪一项是错误的　（70/1991，71/1996）

　　A. 肺热伤津　　　　　　B. 湿热浸淫　　　　　　C. 脾胃虚弱

　　D. 肝肾阴亏　　　　　　E. 寒湿侵袭

答案：E。

3. 以下哪项不是痿证发病病机　（59/1993）

　　A. 肺热伤津,津液不布　　B. 脾胃亏虚,精微不输　　C. 湿热浸淫,气血不运

　　D. 风寒痹阻,经脉不通　　E. 肾精不足,髓枯筋痿

答案：D。

4. 患者,男性,48岁,下肢痿软无力半年,逐渐加重,腰脊酸楚,肢体困倦,咽干耳鸣,小便热赤涩滞,苔黄腻,脉濡数,治宜选用　（67/2001）

　　A. 虎潜丸合加味二妙散　　B. 三妙丸　　　　　　C. 宣痹汤

　　D. 参苓白术散　　　　　　E. 疏凿饮子

答案：A。为痿证之肝肾亏损,宜选取虎潜丸补益肝肾,滋阴清热,合加味二妙散清热利湿,通利筋脉。

5. 痿证与痹证的主要鉴别点是　（53/2003）

　　A. 肌肉是否瘦削枯萎　　B. 关节有无肿大变形　　C. 肢体关节有无疼痛

　　D. 肢体能否随意运动　　E. 关节是否屈伸不利

答案：C。痿证肢体关节一般不痛,痹证则都有疼痛。

6. 患者初始纳少,腹胀,便溏,面色少华,逐渐出现四肢痿软无力,神疲倦怠,舌胖苔白,脉弱,治宜选用（71/2000）

　　A. 加味二妙散　　B. 清燥救肺汤　　C. 参苓白术散　　D. 虎潜丸　　E. 补中益气汤

答案：C。为痿证之脾胃亏虚,精微不运型,首选参苓白术散以补脾益气,健运升清。

7. 痿证的病理特点是　（65/2005）

　　A. 实证为多　　B. 寒证为多　　C. 热证为少　　D. 虚证为少　　E. 虚证为多

答案：E。痿证是由于五志六淫,房劳食滞等导致五脏内虚,精血受损,肢体失养而引起,其病虚证多而实证少,热证多而寒证少。

8. 下列哪一项不是致痿的主要原因　（71/1998）

　　A. 心火亢盛,水火不济　　B. 湿热浸淫,气血不足　　C. 肺热伤津,津液不布

　　D. 脾胃亏虚。精微不输　　E. 肝肾亏损,筋髓不荣

答案：A。

9. 患者半年前始觉下肢乏力,渐致不能下地,腰脊疲软,头晕耳鸣,口舌干燥,舌红少苔,脉沉细数,应选何方治疗　（68/1992）

　　A. 左归饮　　　B. 左归丸　　　C. 大补阴丸　　　D. 独活寄生汤　　　E. 虎潜丸

答案：E。为痿证之肝肾亏损,髓枯筋痿型。由于肝肾亏虚,精血不能濡养筋骨经脉所导致,首选虎潜丸补益肝肾,滋阴清热。

10. A. 三仁汤　　　B. 白虎加桂枝汤　　C. 羌活胜湿汤　　D. 加味二妙散　　E. 蠲痹汤

（1）四肢痿软麻木,身体困重,足胫发热,胸脘痞闷,小便短赤,舌苔黄腻,脉细数者,治疗主方用　（97/1993）

（2）四肢关节疼痛,局部灼热红肿,伴发热恶风,烦闷口渴,舌苔黄燥,脉滑数者,治疗主方用　（98/1993）

答案：（1）D；（2）B。前者为痿证之湿热浸淫型,首选加味二妙散以清热利湿,通利筋脉。后者为痹证之风湿热痹,首选白虎桂枝汤以清热通络、祛风除湿。

11. 下列哪种治法是"治痿者独取阳明"的具体措施　（159/1992）

　　A. 补脾胃　　B. 化痰通络　　C. 清胃火　　D. 清利湿热

答案：ACD。治痿者独取阳明指从补脾胃,清胃火,祛湿热以滋养五脏。

课后巩固——练知识增考技

一、名词解释

1. 痿躄　　　　　　　2. 肺热叶焦

二、选择题

【A型题】

1. 肢体困重，痿软无力，下肢痿弱为甚，手足麻木，扪及微热，喜凉恶热，胸脘痞闷者，治疗该证的代表方为
   A. 三仁汤　　　B. 茵陈蒿汤　　　C. 加味二妙散　　　D. 胃苓汤　　　E. 藿香正气散

2. 身热已退而见肢体软弱无力，肌肉瘦削，食欲减退，口干咽干较甚者，选用
   A. 清燥救肺汤　　B. 玉女煎　　　C. 胃苓汤　　　D. 益胃汤　　　E. 桑杏汤

3. 痿证见手足痿弱，形体瘦削，肌肤甲错者为瘀血久留，可用
   A. 补阳还五汤　　　　　　B. 圣愈汤送服大黄䗪虫丸　　　C. 身痛逐瘀汤
   D. 桃红四物汤　　　　　　E. 六味地黄丸

4. 其病缓慢，渐见肢体痿软无力，以下肢为甚，腰膝酸软，不能久立，甚则步履全废，腿胫大肉渐脱，或伴有眩晕耳鸣，舌咽干燥，遗精或遗尿，或妇女月经不调者，治宜
   A. 温肾壮阳，强健筋骨　　B. 补益肝肾，滋阴清热　　C. 补气活血，滋肾填精
   D. 补中益气，健脾升清　　E. 益气养营，活血行瘀

5. 痿证多属五脏内伤，精血受损，阴虚火旺，临床少见
   A. 虚证　　　B. 实证　　　C. 虚实错杂　　　D. 寒证　　　E. 热证

6. 治痿当慎用
   A. 清热药　　　B. 滋阴药　　　C. 风药　　　D. 健脾药　　　E. 活血药

【B型题】

A. 益胃汤　　　B. 三仁汤　　　C. 清燥救肺汤　　　D. 虎潜丸　　　E. 加味二妙散

7. 痿证肺热津伤证代表方

8. 痿证肝肾亏损证代表方

9. 痿证湿热浸淫证代表方

A. 病起发热，皮肤干燥，咳呛少痰　　　B. 肢体困重，手足麻木，喜凉恶热
C. 神疲肢倦，肌肉萎缩，少气懒言　　　D. 腰膝酸软，眩晕耳鸣，舌咽干燥
E. 手足麻木不仁，四肢青筋显露，舌痿不能伸缩

10. 痿证之湿热浸淫证症见

11. 痿证之脉络瘀阻证症见

【X型题】

12. 痿证的临床症状有
    A. 肢体筋脉弛缓　　　　B. 软弱无力　　　　C. 肌肉萎缩
    D. 关节筋骨肌肉疼痛　　E. 不能随意运动

13. 痿证由于肌肉痿软无力，可引起
    A. 睑废　　　B. 视歧　　　C. 声嘶低暗　　　D. 抬头无力　　　E. 呼吸困难

14. 痿证病变部位在筋脉肌肉，但与下列何脏有关
    A. 肝　　　B. 心　　　C. 脾　　　D. 肺　　　E. 肾

15. 痿证的治疗，虚证宜扶正补虚为主，宜用
    A. 滋养肝肾　　B. 清热润燥　　　C. 活血祛瘀　　　D. 益气健脾　　　E. 清利湿热

（选择题答案：1. C　2. D　3. B　4. B　5. D　6. C　7. C　8. D　9. E　10. B　11. E　12. ABCE　13. ABCDE　14. ABCDE　15. AD）

三、填空题

1. 痿证病变部位在_____,但根底在于_____。
2. 痿证辨证,重在辨_____,审_____。
3. 痿证之肺热津伤证,治宜_____,代表方_____加减。
4. 痿证湿热浸渍,壅遏经脉而出现肢体困重,痿软无力者,治宜_____,代表方为_____加减。
5. 《丹溪心法》指出:"痿证断不可作_____治而用_____药。"
6. 《景岳全书》亦指出:"痿证最忌_____,亦恐_____。"

四、问答题

1. 痿证的病理是怎样形成的?
2. 如何理解"治痿独取阳明"的原则?

第四节　颤　　证

一、概说

1. 颤证是以头部或肢体摇动颤抖,不能自制为主要临床表现的一种病证。
2. 轻者表现为头摇动或手足微颤,重者可见头部振摇,肢体颤动不止,甚则肢节拘急,失去生活自理能力。
3. 又称"振掉"、"颤振"、"震颤"。

二、历史沿革

《素问·至真要大论》曰:"诸风掉眩,皆属于肝。"其"掉"字,即含震颤之义。

清代张璐《张氏医通·颤振》在系统总结了前人经验的基础上,结合临床实践,对颤证的病因病机、辨证论治及其预后有了较全面的阐述,认为本病多因风、火、痰、瘀、虚所致,并载列相应的治疗方药十余首,使本病的理法方药认识日趋充实。

三、讨论范围

西医学中震颤麻痹、肝豆状核变性、小脑病变的姿位性震颤、特发性震颤、甲状腺功能亢进等,凡具有颤证临床特征的锥体外系疾病和某些代谢性疾病,均可参照本证诊治。

四、病因病机

（一）病因

1. 年老体虚中年之后,脾胃渐损,或暴饮暴食损伤脾胃,房劳过度,肝肾亏虚,肾精虚损,脏气失调。
2. 情志过极情志失调,郁怒忧思太过,脏腑气机失于调畅。
3. 饮食不节。
4. 劳逸失当。

（二）病机

1. 颤证病在筋脉,与肝、肾、脾等脏关系密切。
2. 气血阴精亏虚,不能濡养筋脉。
3. 或痰浊、瘀血壅阻经脉,气血运行不畅,筋脉失养。
4. 或热甚动风,扰动筋脉,而致肢体拘急颤动。
5. "诸风掉眩,皆属于肝",本病的基本病机为肝风内动,筋脉失养。
6. 肝肾乙癸同源,若水不涵木,肝肾交亏,肾虚髓减,脑髓不充,下虚则高摇。
7. 若脾胃受损,亦可致风木内动。
8. 本病的病理性质总属本虚标实。
9. 本为气血阴阳亏虚,其中以阴津精血亏虚为主。
10. 标为风、火、痰、瘀为患。

五、诊查要点

（一）诊断依据

1. 头部及肢体颤抖、摇动,不能自制,甚则颤动不止,四肢强急。
2. 常伴动作笨拙,活动减少,多汗流涎,语言缓慢不清,烦躁不寐,神识呆滞等症状。

3. 多发生于中老年人,一般呈隐袭起病,逐渐加重,不能自行缓解。

4. 部分患者发病与情志关,或继发于脑部病变。

（二）病证鉴别

1. 颤证与痫疭的鉴别:痫疭即抽搐,多见于急性热病或某些慢性疾病急性发作,抽搐多呈持续性,有时伴短阵性间歇,手足曲伸牵引,弛纵交替,部分患者可有发热,两目上视,神昏等症状。

2. 颤证是一种慢性疾病过程,以头颈、手足不自主颤动、振摇为主要症状,手足颤抖动作幅度小,频率较快,而无肢体抽搐牵引和发热、神昏等症状,再结合病史分析,二者不难鉴别。

六、辨证论治

（一）辨证要点

1. 首先要辨清标本虚实。

2. 肝肾亏虚、气血不足为本病之本,属虚。

3. 风,火、痰、瘀等病理因素多为病之标,属实。

4. 一般颤震较剧,肢体僵硬,烦躁不宁,胸闷体胖,遇郁怒而发者,多为实证。

5. 颤抖无力,缠绵难愈,腰膝酸软,体瘦眩晕,遇烦劳而加重者,多为虚证。

（二）治疗原则

1. 初期,常见风火相煽、痰热壅阻之标实证,治疗当以清热、化痰、熄风为主。

2. 病程较长,年老体弱,其肝肾亏虚、气血不足等本虚之象逐渐显出,治疗当滋补肝肾,益气养血,调补阴阳为主,兼以熄风通络。

（三）证治分类

证 型	风阳内动	痰热风动	气血亏虚	髓海不足	阳气虚衰
症 状	肢体颤动粗大,程度较重,不能自制,眩晕耳鸣,面赤烦躁,易激动,心情紧张时颤动加重,伴有肢体麻木,口苦而干,语言迟缓不清,流涎,尿赤,大便干,舌质红,苔黄,脉弦	头摇不止,肢麻震颤,重则手不能持物,头晕目眩,胸脘痞闷,口苦口腻,甚则口吐痰涎,反应迟钝,大便不爽。舌体胖大,有齿痕,舌质红,舌苔黄腻,脉弦滑数	头摇肢颤,面色㿠白,表情淡漠,神疲乏力,动则气短,心悸健忘,眩晕,纳呆。舌体胖大,舌质淡红,舌苔薄白,脉沉濡无力或沉细弱	头摇肢颤,持物不稳,腰膝酸软,失眠心烦,头晕,耳鸣,善忘,老年患者常兼有神呆、痴傻,时欲跌扑。舌质红,舌苔薄白,或红绛无苔,脉象细数	头摇肢颤,筋脉拘挛,畏寒肢冷,四肢麻木,心悸懒言,动则气短,自汗,小便清长或遗精、阳痿、早泄,腹中冷痛,大便溏薄,语声低微,舌质淡,舌苔薄白,脉沉迟无力
证 机	肝郁阳亢,化火生风,扰动筋脉	痰热内蕴,热极生风,筋脉失约	气血两虚,筋脉失养,虚风内动	髓海不足,神机失养,肢体筋脉失主	阳气虚衰,失于温养煦,筋脉不用
治 法	镇肝熄风,舒筋止颤	清热化痰,平肝熄风	益气养血,濡养筋脉	填精补髓,育阴熄风	补肾助阳,温煦筋脉
代表方	天麻钩藤饮合镇肝熄风汤加减。前方具有平肝熄风,清热安神作用,适用于肝阳上亢,震颤,烦躁,眩晕者;后方具有镇肝熄风,育阴潜阳舒筋止颤作用,适用于水不涵木,阳亢化风,风阳扰动筋脉之颤证	导痰汤合羚角钩藤汤加减。前方祛痰行气,后方清热平肝熄风,二方合用,清热化痰,平肝熄风,适用于痰热内蕴,扰动肝阳之颤证	人参养荣汤加减。本方益气养血,补益心脾,用于气血不足,心脾两虚,虚风内动之颤证	龟鹿二仙膏合大定风珠加减。前方重在益气,填补精髓,适用于肾精亏损,神机失用,肢体震颤伴有智能障碍者;后方增液滋阴熄风,用于热盛耗伤阴津,或肝肾阴虚,筋脉失养,虚风内动证	地黄饮子加减。本方主要补肾助阳,以温煦筋脉,用于肾阳衰微,筋脉拘挛,颤抖不止

（续表）

证　型	风阳内动	痰热风动	气血亏虚	髓海不足	阳气虚衰
常用药	天麻、钩藤、石决明、代赭石、生龙骨、生牡蛎镇肝熄风止颤；生地黄、白芍药、玄参、龟版、天门冬育阴清热，潜阳熄风；怀牛膝、杜仲、桑寄生滋补肝肾；黄芩、山栀清热泻火；夜交藤、茯神宁心安神	半夏、胆南星、竹茹、川贝母、黄芩清热化痰；羚羊角、桑叶、钩藤、菊花平肝熄风止颤；生地黄、生白芍、甘草育阴清热，缓急止颤；橘红、茯苓、枳实健脾理气	熟地黄、白芍药、人参、白术、黄芪、茯苓、炙甘草健脾益气养血；肉桂助阳，鼓舞气血生长；天麻、钩藤、珍珠母平肝熄风止颤；五味子、远志养心安神	龟版、鳖甲、生牡蛎、钩藤、鸡子黄、阿胶育阴潜阳，平肝熄风；枸杞子、鹿角、熟地黄、生地黄、白芍、麦门冬、麻仁补益肝肾，滋阴养血润燥；人参、山药、茯苓健脾益气，化生气血；五味子、甘草酸甘化阴和安神	附子、肉桂、巴戟天补肾助阳；山茱萸、熟地黄补肾填精，党参、白术、茯苓、生姜补气健脾，祛痰除湿；白芍药、甘草缓急止痛
加减	肝火偏盛，焦虑心烦，加龙胆草、夏枯草；痰多加竹沥、天竺黄以清热化痰；肾阴不足，虚火上扰，眩晕耳鸣者，加知母、黄柏，牡丹皮；心烦失眠，加炒枣仁、柏子仁、丹参养血补心安神，颤动不止，加僵蚕、全蝎，增强熄风活络止颤动	痰湿内聚，症见胸闷恶心，咯吐痰涎，苔厚腻者，加煨皂角、白芥子；震颤较重者，加珍珠母、生石决明、全蝎；心烦易怒者，加天竺黄、牡丹皮、郁金；胸闷脘痞，加瓜蒌皮、厚朴、苍术；肌肤麻木不仁，加地龙、丝瓜络、竹沥；神识呆滞，加石菖蒲、远志	气虚运化无力，湿聚成痰，应化痰通络止颤，加半夏、白芥子、胆南星；血虚心神失养，心悸、失眠、健忘，加炒枣仁、柏子仁；气滞血瘀，肢体颤抖，疼痛麻木，加鸡血藤、丹参、桃仁、红花	肝风甚，肢体颤抖、眩晕较着，加天麻、全蝎、石决明；阴虚火旺，兼见五心烦热、躁动失眠，便秘溲赤，加黄柏、知母、牡丹皮、玄参；肢体麻木，拘急强直，加木瓜、僵蚕、地龙，重用白芍药、甘草以舒筋缓急	大便稀溏者，加干姜、肉豆蔻温中健脾；心悸者加远志、柏子仁养心安神

七、预防调护

避免忧思郁怒等不良精神刺激，饮食宜清淡、富有营养，忌暴饮暴食及嗜食肥甘厚味，戒除烟酒等不良嗜好。

八、临证备要

1. 肝藏血主筋，脾为气血生化之源主肌肉，肾藏精生髓，肝脾肾亏损，则阴精不足，筋脉失养而致肢体震颤，因此，补益肝脾肾是治本之法。

2. 痰浊瘀血阻滞经脉，气血不畅，筋脉失养，据"血行风自灭"之理，临证当活用养血活血、祛瘀通脉之品，痰浊阻滞经脉者，适当选用祛痰药物，对提高治疗效果有重要意义。

3. 颤证当属"风病"范畴。

4. 临床对各证型的治疗均可在辨证的基础上配合熄风法，而清热、平肝、滋阴、潜阳等也常与熄风相伍，常用的药物有钩藤、白蒺藜、天麻、珍珠母、生龙骨、生牡蛎、全蝎、蜈蚣、白僵蚕等。

5. 虫类药不但能熄风定颤，且有搜风通络之功。运用虫类药物，以焙研为末吞服为佳，入煎剂效逊。

6. 羚羊角粉在颤证的治疗上有肯定的疗效，久颤不愈者可配合应用，使用时可用水牛角代替。

7. 年高病久，治宜缓图。因老年体衰加之震颤日久，脏腑气血失调，病理变化复杂，难以辨证允当，疗效神奇，欲速反而招致诸多变证，故治疗本病只宜图缓，循序渐进。

8. 病初标实较著，选用祛邪熄风之品，药量不宜过大，病久正气虚损，慎用耗伤气血阴阳等攻伐之品。

 课后巩固——练知识增考技

一、名词解释

1. 颤证　　　　　　　　　2. 瘛疭

二、选择题

【A型题】

1. 某男,68岁,头摇不止,肢麻震颤,头晕目眩,胸脘痞闷,口苦口黏,舌体胖大,有齿痕,舌质红,苔黄腻,脉弦滑数,证属颤证之

    A. 风阳内动证   B. 痰热风动证   C. 气血亏虚证

    D. 髓海不足证   E. 阳气虚衰证

2. "颤,摇也;振,动也;风火相乘,动摇之象,比之瘛疭,其势为缓",指出颤证与瘛疭有别的是下列何医著

    A.《素问》   B.《证治准绳》   C.《医学纲目》

    D.《赤水玄珠》   E.《张氏医通》

3. 颤证的病理性质总属本虚标实,本虚以_____为主。

    A. 阴津精血亏虚   B. 气虚   C. 阳虚   D. 气阴两虚   E. 气血不足

4. 颤证病理因素之火,有实火与虚火之分,实火为

    A. 外感风热   B. 五志过极化火   C. 胃热炽盛   D. 湿热内蕴   E. 感受温毒

5. 颤证患者年高病久,部分患者呈逐年加重倾向,治宜

    A. 运用虫类药物   B. 活血化瘀   C. 图缓   D. 熄风止颤   E. 逐邪

6. 颤证病理因素之风是以_____为主。

    A. 血虚生风   B. 瘀血生风   C. 痰热化风   D. 阳亢风动   E. 阴虚生风

7. 下列不是颤证的证治分类的是何证

    A. 风阳内动证   B. 痰热风动证   C. 阴虚生风证   D. 气血亏虚证   E. 阳气虚衰证

8. 下列不是瘛与颤证鉴别要点的是

    A. 频率   B. 有无不自主运动   C. 手足动摇幅度

    D. 发病缓急   E. 有无发热,神昏

9. 颤证多发于

    A. 中老年   B. 儿童   C. 青壮年   D. 男性   E. 女性

10. 指出"气虚颤振,用参术汤","血虚而振用秘方定心丸"的是哪位医家

    A. 张璐   B. 王肯堂   C. 楼英   D. 孙一奎   E. 虞抟

【B型题】

    A. 镇肝熄风,舒筋止颤   B. 清热化痰,平肝熄风   C. 益气养血,濡养筋脉

    D. 填精补髓,育阴熄风   E. 补肾助阳,温煦筋脉

11. 颤证属风阳内动证者,治宜

12. 颤证属痰热风动证者,治宜

13. 颤证属阳气虚衰证者,治宜

    A. 地黄饮子   B. 人参养荣汤   C. 天麻钩藤饮合镇肝熄风汤

    D. 导痰汤合羚角钩藤汤   E. 龟鹿二仙膏合大定风珠

14. 颤证属风阳内动证,治宜选用

15. 颤证属气血亏虚证,治宜选用

16. 颤证属痰热风动证,治宜选用

【X型题】

17. 颤证的病理因素,风的病机有

    A. 肝阳化风   B. 血虚生风   C. 阴虚生风   D. 瘀血生风   E. 痰热动风

18. 颤证的病理因素为

    A. 风   B. 虚   C. 火   D. 痰   E. 瘀

19. 颤证之痰热风动证,治宜选用

    A. 天麻钩藤饮   B. 导痰汤   C. 镇肝熄风汤

    D. 羚角钩藤汤   E. 涤痰汤

20. 颤证之风阳内动证,治宜选用

A. 天麻钩藤饮　B. 导痰汤　　　　　C. 镇肝熄风汤　　　D. 羚角钩藤汤　　　E. 温胆汤

21. 颤证之髓海不足证,治宜选用

A. 河车大造丸　　　　　B. 人参养荣汤　　　　　C. 大定风珠

D. 龟鹿二仙膏　　　　　E. 六味地黄丸

22. 颤证与下列何脏关系密切

A. 肝　　　　　B. 心　　　　　C. 脾　　　　　D. 肺　　　　　E. 肾

(选择题答案:1. B 2. C 3. A 4. B 5. C 6. E 7. C 8. B 9. A 10. D 11. A 12. B 13. E 14. C 15. B 16. D 17. ABCDE 18. ACDE 19. BD 20. AC 21. CD 22. ACE)

三、填空题

1. 颤证病在_____,与_____等脏关系密切。

2. 颤证的基本病机为_____。

3. 颤证的病理性质总属本虚标实,本虚以_____为主,标为_____为患。

4. 颤证轻者表现为_____,重者可见_____。

5. 颤证病理因素之风是以_____为主,有_____。

6. 颤证之痰热风动证,治宜_____,代表方为_____。

7. 颤证属_____范畴,临床对各证型的治疗均可在辨证的基础上配合_____之法。

8. 颤证之阳气虚衰证,治宜_____,代表方_____加减。

9. 颤证之气血亏虚证,治宜_____,代表方_____加减。

四、问答题

1. 颤证的病理因素有哪些?

2. 颤证的诊断依据是什么? 颤证与瘛疭如何鉴别?

3. 颤证风阳内动证的证治方药是什么?

4. 治疗颤证为什么重视熄风法,临床如何运用?

第五节　腰　痛

一、概说

腰痛又称腰脊痛,是指因外感、内伤或挫闪导致腰部气血运行不畅,或失于濡养,引起腰脊或脊旁部位疼痛为主要症状的一种病证。

二、历史沿革

1.《素问·脉要精微论》载:"腰者,肾之府,转摇不能,肾将惫矣。"首先提出了肾与腰部疾病的密切关系。

2.《金匮要略·五脏风寒积聚病脉症并治》言:"肾著之病,其人身体重,腰中冷,如坐水中……腰以下冷痛,腹重如带五千钱,甘姜苓术汤主之。"论述了寒湿腰痛的发病、症状与治法。

三、讨论范围

西医学的腰肌纤维炎、强直性脊柱炎、腰椎骨质增生、腰椎间盘病变、腰肌劳损等腰部病变以及某些内脏疾病,凡以腰痛为主要症状者,可参考本证诊治。

四、病因病机

1. 腰痛病机为内伤、外感与跌仆挫伤。

2. 基本病机为筋脉痹阻,腰府失养。

3. 内伤多责之禀赋不足,肾亏腰府失养。

4. 外感为风、寒、湿、热诸邪痹阻经脉,或劳力扭伤,气滞血瘀,经脉不通而致腰痛。

五、诊察要点

(一)诊断依据

1. 急性腰痛,病程较短,轻微活动即可引起一侧或两侧腰部疼痛加重,脊柱两旁常有明显压痛。

2. 慢性腰痛,病程较长,缠绵难愈,腰部多隐痛或酸痛。常因体位不当,劳累过度,天气变化的因素而加重。

3. 本病常有居处潮湿阴冷、涉水冒雨、跌仆闪挫或劳损等相关病史。

（二）病证鉴别

1. 腰痛与背痛、尻痛、胯痛：腰痛是指腰背及其两侧部位的疼痛，背痛为背脊以上部位疼痛，尻痛是尻骶部位的疼痛，胯痛是指尻尾以下及两侧胯部的疼痛。

2. 腰痛与肾痹：腰痛是以腰部疼痛为主。肾痹是指腰背强直弯曲，不能屈伸，行动困难而言，多有骨痹日久发展而成。

六、辨证论治

（一）辨证要点

1. 外感者，多起病较急，腰痛明显，常伴有外感症状。

2. 内伤者，多起病隐袭，腰部酸痛，病程缠绵，常伴有脏腑症状，多见于肾虚。

3. 跌仆闪挫者，起病急，疼痛部位固定，瘀血症状明显，常有外伤史可鉴。

（二）治疗原则

1. 感受外邪属实，治宜祛邪通络，根据寒湿、湿热的不同，分别予以温散或清利。

2. 外伤腰痛属实，治宜活血祛瘀，通络止痛为主。

3. 内伤致病多属虚，治宜补肾固本为主，兼顾肝脾。

（三）证治分类

证　型	寒湿腰痛	湿热腰痛	瘀血腰痛	肾虚	
				肾阴虚	肾阳虚
症　状	腰部冷痛重着，转侧不利，逐渐加重，静卧痛不减，寒冷和阴雨天加重，恶寒肢冷。舌质淡，苔白腻，脉沉而迟缓	腰部疼痛，重着而热，暑湿阴雨天气症状加重，活动后可减轻，身体困重，胸脘痞闷，口苦口黏，小便短赤，大便粘滞不爽。苔黄腻，脉濡数或弦数	腰痛如刺，痛有定处，痛处拒按，痛如刀割针刺，日轻夜重，轻者俯仰不便，重则不能转侧。舌质暗紫，或有瘀斑，脉涩。部分患者有跌仆闪挫病史	腰部隐隐作痛，酸软无力，缠绵不愈，心烦少寐，口燥咽干，面色潮红，手足心热，盗汗遗精。舌红少苔，脉弦细数	腰部隐隐作痛，酸软无力，缠绵难愈，局部发凉，喜温喜按，遇劳更甚，卧则减轻，常反复发作，少腹拘急，面色㿠白，肢冷畏寒，阳痿早泄，小便清长，大便溏薄。舌质淡，脉沉细无力
证　机	寒湿闭阻，滞碍气血，经脉不利	湿热壅遏，经气不畅，筋脉失舒	瘀血阻滞，经脉痹阻，不痛则痛	肾阴不足，不能濡养腰脊	肾阳不足，不能温煦筋脉
治　法	散寒行湿，温经通络	清热利湿，舒筋止痛	活血化瘀，通络止痛	滋补肾阴，濡养筋脉	补肾壮阳，温煦筋脉
代表方	甘姜苓术汤加减。本方有温中、散寒、化湿作用，适用于寒湿闭阻经脉而致腰脊疼痛之证	四妙丸加减。本方有清利湿热，舒筋通络，强壮腰脊作用，适用于湿热壅遏，经脉不舒，腰脊疼痛	身痛逐瘀汤加减。本方有活血通络止痛作用，适用于腰部外伤，瘀血阻脉，腰痛如	左归丸加减。本方有滋阴补肾，强壮腰脊作用，适用于肾阴亏虚，腰脊失于濡养，腰痛绵绵，五心烦热	右归丸加减。本方有补肾壮腰，温养命门火作用，适用于肾阳不足，筋脉失于温煦，腰痛绵绵，拘急肢冷
常用药	干姜、桂枝、甘草、牛膝温经散寒，通络止痛；茯苓、白术健脾渗湿；杜仲、桑寄生、续断补肾壮骨	苍术、黄柏、薏苡仁清利下焦湿热；木瓜、络石藤舒筋通络止痛；川牛膝通利筋脉，引药下行，兼能强壮腰脊	当归、川芎、桃仁、红花、䗪虫活血祛瘀，疏通经脉；香附、没药、五灵脂、地龙行气活血，通络止痛，祛瘀消肿；牛膝活血化瘀，引药下行，并能强壮腰脊	熟地黄、枸杞子、山茱萸、山药、龟版胶以滋补肾阴；菟丝子、鹿角胶、牛膝温肾壮腰，阳中求阴	肉桂、附子、鹿角胶、杜仲、菟丝子温阳补肾，强壮腰脊、熟地黄、山茱萸、枸杞子滋阴益肾，阴中求阳

（续表）

证　型	寒湿腰痛	湿热腰痛	瘀血腰痛	肾虚	
				肾阴虚	肾阳虚
加　减	寒邪偏胜,腰部冷痛,拘急不舒,可加熟附片、细辛;如湿邪偏胜,腰痛重着者,苔厚腻,可加苍术、薏苡仁;年高体弱或久病不愈,肝肾虚损,气血亏虚,而兼见腰膝酸软无力,脉沉弱等症,宜独活寄生汤加附子	小便短赤不利,舌红,脉弦数,加栀子、萆薢、泽泻、木通以助清热化湿;湿热蕴久,耗伤阴津,腰痛伴咽干,手足心热,治当清利湿热为主,佐以滋补肾阴,酌加生地黄、女贞子、旱莲草	兼有风湿者,肢体困重者,加独活、秦艽、金毛狗脊;腰痛日久肾虚者,伴眩晕、耳鸣、小便频数,加桑寄生、杜仲、续断、熟地黄;腰痛引胁,胸胁胀痛不适,加柴胡、郁金;有跌仆、扭伤、挫闪者,加乳香、青皮行气活血止痛;瘀血明显,腰痛入夜甚者,加全蝎、蜈蚣、白花蛇等虫类药以通络止痛	肾阴不足,常有相火偏亢,可酌情选用如柏地黄丸或大补阴丸加减化裁;虚劳腰痛,日久不愈,阴阳俱虚,阴虚内热者,可选用杜仲丸	肾虚及脾,脾气亏虚,证见腰痛乏力,食少便溏,甚或脏器下垂,应以补肾为主,佐以健脾益气,升举清阳,加黄芪、党参、升麻、柴胡、白术。如无明显阴阳偏盛者,可服用青娥丸,补肾治腰痛;房劳过度而致肾虚腰痛者,可用血肉有情之品调理,如河车大造丸、补髓丹等

七、预防调护

1. 注意在日常生活中要保持正确的坐、卧、行体位,劳逸适度,不可强力负重,避免腰部跌仆、闪挫。

2. 急性腰痛,应及时治疗,愈后注意休息调养,以巩固疗效。

3. 避免劳欲太过,防止感受外邪,经常活动腰部,或进行腰部自我按摩、打太极拳等医疗体育活动。

八、临证备要

1. 善用活血化瘀药物

(1) 初发急性期,常选用小剂量的当归、川芎,养血和血,温通血脉。

(2) 病情相对缓解期,可加重活血化瘀药物的剂量与作用。

(3) 腰痛日久,屡次复发者,可选取大剂量活血化瘀,搜风通络的药物,如虻虫、水蛭、蜂房、全蝎、蜈蚣等。

2. 临证当强调综合治疗。寒湿腰痛、肾虚腰痛、瘀血腰痛在内服药物的基础上,可配合熨法治疗,以肉桂、吴萸、葱头、花椒,上四味捣匀、炒热,以绢帕裹熨痛处,冷则再炒熨之,外用阿魏膏贴之,可提高治疗效果。

记忆处方——重理解活思维

腰　痛

(1) 腰为肾之府,肝肾同系,乙癸同源,肾之精气,源出于脾,湿邪又易于困脾,故腰痛常与肾、肝、脾等脏密切相关。

(2) 腰痛病因有外感、内伤、跌仆挫闪。

　1) 肾虚或为肾阳不足,或为阴精亏虚,腰府失养,属虚。

　2) 寒湿、湿热、瘀血阻滞经脉,气血运行不畅,属实。

　3) 实证延久可致正虚,虚证又易感邪致病。

(3) 治疗时实证重在祛邪通脉活络,寒湿腰痛当温经散寒祛湿。

(4) 腰痛日久,虚实夹杂,治疗应掌握标本虚实,选用祛邪和培本的方法。

(5) 除内治外,尚可配合其他方法综合治疗。

考研专题——看未来展宏图

1. 腰部隐隐作痛,酸软无力,缠绵不愈,心烦少寐,口燥咽干,面色潮红,手足心热,舌红少苔,脉弦细数。治疗宜选 (170/2009)

    A. 左归丸   B. 知柏地黄丸   C. 独活寄生汤   D. 大补阴丸

答案:ABD。证属腰痛肾阴虚证,左归丸为其主方,如相火偏亢可酌情选用知柏地黄丸或大补阴丸加减化裁。如虚劳腰痛,日久不愈,阴阳俱虚,阴虚内热者,可选用杜仲丸。

2. 患者因过劳而反复腰痛,静卧痛减,阴雨天加剧。1天前左腰痛剧烈,不能转侧,日轻夜重,痛处拒按,舌质暗红,苔薄白腻,脉弦,治宜首选何方加减 (72/1995)

    A. 身痛逐瘀汤 B. 独活寄生汤   C. 左归丸   D. 肾着汤   E. 青蛾丸

答案:A。腰痛之瘀血腰痛,治疗当以活血化瘀,理气止痛为法,首选身痛逐瘀汤。

3. 湿热腰痛的主方是 (68/2004)

    A. 四妙丸   B. 妙香散   C. 石韦散   D. 肾着汤   E. 五皮散

答案:A。湿热腰痛是湿热壅于腰部,筋脉弛缓,经气不通所导致,首选四妙丸以清热利湿,舒筋止痛。

4. 下列哪项不是瘀血腰痛的特点 (64/1997)

    A. 腰痛如刺   B. 痛处喜按   C. 痛有定处   D. 昼轻夜重   E. 俯仰不便

答案:B。瘀血腰痛主要表现为腰痛如刺,痛有定处,日轻夜重,轻者俯仰不便,重则不能转侧,痛处拒按。

5. 经脉受阻引起的腰痛,其病因有 (156/1991)

    A. 感受寒湿   B. 感受湿热   C. 气滞血瘀   D. 肾亏体虚

答案:ABC。寒主收引,湿性黏滞。寒湿或湿热之邪,阻遏经脉,致腰腿经脉受阻而腰痛。

6. 腰痛实证的主要病机有 (142/2006)

    A. 寒湿停聚   B. 痰浊凝滞   C. 湿热蕴结   D. 瘀血阻滞

答案:ACD。腰痛分为实证和虚证。实证为外感风寒湿热诸邪,以湿邪为主,或跌仆闪挫,导致湿邪阻滞经脉,或气滞血瘀,经脉气血不畅,不通则痛。

7. 患者腰膝酸痛反复发作5年,遇劳更甚,日久不愈,渐致五心烦热,口燥咽干,舌红苔少,脉弦细数,治疗宜用 (158/1998)

    A. 麦味地黄丸 B. 左归丸   C. 大补阴丸   D. 健步虎潜丸

答案:BC。肾阴虚之腰痛由肾精气亏虚、腰脊失养所导致,首选左归丸滋补肾阴,若虚火太甚者,可加服大补阴丸。

8. 患者平素腰痛酸软,喜按喜揉,遇劳加重,卧可减轻,二天前淋雨后,腰膝冷痛沉重,转侧不利,手足欠温,舌淡苔白,脉象沉细。治宜选用 (159/2002)

    A. 肾着汤   B. 右归丸   C. 青蛾丸   D. 独活寄生汤

答案:AB。肾阳虚之腰痛,肾之精气亏虚,腰脊失养,肾阳虚不能温煦。首选右归丸温养命门之火,配肾着汤暖土胜湿,治身重腰下冷痛。

课后巩固——练知识增考技

一、名词解释

1. 腰痛   2. 肾痹

二、选择题

【A型题】

1. 瘀血腰痛,治宜选用_____加减。

    A. 身痛逐瘀汤 B. 少腹逐瘀汤   C. 血府逐瘀汤   D. 膈下逐瘀汤   E. 补阳还五汤

2. 下列不是寒湿腰痛特点的是
　　A. 腰部冷痛重着　　　　B. 腰痛如刺　　　　　　C. 静卧痛不减
　　D. 寒冷阴雨天气加重　　E. 转侧不利，逐渐加重
3. 腰部隐痛，酸软无力，缠绵不愈，心烦少寐，口燥咽干，面色潮红，手足心热，舌红少苔，脉弦细数者，治宜选用
　　A. 六味地黄丸　B. 右归丸　　　　C. 河车大造丸　　D. 清骨散　　　　E. 左归丸
4. 腰痛的基本病机为
　　A. 外邪痹阻经脉，气血运行不畅　B. 肾精亏虚，腰府失养　　C. 筋脉痹阻，腰府失养
　　D. 气滞血瘀，不通则痛　　　　　E. 肾阳不足，不能温煦筋脉
5. 下列不是腰痛病因的是
　　A. 居处潮湿　　B. 劳作汗出当风　　C. 冒雨着凉　　D. 年老体衰　　E. 饮食不节
6. 下列哪一经脉不走腰部
　　A. 足太阳膀胱经 B. 足少阴肾经　　C. 手少阴心经　　D. 督脉　　　E. 带脉

【B型题】
　　A. 腰部疼痛，重着而热　　B. 腰痛如刺，痛有定处　　C. 腰部冷痛重着
　　D. 腰部隐痛　　　　　　　E. 腰部酸软无力
7. 寒湿腰痛的特点是
8. 湿热腰痛的特点是
9. 瘀血腰痛的特点是
　　A. 甘姜苓术汤　B. 独活寄生汤加附子 C. 四妙丸　　D. 身痛逐瘀汤　　E. 右归丸
10. 寒湿腰痛日久不愈，兼见腰膝酸软无力，脉沉弱等症，治宜
11. 肾阳虚腰痛，治宜
12. 湿热腰痛，治宜

【X型题】
13. 腰痛初发急性期，常选用小剂量的_____以养血补血，温通血脉。
　　A. 当归　　　B. 蜂房　　　C. 莪术　　　D. 川芎　　　E. 水蛭
14. 腰痛日久，屡次复发者，可用活血化瘀配合搜风通络的药物，如
　　A. 三七　　　B. 莪术　　　C. 水蛭　　　D. 全蝎　　　E. 蜈蚣
15. 腰痛肾阴不足，常有相火偏亢，可酌情选用
　　A. 左归丸　　B. 右归丸　　C. 知柏地黄丸　　D. 大补阴丸　　E. 杜仲丸
16. 因房劳过度而致肾虚腰痛者，可用血肉有情之品调理，如
　　A. 河车大造丸 B. 杜仲丸　　C. 补髓丹　　D. 三才封髓丹　　E. 大补元煎

（选择题答案：1. A 2. B 3. E 4. C 5. E 6. C 7. C 8. A 9. B 10. B 11. E 12. C 13. AD 14. ABCDE 15. CD 16. AC）

三、填空题
1. 腰痛病因主要为_____与_____。
2.《诸病源候论》将突然发作腰痛者称为_____，反复发作，经久不愈腰痛者称_____。
3. 外感腰痛的主要发病机理是_____。
4. 内伤腰痛发病机理是_____。
5. 寒湿腰痛治宜_____，代表方_____加减。
6. 瘀血腰痛治宜_____，代表方_____加减。

四、简答题
1. 为什么说腰痛的发生以肾为主，又与足太阳及督、带经脉相关？
2. 试述腰痛的辨证要点。
3. 试述腰痛的治疗原则。